高等学校"十四五"医学规划新形态教材

临床医学概论

主　编　邹晓峰　单热爱

副主编　周爱琴　王晓宁　占丽芳　陈路军

编　者（按姓氏汉语拼音排序）

陈路军　邓　伟　丁　彦　范　琳　郭　莉　郭　霖
何华宾　黄家淦　黄　莉　黄　闽　江　波　江丽霞
居艳娟　赖盛飞　兰贤斌　雷向宏　李海亮　刘琳琳
刘　琪　卢　环　卢井发　明　敏　莫建文　邱兴庭
单热爱　王晓宁　肖骏琦　谢天朋　余年发　占丽芳
张　飞　郑亚楠　钟　毅　周爱琴　周洁莉　周丽程
邹晓峰

中国教育出版传媒集团

高等教育出版社·北京

内容简介

本教材是为非临床医学专业的学生编写，旨在帮助他们打开临床医学的大门，一窥其深邃与广博。我们致力于将临床医学知识、临床思维、沟通技巧、思政元素等融为一体，为学生呈现一份全面且基础的临床医学概览。全书共六篇，分别为绪论、诊断学基础、内科疾病、外科疾病、常用临床急救基本操作技术以及其他领域（妇产科、儿科、传染科、皮肤性病科、五官科、精神科等）的常见病、多发病。

本教材图文并茂，内容精练，实用易学，教材以融合创新的思路，将信息技术与教材建设、课程建设融合。将"教学课件""自测题""拓展阅读""图片和微视频"等内容打造成丰富的数字资源包，并以网络链接的形式呈现给读者，展现出"新形态"教材的数字特色。

本教材主要供医学院校非临床医学专业及高职、高专、中专、本科康复类专业的学生使用，也适用于临床医学、康复治疗及护理等医学从业者。

图书在版编目（CIP）数据

临床医学概论 / 邹晓峰，单热爱主编 . -- 北京：
高等教育出版社，2025. 8. -- ISBN 978-7-04-064930-7

Ⅰ. R4

中国国家版本馆 CIP 数据核字第 2025CB7825 号

Linchuang Yixue Gailun

策划编辑	张映桥	责任编辑	张映桥	封面设计	王　鹏	责任印制	赵义民

出版发行	高等教育出版社	网　　址	http://www.hep.edu.cn
社　　址	北京市西城区德外大街4号		http://www.hep.com.cn
邮政编码	100120	网上订购	http://www.hepmall.com.cn
印　　刷	北京市白帆印务有限公司		http://www.hepmall.com
开　　本	850mm×1168mm　1/16		http://www.hepmall.cn
印　　张	29		
字　　数	856 千字	版　　次	2025 年 8 月第 1 版
购书热线	010-58581118	印　　次	2025 年 8 月第 1 次印刷
咨询电话	400-810-0598	定　　价	69.80元

新形态教材网
Abooks

数字课程（基础版）

临床医学概论

主编　邹晓峰　单热爱

abooks.hep.com.cn/64930

使用方法：

1. 电脑或移动设备访问课程网站。

2. 注册并登录后，进入"个人中心"。

3. 刮开图书封底防伪码涂层，通过扫描二维码或

　手动输入 20 位密码，完成防伪码绑定。

4. 绑定成功后即可开始本数字课程的学习。

如有使用问题，请点击页面下方的"疑问"按钮。

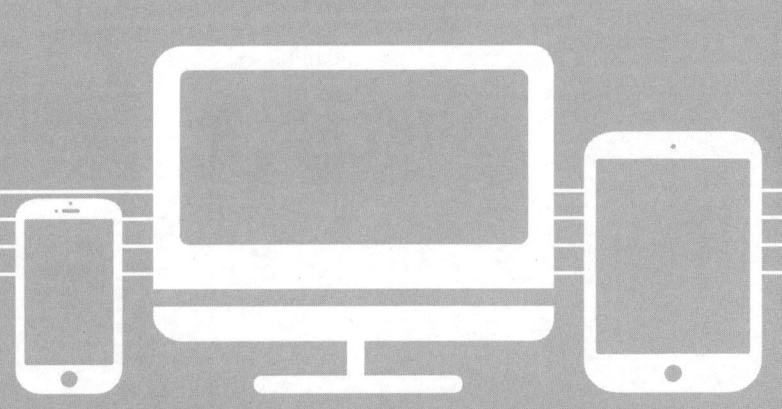

医学为济世之源，教育乃强国之本。值此《临床医学概论》一书付梓之际，我谨以医学教育工作者的初心与使命为本书撰序，寄望其为新时代医学人才培养注入新活力，也为莘莘学子医路前行指引新方向。

党的二十大报告提出了建成"教育强国、健康中国"的奋斗目标，均与医疗卫生事业息息相关。随着我国医疗卫生事业的蓬勃发展，医学教育理念也在不断更新，医疗卫生工作正逐步从传统的"以疾病为中心"模式向"以患者为中心"模式转变。在此背景下，临床医学概论课程应运而生，本课程肩负着为非临床医学专业学生提供临床医学教育的任务，并将健康教育和医学发展理念的变革深度融入教学之中。《临床医学概论》一书的编撰，既是顺应医学整合化、实践化、人文化趋势的必然选择，更是践行"健康中国 2030"战略、尊重医学教育规律、推动医学教育内涵式发展、全面提高医学人才培养质量的重要举措。

本书以"立足临床、强基固本、守正创新"为编写纲领，体系架构科学严谨，内容设计独具匠心。全书共分 6 篇，以"临床思维培养"为主线，贯穿基础理论与临床实践，构建"从现象到本质"的临床逻辑链条，强化学生临床思维与决策能力。本教材的诞生，凝聚着赣南医科大学第一附属医院（第一临床医学院）30 余位临床专家的心血。编写团队秉承"严谨治学、求真务实"的理念，几易其稿，精益求精。在此，我谨代表医学教育界同道向主编邹晓峰教授领衔的编写团队致以崇高敬意！

《礼记》有云："医不三世，不服其药。"此言虽古，其意犹新，医学的精髓在于在岁月中传承，在传承中创新，医路虽艰，行则将至，医梦虽遥，追则必达。愿《临床医学概论》承载着医学教育的薪火，助力新一代医学学子传承"悬壶济世"的担当，赓续"大医精诚"的血脉，书写一篇篇"杏林佳话"的绚丽华章。

是为序。

（孙宝志）

全国医学教育发展中心特聘专家

中国医科大学终身教授

2025 年于沈阳

随着我国医疗卫生事业的蓬勃发展，医学教育理念也在不断更新，更加强调以培养兼具专业能力与人文精神的复合型医学人才为目标。为此，《临床医学概论》课程应运而生。本课程旨在帮助学生构建系统化医学知识体系，培养临床思维与实践能力，提升人文素养与职业道德，强化疾病预防与健康促进，推动科研素养与职业发展。我们期望通过本课程，能够让学生深刻理解临床医学绝非仅限于疾病诊疗，而是全方位涵盖了健康促进、疾病预防、疾病诊断、疾病控制、疾病治疗和康复的"六位一体"的健康照护体系。本课程注重学生医学素养的全面培育，通过传授救死扶伤的道术、心中有爱的仁术、知识扎实的学术、本领过硬的技术、方法科学的艺术，助力学生形成可持续发展的职业能力，有效应对未来卫生健康服务中个体化诊疗与群体健康管理的双重挑战。为契合本课程教学需求，赣南医科大学第一附属医院（第一临床医学院）汇聚各方力量，通过多方调研、精心设计、科学布局，以严谨科学认真的态度精心编写了这本《临床医学概论》。

本教材共分六篇，包括绪论、诊断学基础、内科疾病、外科疾病、常用临床急救基本操作技术以及其他领域（妇产科、儿科、传染科、皮肤性病科、五官科、精神科等）常见病、多发病。本书编写时充分考虑了非临床医学专业学生的特点，精心挑选典型图表和案例，力求使内容精练，好懂易学，同时强调实用性和普及性，确保学生学完后能够知悉常见病、多发病的诊断、治疗原则及预防措施。本教材在编写过程中，紧跟医学前沿进展，对教材内容进行了必要的更新和充实，增加了绪论、妇产、儿童保健、烧伤、蛇咬伤、有机磷中毒、一氧化碳中毒、淹溺、电击、中暑、外科微创技术、麻醉和常用急救基本操作技术等内容，以满足新时代医学教育需求。此外，我们还在教材中融入了思政元素，积极开展"五术"教育，以提升学生的综合素质和职业素养。在内容布局上，每个章节都附有教学课件、自测题和拓展阅读链接，方便学生自主学习，复习巩固，拓宽视野。

我们热切期待《临床医学概论》一书能够使学生学有所成，能够在未来工作岗位中更好地服务于健康事业，成为健康理念的积极传播者和践行者。在此，谨向所有辛勤参编的同仁致以衷心感谢，并诚挚欢迎广大读者批评指正。

邹晓峰　单热爱
2025 年 1 月

目 录

第一篇　绪论

第二篇　诊断学基础

第三篇　内科疾病

第四篇　外科疾病

第五篇 其他科疾病

第六篇 常用临床急救基本操作技术

第一篇

绪　论

临床医学概论是一门旨在为非临床医学专业的学生提供全面了解临床医学知识途径的课程。本课程涵盖诊断学、内科学、外科学、妇产科、儿科学等主要临床学科的核心内容，重点阐述常见病和多发病的病因病理、临床表现、诊断与鉴别诊断，以及治疗原则。

通过对临床医学概论课程的学习，学生将能够复述医学专业基础知识，具备初步的交流沟通能力，能够运用所学知识分析和处理个体、群体和卫生系统中的医学与健康问题。学生将能够解释和评估人群的健康检查和预防措施，为随访、用药、康复治疗等提供医学指导。此外，学生将能够详细描述常见疾病的发病机制、临床表现、诊断、治疗原则、转归预后及康复过程，并能根据病史和体格检查结果，对常见病、多发病进行初步判断和鉴别诊断，提出合理的治疗方案。学习本课程还将培养学生的责任意识，使其在今后的工作中充分意识到个体的局限性，树立团队意识，树立自主学习、终身学习的观念，不断追求卓越，完成自我价值的实现。

一、临床医学及临床医学概论

临床医学作为医学下属的一级学科，具有鲜明的实践特色，是医学领域中直接关注疾病诊断、治疗和患者护理的实践性学科，强调将医学理论应用于实际医疗活动中，以解决患者的健康问题。临床医学不仅研究疾病的诊断和治疗方法，还涵盖疾病的预防、康复以及患者的心理和社会支持等多个方面，是一个综合性强、理论与实践并重的学科群。其内容丰富，涉及面广，在现代医学领域中占据重要地位。

临床医学分为 18 个二级学科：内科学、儿科学、老年医学、神经病学、精神病与精神卫生学、皮肤病与性病学、影像医学与核医学、临床检验诊断学、护理学、外科学、妇产科学、眼科学、耳鼻咽喉科学、肿瘤学、康复医学与理疗学、运动医学、麻醉学、急诊医学。这些学科各具特色，相互补充，共同构成了完整的临床医学体系。内科学专注于内脏器官和系统的疾病诊断与治疗；儿科学关注儿童的生长发育和疾病特点；老年医学关注老年人特有的健康问题；神经病学研究神经系统及脑血管系统疾病的诊断与治疗；精神病与精神卫生学关注心理健康和心理疾病的防治；皮肤病与性病学专注于皮肤及其附属器官疾病和性传播疾病的诊治；影像医学与核医学利用影像学和核医学技术为临床诊断和治疗提供依据；临床检验诊断学致力于实验室检测技术在临床诊断中的应用；护理学培养专业护理人才，为患者提供全方位的护理服务；外科学涉及手术治疗各类疾病；妇产科学关注女性生殖系统及新生儿的保健与治疗；眼科学研究眼及其附属器官的疾病；耳鼻咽喉科学关注听觉、嗅觉和咽喉疾病的诊治；肿瘤学专注恶性肿瘤的预防、诊断和治疗；康复医学与理疗学研究疾病康复和物理治疗的方法；运动医学关注运动员的健康和运动损伤的防治；麻醉学确保患者在手术过程中无痛和安全；急诊医学应对突发性疾病和意外伤害，提供紧急救治。

临床医学概论是一门综合性极强的学科，它涵盖了从诊断学到精神病等多个领域，致力于深入剖析各类疾病的病因、发病机制、临床表现、辅助检查、诊断要点及治疗要点等，为学生提供了一个全面的临床医学知识框架。

临床医学概论不仅系统阐述了临床多学科常见病的诊断原则，还注重培养学生的临床思维能力，分析问题、解决问题的思维方法，以及治疗疾病的措施，帮助学生掌握科学的临床决策过程，使他们能够更好地理解和应对临床医学中的常见问题和挑战，成为一门极具实用性和指导性的学科。

临床医学概论所涉及的专业既包括纯粹的医学范畴，也包括与医学有密切交叉的边缘学科。这些知识和技术日后都将直接或间接地为患者服务，为医学发展作出贡献。因此，全面了解临床医学、拓宽知识面，对于非临床医学专业的学生尤为重要。

临床医学概论课程的设计和实践，旨在全方位培养具有扎实医学知识和过硬技能的医学人才。通过这门课程的学习，医学生应能够全面掌握临床医学的最新发展动态，紧跟医学科学的前沿步伐。这对他们今后在医疗工作中及时更新知识储备，掌握新技术、新理念，不断提升医疗服务质量，适应医疗行业的发展需求，实现自身的职业成长具有至关重要的意义。同时，临床医学概论也是医学生掌握诊断和治疗疾病基本方法的敲门砖，为他们今后在医疗领域的工作打下了坚实的基础。

学习临床医学概论，不仅能使医学生对疾病的认识更加深入，还能提高分析和解决问题的能力。在这门课程的指导下，医学生能够学会运用所学知识去解决实际医疗问题，为患者提供有效的救治。此外，临床医学概论还可以帮助医学生培养良好的职业道德和责任心，使他们更加关注患者的生命安全与健康。

二、现代医学的发展

在古代，人类对自然界的认知尚处于模糊不清的阶段，对于疾病的产生和治疗，往往无法用自然现象和科学道理来解释。因此，他们将疾病归因于超自然现象，如归因于神灵、鬼怪等。在这个时期，医学、宗教和巫术三者之间交融在一起，巫医成为一种普遍存在的职业。他们以神秘的方式治疗疾病，既信仰神灵，又运用一定的医学知识，试图为患者解除病痛。

在长期的实践过程中，人类祖先不断摸索、尝试，积累了许多有效的治疗方法。这些方法经过不断改进和传承，逐渐形成了具有成熟理论和实践经验的医学体系。在这个过程中，巫医的角色逐渐发生了变化，他们开始专注于医学领域，将宗教和巫术与医学分离，使医学成为一门独立的学科。

例如，在古埃及，医生们已经掌握了较高水平的手术技术，如开颅手术、骨折固定等。在我国，古代医学在很早的时候便形成了自身的理论体系，如阴阳五行学说、经络学说等，一直延续至今。这些体系为后世医学的发展奠定了基础，同时也为世界各地的医学研究提供了宝贵的借鉴。

古希腊时期的希波克拉底（前460年—前370年），被誉为"西方医学的奠基人"。他的医学理念在当时极具创新性，他主张用自然的原因来解释疾病，并提出了著名的"四体液说"。这一理论在当时引起了不小的轰动，为后来的医学研究奠定了基础。此外，他还向医学界发出了行业道德倡议书——《希波克拉底誓言》，这是医学道德规范的雏形。历经多次修订，如今《希波克拉底誓言》仍然是世界各地医务工作者所共同遵守的道德准则。

古罗马时期，医学发展达到了一个新的高峰。这一时期的医学巨匠盖仑，建立了一个庞大的知识体系，涵盖了人体解剖学、生理学、医药学等多个领域。盖仑的成就为后世医学发展奠定了基础，成为古代医学的集大成者。

然而，在欧洲接下来的1 000多年里，社会环境变得错综复杂。战乱、天灾和瘟疫频繁暴发，科学活动受到了严重影响。在这一时期，医学的发展也陷入了困境。由于理性医学的根基尚未牢固，医学上的超自然主义又一次卷土重来。这段历史时期的医学发展受到了极大的挑战。

直到文艺复兴时期，科学精神开始重新崛起，医学领域也迎来了新的转折点。在这一时期，医学家们开始重新审视医学道德，强调用科学的方法研究疾病。科学精神的回归，使得医学逐渐与超自然主义分离，为现代医学的发展奠定了基础。

文艺复兴之后，医学在各个方面都取得了长足的进步。随着科学技术的不断发展，医学研究不断深入，新的理论和治疗方法不断涌现。这使得医学逐渐发展成为一门系统性强、理论丰富、实践广泛的学科，奠定了现代医学的基础。

随着时间的推移，医学不断发展，人类对疾病的认识逐渐深入，治疗方法也日益丰富。医学逐渐摆脱了宗教和巫术的束缚，成为一门以科学为基础的严谨学科。然而，在某些地区和民族，巫医仍然在一定程度上与医学并存，这反映出医学发展的多样性和复杂性。

总之，从古代到现代，医学经历了一个从巫、医混合到独立发展的过程。在这个过程中，人类积累了丰富的医学知识，发展出了各种具有特色的医学体系。随着科学技术的不断进步，医学将继续发展，为人类的健康事业作出更大的贡献。同时，我们也应该认识到，在全球范围内，巫医现象仍然存在，我们需要以开放和尊重的态度去了解和解决这个问题，让医学更好地造福人类。

三、中国传统医学的发展

中国传统医学，作为中华民族独特的医学体系，是我国各族人民在长期的生活实践和医疗经验中不断积累、总结而成的。它具有鲜明的民族特色和独特的诊疗风格，为我国人民的健康保障做出了重要贡献。

中国传统医学体系不仅包括人们熟知的中医，还包括了藏医、蒙医、苗医等地方特色医疗体系。中医作为中国传统医学的主干，历史悠久，源远流长。其理论体系以阴阳五行、脏腑经络辨证论治为核心，治疗方法多样，如中药、针灸、推拿等，深受广大人民群众的信任和喜爱。

中国传统医学发展历史尤为久远，传说有"伏羲氏尝草制砭，以治民疾，而人滋信""神农氏作蜡祭，以赭鞭鞭草木，尝百草，始有医药"；黄帝作《内经》阐发医理，而有"岐黄之术"等，此时已经有了中国传统医学的雏形。而据可考证的甲骨文记载，商朝已经有了"小疾臣"这一官职，从事疾病医治和医疗管理工作，这也是我国目前可考证的首位专职医生（胡厚宣：殷人疾病考，《甲骨文商史论丛》初集，第三册，1943 年）。《周礼·天官》记载："医师，上士二人，下士四人，府二人，史二人，徒二十人。食医，中士二人。疾医，中士八人。疡医，下士八人。兽医，下士四人。"由此可见，周朝医学分为四科，即食、疾、疡、兽，相应的有食医、疾医、疡医、兽医。医官的"公务员化"说明在我国周朝（前 1046 年—前 256 年）时期已经有完备的医疗制度与体系。春秋战国时期，扁鹊提出了望、闻、问、切四诊法，奠定了中医诊断的基础。秦汉时期，《黄帝内经》的编纂标志着中医理论体系的初步形成，奠定了中医的基础理论框架，如阴阳五行理论、脉诊理论和脏腑辨证理论。东汉末年，张仲景编撰了《伤寒杂病论》，总结了辨证施治的理论，被后世尊为"医圣"。华佗则以精通外科手术和麻醉闻名，发明了"麻沸散"，领先西方 1 600 多年，并创造了"五禽戏"流传至今，成为最早的体育保健操，是中国传统朴素的社会医学模式。晋代王叔和和唐朝孙思邈都是中国古代医学史上杰出的医药大师。王叔和以脉学研究和对《伤寒杂病论》的整理著称，奠定了中医脉诊的基础，在《素问》的注释中强调了治未病的预防医学思想，这对中医的发展产生了深远影响；唐代孙思邈则以其博大精深的《备急千金要方》《千金翼方》和卓越的药物研究闻名于世，被誉为"药王"，他还倡导养生保健，强调预防疾病的重要性。经过这些名医的不断努力和探索，中医学逐渐形成了独特的理论体系，包括阴阳五行、脏腑经络等基本概念。到了明清时期，中医学已经发展得较为成熟，出现了许多著名的医家和学派，如李东垣的脾胃学说、张景岳的肾命学说等。在一代代医家的传承下，中国传统医学逐渐发展与强大，逐步形成了目前熟知的中医学。

如今，中国传统医学已经在全球范围内产生了广泛的影响，越来越多的人开始关注并接受中医治疗。在新时代背景下，中医学将继续发扬光大，为全球人民的健康做出更大的贡献。通过传承与创新，中医学将继续引领世界医学的发展，为人类的健康福祉贡献力量。

在过去的几十年里，我国经历了两次重大疫情的考验，中医药在两次重大疫情中的突出表现，彰显了其在应对突发公共卫生事件中的重要作用，为保护亿万民众的身体健康做出了重要贡献。

回顾 2003 年的非典疫情，中医药首次展现了其独特的疗效。在病毒肆虐之际，我国迅速组织专家团队研究中医药防治非典的方案。经过不懈努力，中医药在抗击非典中取得了显著成效，降低了病死率，缩短了患者康复时间。实践证明，中医药在应对突发公共卫生事件方面具有显著优势。

时光荏苒，17 年后的 2020 年，新冠病毒再次威胁到人类的健康。在这场全球疫情防控战中，中医药再次挺身而出，发挥了举足轻重的作用。我国充分利用中医药在防治病毒性疾病方面的丰富经验，迅速制订了一系列中医药防治方案。不仅在疫情防控的第一线，中医药积极参与救治工作，为患者提供个性化的治疗方案；在社区防控环节，中医药也发挥了预防作用，助力疫情防控。

中医药在两次疫情中的杰出表现，彰显了其独特的治疗理念和疗效。相较于西医，中医药注重整体观念和个体化治疗，不仅针对病毒本身，还关注患者的体质、环境等因素，因此具有更强的适应性和广泛的应用前景。

总之，从 2003 年的非典疫情到 2020 年的新型冠状肺炎病毒疫情，中医药在我国两次抗击疫情中发挥了至关重要的作用。我们有理由相信，在未来的公共卫生事件中，中医药将继续为人类健康事业做出更大贡献。让我们携手共进，为全球疫情防控贡献中国智慧和力量。

四、医学模式的转变与现代医学的进展

（一）医学模式及其转变

数百年以来的医学模式是"生物医学模式"，是对某一种疾病的诊断和治疗。虽然这种模式在过去数百年中，在各种疾病的诊断和治疗上，取得了伟大的成就，然而，随着现代科学技术的发展，生物医学模式已日益显示出它的局限性。现代医学显示，心理因素、社会因素是决定人体健康的重要因素，因此，20 世纪后期人们提出的医学模式转变为"生物 - 心理 - 社会医学模式"，新医学模式理论认为：疾病是人在社会中生存受到社会各种因素变化的影响，人的心理也会发生改变，两者共同作用于人体后机体产生一系列复杂变化后的一种整体表现，目前这一概念已经被普遍接受。世界卫生组织（WHO）报告指出，人的健康长寿，遗传的关系占 15%，社会因素占 10%，医疗条件占 8%，气象条件占 7%，而 60% 取决于个人自己的生活方式和行为嗜好。人们逐渐意识到具有良好的精神状态、和睦的家庭、美满的婚姻、和谐的人际关系，则发病率下降；而生活孤独、夫妻反目、家庭失和必定导致心理创伤，引起疾病。例如，糖尿病患者，情绪不佳，血糖则难以控制。激烈的市场竞争、巨大的生存压力、环境污染和不良的生活习惯等心理、生理、社会的综合因素导致恶性肿瘤、心血管疾病、脑血管疾病、意外伤的发病率日趋上升。新的医学模式提示在预防和治疗疾病时，不仅要注意影响人群健康的生物学因素，同时也要注意疾病防治过程中的心理和社会问题。

新的医学模式突出了卫生服务的整体性，医疗卫生服务的内容也从对患者的治疗扩展到对健康的维护和促进，服务的范围从医院延伸到了社区和家庭，即从医病到医人，从个体到群体，从原来的医学范畴扩展到社会医学、心理医学。随着老龄化社会的到来以及慢性疾病的增多，为方便患者就医，减少住院医疗费用支出过高的压力，在社区和家庭中希望获得医疗服务的人群会相应增加。因此，临床医学概论的教学内容，也将随着医学模式的改变而不断更新。

（二）现代医学的进展

在检查和诊断技术方面，酶学检查、高效液相层析、DNA 和 RNA 测定、放射受体检测、发光免疫测定、分子遗传学分析技术的建立和完善大大提高了检验诊断的水平，临床生化自动分析仪已向自动化、高效和超微量发展；血压、心、肺、脑的电子监护系统的临床应用，提高了抢救危重病患者的质量，电子显微镜和扫描电镜的问世，包括计算机体层成像（CT）、磁共振成像（MRI）、数字减影血管造影（DSA）、超声等医学影像的计算机处理技术的改进，使诊断达到高度精确、迅速；光导纤维内镜和导管无创、低创性直视检查技术，可深入到人体的多数器官，获得准确的形态、功能、病理诊断，也大大减轻了患者的痛苦；基因诊断技术可用于检出与遗传因素相关的疾病，进而使这类疾病能够得到早期发现和准确诊断。

在治疗方面，临床上新的药物如抗生素、抗高血压药、治疗胃病与肝病的药物层出不穷，第四代头孢菌素、新一代喹诺酮类抗菌药增强了感染性疾病的疗效，靶向药物、免疫制剂为肿瘤患者及其家庭带来了新的希望；溶栓、抗栓治疗，介入性治疗，如经皮冠状动脉腔内成形术（PTCA），植入药物深层支架、双心室起搏治疗慢性充血性心力衰竭、射频消融术治疗心房颤动，为心脏病患者带来

福音。血液净化技术、肾移植挽救了晚期肾衰竭患者的生命。重组 DNA 技术的成功，使促红细胞生成素（EPO）、粒细胞集落刺激因子（G-CSF）和干扰素能广泛用于临床。微创外科的进展令人瞩目，腔镜技术的日趋成熟明显减少了手术患者的创伤。对于恶性肿瘤手术切除而言，人体各处已无禁忌。器官移植除了脑以外均已成功实施，心、肝、肾乃至多器官联合移植正蓬勃开展，对产前胎儿进行手术也已成为可能。

在病因和发病机制方面，由于免疫学、遗传学、内分泌学及物质代谢研究等方面的迅速发展，对不少疾病的病因和发病机制有了新的认识。21 世纪被认为是生命科学的世纪，生命科学不断取得创新成就，成为科学大系统里最有动力的带头学科。而真正使当今生物科技发生革命性变化的是人类基因组计划的成功，使人们第一次从分子水平上阐明了人类自身的生命现象。随着基因密码被破译，6 000 多种单基因遗传疾病，以及上百种严重危害人类健康的多基因病，如心血管疾病、糖尿病、恶性肿瘤、自身免疫病等的致病基因或疾病易感基因被揭示，并建立了对各种基因病新的诊断和治疗方法，使疾病的防治实现了质的飞跃。

（三）循证医学的临床应用

循证医学（evidence-based medicine，EMB）是 20 世纪 90 年代在临床医学领域迅速发展起来的一门新兴学科，循证医学不同于经验医学，它是一门遵循科学证据的医学，其核心思想是慎重、准确和明智地应用当前所能获得的最好的研究依据，同时结合医生的个人专业技能和多年临床经验，考虑患者的价值和愿望，将三者完美结合，制订出针对患者的治疗措施。简而言之，循证医学就是系统地将寻找、评价及利用当代研究证据作为临床决策基础的过程。它有目的地、正确地运用现有的最佳、最新证据来指导诊断、治疗，通过正确利用和合理分析临床资料，制订合理的诊治方案，规范医疗服务行为，为患者提供安全的、可忍受的、有效的、经济的医疗服务。实施循证医学有利于安全、有效、廉价的治疗方法的推广，淘汰无效的治疗，防止新的无效治疗进入医学实践，充分利用有效的卫生资源，提高医疗卫生服务的质量和效率。

我国临床医学进展很快，但与国际先进水平仍有差距，希望同学们努力学习，刻苦钻研和勇于创新，达到或赶超世界医学先进水平，并以优异的成绩回报社会，更好地服务广大人民群众。

五、学习临床医学概论的要求和方法

学习临床医学概论，是我们守护人民的健康，实现我国医学科学发展和为社会主义现代化建设贡献力量的重要途径。这门课程要求我们牢固树立全心全意为人民服务的理念，秉持高度的责任感和同情心，以满腔热忱的态度面对患者。

在这门学科中，我们需要牢固掌握基本理论、基本知识和基本技能，深入了解临床常见疾病的诊断和防治要点，以及合理药物治疗的有关知识与原则。这将有助于我们提高防治疾病的能力，为今后从事临床医学专业和间接为患者服务、解决工作中所遇到的健康问题打下坚实基础。

学习临床医学概论，一方面要求我们不断复习相关的基础医学知识，加强不同学科间知识点的衔接；另一方面，我们要寻找与所学专业的结合点，实现融会贯通。在学习过程中，我们要关注临床诊治知识的需求，开拓新的思维。此外，我们要注重理论联系实际，由浅入深，循序渐进，持之以恒，以便学好临床医学。

另一方面，我们要重视实践能力的培养。在实践课中，学会观察、思考和与医生沟通的技巧，培养良好的服务意识。同时，我们要培养科学的临床思维方法和分析解决问题的能力，避免死记硬背，而是在理解的基础上加以记忆。认真完成每章节后所附的自测题，提高自学能力，树立"终身学习"的观念，以提高和丰富我们的业务水平。

教师在教学过程中，要注重理论与实践相结合，强化基本理论、基本知识和基本技能的训练与知识水平。按照循序渐进、由浅入深的认识规律，采用启发式的教学方法，鼓励自学和讨论，培养良好的学风与医德，以及发现问题、分析问题和解决问题的能力。通过这样的学习，我们将更好地为我国医学科学的发展和人民的健康贡献自己的力量。

（邹晓峰　邓　伟）

数字资源详见　新形态教材网

　　教学课件　　　　拓展阅读　　　自测题及参考答案

第二篇

诊断学基础

第 一 章
症状学

症状（symptom）是指患者主观感受到不适或痛苦的异常感觉或某些客观病态改变。症状学（symptomatology）主要研究症状的病因、发病机制、临床表现及其在疾病诊断中的作用。了解症状是医生向患者进行疾病调查的第一步，是问诊的主要内容。症状是诊断、鉴别诊断的线索和依据，是反映病情的重要指标之一。因此，在诊断疾病时必须结合临床所有资料，进行综合分析，切忌单凭某一个或几个症状就随意做出诊断。临床症状很多，以下介绍一些常见的症状。

第一节　发热、咳嗽及咳痰

一、发热

发热（fever）是指机体在致热原的作用下或各种原因导致体温调节中枢出现功能障碍时，体温升高超出正常范围。正常人的体温受体温调节中枢调控，通过神经、体液因素使产热和散热过程呈动态平衡，保持体温在相对恒定的范围内。

正常人体温一般为 36~37℃，不同个体之间略有差异，且常受机体内、外因素的影响而略有波动。

（一）发生机制

一般情况下，正常人体的产热和散热处于动态平衡状态。由于各种原因导致产热增加或散热减少，则出现发热。

1. 致热原性发热　致热原包括外源性和内源性两大类。

（1）外源性致热原：外源性致热原的种类甚多，包括：①各种微生物病原体及其产物，如细菌、病毒等；②炎性渗出物及无菌性坏死组织；③抗原抗体复合物；④某些类固醇物质；⑤多糖体成分及多核苷酸、淋巴细胞激活因子等。

（2）内源性致热原：又称白细胞致热原，如白介素、肿瘤坏死因子和干扰素等。

2. 非致热原性发热　可见于温度调节中枢直接受损，如颅脑炎症等；或引起产热过多的疾病，如癫痫持续状态等；或引起散热减少的疾病，如广泛性皮肤病变等。

（二）病因及分类

发热的病因很多，临床上可分为感染性与非感染性两大类。

1. 感染性发热　各种病原体如病毒、细菌、支原体等引起的感染，均可出现发热。

2. **非感染性发热**　主要有以下几种原因。

（1）血液病：如白血病、淋巴瘤等。

（2）结缔组织病：如系统性红斑狼疮（SLE）、类风湿关节炎等。

（3）变态反应性疾病：如风湿热、药物热、血清病等。

（4）内分泌与代谢疾病：如甲状腺功能亢进症、甲状腺炎等。

（5）血栓及栓塞性疾病：如心肌梗死、肺梗死等。

（6）颅内疾病：如脑出血、脑震荡等，为中枢性发热。

（7）皮肤病变：如广泛性皮炎、鱼鳞病等。

（8）恶性肿瘤：癌性发热。

（9）物理及化学性损害：如中暑、重度催眠药中毒、内出血等。

（10）自主神经功能紊乱：属功能性发热范畴。常见的有：①原发性低热；②感染治愈后低热；③夏季低热，多见于幼儿；④生理性低热。

（三）临床表现

1. **发热的分度**　以口腔温度为标准，按发热的高低可分为：低热，37.3～38℃；中等度热，38.1～39℃；高热，39.1～41℃；超高热，41℃以上。

2. **发热过程**　发热过程一般包括3个阶段。

（1）体温上升期：产热大于散热，临床表现为疲乏无力、肌肉酸痛、畏寒或寒战、皮肤干燥无汗等症状。体温上升有两种方式：骤升型及缓升型。

（2）高热期：产热与散热在较高水平上趋于平衡，体温维持在较高状态。临床表现为皮肤潮红而灼热，呼吸加快加强，心率增快，可有出汗，此期可持续数小时（如疟疾）、数日（如肺炎、流感）或数周（如伤寒）。

（3）体温下降期：散热增加，产热趋于正常，体温恢复至正常水平。临床表现为出汗多，皮肤潮湿。体温下降有两种方式：骤降型及渐降型。

（四）热型及临床意义

发热患者不同时间测得的体温数值记录在体温单上，将这些数值连接成体温曲线，该曲线的不同形态称为热型。不同发热性疾病有不同的热型特点，对疾病的诊断和鉴别有参考意义（表2-1-1）。

表 2-1-1　各种热型及其特点

热型	特点	常见疾病
稽留热	体温维持在 39～40℃以上数天或数周，24 h 内体温波动不超过 1℃	大叶性肺炎、斑疹伤寒及伤寒高热期
弛张热	体温常在 39℃以上，24 h 内波动范围超过 2℃，波动幅度大，都在正常水平以上	败血症、风湿热、重症肺结核及化脓性炎症
间歇热	体温骤升高达高峰后持续数小时，又迅速降至正常，无热期可持续 1 d 至数天	疟疾、急性肾盂肾炎
波状热	体温逐渐升高达 39℃或以上，数天后逐渐下降至正常，数天后又逐渐升高，如此反复多次	布氏菌病
回归热	体温骤升至 39℃或以上，持续数天后骤降至正常	回归热、霍奇金病
不规则热	体温曲线无明显规律	结核病、风湿热、支气管肺炎、渗出性胸膜炎

（五）伴随症状

1. **伴寒战**　见于大叶性肺炎、败血症、急性胆囊炎、疟疾、药物热、输血反应等。

2. 伴结膜充血 见于麻疹、流行性出血热、斑疹伤寒、钩端螺旋体病等。

3. 伴单纯疱疹 见于急性发热性疾病，如大叶性肺炎、流行性感冒等。

4. 伴淋巴结肿大 见于传染性单核细胞增多症、风疹、淋巴结结核、白血病、淋巴瘤、转移癌等。

5. 伴肝脾大 见于传染性单核细胞增多症、布氏菌病、疟疾、结缔组织病、白血病、淋巴瘤、急性血吸虫病等。

6. 伴出血 伴皮肤黏膜出血可见于重症感染及某些急性传染病，如流行性出血热、败血症等；也可见于某些血液病，如急性白血病、再生障碍性贫血等。

7. 伴关节肿痛 见于败血症、布氏菌病、风湿热、结缔组织病等。

8. 伴皮疹 见于麻疹、风疹、水痘、风湿热、结缔组织病等。

9. 伴昏迷 先发热后昏迷者见于流行性乙型脑炎、流行性脑脊髓膜炎、中暑等；先昏迷后发热者见于脑出血、巴比妥类药物中毒等。

二、咳嗽与咳痰

咳嗽是一种反射性防御动作，通过咳嗽可以清除气道分泌物及气道内异物。频繁的咳嗽影响工作与休息，为病理状态。痰是气管、支气管的分泌物或肺泡内的渗出液，借助咳嗽将其排出称为咳痰。

（一）发生机制

咳嗽是由于延髓咳嗽中枢受刺激引起。来自耳、鼻、咽、喉、支气管、胸膜等的刺激反射性引起咽肌、膈肌和其他呼吸肌的运动来完成咳嗽动作，具体为深吸气后，声门关闭，继以突然剧烈的呼气，冲出狭窄的声门裂隙产生咳嗽动作和发出声音。

咳痰是一种病态现象。当呼吸道由于感染或受到刺激时，黏液分泌增多，浆液渗出增加。此时各种渗出物与黏液、吸入的尘埃和某些组织破坏物等混合而成痰，随咳嗽动作排出。

（二）病因

1. 呼吸道疾病 当鼻咽部至小支气管整个呼吸道黏膜受到刺激时，均可引起咳嗽。上呼吸道疾病，如鼻炎、咽喉炎、喉癌等；气管、支气管疾病，如支气管炎、支气管哮喘；肺部感染，肺部肿瘤。

2. 胸膜疾病 胸膜炎、胸膜间皮瘤、自发性气胸或胸腔穿刺等均可引起咳嗽。

3. 心血管疾病 二尖瓣狭窄或其他原因所致左心衰竭引起肺淤血或肺水肿时可引起咳嗽。另外，肺栓塞时也可引起咳嗽。

4. 中枢神经因素 从大脑皮质发出冲动传至延髓咳嗽中枢，可随意引起咳嗽反射或抑制咳嗽反射。脑炎、脑膜炎时也可出现咳嗽。

5. 其他因素 如服用血管紧张素转化酶抑制剂后顽固性咳嗽、胃食管反流所致咳嗽和习惯性及心理性咳嗽等。

（三）临床表现

1. 咳嗽的性质 根据咳嗽痰量的多少，咳嗽分干性咳嗽和湿性咳嗽两种。干性咳嗽无痰或痰量极少，常见于急性或慢性咽喉炎、急性支气管炎初期等。湿性咳嗽为咳嗽伴有咳痰，常见于慢性支气管炎、支气管扩张等。

2. 咳嗽的时间与规律 刺激性气体或异物吸入可引起突发性咳嗽。长期慢性咳嗽多见于慢性支气管炎、支气管扩张、肺脓肿患者。左心衰竭患者常出现夜间咳嗽。

3. 咳嗽的音色 咳嗽伴声音嘶哑，多为声带的炎症或肿瘤压迫喉返神经所致；纵隔肿瘤或支气管肺癌直接压迫气管可致金属音咳嗽。

4. 痰的性状和量　黏液性痰多见于急性支气管炎、支气管哮喘及大叶性肺炎的初期。脓性痰见于化脓性细菌性下呼吸道感染。血性痰是由于呼吸道黏膜受侵害、损害毛细血管或血液渗入肺泡所致。恶臭痰提示有厌氧菌感染。铁锈色痰为肺炎链球菌肺炎的典型特征；黄绿色痰提示铜绿假单胞菌感染；痰白黏稠且牵拉成丝难以咳出，提示有真菌感染；粉红色泡沫样痰是肺水肿的特征。痰量多常见于支气管扩张、肺脓肿和支气管胸膜瘘等。日咳数百至上千毫升浆液泡沫样痰需考虑肺泡癌的可能。

（四）伴随症状

1. 伴发热　见于急性上下呼吸道感染、肺结核、胸膜炎等。

2. 伴胸痛　见于肺炎、胸膜炎、支气管肺癌、自发性气胸等。

3. 伴呼吸困难　见于喉水肿、喉肿瘤、支气管哮喘、慢性阻塞性肺疾病、气胸、肺水肿、支气管异物等。

4. 伴咯血　见于支气管扩张、肺结核、肺脓肿、支气管肺癌、二尖瓣狭窄等。

5. 伴脓性痰　见于支气管扩张、肺脓肿等。

6. 伴哮鸣音　多见于支气管哮喘、慢性阻塞性肺疾病、支气管异物、心源性哮喘等。

7. 伴杵状指（趾）　见于支气管扩张、慢性肺脓肿、支气管肺癌、脓胸等。

（丁　彦）

第二节　疼　痛

一、胸痛

胸痛是临床上常见的症状，主要由胸部疾病所致，少数由其他疾病引起。各种刺激因子刺激胸部的感觉神经，传到大脑产生胸痛。除患病器官的局部疼痛外，还可见远离该器官某部位体表或深部组织疼痛，称放射痛或牵涉痛。

（一）病因

1. 胸壁疾病　急性皮炎、带状疱疹、肋间神经炎、肋软骨炎、肋骨骨折、多发性骨髓瘤等。

2. 心血管疾病　冠状动脉粥样硬化性心脏病（心绞痛、心肌梗死）、急性心包炎、主动脉夹层、肺梗死等。

3. 呼吸系统疾病　胸膜炎、自发性气胸、支气管肺癌等。

4. 纵隔疾病　纵隔气肿、纵隔肿瘤等。

5. 消化系统疾病　反流性食管炎、食管癌、肝癌等。

（二）临床表现

1. 发病年龄　青壮年胸痛多考虑结核性胸膜炎、自发性气胸、心肌炎、心肌病、风湿性心瓣膜病，40 岁以上则须注意心绞痛、心肌梗死和支气管肺癌。

2. 胸痛部位　大部分疾病引起的胸痛常有一定部位。①胸壁疾病所致的胸痛常固定在病变部位，且局部有压痛，若为胸壁皮肤的炎症性病变，局部可有红、肿、热、痛表现；②带状疱疹所致胸痛，可见成簇的水疱沿一侧肋间神经分布伴剧痛，不超过体表中线；③心绞痛及心肌梗死的疼痛多在胸骨后方、心前区或剑突下，可向左肩和左臂内侧放射；④主动脉夹层引起的疼痛多位于胸背部，向下腹、腰部放射；⑤胸膜炎引起的疼痛多在胸侧部；⑥食管及纵隔病变引起的胸痛多在胸骨后。

3. 胸痛性质　胸痛的性质可有多种多样。如带状疱疹呈刀割样或灼热样剧痛；食管炎多呈烧灼痛；心绞痛呈压榨样痛并有压迫窒息感，急性心肌梗死疼痛更为剧烈并有恐惧、濒死感；主动脉夹层常呈突然发生的胸背部撕裂样剧痛。

4. 疼痛持续时间 有的为阵发性，有的为持续性。如心绞痛发作时间短暂，持续数分钟；而急性心肌梗死持续时间更长，呈数小时或更长。

5. 影响疼痛的因素 主要为疼痛发生诱因、导致加重与缓解的因素。如心绞痛发作可在劳累或精神紧张时诱发；胸膜炎及心包炎的胸痛可因咳嗽或用力呼吸而加剧。

二、腹痛

腹痛多由腹部器官疾病引起，但腹腔外疾病及全身性疾病也可引起。腹痛的性质和程度，既受病变性质和程度影响，也受神经和心理因素影响。腹痛一般分为急性腹痛和慢性腹痛。

（一）病因

1. 急性腹痛

（1）腹腔器官急性炎症：急性胃肠炎、急性胰腺炎等。

（2）空腔器官阻塞或扩张：肠梗阻、胆道结石、尿路结石等。

（3）器官扭转或破裂：肠扭转、卵巢囊肿蒂扭转、异位妊娠破裂等。

（4）腹膜炎症：多由胃肠穿孔引起。

（5）腹腔内血管阻塞：腹主动脉瘤、门静脉血栓形成等。

（6）腹壁疾病：腹壁挫伤及腹壁皮肤带状疱疹。

（7）胸腔疾病所致的腹部牵涉痛：肺炎、心肌梗死等。

（8）全身性疾病所致的腹痛：腹型过敏性紫癜、卟啉病。

2. 慢性腹痛

（1）腹腔器官慢性炎症：慢性胃肠炎、胰腺炎、结核性腹膜炎等。

（2）消化道运动障碍：功能性消化不良等。

（3）消化系统疾病：胃、十二指肠溃疡。

（4）腹腔器官扭转或梗阻：慢性胃扭转、十二指肠壅积症。

（5）器官被膜的牵张：肝淤血、肝脓肿、肝癌等。

（6）中毒与代谢障碍：铅中毒、尿毒症等。

（7）肿瘤浸润：以恶性肿瘤居多。

（二）发病机制

腹痛的发病机制可分为3种，即内脏性腹痛、躯体性腹痛和牵涉痛。临床上不少疾病的腹痛涉及多种机制。

1. 内脏性腹痛 特点：①疼痛部位不确切；②疼痛感觉模糊；③常伴恶心、呕吐、出汗等自主神经兴奋症状。

2. 躯体性腹痛 特点：①定位准确；②程度剧烈而持续；③有局部腹肌强直；④腹痛可因咳嗽、体位变化而加重。

3. 牵涉痛 指内脏性疼痛牵涉到身体体表部位。特点是：①定位明确；②疼痛剧烈；③有压痛、肌紧张及感觉过敏等。

（三）临床表现

1. 腹痛部位 一般腹痛部位多为病变所在部位。如胃部疾病，疼痛多在中上腹部；胆囊炎、胆石症等，疼痛多在右上腹部；急性阑尾炎，疼痛在右下腹部。

2. 诱发因素 胆囊炎或胆石症发作前常有进食油腻食物史；急性胰腺炎发作前常有酗酒或暴饮暴食史。

3. 腹痛性质和程度 胃、十二指肠溃疡穿孔为突发的中上腹部剧烈刀割样痛或烧灼样痛；慢性胃炎或胃、十二指肠溃疡为中上腹部持续性隐痛；急性胰腺炎为上腹部持续性钝痛或刀割样疼痛，呈阵发性加剧；胆石症或尿路结石常为阵发性绞痛。

4. **发作时间**　餐后疼痛可能由于胆胰疾病、胃部肿痛或消化不良所致。

5. **与体位的关系**　胰腺癌患者仰卧位时疼痛明显。

（周爱琴）

第三节　呼 吸 困 难

呼吸困难（dyspnea）是指患者主观上感到空气不足、呼吸费力，客观上表现用力呼吸，辅助呼吸肌参与呼吸运动，甚至出现发绀，并且伴有呼吸频率、深度、节律的改变。

一、病因

（一）呼吸系统疾病

1. **气道阻塞**　喉、气管、支气管炎症、水肿，支气管狭窄或阻塞，支气管哮喘，慢性阻塞性肺疾病等。

2. **肺部疾病**　肺炎、肺脓肿、肺结核等。

3. **胸壁、胸廓、胸膜腔疾病**　胸壁炎症、严重胸廓畸形、胸腔积液、自发性气胸、外伤等。

4. **神经肌肉疾病**　脊髓灰质炎病变累及颈髓和重症肌无力累及呼吸肌，药物导致呼吸肌麻痹等。

5. **膈肌运动障碍**　膈麻痹、大量腹水和妊娠末期。

（二）循环系统疾病

常见于各种原因所致的左心和（或）右心衰竭、心脏压塞等。

（三）中毒

如糖尿病酮症酸中毒、吗啡类药物中毒、有机磷农药中毒和急性一氧化碳中毒等。

（四）神经精神性疾病

如脑出血、脑外伤、脑炎、脑膜炎等颅脑疾病引起呼吸中枢功能障碍和精神因素所致的呼吸困难，如焦虑症、癔症等。

（五）血液病

常见于重度贫血、高铁血红蛋白血症、硫化血红蛋白血症。

二、发生机制

1. **肺源性呼吸困难**　主要是由于呼吸系统疾病引起的通气、换气功能障碍导致缺氧和（或）二氧化碳潴留引起。

2. **心源性呼吸困难**　左心衰竭发生呼吸困难的主要原因是肺淤血和肺泡弹性降低。右心衰竭严重时也可引起呼吸困难，但程度较左心衰竭轻，其主要原因为体循环淤血所致。

3. **中毒性呼吸困难**　代谢性酸中毒可导致血中代谢产物增多，刺激颈动脉窦、主动脉体化学感受器或直接兴奋刺激呼吸中枢引起呼吸困难。化学毒物中毒可导致机体缺氧引起呼吸困难，常见于一氧化碳中毒。

4. **神经精神性呼吸困难**　神经性呼吸困难主要是由于呼吸中枢受增高的颅内压和供血减少的刺激，癔症等因为精神或心理因素也可导致呼吸困难。

5. **血源性呼吸困难** 多由重度贫血、红细胞携氧量减少、血氧含量降低所致，刺激呼吸中枢也可使呼吸加快。

三、临床表现

（一）肺源性呼吸困难

1. **吸气性呼吸困难** 表现为吸气显著费力，严重者吸气时可见"三凹征"，表现为胸骨上窝、锁骨上窝和肋间隙明显凹陷，此时也可伴有干咳及高调吸气性喉鸣。常见于喉部、气管、大支气管的狭窄与阻塞。

2. **呼气性呼吸困难** 表现为呼气费力、呼气缓慢、呼气时间明显延长，常伴有呼气期哮鸣音。常见于支气管哮喘、慢性阻塞性肺疾病等。

3. **混合性呼吸困难** 表现为吸气期及呼气期均感呼吸费力、呼吸频率增快，深度变浅，可伴有呼吸音异常或病理性呼吸音。常见于重症肺炎、大量胸腔积液等。

（二）心源性呼吸困难

左心衰竭引起的呼吸困难呈混合性呼吸困难，活动时呼吸困难出现或加重，休息时减轻或消失，卧位明显，坐位或立位时减轻，当患者病情较重时，往往被迫采取半坐位或端坐体位呼吸；两肺底部或全肺出现湿啰音。

右心衰竭严重时也可引起呼吸困难，临床上主要见于慢性肺源性心脏病。

（三）中毒性呼吸困难

主要是由代谢性酸中毒、药物、化学毒物中毒引起。代谢性酸中毒可导致呼吸困难，其主要表现为深长而规则的呼吸，可伴有鼾音，称为酸中毒深大呼吸（Kussmaul 呼吸），可见于尿毒症、糖尿病酮症酸中毒等。药物中毒为吗啡类、巴比妥类药物等抑制呼吸中枢引起，伴有呼吸节律异常。化学毒物中毒见于一氧化碳、亚硝酸盐、苯胺类和氰化物中毒，使机体缺氧引起呼吸困难。

（四）神经精神性呼吸困难

神经性呼吸困难主要表现为呼吸变慢而深，并常伴有呼吸节律的改变，如双吸气（抽泣样呼吸）、呼吸暂停（吸气突然停止）等。临床上常见于重症颅脑疾患，如脑出血、脑炎、脑膜炎、脑脓肿、脑外伤及脑肿瘤等。精神性呼吸困难主要表现为呼吸频率快而浅，伴有叹息样呼吸或出现手足搐搦。临床上常见于癔症，患者可突然发生呼吸困难。

（五）血源性呼吸困难

表现为呼吸浅，心率快。常见于重度贫血、高铁血红蛋白血症、硫化血红蛋白血症、大出血或休克。

四、伴随症状

1. **发作性呼吸困难伴哮鸣音** 多见于支气管哮喘、心源性哮喘；突发性重度呼吸困难见于急性喉水肿、气管异物、自发性气胸等。

2. **伴发热** 多见于肺炎、胸膜炎、肺脓肿等。

3. **伴一侧胸痛** 多见于大叶性肺炎、急性渗出性胸膜炎、自发性气胸、急性心肌梗死、支气管肺癌等。

4. **伴咳嗽、咳痰** 多见于慢性阻塞性肺疾病、肺炎、支气管扩张等。

5. **伴意识障碍** 多见于脑出血、脑膜炎、肺性脑病等。

（丁 彦）

第四节　咯　　血

喉及喉部以下的呼吸道及肺任何部位的出血，经口腔咯出称为咯血。一旦出现经口腔排血，究竟是口腔、鼻腔、上消化道的出血还是咯血，需要医生仔细鉴别。鉴别时须先检查口腔和鼻咽部，观察局部有无出血灶，用鼻咽镜检查可鉴别。呕血是指上消化道出血经口腔呕出（表 2-1-2）。

表 2-1-2　咯血与呕血的鉴别

	咯血	呕血
病因	肺结核、支气管扩张、肺癌、肺炎、肺脓肿、心脏病等	消化性溃疡、肝硬化、急性胃黏膜病变、胆道出血、胃癌
出血前症状	喉部痒感、胸闷、咳嗽等	上腹部不适、恶心、呕吐等
出血方式	咯出	呕出，可为喷射状
咯出血的颜色	鲜红	暗红色、棕色，有时为鲜红
血中混有物	痰、泡沫	食物残渣、胃液
酸碱反应	碱性	酸性
黑便	无，若咽下血液量多时可有	有，可为柏油样便，呕血停止后仍可持续数日
出血后痰的形状	常有血痰数日	无痰

一、病因及发生机制

主要见于呼吸系统疾病和心血管疾病。

1. **支气管疾病**　支气管扩张、支气管肺癌、支气管结核等。
2. **肺部疾病**　肺结核、肺炎、肺脓肿。在我国，引起咯血的首要原因仍为肺结核。
3. **心血管疾病**　较常见于二尖瓣狭窄，其次为先天性心脏病引起的肺动脉高压或原发性肺动脉高压。
4. **其他**　血液病（白血病、血友病等）、某些急性传染病（流行性出血热、肺出血型钩端螺旋体病）、风湿性疾病或气管、支气管子宫内膜异位症。

二、临床表现

1. **年龄**　青壮年咯血常见于肺结核、支气管扩张、二尖瓣狭窄等。40 岁以上有长期吸烟史者，应高度注意支气管肺癌的可能性。
2. **咯血量**　一般认为每日咯血量在 100 ml 以内为小量，100～500 ml 为中等量，500 ml 以上或一次咯血 100～500 ml 为大量。
3. **颜色和形状**　肺结核、支气管扩张、肺脓肿和出血性疾病所致的咯血颜色为鲜红色；铁锈色痰见于典型的肺炎链球菌肺炎，砖红色胶冻样痰见于典型的肺炎克雷伯菌肺炎；左心衰竭所致的咯血为浆液性粉红色泡沫样痰。

三、伴随症状

1. **伴发热** 多见于肺结核、肺炎、肺脓肿、流行性出血热等。
2. **伴胸痛** 多见于肺炎链球菌肺炎、肺结核、支气管肺癌等。
3. **伴呛咳** 多见于支气管肺癌、支原体肺炎等。
4. **伴脓性痰** 多见于支气管扩张、肺脓肿、肺结核等。
5. **伴皮肤黏膜出血** 可见于血液病、风湿病、肺出血型钩端螺旋体病等。
6. **伴杵状指（趾）** 多见于支气管扩张、肺脓肿、支气管肺癌等。
7. **伴黄疸** 须注意钩端螺旋体病、肺炎链球菌肺炎等。

（丁 彦）

第五节 呕血及便血

一、呕血

呕血是上消化道疾病（指十二指肠悬韧带以上的消化器官，包括食管、胃、十二指肠、肝、胆、胰疾病）或全身性疾病所致的急性上消化道出血，血液从口腔呕出。常伴黑便或红色血便，严重时可有急性周围循环衰竭表现。应与鼻腔、口腔、咽喉、呼吸道及肺部等部位的出血仔细鉴别。

（一）病因

1. **食管及胃十二指肠疾病** 食管炎、食管癌、食管曲张静脉破裂、食管贲门黏膜撕裂、食管异物损伤等；消化性溃疡、急性糜烂出血性胃炎、胃癌、黏膜下恒径动脉破裂出血等。

2. **上消化道邻近器官或组织疾病** 胆道结石、胆管癌出血流入十二指肠；邻近上消化道的炎症、动脉瘤、肿瘤或者脓肿破裂出血，如胰腺炎、肝动脉瘤、肝癌、胰腺癌、纵隔肿瘤、肝脓肿及胰腺脓肿等。

3. **全身性疾病** 血液系统疾病、结缔组织病、流行性出血热、急性重型肝炎、败血症、尿毒症等。

呕血的原因很多，以消化性溃疡、食管胃静脉曲张破裂出血、急性糜烂出血性胃炎及胃癌较为常见。

（二）临床表现

1. **呕血与黑便** 呕血前患者常有上腹部不适及恶心，随后呕出血性胃内容物。其颜色因出血量、出血速度和出血部位不同而异。如出血量大、在胃内停留时间短、出血位于食管，则血色鲜红或暗红，常混有血凝块。当出血量较少或在胃内停留时间长，则因血红蛋白与胃酸作用而形成酸化正铁血红蛋白，呕吐物呈咖啡渣样或棕褐色。呕血的同时可因部分血液经肠道排出体外而形成黑便。

2. **失血性周围循环障碍** 若出血量小，患者可无明显临床表现或仅有头晕乏力症状，而无血压脉搏改变；出血量达循环血容量的 20% 以上时，可有四肢厥冷、出冷汗、心悸、脉快等症状；出血量在循环血容量的 30% 以上时，则有神志不清、面色苍白、心率增快、脉搏细速、呼吸急促、血压下降等急性周围循环衰竭表现。

3. **血液学及其他改变** 出血早期可无血液学改变，出血 3~4 h 后，由于组织液的渗出及输液等，血液被稀释，血红蛋白与血细胞比容逐渐降低。此外，大量呕血可出现氮质血症、发热等。

（三）伴随症状

了解伴随症状对明确病因、估计出血量很有帮助。

1. **腹痛** 伴慢性、周期性、节律性上腹痛，常为消化性溃疡；中老年人呕血伴慢性上腹痛，疼痛无明显规律性并伴有厌食、消瘦或贫血者，应警惕胃癌。

2. **肝脾大** 肝区疼痛、肝大且肝表面不平，多为肝癌；脾大、有腹水或腹壁静脉曲张，提示肝硬化。

3. **黄疸** 呕血伴黄疸、右上腹绞痛、发热及寒战，可能由胆道疾病引起；伴皮肤黏膜出血、发热、黄疸，多见于某些传染性疾病，如流行性出血热、钩端螺旋体病等。

4. **皮肤黏膜出血** 见于血液病、败血症、重型肝炎。

5. **头晕、黑矇、出冷汗** 提示血容量不足，多在体位变动时发生。

6. **呕吐** 剧烈呕吐后呕血应考虑为食管贲门黏膜撕裂综合征。

二、便血

便血是血液从肛门排出，表现为解柏油样、鲜红色或暗红色血便，可见于下消化道出血、上消化道出血以及全身性疾病所致的出血。鼻腔、口腔、咽喉、呼吸道及肺等部位的出血，被吞咽后也由肛门排出。

（一）病因

1. **直肠肛管疾病** 出血性痔、肛瘘、肛裂、直肠炎、直肠溃疡、直肠息肉、直肠肿瘤等。

2. **小肠疾病** 小肠溃疡、小肠憩室炎、小肠套叠、小肠肿瘤、小肠血管畸形、克罗恩病等。

3. **结肠疾病** 肠道感染性疾病、结肠炎、结肠息肉、结肠肿瘤、先天性肠道血管疾病等。

4. **全身性疾病** 急性传染性疾病、血液病、中毒、尿毒症、过敏性紫癜、卟啉病等。

（二）临床表现

便血的颜色取决于消化道出血的部位、出血量与血液停留在肠道的时间。黑便多见于上消化道出血和小肠出血，血液在肠腔内停留时间较长，大便呈柏油样。出血量较多、血液排出较快时可表现为暗红色血便或鲜红色血便。便后滴血，且血液未与粪便混杂，多见于肛裂、出血性痔。出血量在5~10 ml，肉眼未见大便颜色异常，为隐血便，需通过隐血试验才能确定。

（三）伴随症状

1. **腹痛** 伴剧烈腹痛，多见于肠套叠、缺血性肠炎、出血性坏死性肠炎、肠系膜血管阻塞等。

2. **腹泻** 见于感染性肠炎、溃疡性结肠炎等。

3. **腹部肿块** 见于结肠肿瘤、肠套叠等。

4. **皮肤或其他器官出血** 见于血液病、急性感染性疾病、尿毒症等。

（范　琳）

第六节　尿频、尿急、尿痛

尿频、尿急、尿痛是泌尿、生殖系统疾病的常见症状，可以单独存在，但更多见的是同时发生。尿频、尿急、尿痛合称为膀胱刺激征或尿路刺激征，通常与感染有关。这些症状不仅影响患者的日常生活质量，还可能是潜在疾病的信号，因此需引起足够重视。

一、定义

1. **尿频（frequent micturition）** 单位时间内排尿次数增多。正常成人每日排尿4~6次，其中夜间排尿 0~2 次，每次尿量 200~300 ml，排尿次数、尿量受气温、饮水量及活动状态等因素影响。尿频时患者感到有尿意的次数明显增加，严重时可几分钟排尿一次，每次尿量仅几毫升。

2. **尿急（urgent micturition）**　患者一有尿意即迫不及待需要排尿，难以控制，每次尿量很少，常与尿频同时存在。

3. **尿痛（dysuria）**　患者排尿时出现耻骨上区、会阴部和尿道内疼痛或烧灼感。尿痛可以发生在排尿初、中、末或排尿后。在男性多发生于尿道远端，女性发生于整个尿道。

二、病因

（一）尿频

1. **生理性尿频**　因饮水过多、精神紧张或气候寒冷致排尿次数增多，属正常现象。不伴有尿量减少和尿急、尿痛等其他不适。

2. **病理性尿频**　常见情况有以下几种。

（1）多尿性尿频：由于全日总尿量增多而引起的排尿次数增多。每次尿量不少，通常不伴有尿痛、尿急等膀胱刺激征状。见于糖尿病、尿崩症、精神性多饮和急性肾衰竭的多尿期。

（2）炎症性尿频：尿频且每次尿量少，多伴有尿急和尿痛，尿液镜检可见炎症细胞。见于膀胱炎、尿道炎、前列腺炎和尿道旁腺炎等。

（3）神经性尿频：尿频而每次尿量少，多无尿急、尿痛伴随，尿液镜检无炎症细胞。见于中枢及周围神经病变如癔症、神经源性膀胱（neurogenic bladder）。

（4）膀胱容量减少性尿频：由于膀胱内能储存的尿量减少，表现为持续性尿频，药物治疗难以缓解，每次尿量少。见于膀胱巨大结石、膀胱占位性病变、结核性膀胱挛缩、妊娠子宫增大或卵巢囊肿等压迫膀胱。

（5）尿道口周围病变：尿道口肉阜，处女膜伞和尿道旁腺囊肿等刺激尿道口引起尿频。

（二）尿急

1. **炎症**　急性膀胱炎和尿道炎，特别是当炎症波及膀胱三角区和后尿道时，其症状尤为显著；急性前列腺炎尿急明显，慢性前列腺炎伴有腺体增生压迫尿道时，会有排尿困难、尿线细和尿流中断。

2. **结石和异物**　膀胱、尿道黏膜受结石或异物刺激，引起尿急。

3. **肿瘤**　膀胱癌和前列腺癌因肿瘤压迫、肿瘤坏死和感染、神经肌肉组织受侵犯等可引起尿急。

4. **神经源性**　精神因素和神经源性膀胱炎。

5. **高温环境**　尿液倾向于浓缩和酸化，可刺激膀胱或尿道黏膜而引起尿急。

（三）尿痛

尿痛常与尿频、尿急相伴随，引起尿急的病因几乎都可以引起尿痛。尿道炎多在排尿开始即出现疼痛；膀胱炎和前列腺炎常为终末性尿痛。

三、伴随症状

1. **尿频伴尿急、尿痛**　见于膀胱炎和尿道炎；伴有双侧腰痛见于肾盂肾炎；伴有会阴部、腹股沟和睾丸胀痛见于急性前列腺炎。

2. **尿频、尿急伴血尿、低热、乏力、盗汗**　见于膀胱结核。

3. **尿频伴口渴、多饮，但无尿急和尿痛**　见于精神性多饮、糖尿病和尿崩症。

4. **尿频、尿急伴无痛性血尿**　见于膀胱癌。

5. **老年男性尿频伴排尿困难、尿线细**　见于前列腺增生。
6. **尿频、尿急、尿痛伴尿流突然中断**　见于膀胱结石或后尿道结石。

（王晓宁）

第七节　意识障碍

意识，作为人类精神活动的基础，是大脑对内外环境刺激的整体反应能力，它涵盖了觉醒状态、注意力、定向力、感知觉、思维、情感及记忆等多个方面。本节重点介绍意识障碍的定义、分类、发生机制、病因及临床表现。

一、定义

意识障碍是指人对自身及外界环境的识别、觉察能力出现障碍。意识障碍包括觉醒障碍和意识内容障碍。

二、发病机制

觉醒状态有赖于脑干网状结构上行激活系统的完整，意识内容有赖于大脑皮质的高级神经活动的完整。当脑干网状结构上行激活系统受抑制或两侧大脑皮质广泛性损害时，使觉醒状态减弱，意识内容减少或改变，即可造成意识障碍。

三、病因

重症急性感染、颅脑占位性疾病、重症脑血管疾病、重症颅脑损伤、内分泌与代谢障碍、水电解质平衡紊乱、物理性及缺氧性损害等。

四、临床表现

（一）以觉醒水平改变为主的意识障碍
根据对外界环境刺激的反应可分为3级。

1. **嗜睡**　是一种持续性的病理性倦睡，患者可被唤醒，并能正确回答和做出运动反应，但当外界刺激停止后不久便又进入嗜睡状态。

2. **昏睡**　患者处于深度睡眠状态，不易唤醒。在较强的疼痛刺激或较响亮的声音呼喊下可被唤醒，但很快又入睡。醒后能做简短、模糊的不完全应答。

3. **昏迷**　是最严重的意识障碍，表现为意识完全丧失，无自发睁眼，缺乏觉醒–睡眠周期，任何言语和疼痛刺激均不能唤醒的状态。按其程度可分为3种。

（1）浅昏迷：无自主运动，强刺激下可有防御性的回避反应，对声、光刺激均无反应，脑干的反射如角膜反射、瞳孔对光反射、眼球运动、吞咽反射、咳嗽反射等可存在。

（2）中昏迷：对剧烈的疼痛刺激可出现防御反射。角膜反射、瞳孔对光反射均减弱，眼球无转动，此时呼吸、脉搏、血压也有改变。

（3）深昏迷：对各种刺激包括剧烈的疼痛刺激全无反应。四肢肌张力低，深、浅反射均消失，大小便失禁，可有血压下降、呼吸不规则，生命体征不稳定。

（二）以意识内容改变为主的意识障碍

1. 意识模糊 是意识水平轻度下降，在嗜睡的基础上定向能力（时间、地点、人物）发生障碍。表现为对外周环境接触轻度障碍，自我认识能力减退。患者的注意力减退，定向障碍，情感淡漠，随意活动减少，言语不连贯，嗜睡。对声、光、疼痛等刺激能表现简单动作反应。

2. 谵妄状态 多见于高热患者。在意识模糊的基础上还有幻觉、妄想，多具恐惧性质，可有躲避或攻击行为，语无伦次，其内容多不能理解。

（明 敏）

数字资源详见 新形态教材网

教学课件　　拓展阅读　　自测题及参考答案

第 二 章

体格检查

体格检查（physical examination）是指医生运用自己的感官和借助简便的检查工具，如体温计、血压计、叩诊锤、听诊器、检眼镜等，客观地了解和评估人体状况的一系列最基本的检查方法。许多疾病通过体格检查再结合病史即可做出临床诊断。体格检查的基本方法包括视诊、触诊、叩诊、听诊和嗅诊。医生对患者进行全面体格检查后，对其健康状况或疾病状态提出的临床判断称为检体诊断。

第一节　一　般　检　查

一般检查为整个体格检查过程中的第一步，是对患者全身状态的概括性观察，以视诊为主，配合触诊、听诊和嗅诊进行检查。检查内容包括性别、年龄、体温、呼吸、脉搏、血压、发育与体型、营养状态、意识状态、面容表情、体位姿势、步态、皮肤和淋巴结。

一、全身状态检查

（一）性别

正常人的性征很明显，不难判断。疾病的发生与性别有一定的关系，某些疾病可引起性征发生改变。

（二）年龄

年龄与疾病的发生和预后有密切的关系。

（三）生命体征

生命体征包括体温、脉搏、呼吸和血压。

1. **体温**　测量的常规方法有腋测法、口测法和肛测法。常用腋测法，正常值 36～37℃。

2. **呼吸**　正常人呼吸节律均匀、浅深适宜，平静时，呼吸为 12～20 次 / 分，呼吸与脉搏之比为 1：4。

3. **脉搏**　主要用触诊，可选择桡动脉、肱动脉、股动脉、颈动脉及足背动脉等。检查内容包括脉率、节律、紧张度和动脉壁弹性、强弱。静止状态时的正常脉搏为 60～100 次 / 分。

4. **血压**　血液在血管内流动并作用于血管壁的压力称为血压。正常成人收缩压 12～18.7 kPa（90～140 mmHg），舒张压 8.0～12 kPa（60～90 mmHg），脉压 4.0～5.3 kPa（30～40 mmHg）。

（四）发育与体型

发育应通过患者年龄、智力和体格成长状态（包括身高、体重及第二性征）之间的关系进行综合评价。临床上的病态发育与内分泌的改变密切相关。

体型是身体各部发育的外观表现，包括骨骼、肌肉的生长与脂肪分布的状态等。成年人的体型可分为无力型、正力型、超力型3种。

（五）营养状态

通常根据皮肤、毛发、皮下脂肪、肌肉的发育情况对营养状态进行综合判断。临床上通常用良好、中等、不良三个等级对营养状态进行描述。营养状态异常包括营养不良和营养过度两个方面。

（六）意识状态

意识是大脑功能活动的综合表现，即对环境的知觉状态。根据意识障碍的程度可将其分为嗜睡、意识模糊、谵妄、昏睡及昏迷。

（七）语调与语态

语音障碍可分为失音（不能发音）、失语（不能言语）。语态异常指语言节奏紊乱，出现语音不畅，快慢不均，音节不清。

（八）面容与表情

通过视诊即可确定患者的面容和表情，某些疾病发展到一定程度时，还可出现特征性的面容和表情，对疾病的诊断具有重要价值。

1. **急性病容**　面色潮红，兴奋不安，鼻翼扇动，口唇疱疹，表情痛苦。多见于急性感染性疾病。

2. **慢性病容**　面容憔悴，面色晦暗或苍白无华，目光暗淡，表情忧虑。见于慢性消耗性疾病，如恶性肿瘤、肝硬化、结核病等。

3. **贫血面容**　面色苍白，唇舌色淡，表情疲惫。

4. **肝病面容**　面色晦暗，额部、鼻背、双颊有褐色色素沉着。

5. **甲状腺功能亢进面容**　面容惊愕，眼裂增宽，眼球凸出，目光炯炯，兴奋不安，烦躁易怒。

6. **二尖瓣面容**　面色晦暗，双颊紫红，口唇轻度发绀。

7. **苦笑面容**　牙关紧闭，面肌痉挛，呈苦笑状。见于破伤风。

8. **满月面容**　面圆如满月，皮肤发红，常伴痤疮和胡须生长。见于库欣综合征及长期应用糖皮质激素者。

9. **面具面容**　面部呆板，无表情，似面具样。见于帕金森病、脑炎等。

（九）体位

体位指患者身体所处的状态。

1. **自主体位**　身体活动自如，不受限制。

2. **被动体位**　患者不能自己调整或变换身体的位置。见于极度衰竭或意识丧失者。

3. **强迫体位**　患者为减轻痛苦，被迫采取某种特殊的体位。

（十）姿势

姿势指举止的状态。正常的姿势主要依靠骨骼结构和各部分肌肉的紧张度来保持，也受机体健康状况及精神状态的影响。患者因疾病的影响，可出现姿势的改变。

（十一）步态

步态指走动时所表现的姿态。患某些疾病时可导致步态发生显著改变，步态具有一定的特征性，有助于疾病的诊断。

1. **蹒跚步态**　指走路时身体左右摇摆似鸭行。见于佝偻病、进行性肌营养不良或先天性双侧髋关节脱位等。

2. **醉酒步态**　指行走时躯干重心不稳，步态紊乱不准确如醉酒状。见于小脑疾病、乙醇及巴比妥类药物中毒。

3. 共济失调步态　起步时一脚高抬，骤然垂落，且双目向下注视，两脚间距很宽，以防身体倾斜，闭目时不能保持平衡。见于脊髓病变患者。

4. 慌张步态　起步后小步急速趋行，双脚擦地，身体前倾，难以止步。见于帕金森病患者。

5. 跨阈步态　由于踝部肌腱、肌肉弛缓、患足下垂，行走时必须抬高下肢才能起步。见于腓总神经麻痹。

6. 剪刀步态　双下肢肌张力增高，移步时下肢内收过度，两腿交叉呈剪刀状。见于脑性瘫痪与截瘫患者。

7. 间歇性跛行　见于高血压、动脉硬化患者。

二、皮肤

皮肤病变表现在颜色、弹性、温度的改变，以及有无皮疹、出血点、溃疡、瘢痕等方面；可以是局部病变，也可是全身病变。既反映皮肤本身疾病，也往往是全身各系统疾病表现的一部分。检查皮肤应在自然光线下进行，除检查外露皮肤外，还应检查躯干皮肤和口腔黏膜，不仅要视诊还应配合触诊获得全面印象，才能得到正确诊断。

（一）颜色

皮肤的颜色与毛细血管的分布、血液充盈度、色素量的多少及皮下脂肪的厚薄有关。中国人健康的皮肤是微黄略透红润，室外工作者略黑。常见的异常变化有：苍白、发红、发绀、黄染、色素沉着、色素脱失等。

（二）湿度

皮肤湿度与皮肤的分泌和排泄功能有关。病理情况下，可发生出汗增多或无汗。

（三）弹性

检查皮肤弹性时，常选择手背或上臂内侧部位。

（四）皮疹

皮疹多为全身性疾病的表现之一，是临床诊断某些疾病的重要依据。皮疹的种类很多，常见的皮疹有：斑疹、丘疹、斑丘疹、玫瑰疹、荨麻疹、疱疹。

（五）脱屑

见于正常皮肤表层不断角化和更新，病理状态下可见大量皮肤脱屑，如麻疹、银屑病等。

（六）皮下出血

出血程度与面积视不同疾病而异。出血直径小于 2 mm 者称为瘀点；直径 3~5 mm 者为紫癜；直径 5 mm 以上者为瘀斑；如血液溢出于血管外，使该部皮肤隆起者为血肿。

（七）蜘蛛痣和肝掌

蜘蛛痣是由一支皮肤小动脉及许多向外放散的细小血管形成，形状如蜘蛛而得名。通常出现在上腔静脉分布的区域，如手、面颈部、前胸部及肩部等处。产生原因一般认为与肝对体内雌激素的灭活作用减弱有关。常见于急、慢性肝炎或肝硬化。慢性肝病患者手掌大、小鱼际处常发红，加压后退色，称为肝掌。

（八）水肿

皮下组织的细胞内及组织间隙内液体积聚过多称为水肿。

（九）皮下结节

无论大小结节应触诊检查，注意大小、硬度、部位、活动度及有无压痛等。

（十）瘢痕

瘢痕指皮肤外伤或病变愈合后结缔组织增生形成的斑块。

（十一）毛发

毛发的颜色、曲直与种族有关，分布、多少和颜色可因性别和年龄而有不同，受遗传、营养和精神状态的影响。毛发的多少及分布变化对临床诊断有辅助意义。

三、淋巴结

淋巴结分布于全身，一般体格检查仅能检查身体各部位表浅的淋巴结。表浅淋巴结分布如下。

（一）头颈部

耳前、耳后、枕部、下颌下、颏下、颈前、颈后和锁骨上淋巴结。

（二）上肢

腋窝（外侧、胸肌、肩胛下、中央、腋尖淋巴结群）、滑车上淋巴结。

（三）下肢

腹股沟、腘窝淋巴结。

淋巴结的检查主要通过视诊和触诊，视诊不仅要注意局部征象也要注意全身状态。触诊应描述其部位、大小、压痛、硬度、活动度、有无粘连、局部皮肤有无红肿、瘘管等特征。

局部淋巴结肿大见于非特异性淋巴结炎、淋巴结结核、恶性肿瘤淋巴结转移。全身性淋巴结肿大见于急、慢性淋巴结炎，传染性单核细胞增多症，淋巴瘤，各型急慢性白血病，系统性红斑狼疮等。

（丁　彦）

第二节　头部检查

头部，作为人体最为复杂和关键的部位之一，不仅容纳了大脑这一中枢神经系统的核心，还包含了众多重要的感觉器官，如眼、耳、鼻等，以及面部肌肉和骨骼结构。本检查旨在通过系统的视诊、触诊、听诊及必要的特殊检查手段，结合患者的病史、症状及主诉，全面评估头部的形态、结构、功能状态及有无异常体征。

一、头发与头皮

检查头发（hair）时要注意头发的颜色、疏密度，脱发的类型与特点。头发的颜色、曲直和疏密度可因种族遗传因素和年龄而不同。儿童和老年人头发较稀疏，头发逐渐变白也是老年性改变。脱发可由疾病引起，如伤寒、甲状腺功能减退、斑秃等，也可由物理与化学因素引起，如放射治疗和抗肿瘤药治疗等，检查时要注意其发生部位、形状与头发改变的特点。

检查头皮（scalp）时需分开头发，观察头皮的颜色、头皮屑；有无头癣、疖、痈、外伤、血肿及瘢痕等。

二、头颅

头颅（skull）的视诊应注意大小、外形变化和有无异常活动。触诊是用双手仔细触摸头颅的每一个部位，了解其外形，有无压痛和异常隆起。头颅的大小以头围来衡量，测量时以软尺自眉间绕到枕后通过枕外隆凸。头围在发育阶段的变化为：新生儿约 34 cm，出生后的前半年增加 8 cm，后半年增加 3 cm，第二年增加 2 cm，第三、四年内约增加 1.5 cm，4～10 岁共增加约 1.5 cm，到 18 岁可达 53 cm 或以上，以后几乎不再变化。矢状缝和其他颅缝大多在出生后 6 个月骨化，骨化过早会影响颅脑的发育。

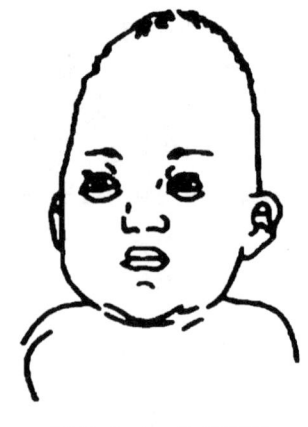

头颅的大小异常或畸形可成为一些疾病的典型体征，临床常见者如下。

1. **小头畸形（microcephaly）** 小儿囟门多在 12～18 个月闭合，如过早闭合可形成小头畸形，这种畸形同时伴有智力发育障碍。通常头围小于同年龄、同性别正常头围两个标准差以上，称为小头畸形。

2. **尖头畸形（oxycephaly）** 亦称塔颅（tower skull），头顶部尖突高起，造成与颜面的比例异常，这是由于矢状缝与冠状缝过早闭合所致。见于先天性疾病尖头并指（趾）畸形（acrocephalosyndactyly），即 Apert 综合征（图 2-2-1）。

图 2-2-1　尖头畸形

3. **方头畸形（squared skull）** 前额左右突出，头顶平坦呈方形，见于小儿佝偻病或先天性梅毒。

4. **巨头畸形（large skull）** 额、顶及枕部突出膨大呈圆形，颈部静脉充盈，对比之下颜面很小。由于颅内压增高，压迫眼球，形成双目下视，巩膜外露的特殊表情，称落日现象（setting sun phenomenon），见于脑积水（图 2-2-2）。

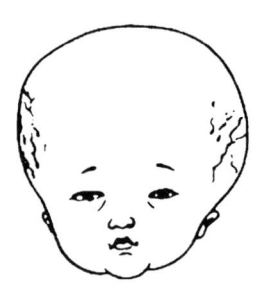

5. **长头畸形（dolichocrany）** 自颅顶至下颌部的长度明显增大，见于马方综合征及肢端肥大症。

图 2-2-2　巨颅

6. **变形颅（deforming skull）** 发生于中年人，以颅骨增大变形为特征，同时伴有长骨的骨质增厚与弯曲，见于变形性骨炎（Paget 病）。

头部的运动异常，一般视诊即可发现。头部活动受限，见于颈椎疾患；头部不随意地颤动，见于帕金森病（Parkinson disease，PD）；与颈动脉搏动一致的点头运动，称 Musset 征，见于严重主动脉瓣关闭不全。

（明　敏）

第三节　颈部检查

颈部作为连接头部与躯干的重要桥梁，不仅承载着丰富的血管、神经和淋巴组织，还是呼吸道和消化道的必经之地。其结构的复杂性和功能的多样性，使得颈部成为多种疾病的好发区域，包括甲状腺疾病、颈椎病、颈部淋巴结肿大、颈动脉病变及咽喉部炎症等。本检查旨在通过视诊、触诊、听诊等手法，结合患者的病史与主诉，全面评估颈部的形态、结构、功能状态及有无异常体征，从而为后续的诊断与治疗提供坚实的基础。

一、颈部外形及运动

为准确说明病变部位，根据解剖结构，将两侧颈部各分为两个大三角区域即颈前三角区和颈后三角区。颈前三角区为胸锁乳突肌内缘、下颌骨下缘与前正中线之间的区域。颈后三角区为胸锁乳突肌外缘，锁骨上缘与斜方肌前缘之间的区域。正常颈部直立位，左右对称，活动自如。如头不能抬起，见于严重消耗性疾病的晚期、重症肌无力、脊髓前角细胞炎、进行性肌萎缩等。头部向一侧偏斜称为斜颈，见于颈肌外伤、瘢痕收缩、先天性颈肌挛缩或斜颈。颈部强直（颈强直或颈抵抗），为脑膜刺激现象之一，见于脑膜炎、脑炎、脑出血及蛛网膜下腔出血等。颈强直亦可见于颈部肌肉劳损、颈部组织炎症、颈部关节炎及骨折等。

二、颈部皮肤

颈部皮肤，检查时应注意有无瘢痕、瘘管、蜘蛛痣、肿瘤及皮肤病等。颈部慢性溃疡、瘘管及瘢痕多见于淋巴结结核、放线菌病，若发生在颈部皮肤下组织中，可形成溃疡及窦道。颈部皮肤为疖或痈的好发部位，尤其在糖尿病患者更为多见。

三、颈部包块

颈部包块原因很多，应根据包块的性状、发生和增长的特点及全身的情况来判断。检查时应注意其部位、数目、大小、质地、活动度与邻近器官的关系和有无压痛等特点。

四、颈部血管

（一）颈动脉搏动

正常人几乎看不到颈动脉搏动，在心排血量增加及脉压增大时可见到颈动脉搏动，如主动脉瓣关闭不全、高血压、甲状腺功能亢进及严重贫血等。

（二）颈静脉扩张及搏动

正常人在立位或坐位时颈外静脉常不显著，平时可稍见充盈，但无搏动，充盈的水平仅限于锁骨上缘至下颌角距离的下 1/3 处。立位或坐位时如充盈度超过正常水平，或立位与坐位时可见明显静脉充盈，称为颈静脉扩张。提示上腔静脉压增高，见于心力衰竭、缩窄性心包炎、心包积液或上腔静脉回流受阻，三尖瓣关闭不全时可看到明显的颈静脉搏动（收缩期搏动）。

听诊颈部血管，一般让患者取坐位，用钟形听诊器听诊，如发现异常杂音，应注意其部位、强度、性质、传播方向和出现的时间，以及姿势改变和呼吸等对杂音的影响。如在颈部大血管区若听到血管性杂音，应考虑颈动脉或椎动脉狭窄，一般收缩期明显。锁骨上窝处听到杂音，则可能为锁骨下动脉狭窄，见于颈肋压迫。若在右锁骨上窝听到柔和、连续性杂音，则可能为颈静脉流入上腔静脉口径较宽的球部所产生，属生理性，用手指压迫颈静脉后即可消失。

五、甲状腺

（一）视诊

观察甲状腺的大小和对称性。正常甲状腺多不易看到，女性青年发育期甲状腺可略增大。检查时嘱被检查者做吞咽动作，可见甲状腺随吞咽动作而向上移动，如不易辨认，再嘱被检查者两手放于枕后，头向后仰，再进行观察可较明显。

（二）触诊

触诊比视诊更能明确甲状腺的轮廓及病变的性质。检查时应注意其大小、硬度、表面是否光滑，有无结节、压痛，两侧是否对称，有无细震颤等。触诊包括甲状腺峡部和甲状腺侧叶的检查。

1. 甲状腺峡部　位于环状软骨下方第 2 ~ 4 气管环前面。检查方法为站于被检查者前面用拇指或站于被检查者后面用示指从胸骨上切迹向上触摸，可感到气管前软组织，判断有无增厚，嘱被检查者做吞咽动作，可感到此软组织在手指下滑动，判断有无长大和肿块。

2. 甲状腺侧叶

（1）前面触诊：一手拇指施压于一侧甲状软骨，将气管推向对侧，另一手示指和中指在对侧胸锁乳突肌后缘向前推挤甲状腺，拇指在胸锁乳突肌前缘触诊，同时配合做吞咽动作，重复检查，可触及被推挤的甲状腺；用同样的方法检查另一侧甲状腺。

（2）后面触诊：一手示指和中指施压于一侧甲状软骨，将气管推向对侧，另一手拇指在对侧胸锁乳突肌后缘向前推挤甲状腺，示指和中指在胸锁乳突肌前缘触诊，同时配合做吞咽动作，重复检查。用同样的方法检查另一侧甲状腺。

甲状腺肿大可分为3度：①一度，不能看出肿大但能触及；②二度，能看到肿大又能触及，但在胸锁乳突肌以内；③三度，超过胸锁乳突肌外缘。

甲状腺功能亢进，肿大的甲状腺质地多较柔软，可触及细震颤或能听到"嗡鸣"样血管杂音；单纯性甲状腺肿，腺体肿大很突出，可为弥漫性或结节性，不伴甲状腺功能亢进体征；甲状腺癌，包块可呈结节状，不规则，质硬。

（三）听诊

当触及甲状腺肿大时，用钟形听诊器直接放在肿大的甲状腺上，如听到低调的连续性静脉"嗡鸣"样杂音，对诊断甲状腺功能亢进有帮助。

六、气管

正常气管居中，在胸骨上窝前正中线上。

（一）检查方法

让患者头居中位，用右手中指沿胸骨切迹向后触摸气管，示指与环指分别在左、右两侧胸锁关节处，看中指是否与其他两指等距离，或将中指触摸气管，观察中指与两侧胸乳突肌所构成间隙的大小，以判断气管是否移位。

（二）气管移位的意义

气管移位对诊断胸部疾病有重要意义。当一侧胸腔积液、积气或有占位性新生物时，由于患侧胸内压力增高而将气管推向健侧；当一侧肺不张、胸膜增厚及粘连时，气管被牵拉向患侧。

此外，主动脉瘤是由于心脏收缩时瘤体膨大，将气管压向后下，因此随心脏搏动可以触到气管向下拽动。

（明　敏）

第四节　胸 部 检 查

胸部（chest）指颈部以下和腹部以上的区域。由胸骨、肋骨、脊柱与皮肤、肌肉和胸膜共同构成胸廓。胸腔由胸廓和横膈围成。胸部检查的内容包括胸廓外形、胸壁、乳房、支气管、肺、胸膜、心脏和淋巴结等。总的顺序是从前胸部开始到两侧胸部，最后检查背部。

一、胸部的体表标志

胸部的体表标志包括人工划线、骨骼标志、自然陷窝和解剖区域等，可用来标记胸廓内部各器官的轮廓和位置，用于临床穿刺和手术部位的确定，也可用于体征的位置和范围的描述。

（一）人工划线

1. 前胸壁

胸骨中线：即前正中线，为通过胸骨正中的垂直线。

胸骨线（左、右）：为沿胸骨边缘的垂直线。

胸骨旁线（左、右）：为位于胸骨线和锁骨中线中间的垂直线。

锁骨中线（左、右）：为通过锁骨的肩峰端与胸骨端中点，即通过锁骨中点向下的垂直线。

2. 侧胸壁

腋前线（左、右）：为通过腋窝前皱襞沿前侧胸壁向下的垂直线。

腋后线（左、右）：为通过腋窝后皱襞沿后侧胸壁向下的垂直线。

腋中线（左、右）：为自腋窝顶端于腋前线和腋后线之间向下的垂直线。

3. 后胸壁

脊柱中线：即后正中线，为通过椎骨棘突，或沿脊柱正中下行的垂直线。

肩胛线（左、右）：为双臂下垂时通过肩胛下角与后正中线平行的垂直线。

（二）骨骼标志

胸骨上切迹：位于胸骨柄的上方，正常情况下气管位于切迹正中。

胸骨柄：为胸骨上端略呈六角形的骨块。

胸骨角：又称 Louis 角，由胸骨柄与胸骨体的连接处向前突起而成。其两侧分别与左、右第 2 肋软骨连接，为计数肋骨和肋间隙顺序的主要标志。胸骨角还标志支气管分叉、心房上缘和上下纵隔交界及相当于第 4 胸椎的水平。

腹上角：又称胸骨下角，为左、右肋弓在胸骨下端会合处形成的夹角。正常 70°～110°。

肋骨：共 12 对。

肋间隙：为两个肋骨之间的空隙。

剑突：为胸骨体下端的突出部分，呈三角形，其底部与胸骨体相连。

肩胛骨：位于后胸壁第 2～8 肋骨，肩胛骨的最下端称肩胛下角。被检查者取直立位，两上肢自然下垂，肩胛下角位于第 7 或第 8 肋骨水平，相当于第 8 胸椎的水平。

脊柱棘突：第 7 颈椎棘突最为突出，其下即为胸椎的起点，常以此处作为计数胸椎的标志。

肋脊角：为第 12 肋骨与脊柱构成的夹角。

（三）自然陷窝和解剖区域

腋窝（左、右）：为上肢内侧与胸壁相连的凹陷部。

胸骨上窝：为胸骨柄上方的凹陷部，正常气管位于其后。

锁骨上窝（左、右）：为锁骨上方的凹陷部。

锁骨下窝（左、右）：为锁骨下方的凹陷部，下界为第 3 肋骨下缘。

肩胛上区（左、右）：为肩胛冈以上的区域，其外上界为斜方肌的上缘。

肩胛下区（左、右）：为两肩胛下角的连线与第 12 胸椎水平线之间的区域。

肩胛间区（左、右）：为两肩胛骨内缘之间的区域。

二、胸壁、胸廓与乳房

（一）胸壁

胸壁检查时除了检查胸壁的营养状态、皮肤、淋巴结和骨骼肌发育的情况，还应注意下列各征象。

1. 静脉　正常胸壁静脉常显露不明显。当上腔静脉或下腔静脉血流受阻建立侧支循环时，胸壁静脉可充盈或曲张。

2. 皮下气肿　皮下气肿是指胸部皮下组织有气体存在。触诊可引起气体在皮下组织内移动，有捻发感或握雪感。

3. 胸壁压痛　正常情况下胸壁无压痛。

4. 肋间隙　注意肋间隙有无回缩或膨隆。

（二）胸廓

正常胸廓呈椭圆形，两侧大致对称。成年人胸廓的前后径与左右径的比例约为 1∶1.5，小儿和老年人胸廓呈圆柱形，前后径略小于左右径或几乎相等。常见胸廓外形改变如下。

1. 扁平胸　胸廓前后径不及左右径的一半，呈扁平状。见于瘦长体型者和慢性消耗性疾病，如肺结核等。

2. 桶状胸　呈圆桶状，肋骨的斜度变小，肋间隙增宽且饱满。见于严重肺气肿的患者和老年或矮胖体型者。

3. 佝偻病胸　多见于儿童，为佝偻病所致的胸廓改变。常可见串珠肋、肋膈沟、漏斗胸、鸡胸。

4. 胸廓一侧变形　胸廓一侧凹陷常见于肺不张、肺纤维化、广泛性胸膜增厚和粘连等。胸廓一侧膨隆多见于大量胸腔积液、气胸或一侧严重代偿性肺过度充气。

5. 胸廓局部隆起　见于心脏明显增大、大量心包积液等。

6. 脊柱畸形引起的胸廓改变　表现为胸廓两侧不对称，肋间隙增宽或变窄，常见于脊柱前凸、后凸或侧凸。

三、肺和胸膜

肺和胸膜的检查一般应包括视诊、触诊、叩诊、听诊 4 个部分。

（一）视诊

1. 呼吸运动　正常人呼吸运动稳定而有节律，正常成年男性和儿童的呼吸以腹式呼吸为主，女性以胸式呼吸为主。生理状态下，一般人这两种呼吸同时存在。一般成人静息呼吸时，潮气量约为 500 ml。

2. 呼吸频率　正常成人静息状态下，呼吸为 12～20 次 / 分，呼吸与脉搏之比为 1∶4。新生儿呼吸约 44 次 / 分，随着年龄的增长而逐渐减慢。呼吸频率 > 20 次 / 分称为呼吸过速，见于发热、疼痛、贫血、甲状腺功能亢进及心力衰竭。一般体温每升高 1℃，呼吸约增加 4 次 / 分。呼吸频率 < 12 次 / 分称为呼吸过缓，见于麻醉药或镇静药过量和颅内压增高等。

3. 呼吸深度　呼吸变浅见于呼吸中枢抑制或呼吸肌无力，如麻醉药或镇静药过量，也可见于大量腹水、肥胖及肺部疾病。呼吸变深见于剧烈运动、情绪激动或过度紧张。糖尿病酮症酸中毒时常见到呼吸加深，称为 Kussmaul 呼吸。

4. 呼吸节律和幅度　正常成人呼吸的节律均匀而整齐的。病理状态下，可出现呼吸节律和幅度的变化。

（1）潮式呼吸：又称陈 - 施呼吸，呼吸由浅慢逐渐变为深快，然后再由深快转为浅慢，随之出现一段呼吸暂停后，又开始如上变化的周期性呼吸。多发生于中枢神经系统疾病及某些中毒，如糖尿病酮症酸中毒、巴比妥类药物中毒等。

（2）间停呼吸：又称比奥呼吸，表现为有规律的均匀呼吸几次后，停止一段时间，又开始均匀呼吸，即周而复始的间停呼吸。呼吸中枢抑制较潮式呼吸更重，预后多不良，常在临终前发生。

（3）叹息样呼吸：表现在一段正常呼吸中插入一次深大呼吸，并常伴有叹息声。此多为功能性改变，见于神经衰弱、精神紧张或抑郁症。

（二）触诊

1. 胸廓扩张度 包括前胸廓扩张度和后胸廓扩张度。

前胸廓扩张度的测定方法：检查者两手置于胸廓下面的前侧部，左、右拇指分别沿两侧肋缘指向剑突，而手掌和伸展的手指置于前侧胸壁。

后胸廓扩张度的测定方法：两手平置于患者背部，约于第 10 肋骨水平，拇指与后正中线平行，并将两侧皮肤向中线轻推。嘱患者做平静呼吸和深呼吸运动，观察比较两手的动度是否一致。

2. 语音震颤 为被检查者发出语音时，声波起源于喉部，沿气管、支气管及肺泡，传到胸壁所引起共鸣振动，可由检查者的手触及，又称触觉震颤。

方法：检查者将左、右手掌的尺侧缘或掌面轻放于两侧胸壁的对称部位，嘱被检查者用同等的强度重复发"yi"长音，自上至下，从内到外比较各部位语音震颤的异同，根据其振动的增强或减弱判断胸内病变的性质。

3. 胸膜摩擦感 当急性胸膜炎时，呼吸时脏胸膜和壁胸膜相互摩擦，由检查者的手感觉到，如皮革相互摩擦的感觉，可于胸廓的下前侧部触及。

（三）叩诊

胸部叩诊是通过叩击胸壁使胸部及胸部下组织振动并发出声音。

1. 叩诊的方法 直接叩诊法和间接叩诊法。

2. 叩诊音的分类 胸部叩诊音可分为清音、过清音、鼓音、浊音和实音。正常胸部叩诊为清音。

3. 肺界的叩诊

（1）肺上界：其内侧为颈肌，外侧为肩胛带。叩诊方法：自斜方肌前缘中央部开始叩诊为清音，逐渐叩向外侧，当由清音变为浊音时，即为肺上界的外侧终点。然后再由上述中央部叩向内侧，直至清音变为浊音时，即为肺上界的内侧终点。该清音带的宽度即为肺尖的宽度，正常为 4~6 cm，又称 Kronig 峡。

（2）肺前界：正常的肺前界相当于心脏的绝对浊音界。左肺前界相当于胸骨旁线自第 4~6 肋间隙的位置。右肺前界相当于胸骨线的位置。

（3）肺下界：两侧肺下界大致相同，平静呼吸时位于锁骨中线第 6 肋间隙、腋中线第 8 肋间隙、肩胛线第 10 肋间隙。

（4）肺下界移动度：相当于呼吸时膈肌的移动范围。叩诊方法：首先叩出平静呼吸时肺下界，嘱被检查者做深吸气后再屏住气，向下叩诊，在由清音变为浊音处标记。当被检查者恢复平静呼吸后，嘱做深呼气并屏住气，向上叩诊，在由浊音变为清音处标记。两处标记的距离即为肺下界移动度。正常人肺下界的移动范围为 6~8 cm。肺下界移动度减小见于肺气肿等、肺不张、肺纤维化、肺水肿、肺组织炎症等。气胸、胸腔积液、膈神经麻痹者，肺下界移动度亦减小。

（四）听诊

听诊时要在上下、左右对称的部位进行对比。听诊顺序一般由肺尖开始，自上而下分别检查前胸部、侧胸部和背部，听诊前胸部时应沿锁骨中线和腋前线；听诊侧胸部时应沿腋中线和腋后线；听诊背部时应沿肩胛线，自上至下逐一肋间进行。

1. 正常呼吸音

（1）气管呼吸音：是呼吸气流在气管进出所发出的声音，粗糙、响亮且高调，吸气相与呼气相几乎相等，于胸外气管上面可闻及。

（2）支气管呼吸音：为呼吸气流在声门、气管或主支气管形成湍流所产生的声音，如同抬舌后经口腔呼气时所发出"ha"的音响，于喉部、胸骨上窝、背部第 6、7 颈椎及第 1、2 胸椎附近均可闻及。

（3）支气管肺泡呼吸音：为混合性呼吸音，兼有支气管呼吸音和肺泡呼吸音特点。于胸骨两侧第1、2 肋间隙，肩胛间区第 3、4 胸椎水平以及肺尖前后部可听及支气管肺泡呼吸音。

（4）肺泡呼吸音：是由于空气在细支气管和肺泡内进出移动所发出的声音。为一种叹息样的或柔和的"fu-fu"声，在大部分肺野内均可闻及。

2. 异常呼吸音

（1）异常支气管呼吸音：如在正常肺泡呼吸音部位听到支气管呼吸音，则为异常的支气管呼吸音，或称管样呼吸音，可出现于肺组织实变，常见于大叶性肺炎的实变期。

（2）异常支气管肺泡呼吸音：为在正常听到肺泡呼吸音的区域内听到的支气管肺泡呼吸音。常见于支气管肺炎、肺结核、大叶性肺炎初期或在胸腔积液上方肺膨胀不全的区域闻及。

（3）异常肺泡呼吸音

1）肺泡呼吸音减弱或消失：与肺泡内的空气流量减少或进入肺内的空气流速减慢及呼吸音传导障碍有关。常见于胸腔积液或气胸。

2）肺泡呼吸音增强：与呼吸运动及通气功能增强有关。

3）呼气音延长：因下呼吸道部分阻塞、痉挛或狭窄，导致呼气的阻力增加，如支气管炎、支气管哮喘等；或由于肺组织弹性减退，使呼气的驱动力减弱，如慢性阻塞性肺气肿等，均可引起呼气音延长。

4）断续性呼吸音：又称齿轮呼吸音，由于肺内局部性炎症或支气管狭窄，使空气不能均匀地进入肺泡而引起，常见于肺结核和肺炎等。

5）粗糙性呼吸音：为支气管黏膜轻度水肿或炎症浸润造成不光滑或狭窄，气流进出不畅所形成的粗糙呼吸音，见于支气管或肺部炎症的早期。

3. 啰音　啰音是呼吸音以外的附加音，正常人一般并无啰音存在。按性质不同可分以下几种。

（1）湿啰音：系吸气时气体通过呼吸道内的分泌物，形成的水泡破裂所产生的声音，故又称水泡音。也可见于小支气管壁因分泌物黏着而陷闭，当吸气时突然张开重新充气所产生的爆裂音。

1）特点：湿啰音断续而短暂，部位较恒定，性质不易变，咳嗽后可减轻或消失，一次常连续多个出现，于吸气时或吸气终末较为明显，有时也出现于呼气早期，中、小湿啰音可同时存在。

2）分类：按呼吸道腔径大小和腔内渗出物的多少分为：①粗湿啰音；②中湿啰音；③细湿啰音；④捻发音。

（2）干啰音：系由于气管、支气管或细支气管狭窄或部分阻塞，空气吸入或呼出时发生湍流所产生的声音。常见于黏膜充血水肿和分泌物增加、支气管平滑肌痉挛、管腔内肿瘤或异物阻塞，以及管壁被管外肿大的淋巴结或纵隔肿瘤压迫引起的管腔狭窄等。

1）特点：干啰音为一种持续时间较长带乐性的呼吸附加音，强度和性质易改变，部位易变换，在瞬间内数量可明显增减。持续时间较长，吸气及呼气时均可闻及，但以呼气时为明显。

2）分类：根据音调的高低可分为高调干啰音及低调干啰音。

4. 语音共振　语音共振的产生方式与语音震颤基本相同。一般在气管和大支气管附近最强，在肺底则较弱。其变异情况与语音震颤完全相同。

5. 胸膜摩擦音　当由于炎症、纤维素渗出使胸膜面变得粗糙时，则随着呼吸便可出现胸膜摩擦音。胸膜摩擦音可随体位的变动而消失或复现。

四、心脏检查

在进行心脏检查时，需要有一个安静、光线充足的环境，患者多取卧位，医生多位于患者右侧，门诊条件下也有取坐位。心脏检查时，注意采取视诊、触诊、叩诊、听诊依次进行，以全面了解心脏情况。

（一）视诊

患者尽可能取卧位，除一般观察胸廓轮廓外，必要时医生也可变换视线角度和方向，以便更好地观察心前区有无隆起和异常冲动等。

1. 胸廓畸形

（1）心前区隆起：多为先天性心脏病造成心脏肥大，常见胸骨下段及胸骨左缘第3、4、5肋间的局部隆起，如法洛四联症、肺动脉瓣狭窄等所致的右心室肥大。

（2）其他畸形：鸡胸、漏斗胸、脊柱畸形。

2. 心尖冲动 正常成人心尖冲动位于第5肋间，左锁骨中线内侧0.5~1.0 cm，冲动范围以直径计算为2.0~2.5 cm。

（1）心尖冲动移位：①生理性因素。左侧卧位，心尖冲动向左移；右侧卧位可向右移。肥胖体型者、小儿或妊娠时心尖冲动向上外移。体型瘦长心尖冲动移向内下。②病理性因素。心脏因素，如左心室增大、右心室增大或左右心室同时增大及右位心。心脏以外的因素如纵隔移位和横膈移位。

（2）心尖冲动强度与范围的改变：生理情况下，心尖冲动减弱见于胸壁肥厚、乳房悬垂或肋间隙狭窄。心尖冲动增强见于胸壁薄或肋间隙增宽、剧烈运动与情绪激动。病理情况下心尖冲动增强见于高热、严重贫血、甲状腺功能亢进或左心室肥厚心功能代偿期。心尖冲动减弱见于：①心肌收缩力下降，如扩张型心肌病和急性心肌梗死等；②其他心脏因素，如心包积液、缩窄性心包炎；③心脏以外的病理性因素，如肺气肿、左侧大量胸腔积液或气胸等。

（二）触诊

触诊方法是检查者先用右手全手掌开始检查，置于心前区，然后逐渐缩小到用手掌尺侧（小鱼际）或示指、中指及环指指腹并拢同时触诊，必要时也可单指指腹触诊。

1. 心尖冲动及心前区冲动 触诊可进一步确定心尖冲动和异常冲动的位置。

2. 震颤 震颤为触诊时手掌尺侧（小鱼际）或手指指腹感到的一种细小震动感，与在猫喉部摸到的呼吸震颤类似，又称猫喘。发现震颤后应首先确定部位及来源（瓣膜、大血管或间隔缺损），其次确定其处于心动周期中的时相（收缩期、舒张期或连续性），最后分析其临床意义，如胸骨右缘第2肋间触及收缩期震颤提示主动脉瓣狭窄；胸骨左缘第3~4肋间触及收缩期震颤提示室间隔缺损。

3. 心包摩擦感 可在心前区或胸骨左缘第3~4肋间触及，多呈收缩期和舒张期双相的粗糙摩擦感，以收缩期、前倾体位和呼气末（使心脏靠近胸壁）更为明显，见于急性心包炎。

（四）叩诊

叩诊用于确定心界大小及其形状，包括相对浊音界及绝对浊音界两部分。通常心脏相对浊音界反映心脏的实际大小。

1. 叩诊方法 叩诊采用间接叩诊法，被检查者一般取平卧位，以左手中指作为叩诊板指，板指与肋间平行放置，如果取坐位时，板指可与肋间垂直。以右手中指借右腕关节活动均匀叩击板指，并且由外向内逐渐移动板指，以听到声音由清变浊来确定心浊音界。

2. 叩诊顺序 通常的顺序是先叩左界，后叩右界。左侧在心尖冲动点外2~3 cm处开始，由外向内，逐个肋间向上，直至第2肋间。右界叩诊时，先在右侧锁骨中线上叩出肝上界，然后于其上一肋间由外向内，逐一肋间向上叩诊，直至第2肋间。对各肋间叩得的浊音界逐一做出标记，并测量其与胸骨中线间的垂直距离。

3. 正常心浊音界 见表2-2-1。

表 2-2-1　正常成人心脏相对浊界

右界（cm）	肋间	左界（cm）
2～3	2	2～3
2～3	3	3.5～4.5
3～4	4	5～6
	5	7～9

注：左锁骨中线距胸骨中线为 8～10 cm

4. 心浊音界各部的组成　心脏左界第 2 肋间处相当于肺动脉段，第 3 肋间为左心耳，第 4、5 肋间为左心室，其中血管与心脏左心交接处向内凹陷，称心腰。右界第 2 肋间相当于升主动脉和上腔静脉，第 3 肋间以下为右心房。

5. 心浊音界的改变及其临床意义

（1）心脏以外因素：一侧大量胸腔积液或气胸可使心界移向健侧；一侧胸膜粘连、增厚与肺不张则使心界移向病侧。大量腹水或腹腔巨大肿瘤可使心界向左增大。肺气肿时心浊音界变小。

（2）心脏本身病变：左心室增大时，心界向左下增大，心腰加深，似靴形，见于主动脉瓣关闭不全等。右心室轻度增大时，绝对浊音界增大，相对浊音界无明显改变；右心室显著增大时，心界向左、右两侧增大，见于肺源性心脏病或房间隔缺损等。左心房显著增大时，胸骨左缘第 2、3 肋间心界增大，心腰更为丰满或膨出，心界如梨形。心包积液时，心界向两侧增大，相对、绝对浊音界几乎相同，并随体位而改变，坐位时呈三角形烧瓶样，卧位时心底部浊音增宽。

（五）听诊

听诊时，患者多取卧位或坐位。对疑有二尖瓣狭窄者，宜嘱患者取左侧卧位；对疑有主动脉瓣关闭不全者宜取坐位且上半身前倾。听诊器钟型体件适合于听低音调声音；膜型体件适用于听高音调声音。

1. 心脏瓣膜听诊区　通常有 5 个听诊区。①二尖瓣区：位于心尖冲动最强点，又称心尖区；②肺动脉瓣区：在胸骨左缘第 2 肋间；③主动脉瓣区：位于胸骨右缘第 2 肋间；④主动脉瓣第二听诊区：在胸骨左缘第 3 肋间；⑤三尖瓣区：在胸骨下端左缘，即胸骨左缘第 4、5 肋间。

2. 听诊顺序　通常的听诊顺序可以从心尖区开始，逆时针方向依次听诊：先听心尖区再听肺动脉瓣区，然后为主动脉瓣区、主动脉瓣第二听诊区，最后是三尖瓣区。在心脏病的心脏结构和位置发生改变时，需根据心脏结构改变的特点和血流的方向，适当移动听诊部位和扩大听诊范围。

3. 听诊内容　包括心率、心律、心音、额外心音、杂音和心包摩擦音。

（1）心率：指每分钟心搏次数。正常成人在安静、清醒的情况下心率为 60～100 次／分。

（2）心律：指心脏搏动的节律。正常人心律基本规则，部分青年人可出现随呼吸改变的窦性心律不齐。听诊所能发现的心律失常有以下几种。①期前收缩：在规则心律基础上，突然提前出现一次心搏，其后有一较长间歇；②心房颤动：心律绝对不规则、第一心音强弱不等和脉率少于心率（脉搏短绌）。

（3）心音：①第一心音（S_1）。产生机制多认为是由于瓣膜关闭，瓣叶突然紧张产生振动而发出声音，在心室开始收缩时，二尖瓣关闭、三尖瓣关闭。音调较低钝，强度较响，历时较长（持续约 0.1 s），与心尖冲动同时，在心尖部最响。②第二心音（S_2）。产生机制多认为是血流在主动脉与肺动脉内突然减速和半月瓣突然关闭引起瓣膜振动所致，音调较高而脆，强度较 S_1 弱，历时较短（约 0.08 s），不与心尖冲动同步，在心底部最响。

心音会出现增强和减弱。①第一心音增强：常见于二尖瓣狭窄、高热、贫血、甲状腺功能亢进等；②第一心音减弱：常见于二尖瓣关闭不全、心电图 P-R 间期延长、主动脉瓣关闭不全、心肌炎、心肌病、心肌梗死或心力衰竭；③第一心音强弱不等：常见于心房颤动和完全性房室传导阻滞；④第二心音增强：常见于高血压、动脉粥样硬化、肺源性心脏病、左向右分流的先天性心脏病（如房间隔缺损、室间隔缺损、动脉导管未闭等）、二尖瓣狭窄伴肺动脉高压等；⑤第二心音减弱：常见于低血压、主动脉瓣或肺动脉瓣狭窄等。

（4）额外心音：指在正常 S_1、S_2 之外听到的附加心音，与心脏杂音不同。多数为病理性，大部分出现在 S_2 之后即舒张期，与原有的心音 S_1、S_2 构成三音律，如奔马律、开瓣音和心包叩击音等；也可出现在 S_1 之后即收缩期，如收缩期喷射音。少数可出现两个附加心音，则构成四音律。

（5）心脏杂音：指除心音与额外心音外，在心脏收缩或舒张期发现的异常声音。

1）杂音产生的机制：①血流加速；②瓣膜口狭窄；③瓣膜关闭不全；④异常血流通道；⑤心腔异常结构；⑥大血管瘤样扩张。

2）杂音的特性与听诊要点：最响部位和传导方向。杂音最响部位常与病变部位有关，如杂音在心尖部最响，提示二尖瓣病变；杂音在主动脉瓣区或肺动脉瓣区最响，则分别提示为主动脉瓣或肺动脉瓣病变。杂音的传导方向也有一定规律，如二尖瓣关闭不全的杂音多向左腋下传导，主动脉瓣狭窄的杂音向颈部传导，而二尖瓣狭窄的隆隆样杂音则局限于心尖区。

心动周期中的时期：分为收缩期杂音、舒张期杂音、连续性杂音和双期杂音。还可根据杂音在收缩期或舒张期出现的早晚进一步分为早期、中期、晚期或全期杂音。

性质：临床上常用于形容杂音音调的词为柔和、粗糙。杂音的音色可形容为吹风样、隆隆样（雷鸣样）、机器样、喷射样、叹气样（哈气样）、乐音样和鸟鸣样等。

强度与形态：收缩期杂音的强度一般采用 Levine 6 级分级法：1 级杂音很轻，易被初学者或缺少心脏听诊经验者所忽视；2 级杂音轻度，能被初学者或缺少心脏听诊经验者听到；3 ~ 6 级杂音明显，较易听到。对舒张期杂音的分级也可参照此标准。

3）杂音的临床意义：根据产生杂音的心脏部位有无器质性病变，可区分为器质性杂音与功能性杂音。根据杂音出现在心动周期中的时期与部位，将杂音的特点和临床意义分述如下。

A. 收缩期杂音

a. 二尖瓣区：功能性，常见于运动、发热、贫血、妊娠与甲状腺功能亢进等。具有心脏病理意义的功能性杂音有左心增大引起的二尖瓣相对性关闭不全，如高血压心脏病、冠心病、贫血性心脏病和扩张型心肌病等。器质性，主要见于风湿性心瓣膜病的二尖瓣关闭不全等。

b. 主动脉瓣区：功能性，见于升主动脉扩张，如高血压和主动脉硬化。器质性，多见于各种病因的主动脉瓣狭窄。

c. 肺动脉瓣区：功能性，其中生理性杂音在青少年及儿童中多见。心脏病理情况下的功能性杂音见于二尖瓣狭窄、先天性心脏病的房间隔缺损等。器质性，见于肺动脉瓣狭窄。

d. 三尖瓣区：功能性，多见于右心室扩大，如二尖瓣狭窄、肺心病。器质性，极少见。

e. 其他部位：常见的有胸骨左缘第 3、4 肋间响亮而粗糙的收缩期杂音伴震颤，有时呈喷射性，提示室间隔缺损。

B. 舒张期杂音

a. 二尖瓣区：功能性，主要见于中、重度主动脉瓣关闭不全，称 Austin Flint 杂音；器质性，主要见于风湿性心瓣膜病的二尖瓣狭窄。

b. 主动脉瓣区：主要见于各种原因的主动脉瓣关闭不全所致的器质性杂音。常见原因为风湿性心瓣膜病或先天性心脏病的主动脉瓣关闭不全、特发性主动脉瓣脱垂、梅毒性升主动脉炎和马方综合征所致主动脉瓣关闭不全。

c. 肺动脉瓣区：多由于肺动脉扩张导致相对性关闭不全所致的功能性杂音，又称 Graham Steell 杂音，常见于二尖瓣狭窄伴明显肺动脉高压。

d. 三尖瓣区：见于三尖瓣狭窄。

C. 连续性杂音：常见于先天性心脏病动脉导管未闭、主动脉肺动脉间隔缺损、冠状动静脉瘘、冠状动脉窦瘤破裂。

（6）心包摩擦音：指脏层与壁层心包由于生物或理化因素致纤维蛋白沉积而粗糙，以致在心脏搏动时产生摩擦而出现的声音。在心前区或胸骨左缘第 3、4 肋间最响亮，坐位前倾及呼气末更明显。典型者摩擦音的声音呈三相：心房收缩 – 心室收缩 – 心室舒张期，但多为心室收缩 – 心室舒张的双期摩擦音，有时也可仅出现在收缩期。见于各种感染性心包炎，也可见于急性心肌梗死、尿毒症、心脏损伤后综合征和系统性红斑狼疮等非感染性情况导致的心包炎。当心包腔有一定积液量后，摩擦音可消失。

五、血管检查

1. 脉搏　检查脉搏主要用触诊。检查时可选择桡动脉、肱动脉、股动脉、颈动脉及足背动脉等。检查时需对比两侧脉搏情况。检查内容包括脉率、节律、紧张度和动脉壁弹性、强弱和波形变化。脉搏波形有：①水冲脉，常见于甲状腺功能亢进、严重贫血、维生素 B_1 缺乏病、主动脉瓣关闭不全、先天性心脏病如动脉导管未闭、动静脉瘘等；②交替脉，常见于高血压心脏病、急性心肌梗死和主动脉瓣关闭不全导致的心力衰竭等；③奇脉，见于心脏压塞或心包缩窄；④无脉，即脉搏消失，可见于严重休克及多发性大动脉炎。

2. 血压

（1）测量方法：①直接测压法；②间接测量法，即袖带加压法，以血压计测量。血压计有汞柱式、弹簧式和电子血压计。

（2）操作规程：测量前 30 min 禁烟、禁咖啡、排空膀胱，在有靠背的椅子安静休息至少 5 min。取坐位测血压，特殊情况下可以取仰卧位或站立位，被检查者上肢裸露伸直并轻度外展，肘部置于心脏同一水平。选择合适的气袖，气袖大小应适合被检查者的上臂臂围，至少应包裹 80% 上臂。将气袖均匀紧贴皮肤缠于上臂，使其下缘在肘窝以上约 2.5 cm，气袖之中央位于肱动脉表面。检查者触及肱动脉搏动后，将听诊器体件置于搏动上准备听诊。然后，向袖带内充气，边充气边听诊，待肱动脉搏动声消失，再升高 30 mmHg 后，缓慢放气（2 ~ 6 mmHg/s），双眼随汞柱下降，平视汞柱表面，根据听诊结果读出血压值。根据 Korotkoff 5 期法，首先听到的响亮拍击声（第 1 期）代表收缩压，第 5 期的血压值即舒张压。血压至少应测量 2 次，间隔 1 ~ 2 min；如收缩压或舒张压 2 次读数相差 5 mmHg 以上，应再次测量，以 3 次读数的平均值作为测量结果。收缩压与舒张压之差值为脉压。

3. 动脉杂音　多见于周围动脉、肺动脉和冠状动脉。如甲状腺功能亢进症、多发性大动脉炎、肾动脉狭窄、肺内动静脉瘘、外周动静脉瘘、冠状动静脉瘘。

（丁　彦　周爱琴）

第五节　腹　部　检　查

腹部位于横膈至骨盆之间，由腹壁、腹腔和腹腔器官组成。腹部检查的方法包括视诊、触诊、叩诊和听诊，以触诊最为重要，其中腹腔器官的触诊较难掌握。检查顺序为视、听、叩、触。

一、腹部体表标志及分区

（一）体表标志

常用的体表标志有剑突、肋弓下缘、腹上角、脐、髂前上棘、腹直肌外缘、腹中线、腹股沟韧带、耻骨联合、肋脊角等。

（二）腹部分区

临床常用的腹部分区方法有四区分法和九区分法。

1. 四区分法　通过脐划一水平线与垂直线，将腹部划分为左上腹部、左下腹部、右上腹部、右下腹部4个区。

2. 九区分法　用两条水平线（两侧肋弓下缘连线和髂前上棘连线）和两条垂直线（左、右髂前上棘至腹中线连线的中点）相交，将腹部划分为9个区。分别为左上腹部（左季肋部）、左侧腹部（左腰部）、左下腹部（左髂部）、上腹部、中腹部（脐部）、下腹部（耻骨上部）、右上腹部（右季肋部）、右侧腹部（右腰部）、右下腹部（右髂部）。

二、视诊

腹部视诊前，先嘱患者排空膀胱，取低枕仰卧位，两手置于身体两侧，充分暴露全腹，检查者站在被检查者的右侧，光线宜充足而柔和，从上而下按顺序观察腹部。腹部视诊的主要内容有腹部外形、呼吸运动、腹壁静脉、胃肠型和蠕动波及其他情况等。

（一）腹部外形

注意腹部外形是否对称，有无全腹或局部膨隆或凹陷，有腹水或腹部肿块时还应注意腹围的大小。正常人平卧时腹部平坦对称。腹部有明显膨隆或凹陷见于病理情况。全腹膨隆除了肥胖、妊娠外，主要见于腹水、腹内积气或巨大肿块等。局部膨隆主要是腹内肿大的器官、腹腔或腹壁肿瘤、疝等。全腹凹陷见于消瘦、脱水及急性弥漫性腹膜炎等，严重时腹部外形如舟状，又称舟状腹，见于恶病质。局部凹陷多为手术后腹壁瘢痕收缩所致。

（二）呼吸运动

腹壁随呼吸运动而上下起伏称为腹式呼吸。正常成年人及儿童以腹式呼吸为主，女性则以胸式呼吸为主。当有腹膜炎症、急性腹痛、大量腹水、腹内巨大肿块、妊娠时，腹式呼吸运动常减弱或消失。

（三）腹壁静脉

正常人腹壁静脉多不显露。当门静脉或上、下腔静脉回流受阻而形成侧支循环时，腹壁静脉可显著扩张或迂曲，称腹壁静脉曲张。门静脉压明显增高时，脐部见静脉曲张形如水母头。检查腹壁曲张静脉的血流方向，有利于判定静脉曲张的来源。

（四）胃肠型和蠕动波

正常人腹部看不到胃肠型及蠕动波。当胃肠道发生梗阻时，梗阻近端的胃肠道由于胀气膨隆，可见到胃型和肠型。该部位常伴有阵发性蠕动增强，在腹壁上可看到蠕动波。

（五）腹壁其他情况

注意有无皮疹、色素沉着、腹纹、瘢痕、疝及上腹部搏动等，以及体毛分布情况。

三、听诊

将听诊器模型体件放置于腹壁上进行听诊。听诊的主要内容有肠鸣音、血管杂音、摩擦音等。

1. 肠鸣音　正常情况下，肠鸣音每分钟 4~5 次，餐后明显。肠鸣音每分钟可达 10 次以上，如音调不高，称肠鸣音活跃，如音调高亢响亮，称肠鸣音亢进。前者多见于急性胃肠炎、胃肠道出血等，后者见于机械性肠梗阻。若持续听诊 2 min 以上未听到肠鸣音，称为肠鸣音消失。

2. 血管杂音　正常腹部无血管杂音。腹部听到血管杂音常见于肾动脉狭窄、腹主动脉狭窄或腹主动脉瘤。

3. 摩擦音　常见于脾周围炎、肝周围炎及胆囊炎。

四、叩诊

腹部叩诊的主要目的在于了解某些器官的大小、有无叩击痛、胃肠道充气情况及腹腔内有无积液、积气和包块等。

1. 腹部叩诊音　正常腹部叩诊除肝、脾区呈浊音或实音外，其余部位均为鼓音。

2. 肝脾叩诊　叩诊肝可沿右锁骨中线、右腋中线和右肩胛线，从肺区开始自上而下，当由清音转为浊音时，即为肝上界（肝相对浊音界）；继续向下叩诊由浊音转为实音处，即为肝绝对浊音界。沿右锁骨中线或正中线，由腹部鼓音区由下向上叩，由鼓音转变实音处，即为肝下界。体形匀称者正常肝上界在右锁骨中线上第 5 肋间，右腋中线上第 7 肋间，右肩胛线上第 10 肋间。肝下界位于右锁骨中线上右季肋下缘，右腋中线上第 10 肋间。肝上下径在 9~11 cm。肝浊音界扩大见于肝脓肿、肝癌、多囊肝、肝淤血等；肝浊音界缩小见于急性重型肝炎、肝硬化及胃肠胀气等，肝浊音界消失代之以鼓音常见于急性胃肠穿孔。脾叩诊正常时位于左腋中线上第 9~11 肋间，长 4~7 cm。脾浊音界扩大见于脾大。脾浊音界缩小见于左侧气胸、胃扩张、肠胀气等。

3. 移动性浊音　腹腔内液体会随着患者体位变化而流动，仰卧位时液体积于腹部两侧，叩诊呈浊音，腹中部叩诊呈鼓音。医生自患者腹中部沿脐水平线向患者左侧叩诊，当鼓音变为浊音时，板指固定不动，嘱患者右侧卧位，再次叩诊，如浊音变为鼓音，则表示移动性浊音阳性，当腹腔内游离液体在 1 000 ml 以上时出现。

4. 胃泡鼓音区　又称特劳伯（Traube）区，在左前胸下部肋缘以上，呈半圆形，叩诊呈鼓音，为胃穹窿含气而形成。其上界为横膈及肺下缘，下界为肋弓，右界为肝左缘，左界为脾。

5. 肋脊角叩击痛　被检查者取坐位或侧卧位，检查者将左手掌平放于肋脊角处，右手握拳用尺侧以轻到中等的力量叩击左手背。阳性见于肾小球肾炎、肾盂肾炎、肾结石、肾结核及肾周围炎等。

6. 膀胱叩诊　在耻骨联合上方，由上往下叩诊，膀胱空虚时呈鼓音，膀胱充盈时可由鼓音变为浊音。如排尿或导尿后叩诊浊音区转为鼓音，则考虑尿潴留。

五、触诊

触诊是腹部检查的主要方法。被检查者排尿后取低枕仰卧位，两手自然放于身体两侧，两腿屈起稍分开，腹肌尽量松弛，做张口缓慢腹式呼吸。触诊器官时可取左、右侧卧位或坐位。检查者站在被检查者右侧，面对被检查者，手掌应保持温暖。触诊一般先从健康部位或从左下腹部开始，按逆时针方向，由下而上，先左后右，由浅入深，将腹部各区仔细进行触诊，观察被检查者的反应与表情。触诊手法包括浅部触诊、深压触诊、滑动触诊、双手触诊、冲击触诊及钩指触诊。触诊内容有腹壁紧张度、压痛及反跳痛、液波震颤、腹部肿块、振水音及器官触诊。

（一）腹壁紧张度

正常人腹壁柔软无抵抗。在某些病理情况可使全腹或局部紧张度增加、减弱或消失。

1. 腹壁紧张度增加　按压腹壁时，如腹壁张力增加，但无肌痉挛及压痛，多见于腹水、腹内积气。如有明显腹肌紧张，触诊腹壁硬如木板，呈板状腹，见于胃肠道穿孔或实质器官破裂所致的急性弥漫性腹膜炎。部分慢性病变或炎症发展缓慢，对腹膜刺激缓和，且有腹膜增厚、肠系膜粘连，触诊呈柔韧感，见于结核性腹膜炎、腹膜转移癌。局部腹肌紧张多为腹内器官炎症引起的局限性腹膜炎，如右下腹壁紧张多见于急性阑尾炎，右上腹壁紧张多见于急性胆囊炎。

2. 腹壁紧张度减低或消失 触诊时腹壁松软无力，失去弹性，多为腹肌张力降低或消失所致。全腹紧张度减低，见于慢性消耗性疾病或大量放腹水患者，也可见于身体瘦弱的老年人、经产妇和脱水患者。全腹紧张度消失，见于脊髓损伤所致腹肌瘫痪和重症肌无力等。

（二）压痛及反跳痛

正常腹部在触诊时不引起疼痛，表浅压痛常提示腹壁病变。腹腔内的病变，压痛的部位多表示相关器官病变，如器官炎症、淤血、肿瘤、破裂和扭转、腹膜炎等。如胆囊点压痛提示胆囊病变，麦氏点（Mc Burney）压痛提示阑尾病变。触诊发现压痛后，手指并拢在该处停留片刻，压痛感觉趋于稳定时将手指迅速抬起，患者感觉腹痛骤然加重，并有痛苦表情，称为反跳痛，提示炎症累及壁腹膜。腹膜炎患者常有腹肌紧张、压痛及反跳痛，称腹膜刺激征。

（三）液波震颤

检查时患者取平卧，医生以一手掌面贴于患者一侧腹壁，另一手四指并拢屈曲，用指端叩击对侧腹壁，若腹腔内有大量液体，则腹水的震动波可传至贴于腹壁的手掌而被感知。为防止因腹壁本身震动传至对侧而发生误诊，可让另一人将一伸直的手掌尺侧缘轻压在脐正中线上，阻止腹壁震动的传导。当腹水量在 3 000～4 000 ml 以上时才能判断叩诊阳性。

（四）腹部肿块

见于腹腔内器官的肿大或易位、炎性肿块、肿瘤、囊肿、肿大的淋巴结、肠道粪块等。当触及腹部肿块时必须注意：①与正常腹部可触及的结构区别开来，如腰椎椎体及骶骨岬、乙状结肠粪块、横结肠及盲肠、腹直肌腹及腱划；②注意肿块的部位、大小、形态、质地、有无压痛及搏动、移动度等。

（五）振水音

胃内有多量液体及气体存留时可出现振水音。被检查者取仰卧位，检查者一耳凑近上腹部，或用听诊器胸件置于上腹部，然后用稍弯曲的右手手指连续而迅速地冲击其上腹部，如能听到气、液撞击的声音，即为振水音。振水音见于正常人进食后及幽门梗阻患者。

（六）肝触诊

嘱被检查者摆好体位，做深腹式呼吸。单手触诊时，将右手四指并拢，掌指关节伸直，与肋缘大致平行地放置于右上腹或脐右侧，呼气时手指向腹壁深部加压，吸气时手指缓慢抬起向肋缘方向迎触下移的肝缘，如此反复进行，手指逐渐向肋缘方向移动，直到触到肝下缘或肋缘为止。双手触诊时，左手托住被检查者的右后腰，左手拇指放在右季肋部，触诊时左手向上推，限制右下胸扩张，右手同单手法。触及肝时，应注意其大小、质地、边缘及表面状态、压痛、搏动、肝区摩擦感及有无震颤等。正常成人的肝在肋缘下一般不能触及，但腹壁松软或体瘦的人，深吸气时可触及肝下缘，右肋弓下在 1 cm 以内，剑突下多在 3 cm 以内。如肝下缘超过上述标准，可能是肝大或肝下移；正常人肝质地软，肝炎、肝淤血者质地中等硬度，肝癌、肝硬化者质地硬，表面常有结节，边缘厚薄不一。

（七）脾触诊

正常脾不能触及，如脾下移或有明显肿大，则可触及脾。双手触诊时，患者右侧卧位，医生左手绕过患者腹前方，手掌置于其左胸下部第 9～11 肋骨处，将脾从后向前托起并限制胸廓运动，右手掌平放于脐部，方向与左肋弓大致垂直，配合呼吸进行触诊，手指逐渐向肋缘方向移动，直到触及脾下缘或肋缘为止。触及肿大的脾时，应注意脾的大小、形态、质地、表面情况及有无压痛等。临床上常将增大的脾分为轻度、中度、高度增大。脾缘在肋下不超过 2 cm 者为轻度增大，见于急慢性肝炎、伤寒、亚急性细菌性心内膜炎等；超过肋下 2 cm 至脐水平线为中度增大，见于肝硬化、疟疾后遗症、恶性组织细胞病等；超过脐水平线或前正中线为高度增大，见于淋巴肉瘤和恶性组织细胞病等。

（八）胆囊触诊

正常胆囊不能触及，胆囊肿大超过肝缘或肋缘时可触及。临床上多采用勾指触诊法，左手掌平放于患者右胸下部，以拇指指腹勾压于右肋下胆囊点处，嘱患者缓慢深吸气，发炎的胆囊下移碰到拇指引起疼痛，则为胆囊触痛。如因剧烈疼痛而中止吸气，称 Murphy 征阳性。触诊呈囊性感且有压痛，见于急性胆囊炎；囊性但无压痛，见于壶腹周围癌；触诊呈实性，见于胆囊结石或胆囊癌。

（九）肾触诊

正常人的肾一般不易触及，体形瘦长者、肾下垂、游走肾及肾肿大的人可触及。检查多采用双手夹击触诊法，肾肿大多见于肾盂积水或积脓、肾肿瘤、多囊肾等。肾和尿路有炎症或病变时，相应部位触诊有压痛，如肋脊点、肋腰点、季肋点、上输尿管点、中输尿管点。

（十）膀胱触诊

当膀胱胀大充盈时，可在下腹中部触及，呈囊性感。采用单手滑行触诊法，右手自脐开始向耻骨方向触摸。

（范　琳）

第六节　脊柱与四肢检查

脊柱与四肢作为人体运动系统的重要组成部分，不仅支撑着身体的重量，还承担着维持身体姿势、实现运动功能以及保护脊髓和神经等重要任务。脊柱的生理曲度和稳定性，以及四肢的骨骼、肌肉、关节和韧带的健康状态，对个体的日常活动、工作能力和生活质量具有至关重要的影响。本检查旨在通过全面的视诊、触诊、叩诊，对脊柱与四肢的形态、结构、功能状态及有无异常体征进行详细的评估。

一、脊柱检查

（一）脊柱弯曲度检查

脊柱作为躯体活动的重要枢纽，是支撑体重、维持躯体各种姿势的重要支柱。由 7 个颈椎、12 个胸椎、5 个腰椎、4 个尾椎组成。脊柱检查时患者可处站立位和坐位，按视、触、叩的顺序进行。正常人直立时，脊柱从侧面观察有 4 个生理弯曲，即颈段稍向前凸，胸段稍向后凸，腰椎明显向前凸，骶椎则明显向后凸，总体呈 S 形。检查时让患者取站立位或坐位，从后面观察脊柱有无侧凸。

1. **脊柱后凸**　脊柱过度向后弯曲，称为脊柱后凸，多发生于胸椎。胸椎后凸的原因甚多，表现也不完全一致，常见原因有佝偻病、脊柱结核、强直性脊柱炎、脊柱退行性病变及局部外伤等。

2. **脊柱前凸**　脊柱过度向前凸出性弯曲，称为脊柱前凸，多发生于腰椎。多见于晚期妊娠、大量腹水、腹腔巨大肿瘤、第 5 腰椎向前滑脱等所致。

3. **脊柱侧凸**　脊柱离开后正中线向左或右偏移，称为脊柱侧凸。根据侧凸部位不同，分为胸椎侧凸、腰椎侧凸及胸腰椎联合侧凸。根据侧凸性质分为姿势性侧凸和器质性侧凸。器质性侧凸的特点是改变体位不能使侧凸得到纠正，病因有先天性脊柱发育不全、营养不良、胸膜粘连、慢性胸膜肥厚及肩部或胸廓的畸形等。

（二）脊柱活动度检查

正常人脊柱有一定活动度，颈椎、腰椎活动范围最大；胸椎活动范围较小；骶椎、尾椎几乎不活动。检查脊柱活动度时，应让患者做前屈、后伸、侧弯、旋转等动作，以便于观察脊柱的活动情况及有无变形。脊柱活动受限常见于局部软组织损伤、骨质增生、骨质破坏、椎间盘突出等。

（三）脊柱压痛与叩击痛

1. 脊柱压痛的检查方式　患者取端坐位，身体稍前倾，检查者以右手从枕骨粗隆开始自上而下逐个按压脊柱棘突及椎旁肌肉，观察每个按压点有无疼痛。

2. 叩击痛　常用的脊柱叩击方法有以下两种。

（1）直接叩击法：即用中指或叩诊锤垂直叩击各椎体的棘突，多用于检查胸、腰椎。

（2）间接叩击法：检查时患者取坐位，检查者将左手掌置于其头部，右手半握拳以小鱼际肌部位叩击左手手背，询问患者脊柱各部位有无疼痛。如阳性，多见于脊柱结核、脊椎骨折及椎间盘突出等。

二、四肢与关节检查

四肢与关节的检查通常运用视诊与触诊，两者互相配合，特殊情况采用叩诊和听诊。

（一）四肢检查

检查时肢体应处于功能位或手的休息位。

1. 视诊　观察两侧肢体长短、粗细、形态是否对称，肢体有无畸形、静脉曲张、红肿、肌萎缩、杵状指、匙状甲等。

2. 触诊　皮温是否正常，四肢有无压痛点、肿块，骨与关节正常解剖标志是否改变：肌腱与滑囊是否增粗、有无肿块；最后按压胫前皮肤，观察有无肿胀和凹陷。

3. 运动功能检查　观察被检查者的姿势、活动、步态，以及活动时是否引起疼痛，四肢和关节需做被动活动检查，观察关节活动范围是否受限。

（二）膝关节检查

1. 视诊　嘱患者暴露双膝关节，取站立位及平卧位进行检查，直立时需要双下肢并拢，观察是否膝内翻、外翻，局部有无肿胀、肌萎缩等。

2. 触诊　按压膝关节，观察有无压痛、肿胀、肿块、摩擦感。

3. 膝关节活动度检查　屈曲膝关节，观察小腿后部与大腿后部是否相贴，关节能否伸直（正常膝关节屈曲度达 120°～150°，伸 5°～10°，内旋 10°，外旋 20°）。

（三）浮髌试验

患者取仰卧位，下肢伸直呈放松状态，检查者左手虎口固定并加压压迫髌上囊，右手示指垂直按压髌骨迅速抬起。按压时若髌骨与关节面有碰触感，松手时髌骨浮起，为阳性（提示关节积液＞50 ml）。

（明　敏）

第七节　神经系统检查

神经系统，作为人体内最为复杂且精细的系统之一，负责调控机体的各种活动，包括意识状态、记忆与思维、感觉传导、运动控制，以及内脏功能的调节等。其正常运作是维持人体生命活动的基础。鉴于神经系统疾病的多样性和复杂性，进行系统的神经系统检查对于定位定性诊断、评估病情、制订治疗方案及监测治疗效果具有至关重要的意义。本检查旨在通过全面的神经系统评估，包括意识状态检查、12 对脑神经、运动系统、感觉系统、神经反射检查等，以全面了解患者的神经系统状况。

一、一般检查

一般检查指对一般状况（如意识状态、精神状态、脑膜刺激征和头部、颈部、躯干、四肢等）进行的检查。

1. 意识状态　检查意识是否清楚及意识障碍的程度。意识障碍由轻至重分为嗜睡、昏睡、昏迷（又可分为浅昏迷、中昏迷、深昏迷）。

2. 精神状态　检查是否有认知、情感、意志、行为等方面的异常。精神状态的检查临床上称为神经心理学检查，实践中常通过神经心理学量表来执行。

3. 脑膜刺激征　包括颈强直、Kernig 征和 Brudzinski 征。

（1）颈强直：被检查者仰卧，由检查者托住枕部并使头部前屈而表现为不同程度的颈强，被动屈颈受限，称为颈强直。

（2）Kernig 征：被检查者仰卧，下肢于髋、膝关节处屈曲成直角，检查者于膝关节处试行伸直小腿，如伸直受限并出现疼痛，大、小腿间夹角 < 135° 为 Kerning 征阳性。

（3）Brudzinski 征：被检查者仰卧屈颈时出现双侧髋、膝部不自主屈曲为 Brudzinski 征阳性。

4. 头颈部、躯干和四肢　与一般内科体格检查相同，如检查脊柱、骨骼、四肢有无畸形、强直、叩痛、压痛等。

二、脑神经检查

脑神经共有 12 对，脑神经检查对脑部疾病的定位诊断有重要意义。

1. 嗅神经　通过嗅觉检查来反映嗅觉通路是否有病变及病变的位置。检查前应询问患者有无嗅幻觉等主观嗅觉障碍，先观察患者鼻腔是否通畅，以排除局部病变。检查时嘱患者闭目，患者用手指堵住一侧鼻孔，将装有挥发性气味但无刺激性气味的物品（如杏仁、松节油、牙膏、香烟或香皂等）置于被检查者的鼻孔，令其说出是嗅到的气味名称。然后再按同样方法检查对侧。

2. 视神经　通过检查视力、视野和眼底有否异常来反映视觉通路有否病变。

（1）视力：是指视网膜分辨影像的能力，分为远视力和近视力两种，临床上分别用国际远视力表和近视力表（读字片）进行检查。

（2）视野：是指眼固定不动、正视前方时所能看到的空间范围。正常单眼视野范围约是颞侧 90°，下方 70°，鼻侧和上方各 60°。检查时双眼分别测试，临床上常用的视野检查法有对照法、视野计法。使用对照法检查时，患者背光与检查者相距 60 cm 左右相对而坐，双方各遮住相对一侧眼，另一眼互相直视，检查者用示指或棉签在两人等距间分别由颞上、颞下、鼻上、鼻下从外周向中央移动，以检查者的视野范围作为正常与患者比较，判断患者是否存在视野缺损。

（3）眼底：用检眼镜检查视乳尖、视网膜、视网膜血管。

3. 动眼、滑车和展神经　因这三对脑神经共同管理眼球的运动，故同时检查。

（1）眼部外观：嘱患者双眼平视前方，观察是否有上睑下垂，睑裂是否对称，眼球是否有前突或内陷、斜视、同向偏斜，以及有无眼球震颤等。

（2）眼球运动：检查者将示指置于患者眼前 30 cm 处向左、右、上、下、右上、右下、左上、左下 8 个方向移动，检查时嘱被检查者头部保持不动，眼球注视检查者示指移动转动眼球，最后检查辐辏和调节反射。观察眼球是否有运动受限及受限的方向和程度，是否有复视和眼球震颤。

（3）瞳孔：观察瞳孔的形状、位置、大小及是否对称，还应检查瞳孔的反射（包括对光反射、调节反射）。

4. 三叉神经　是混合性神经，有运动、感觉功能。

（1）运动功能检查：首先观察两侧颞肌和咬肌有无萎缩，然后以双手同时触摸颞肌或咬肌，嘱被检查者做咀嚼动作，检查者体会颞肌和咬肌收缩力量的强弱并左右比较。再嘱被检查者张口，以上下门齿的中缝线为参照，观察下颌有无偏斜。一侧三叉神经运动支病变时，患侧咀嚼肌肌力减弱，张口下颌偏向患侧。

（2）感觉功能检查：检查面部的浅感觉（痛觉、温度觉和触觉）、深感觉（主要检查振动觉），注意两侧对比，评价有无感觉过敏、感觉减退和消失，并划出感觉障碍的分布区域，便以判断是三叉神经周围性或是核性感觉障碍。

（3）反射检查：包括角膜反射和下颌反射。角膜反射检查时检查者用细棉絮轻触角膜外缘，注意勿触及睫毛、巩膜和瞳孔前面。正常表现为双眼瞬目动作，触及角膜侧为直接角膜反射，未触及侧为间接角膜反射。

5. 面神经　为混合神经，主要支配面部表情肌的运动及舌前 2/3 的味觉。

（1）运动功能检查：先观察额纹、睑裂、鼻唇沟和嘴角是否对称，有无一侧口角低垂或口角歪斜，然后做蹙额、皱眉、瞬目、示齿、鼓腮和吹哨等动作，观察能否正常完成及左右是否对称。

（2）感觉功能检查：检查舌前 2/3 的味觉。嘱被检者伸舌，检查者用棉签蘸少许食糖、食盐、醋或奎宁溶液，轻涂于一侧舌前 2/3，嘱患者不能讲话、缩舌和吞咽，然后让患者用手指指出事先写在纸上的甜、咸、酸、苦四个字之一。

（3）反射检查：包括角膜反射、眼轮匝肌反射、掌颏反射等。

6. 位听神经　分为蜗神经和前庭神经两部分。

（1）蜗神经：常用耳语、机械表声或音叉检查双耳的听力。用音叉进行听力检查时常做 Rinne 试验和 Weber 试验。

（2）前庭神经：先观察是否有自发性症状（如眩晕、呕吐、眼球震颤和平衡障碍等），然后进行冷热水试验和转椅试验，看能否诱发出眼球震颤。

7. 舌咽神经、迷走神经　这两对脑神经均为混合神经，因共同管理咽喉部的运动，故同时检查。

（1）运动功能检查：先询问是否有饮水呛咳。然后观察发音是否有声音嘶哑、带鼻音或完全失音。最后观察发"啊"音时双侧软腭抬举是否一致，腭垂是否偏斜。

（2）感觉功能检查：检查两侧软腭及咽后壁黏膜的触觉。

（3）反射检查：包括咽反射、颈动脉窦反射、眼心反射。

8. 副神经　为运动神经，管理向对侧转颈及同侧耸肩等运动。检查时让被检查者对抗阻力向两侧转颈和耸肩动作。

9. 舌下神经　为运动神经，管理舌的运动。先观察舌在口腔内位置及形态，然后观察有否伸舌偏斜、舌肌萎缩和肌束颤动。最后做舌的侧方运动，以比较两侧舌肌肌力。

三、运动系统检查

运动系统检查包括肌容积、肌张力、肌力、不自主运动、共济运动、姿势与步态等。

1. 肌容积　观察和比较双侧对称部位肌肉体积，看是否有肌萎缩、假性肥大，若有还应观察其分布范围。

2. 肌张力　是指肌肉松弛状态时的紧张度和被动运动时遇到的阻力。检查时嘱被检查者肌肉放松，触摸肌肉以感受肌肉的硬度，并被动屈伸肢体以感知其阻力。

3. 肌力　是指肌肉主动运动时的收缩力。临床上肌力检查分为两种：一种是以关节为中心的肌群肌力的检查，检查时将应关节伸、屈、外展、内收、旋前和旋后；另一种是单块肌肉的肌力检查，如肱二头肌肌力的检查。肌力分为六级（表 2-2-2）。

表 2-2-2　肌力的六级记录法

0 级	完全瘫痪，肌肉无收缩
1 级	肌肉可收缩，但不能产生动作
2 级	肢体能在床面上移动，但不能抵抗自身重力，即不能抬起
3 级	肢体能抵抗重力离开床面，但不能抵抗阻力
4 级	肢体能做抗阻力动作，但不完全
5 级	正常肌力

4. 不自主运动　指不能随意控制的运动。观察是否有舞蹈样动作、手足徐动、肌束颤动、震颤和肌张力障碍等，如有还应观察部位、范围、程度和规律，询问与情绪、动作、寒冷、饮酒等的关系，以及是否有家族史。

5. 共济运动　指依赖某组肌群协调一致才能完成的运动。先观察日常活动（如吃饭、穿衣、系扣、取物、讲话、书写、站立及步态等）是否协调，然后再检查闭目难立征、指鼻试验、快速轮替试验、跟膝胫试验等。

6. 姿势与步态　从前面、后面和侧面分别观察被检查者的姿势、步态、起步情况、步幅和步速等。

四、感觉系统检查

感觉包括浅感觉、深感觉、复合感觉。感觉系统检查主观性强，检查时应保持环境安静、被检查者情绪稳定、检查者应耐心细致，并注意左右、上下、远近端对比。

1. 浅感觉　包括痛觉、温度觉、触觉。

（1）痛觉：用大头针的尖端和钝端交替轻刺皮肤，询问是否疼痛。

（2）温度觉：用装冷水（0～10℃）和热水（40～50℃）的玻璃试管，分别接触皮肤，辨别冷、热感。

（3）触觉：让被检查者闭目，用细棉条轻触皮肤，询问触碰部位。

2. 深感觉　包括运动觉、位置觉、振动觉。

（1）运动觉：轻轻夹住被检查者的手指或足趾两侧，向上或下移动（不超过 5°），令其根据感觉说出"向上"或"向下"。

（2）位置觉：将被检查者某一肢体摆成某一姿势，让其描述该姿势或用对侧肢体模仿。

（3）振动觉：将振动的音叉柄置于骨隆起处（如锁骨、肋骨、桡尺骨茎突、手指、髂前上棘、胫骨、膝、内外踝等），询问有无振动感及持续时间，并两侧对比。

3. 复合感觉　又名皮质感觉，包括图形觉、定位觉、实体觉、两点辨别觉。

（1）图形觉：用钝针在皮肤上画出简单图形（如三角形或 1、2、3 等数字），让被检查者辨出。

（2）定位觉：用手指或棉签轻触被检查者皮肤后，让其指出接触的部位。

（3）实体觉：用单手触摸常用物品（如钥匙、纽扣、钢笔、硬币等），说出物品形状和名称。

（4）两点辨别觉：用分开一定距离的钝双脚规接触被检查者皮肤，如被检查者感觉为两点时再缩小间距，直至感觉为一点为止，测量双脚规两脚之间的距离。

五、反射检查

反射包括浅反射、深反射、病理反射等。反射检查时被检查者应保持安静和松弛状态。检查时应注意反射的改变程度和两侧是否对称。根据反射的改变可分为亢进、活跃（或增强）、正常、减弱和消失。

1. 浅反射　是指刺激皮肤、黏膜、角膜等引起肌肉快速收缩反应。临床常进行角膜反射、咽反射、腹壁反射、提睾反射、跖反射的检查，前两个反射已在脑神经检查中讲述。

（1）腹壁反射：分为上、中、下腹壁反射。用钝针由外向内轻划两侧腹壁皮肤，观察腹肌收缩情况。

（2）提睾反射：用钝针自上向下轻划大腿上部内侧皮肤，观察该侧睾丸上提的情况。

（3）跖反射：用竹签轻划足底外侧，自足跟从后向前至小趾根部时转向内侧，观察足趾是跖屈还是背屈。

2. 深反射　指刺激肌腱和关节引起的反应。临床上常进行肱二头肌反射、肱三头肌反射、桡骨膜反射、膝反射、踝反射、阵挛的检查。

（1）肱二头肌反射：用左手拇指（坐位）或左手中指（卧位）置于被检查者肱二头肌肌腱上，用右手持叩诊锤叩击左手手指，观察屈肘的情况。

（2）肱三头肌反射：被检查者坐位或卧位，上臂外展，肘部半屈，检查者托其上臂，用叩诊锤直接叩击鹰嘴上方肱三头肌肌腱，观察前臂伸展的情况。

（3）桡骨膜反射：被检查者坐位或卧位，前臂半屈半旋前位，叩击桡骨下端，观察肘部屈曲、前臂旋前的情况。

（4）膝反射：被检查者取坐位时膝关节屈曲 90°，小腿自然下垂，与大腿成直角；仰卧位时检查者用左手从双膝后托起关节呈 120° 屈曲，右手用叩诊锤叩击股四头肌肌腱，观察小腿伸展的情况。

（5）踝反射：被检查者取仰卧位，屈膝约 90°，呈外展位，检查者用左手使足背屈成直角，叩击跟腱，观察足跖屈的情况。踝反射检查时还可取俯卧位或跪于床边，足悬于床外等体位。

（6）阵挛：是腱反射高度亢进的表现。临床常见的有髌阵挛、踝阵挛。

3. 病理反射　指锥体束损害时出现的反射。临床常见的有 Hoffmann 征、Babinski 征、Babinski 等位征。

（1）Hoffmann 征：检查者以左手握住患者腕上方，使其腕部略背屈，右手示指和中指夹住患者中指第二指节，拇指向下迅速弹刮患者的中指指甲盖，阳性反应为除中指外其余各指的屈曲动作，提示锥体束病变。

（2）Babinski 征：也称为伸性跖反射，检查方法同跖反射，阳性反应为蹶趾背屈，可伴其他足趾扇形展开。

（3）Babinski 等位征：阳性反应和 Babinski 阳性反应相同。临床常见的有 Oppenheim 征、Gordon 征、Chaddock 征、Gonda 征、Pussep 征等。

六、自主神经功能检查

自主神经检查包括一般检查、内脏和括约肌功能、自主神经反射和相关的实验室检查等。

1. 一般检查　包括皮肤黏膜（颜色、质地、温度、水肿、溃疡和压疮）和毛发、指甲的外观和营养状态，泌汗和瞳孔反射等检查。

2. 内脏和括约肌功能检查　询问胃肠功能（如腹胀、便秘）、排尿情况（如尿频、尿急、排尿困难、尿潴留、尿失禁等），检查下腹部膀胱区膨胀程度等。

3. 自主神经反射　包括竖毛试验、皮肤划痕试验、眼心反射等。

4. 自主神经功能检查　包括血压和脉搏的卧立位试验、发汗试验、排尿障碍的尿道动力学检查、性功能障碍的电生理检查等。

（明　敏）

数字资源详见　新形态教材网

　教学课件　　　　拓展阅读　　　　自测题及参考答案

第 三 章
影像学诊断

医学影像学在临床疾病诊断中应用广泛，已成为不可或缺的重要工具。"精准治疗，影像先行"已经成为深入人心的观念，对于疾病的诊断和治疗影像学提供了多样性的信息。医学影像学包含了临床常用的超声、X 线、CT 及磁共振成像等检查工具，不同的影像检查工具和检查方法各有其优缺点，在临床实践中，选择合适的影像学检查工具和成像技术在不同的疾病诊断中是非常重要的，可以起到事半功倍的作用。比如心脏超声检查在心脏疾病诊断中可以快速、简便进行，且可获得全面的参数；比如对于同是外伤的患者，长骨骨折往往采用简单的 X 线检查就可以起到明确诊断的目的，而颅脑外伤则需使用 CT 检查来快速明确有无颅内损伤并判断有无手术指征，对于外伤后出现下肢截瘫的患者则需要使用磁共振成像检查来明确有无脊髓损伤及损伤平面。而不同的检查方法则对于疾病的显示、严重程度和预后有不一样的效果，比如对于肝占位性病变，肝 CT 或 MRI 多期增强扫描能够判断病灶在肝动脉期、门脉期和平衡期的不同强化方式及变化情况，来判断病灶的供血情况，从而有助于病变的定性诊断。

医学影像学的应用价值主要体现在以下方面：①借助影像学明确病变的性质和类型，如急性胸痛患者明确是否是主动脉夹层；②排除某些临床疑诊的疾病，比如视力下降的患者需要排除颅脑病变（中枢性）；③对于临床已确诊的疾病，影像学进一步明确病变范围、分期及治疗后疗效评估等，如利用影像学对肺癌患者进行 TNM 分期，明确有无手术指征及治疗后有无复发或转移；④健康体检或对于高危人群进行筛查，早期发现和治疗疾病（尤其是肿瘤），如体检发现肺结节，需要定期的影像学观察或随诊。

第一节 超 声 检 查

一、医学超声诊断基础及原理

超声波是指声源的振动频率 > 20 000 Hz 的机械波。通常用于超声诊断的声波频率为 2.5 ~ 5 MHz。超声检查在临床疾病诊断中应用广泛，可为临床诊断疾病、判断病情、评估疗效提供丰富的信息。它综合声学、计算机、医学三大学科的特点，并以图像信息显示，用以诊断各种疾病。超声诊断学为影像诊断学的重要分支，在影像学诊断中发挥重要作用。

超声检查技术成像原理是利用超声波固有的物理特性和人体组织器官的声学特性成像，即超声仪发射的超声波作用于人体组织器官，人体组织器官对超声波产生反射及背向散射等，而反射回来的超声波被探头接收，并经过超声仪主机的放大等后处理，最后在显示屏上以点、线及彩色等图像显示。超声医生根据图像特点并结合临床医学知识（包括病理、解剖、生理、病史及临床表现等）进行综合分析，最后做出正确的超声诊断。

二、医学超声技术

（一）医学超声技术

1. A 型超声　为振幅调制，属于一维波形图，以超声的传播和反射时间为横坐标，以反射波幅为纵坐标，以波的形式显示回声图。

2. B 型超声　为灰度调制，属于二维切面图，超声波作用于人体组织器官后，产生一系列散射和反射回声，在显示器上以亮点显示，所有亮点构成人体组织器官相对应的空间结构图形。B 型超声多用于人体各组织器官解剖结构的观察。

3. M 型超声　超声波作用于活动的组织器官时，产生以时间为轴线的波动曲线并显示于显示器上。常用于诊断心脏病及胎心律、心功能的测定。

4. D 型超声（Doppler 超声）　为多普勒成像技术，包括彩色多普勒血流显像（CDFI）、脉冲多普勒血流显像（PW）及连续多普勒血流显像（CW）。CDFI 在二维超声显示的断面基础上，以彩色显示心脏或血管内血流的方向、性质及流速等。规定：红色代表朝向探头方向流向的血流信号，蓝色代表背离探头方向流向的血流信号，而且血流速度越快，色彩显示越鲜艳、明亮。D 型超声常用于心脏、血管疾病的超声诊断。

5. TDI（tissue Doppler imaging）　为组织多普勒成像技术，以多普勒原理为基础，用超声波检测心脏时，利用计算机的功能，将心脏快速的血流信号过滤，留下低速高振幅的室壁运动信号，用以分析室壁节段运动情况。常用于心脏功能的判断。

6. 实时三维超声成像　称四维超声，将所检查的人体组织器官以立体的图像显示在显示器上，有表面成像及透明成像。多用于产科超声检查以判断胎儿有无唇裂及其他结构畸形。

7. 超声造影（contrast-enhanced ultrasound imaging）　利用声波的特性，将对比剂注入人体后，对比剂经人体组织器官的吸收、排出，根据其产生的不同超声表现用以判断疾病。常用于肝等器官内占位病变性质的判断。

（二）超声检查技术物理特性

频率、波长、周期、声速、方向、散射、反射、衰减、多普勒效应等。

（三）超声检查用探头的种类与临床应用

1. 凸阵探头　一般用于腹部、妇产科超声检查，频率 2.5 ~ 5.0 MHz。

2. 线阵探头　多用于外周血管、浅表小器官的超声检查，频率 7 ~ 10 MHz。

3. 扇形探头　多用于成人或小儿心脏的超声检查，频率 2 ~ 5 MHz。

4. 腔内探头　有经食管探头；经直肠探头；经阴道探头。

5. 超声回声强度描述

（1）强回声：多见于结石、钙化灶和气体回声。

（2）高回声：多见于肾窦及纤维组织回声。

（3）等回声：如正常肝及脾回声。

（4）低回声：多见于肾皮质等均质组织回声。

（5）弱回声：如肾锥体和正常淋巴结回声。

（6）无回声：多见于胆囊内胆汁及膀胱内尿液回声。

（四）超声检查的优点

（1）方便、快捷、可以多次随访复查。

（2）无创、无痛苦、无电离辐射。

（3）对小病灶有较好的分辨显示能力。

（4）三维超声定位准确，定性符合率较高。

（5）超声检查可获得任意切面的图像，实时显示。

（6）超声能够对部分器官功能做出准确的评价。

（五）超声检查的局限性

（1）同图异病。

（2）同病异图。

（3）对含气器官及骨组织显示差。

（4）超声检查存在一定的"盲区"。

（5）伪像的存在。

三、医学超声的临床应用

（一）超声在腹部器官中的应用

超声检查在肝、胆囊、胰腺、脾、双肾、输尿管、肠、阑尾、膀胱、子宫、双侧卵巢等器官的检查及其常见疾病的诊断中均有较高价值。

正常肝轮廓清晰，呈细线状高回声，肝实质呈均匀、一致分布的细点状中低回声，内含分布规则的管道状结构。正常胆系超声表现胆囊呈梨形囊性器官，壁薄呈纤细的带状高回声，内部呈均匀一致的无回声暗区。胆管分为肝内、肝外胆管两部分，常与门静脉伴行。脾呈半月形，轮廓清晰，有被膜，内部呈均匀略低回声。正常胰腺超声长轴切面常呈蝌蚪形、哑铃形及腊肠形 3 种形态，内部呈均匀细点状回声，其回声强度略高于肝回声，肥胖及老年人胰腺回声增强。正常充盈的膀胱呈椭圆形或四方形，膀胱壁呈光滑、纤细的高回声带，内部呈均匀的无回声，排尿后，膀胱无回声暗区基本消失，膀胱壁增厚。肾纵断面呈长椭圆形，肾被膜光滑纤细。肾实质呈低回声，位于肾外侧部，肾窦呈椭圆形高回声，位于肾中央。正常前列腺超声表现横切呈栗子形，左右对称，纵切呈椭圆形或慈姑形，周边有纤细强回声被膜，内部呈低回声，分布均匀。正常子宫纵切面呈倒梨形，轮廓清晰，肌层呈均匀中等回声；横切面呈椭圆形；子宫腔为线状强回声，周围有内膜的弱回声。子宫内膜的厚度、回声强度随月经周期而呈规律性变化。

当各组织器官发生病变时，超声图像也有一些特定的声像特点。

1. **炎性改变**　常表现为器官回声及体积的改变，如发生胆囊炎超声表现为胆囊增大、胆囊壁增厚，囊壁呈"双边影"样改变；出现急性胰腺炎时胰腺弥漫性肿大、轮廓不清，内部回声减低，呈弱回声，后方回声可呈增强效应等等。

2. **异常占位**　常表现为器官内具有球体感的异常回声，如肝囊肿表现为肝内探及有包膜的无回声；肝癌为肝内出现实质性病变回声，呈结节型或巨块状，形态为圆形或不规则形；肾错构瘤表现为肾实质内出现异常回声团，边界清晰；子宫肌瘤常表现为子宫肌层探及的低回声实性占位，边界清，有包膜。

3. **结石**　常表现为器官内的强回声，后伴声影，如胆囊结石、膀胱结石。可见胆囊、膀胱内出现形态稳定的强回声光斑或光团，部分可随体位移动改变位置。

4. **器官损伤**　当发生外伤时，可表现为器官形态失常，被膜连续中断，周边可探及液性暗区。

（二）超声在心血管疾病中的应用

超声检查在心脏、外周血管疾病的检查与诊断均有较高价值。在所有的血流动力学监测中，超声是唯一可以从形态与功能两个方面对心脏功能进行全方位评价的工具。二维超声可观察及测量心脏各腔室的大小、位置、连接。M 型超声根据取样线所处的位置不一，可观察房室腔大小、各瓣膜及心室壁的运动情况，并可测量心脏收缩功能。多普勒型超声观察各瓣膜口、主动脉及肺动脉的血流情况。经食管超声还用于心脏术前指导手术方案、术中监测、术后即时评价手术效果。对人工瓣膜、心腔占位、右心室流出道及肺动脉瓣狭窄均有较好的显像和诊断效果。超声是先天性心脏病、冠心病及瓣膜病等心血管疾病的首选检查。

1. 在心脏疾病方面　①形态结构的异常。②血流动力学的评估：评估心脏收缩、舒张功能如每搏量、射血分数和 E/A 比值等；评价心脏负荷和容量反应性：心肌做功、下腔静脉液体反应性等。③组织多普勒成像（TDI）、应变技术。④其他：心内占位、心包积液、心脏压塞等。

2. 在外周血管疾病方面　①动脉血运的评估：有无斑块、狭窄或闭塞等；②静脉血栓的筛查；③人工血管重建的血流动力学评估。

（三）超声在肌骨浅表疾病中的应用

甲状腺、乳腺、腮腺、眼球、浅表淋巴结、睾丸及附睾、肌骨关节、体表肿物（如脂肪瘤、表皮样囊肿等）等具有高分辨率、实时动态扫查等优势。

（1）超声是甲状腺疾病的首选检查，可对甲状腺弥漫性、局灶性病变做出诊断与鉴别，可根据结节回声、形态、有无钙化等进行分类。

（2）超声广泛应用于对乳腺疾病的检查，对乳腺的腺瘤、囊肿、炎症及恶性肿瘤有较高的检出率，并可根据疾病回声、形态、边缘等进行分类。

（3）超声可诊断眼球相关的疾病，包括白内障、视网膜脱离、脉络膜脱离等。

（4）超声可对浅表淋巴结、体表包块等病变的定位、定性做出诊断，如淋巴结结核、淋巴瘤、皮肤血管瘤等。

（5）在肌肉、骨关节中，超声可诊断急慢性运动损伤所致关节周围肌肉、肌腱、韧带等病变、风湿免疫性疾病、结缔组织病、周围神经相关病变（神经卡压、神经源性肿瘤）等。

（四）超声在产科的应用

胎儿的生长发育是一个缓慢的过程，无辐射的超声检查是产前检查的不二之选，能够帮助医生及时了解胎儿的健康状况。

在孕早期、孕中期及孕晚期，超声检查测量胎儿心脏、骨骼、双肾等不同器官的各项数据来评估胎儿发育情况，以及检测无脑儿、严重脑膜脑膨出、严重开放性脊柱裂、严重胸腹壁缺损伴内脏外翻、单腔心、致死性软骨发育不良、双肾缺如、无叶型前脑无裂畸形、单一大动脉等发育异常，这可帮助医生制订适当的分娩计划。

（五）超声在介入治疗中的应用

随着超声医学技术的发展与进步，超声介入治疗作为一种新的疾病治疗方法，是现代超声医学的一个重要分支。它是在超声显像基础上为满足临床诊断和治疗的需要而发展起来的实用技术。其特点是在实时超声的监视或引导下，完成或配合临床医生进行以下各项临床操作。

1. 各项穿刺及引流　①胸腔、腹腔、心包腔及其他异常积液穿刺引流及置管等；②组织穿刺及活检，如淋巴结穿刺活检、乳腺肿块穿刺活检、体表肿物穿刺活检等。

2. 药物注射　如羊膜腔穿刺注药引产、超声引导下子宫肌瘤注射聚桂醇硬化治疗等。

（卢　环）

第二节　X 线 /CT/MRI 检查

一、X 线诊断基础及原理

1895 年，德国物理学家伦琴发现了 X 线，X 线具有穿透性、荧光效应、感光效应及电离效应的特性，基于 X 线的以上特性，逐渐被用于人体疾病检查，随之产生了放射诊断学。传统 X 线检查图像由自黑至白不同灰度的叠加影像组成，反映 X 线穿透人体组织结构时的解剖与病理状态。X 线图像的黑白度与组织的密度、厚度相关，是一种重叠影像，密度分辨率偏低，但是具有较高的空间分辨率。高密度组织（如骨皮质）与组织厚度大的组织，在 X 线平片呈高密度。低密度组织与组织厚度小的部位，在 X 线片上呈低密度。胸部与骨骼系统因具有自然对比而成为首先应用 X 线检查的器官，随着技术的发展，钼靶产生的软 X 线由于辐射剂量低可以用于软组织的成像，已经成为诊断乳腺疾病的主要和首选方法。随着对比剂（如钡剂、碘对比剂）的引入、使用，X 线检查在天然对比不佳的器官组织里面也大展身手，在消化道、泌尿系统、生殖道、心脏与血管有较高应用价值，目前数字减影血管造影（digital subtraction angiography，DSA）已经成为诊断心脑血管疾病的金标准。但 X 线检查在神经系统、腹腔实质器官、关节、软组织等组织器官诊断价值有限。由于 X 线具有电离效应，穿透人体时会产生电离辐射，发生生物效应，从而引起辐射伤害，因此在影像学检查过程中需要采用适当的放射防护措施，并遵循正当性原则、防护最优化原则、剂量限值应用原则这三项基本原则。

二、CT 诊断基础及原理

1971 年 9 月，CT（computed tomography）即机算机体层成像诞生。与普通 X 线检查一样，CT 使用的也是 X 线，但 X 线束是围绕人体行 360° 旋转，获得的图像是断层数字化图像，其密度分辨率较高。CT 图像的黑白度主要与组织的密度（比重）相关，密度高组织如骨骼与钙化，在 CT 图像上呈白色，低密度的气体与脂肪在 CT 图像上呈黑色，脑组织、肌肉组织呈灰色，CT 图像还可以使用窗宽 / 窗位技术半定量测量不同组织的 CT 值。CT 检查随着多层螺旋 CT 技术的发展，球管探测器不断增多、变薄，扫描层厚及层间距也越来越薄，可以获得各向同性的图像，采用不同的检查方法（如增强扫描、CT 血管造影、能谱 CT 等），利用各种后处理技术如三维重建、CT 血管成像（CTA）、曲面重建、多平面重建、仿真内镜、灌注成像等技术，根据临床需要重建可以获得不同平面、不同类型的图像，以便更好地观察正常器官解剖结构及疾病的显示。CT 检查在全身各器官（如肺、肝）均有较高的应用价值，能够很好地发现病灶，并一定程度地判断性质；对于既往成像效果差的冠状动脉成像，也随着高端 CT 的不断发展克服了运动伪影的影响，如今冠状动脉 CT 血管成像（CCTA）已经成为冠心病中低危人群的常见筛查手段。CT 也有其缺陷，对于软组织病变的显示不如磁共振成像检查，如脊髓病变，对于空腔器官如消化道的早期肿瘤与细微病变不如消化道造影；同时 CT 检查辐射剂量较高，在孕妇及儿童中应用受限。

三、MRI 诊断基础及原理

磁共振成像（magretic resonance imaging，MRI）是依靠人体组织内大量的氢质子在外部磁场中通过射频激发使氢质子发生共振并进行跃迁、获得磁共振信号来进行成像，磁共振的特点是多参数、多序列、多方位成像、扫描方法多及软组织分辨率高。与 CT 的单一密度参数不同，磁共振有 T1WI（T1 加权像）、T2WI（T2 加权像）、PDWI（质子密度加权像）等多个成像参数。人体不同组织与病变组织具有不同的 T1 值、T2 值、质子密度弛豫时间，所以在 T1WI、T2WI 及 PDWI 上形成不同的信号强度，有利于区分正常与病变状态。磁共振成像的第二个特点是具备多种的成像序列，来获取组织的各种信息，包括宏观和微观信息。常见的有自旋回波（SE）序列与快速自旋回波（FSE）序列，其他还有梯度回波（GRE）序列、反转恢复（IR）序列与平面回波成像（EPI）。在这些序列中，改变成像参数，还可能获得更多的成像序列与成像方法，如弥散加权成像（DWI）与弥散张量成像（DTI）、磁敏感加权成像（SWI）、磁共振水成像［MRH，如磁共振胆胰管成像（MRCP）、磁共振尿路成像（MRU）、磁共振脊髓成像（MRM）］、磁共振灌注加权成像（MR-PWI）、使用与不使用对比剂的磁共振血管成像（MRA）、磁共振波谱成像（MRS）、功能性磁共振成像（fMRI）等，不同的序列与成像技术各具不同的临床价值。磁共振成像的第三个特点是成像方位多，磁共振成像可以取任意扫描角度而获取任意方位的图像，如心脏扫描除了常规的横轴位、矢状位和冠状位成像，经常需要加扫平行于室间隔的长轴位，垂直于室间隔的长轴位，垂直于室间隔的短轴位，四腔心位，左、右心室流出道等平面。第四个特点是组织分辨率高，主要表现在神经系统（尤其是脊髓）、心脏大血管、肝胰脾肾、皮下软组织、肌肉与肌腱、半月板、子宫与前列腺等软组织器官。

磁共振成像的众多参数、众多序列、多方位成像及组织分辨率高的特点，使其在全身除肺部以外的各器官得以广泛应用。尤其是神经系统、软组织、关节、子宫与前列腺，其诊断价值是 X 线、CT、超声无法比拟的。但磁共振成像对肺部的非肿瘤性病变如支气管扩张、间质性病变诊断价值及全身病变内钙化显示能力有限。

四、X 线 /CT/MRI 技术的临床应用

基于医学影像学在临床疾病诊断中的重要性，尤其是在某些特殊场景中，可以为临床医生提供明确的诊断和必要的鉴别诊断价值，医学影像学已经成为临床诊疗过程中不可或缺的一门学科。下面我们将介绍 X 线、CT 及 MRI 技术在不同临床场景中的应用，来揭示其在临床诊疗工作中的价值。

（一）急诊医学

在急诊医学中，我们可以看到不同的疾病模式，包括外伤、胸痛、腹痛（即急腹症）、意识障碍等，其中涉及需要明确病变的部位和类型、疾病的鉴别诊断和严重程度，选择何种恰当的治疗方式，影像学可以在其中提供明确的信息。

1. 颅脑外伤　颅脑外伤形式多样，与颅脑损伤的机制不同有关，可表现为颅骨骨折、硬膜外 / 下血肿、脑挫裂伤、弥漫性轴索损伤、蛛网膜下腔出血，CT 检查可以快速、全面地判断颅脑损伤的形式和程度，是颅脑外伤的首选检查方法。

（1）硬膜外血肿：一般为着力点的直接暴力损伤脑膜中动脉及其分支所致，90% 患者合并有颅骨骨折，血肿位于颅骨骨膜和硬脑膜之间，因颅骨与硬脑膜粘连紧密，CT 表现为颅骨下局限的梭形或双凸透镜形高密度，一般不跨越颅缝（图 2-3-1）。而在 MRI 上急性期硬膜外血肿 T1WI 呈等信号，T2WI 呈低信号；亚急性期与慢性期早期 T1WI 与 T2WI 均呈高信号，有时呈混杂信号。

（2）硬膜下血肿：一般为对冲伤损伤静脉、小动脉引起出血，血肿位于硬脑膜和蛛网膜之间，急性硬膜下血肿 CT 表现为颅骨内板下新月形高密度，病变范围一般较大，跨越颅缝延伸。慢性硬膜下血肿呈等密度或稍低密度、混杂密度（图 2-3-2）。MRI 各期血肿信号改变同硬膜外血肿。

（3）脑挫裂伤：包含仅累及脑实质的脑挫伤和同时累及脑实质和脑膜血管的脑裂伤，两者多同时发生，CT 上往往无法区分。脑挫裂伤病变位置一般表浅，位于着力点或对冲伤部位，CT 表现为片状或斑片状低密度，挫裂伤内出血多呈小灶性高密度，多位于大脑表面（图 2-3-3）。磁共振成像对小灶性脑挫裂伤、脑干及小脑挫裂伤分辨率高，在临床高度怀疑颅脑损伤而 CT 检查结果阴性时可以选择磁共振成像检查，脑挫裂伤在 MRI 图像上 T1WI 呈低信号，T2WI 呈高信号，DWI 呈高信号。

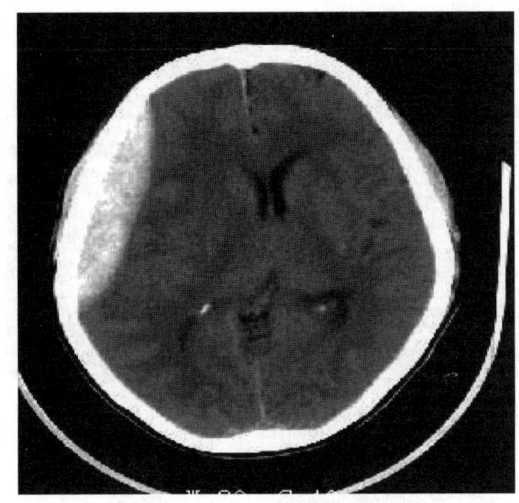

图 2-3-1　硬膜外血肿
右侧颅骨下梭形高密度，脑组织受压，
中线轻度左移

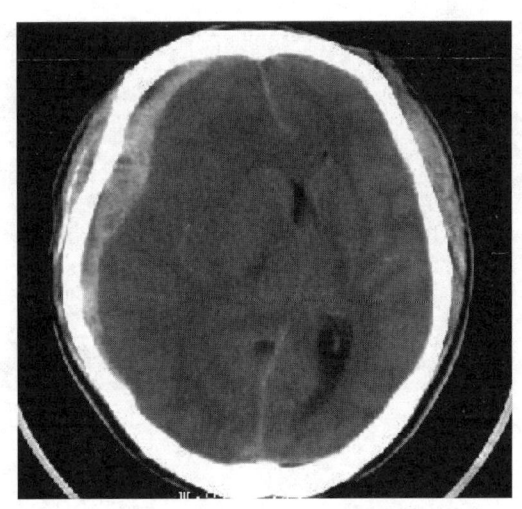

图 2-3-2　硬膜下血肿
右侧额顶骨下新月形高密度，脑组织受压明显，
中线左移

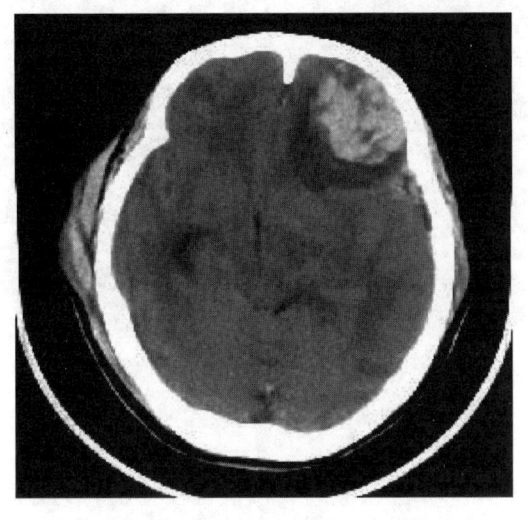

图 2-3-3　脑挫裂伤并血肿形成
左额叶内高密度出血，周围见片状低密度灶

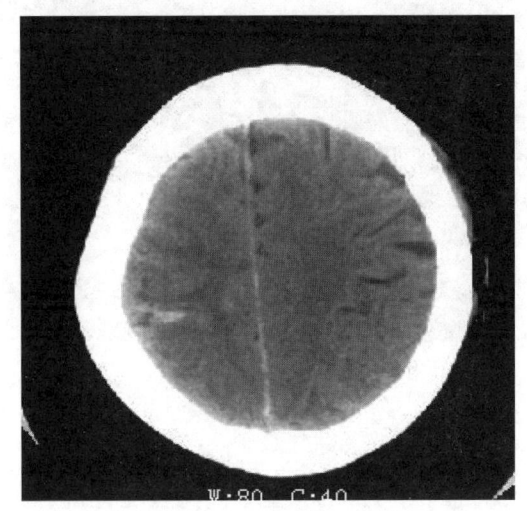

图 2-3-4　蛛网膜下腔出血
双侧大脑脑沟内见线状高密度

（4）蛛网膜下腔出血：是位于蛛网膜和软脑膜之间血管的损伤出血，CT 表现为沿脑沟、脑裂、脑池内分布的线状或条状高密度（图 2-3-4）。

2. 器官损伤　发现胸腹部器官的损伤在外伤患者中至关重要，因为这往往是致命性的损伤，例如实质器官（肝或脾）破裂引起的大出血，患者往往因为短时间大量出血出现休克甚至死亡。CT 平扫可以发现这些实质器官出血引起的密度差异，增强扫描可以进一步明确器官损伤的细节和血管的损伤。实质器官损伤常见器官顺序为脾、肝、肾、胰腺，可出现器官实质内或被膜下血肿，因血肿在 CT 上呈高或略高密度，与肝、脾等实质密度有差异而能被显示，增强扫描一般无强化，同时伴有腹腔积血（图 2-3-5，图 2-3-6）。

3. 骨与关节创伤　骨与关节创伤在外伤中常见，骨创伤最常见的表现形式是骨折，即骨的连续性中断，包括骨皮质和（或）骨小梁的断裂，骨折以长骨和脊椎骨常见。骨折表现为骨折部位局部疼痛、变形，伴有骨摩擦音或骨摩擦感。X 线平片是骨折的首选检查方法，可以显示骨折线（即低密度

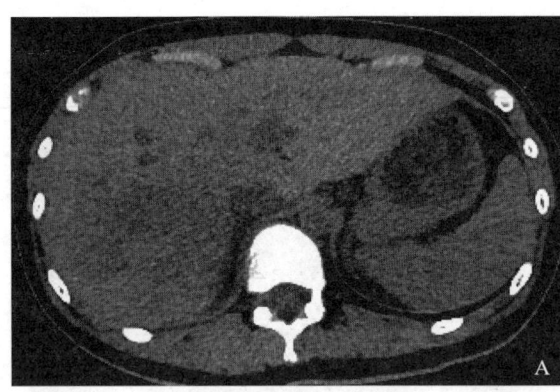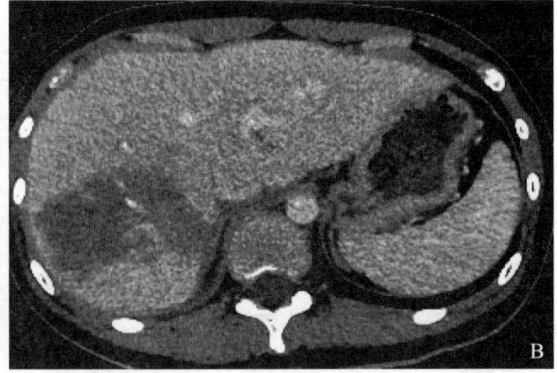

图 2-3-5　肝破裂

A. 平扫；B. 增强扫描

肝右后叶大片状低密度灶，增强扫描无强化

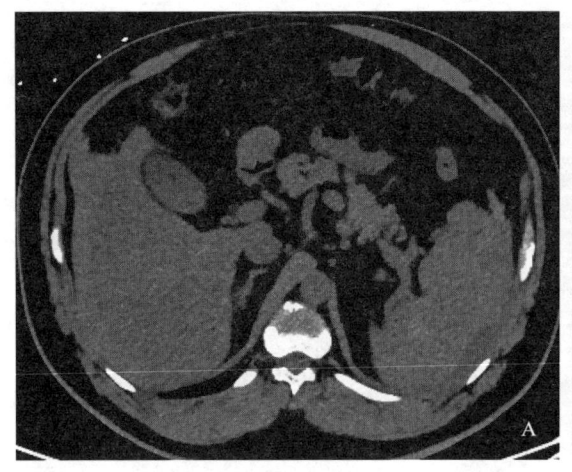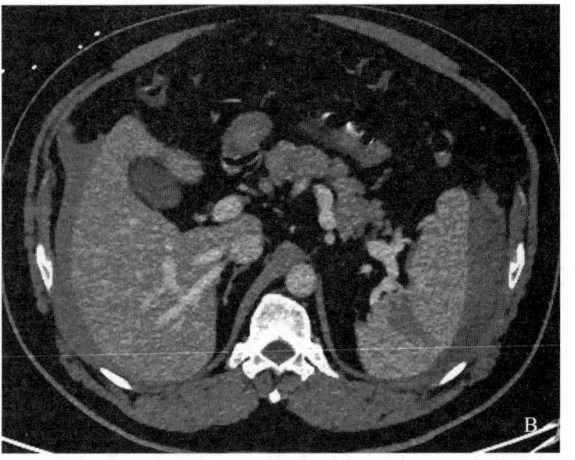

图 2-3-6　脾破裂

脾内小片状高密度出血灶，增强扫描见无强化区。肝、脾周围见高密度积血

透亮线）并判断骨折的类型，如完全性骨折、撕脱性骨折、压缩性骨折或儿童青枝骨折，另外可以观察骨折的移位和成角的情况，在骨折愈合过程中，还可以观察骨痂的形成，判断是否有畸形愈合或不愈合的情况发生。多排螺旋 CT 二、三维重建对复杂部位的骨折及细微骨折的诊断优于 X 线，尤其适用于司法鉴定中对骨折程度、骨折数量的判断。MRI 对于骨损伤显示敏感性高，表现为 T1WI 呈条状与片状低信号，T2WI 呈片状高信号，但显示骨折的特异性差，能显示 X 线、CT 不能显示的骨挫伤（图 2-3-7）。

关节创伤由于损伤骨及周围附属结构（韧带、肌腱和半月板），可表现为关节脱位、韧带与肌腱撕裂、软骨损伤和累及关节面的骨与软骨骨折，所以关节创伤以 X 线平片为基础，CT 和 MRI 可以作为补充，特别是 MRI 能够显示软骨、韧带和肌腱的损伤，从而提供更完全的信息。比较常见的关节创伤包括肩关节创伤和膝关节创伤。

（1）肩袖损伤：常见于 40 岁以上人群，通常有外伤撞击史。肩袖由冈上肌腱、冈下肌腱、小圆肌腱、肩胛下肌腱构成，肩袖损伤根据损伤程度可分为肌腱变性、肌腱部分撕裂和完全撕裂，MRI 可以很好地显示病变的程度（图 2-3-8）。

（2）膝关节损伤：膝关节损伤可引起骨损伤、半月板和关节韧带损伤，MRI 是首选检查方法。

1）半月板损伤：半月板是两个半月形的纤维软骨，在 MRI 上表现为均匀低信号，在矢状位呈

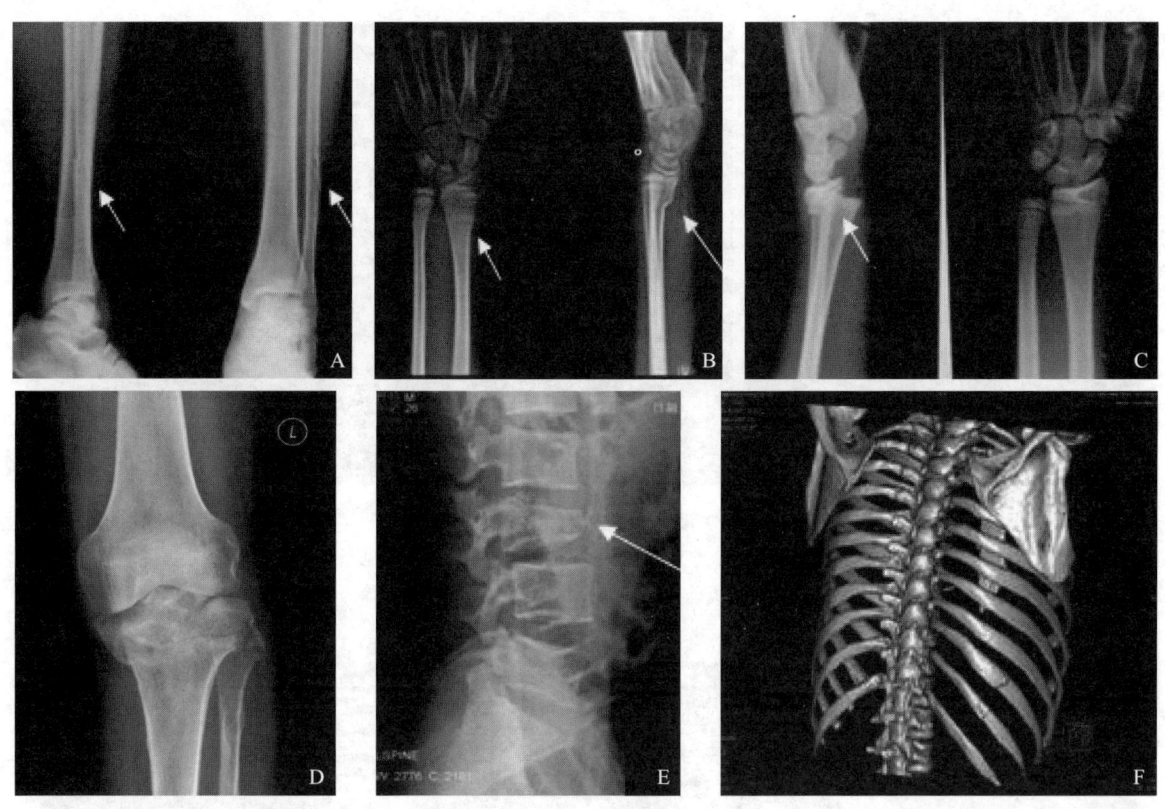

图 2-3-7　骨折

A. 左侧腓骨线形骨折；B. 左桡骨远段青枝骨折；C. 左桡骨远侧骺离骨折；D. 右胫骨近段粉碎性骨折；
E. 第三腰椎压缩性骨折；F. CT 三维重建显示右侧第 10、11 肋骨骨折

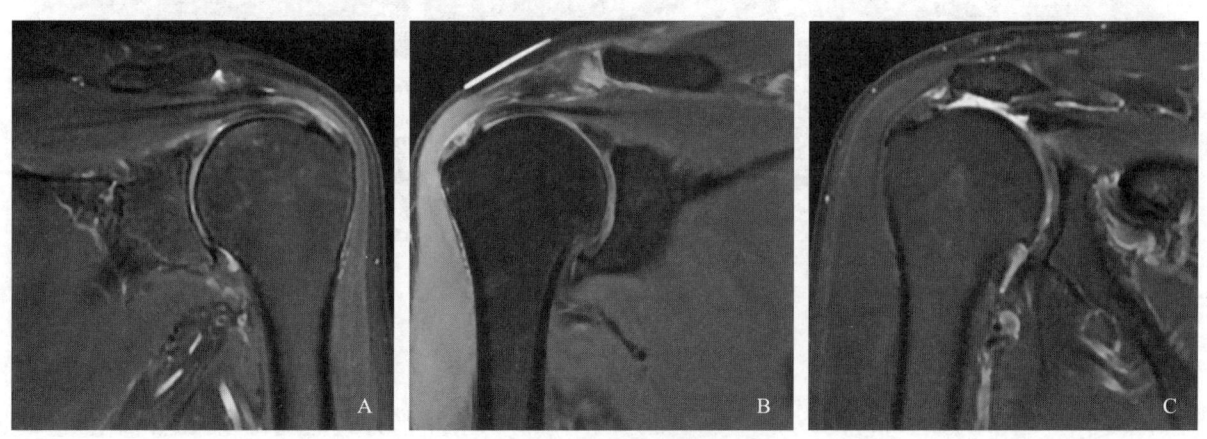

图 2-3-8　肩袖损伤

A. 冈上肌腱变性；B. 冈上肌腱部分撕裂；C. 冈上肌腱完全撕裂即断裂，冈上肌腱不连续，局部空虚并见积液

"领结"征。半月板损伤分为 3 级，Ⅰ、Ⅱ级为变性，Ⅲ级为撕裂，即半月板内出现高信号达半月板边缘（图 2-3-9）。

2）韧带损伤：膝关节韧带损伤包括前、后交叉韧带，内、外侧副韧带及支持带损伤。正常韧带在 MRI 序列上表现为低信号。韧带损伤分为部分撕裂和完全撕裂，MRI 表现连续性中断，信号增高（图 2-3-10）。

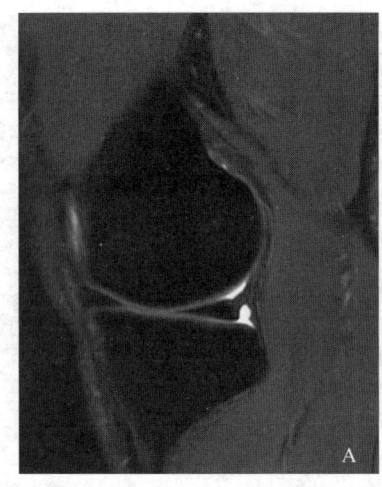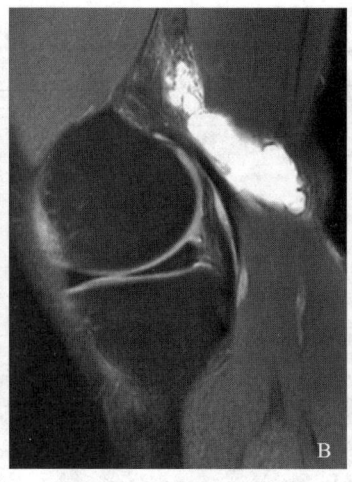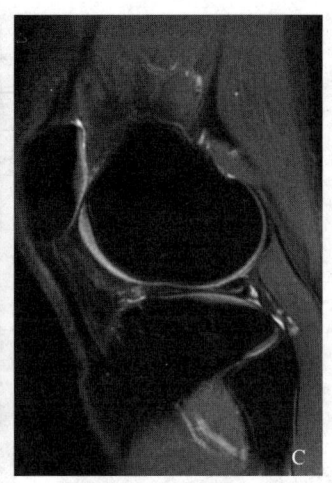

图 2-3-9　半月板损伤

A. 正常半月板 – 呈均匀一致低信号；B. 半月板Ⅱ级变性 – 半月板后角内可见条片状高信号，未达关节面；

C. 半月板撕裂 – 半月板前角 – 后角水平撕裂，内部条状高信号达关节面

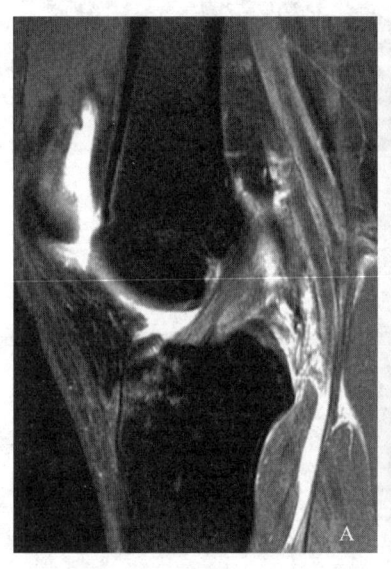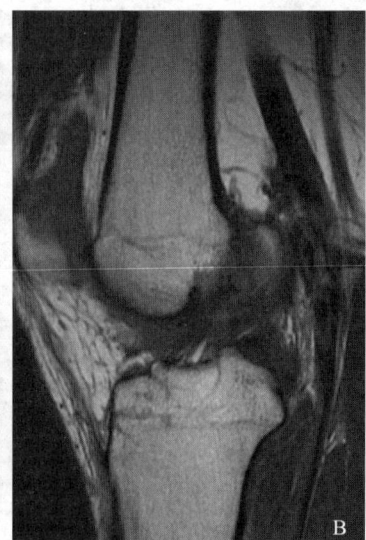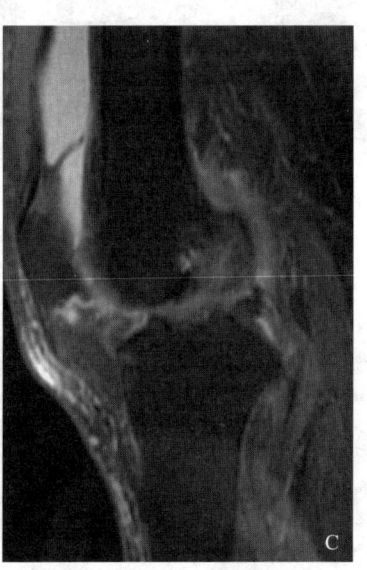

图 2-3-10　前交叉韧带损伤

A ~ B. 前交叉韧带部分撕裂，前交叉韧带增粗，信号增高；C. 前交叉韧带完全撕裂即断裂，

前交叉韧带连续性中断，结构显示不清

　　4. 脑卒中　随着社会环境的改变、工作压力的增加、人们生活方式的变化以及老龄化社会的进展，罹患高血压、高脂血症、糖尿病等基础疾病人群日益增多，导致脑卒中的发生率居高不下，我国目前有约 1 700 万例卒中患者，社会和经济负担较重。脑卒中是急性脑血管病引起的局部脑功能障碍，其临床症状超过 24 h。脑卒中分为出血性脑卒中（即脑出血）和缺血性脑卒中（即脑梗死）。脑卒中需要快速识别并紧急给予治疗，避免留下后遗症，目前主要推荐 BE-FAST 原则（B-balance，平衡；E-eyes，眼；F-face，有无口角歪斜；A-arm，肢体是否无力；S-speech，言语是否不清；T-time，及时拨打急救电话）。影像学可以通过多模态的影像成像模式明确判断是出血性脑卒中还是缺血性脑卒中，并判断脑卒中原因，以及对缺血性脑卒中患者判断有无缺血半暗带及有无溶栓或取栓指征。

　　（1）脑出血：常见原因为高血压脑出血，好发于基底核区，CT 诊断急性脑出血优于 MRI。急性

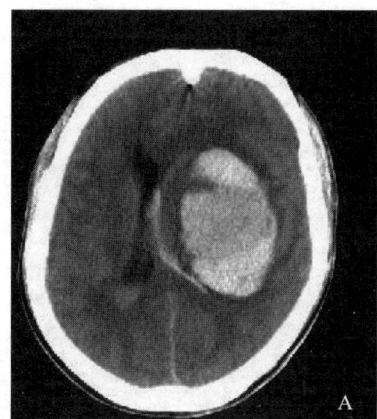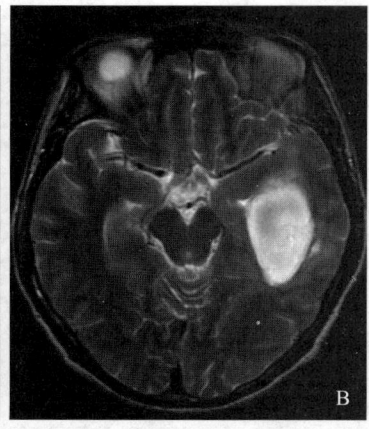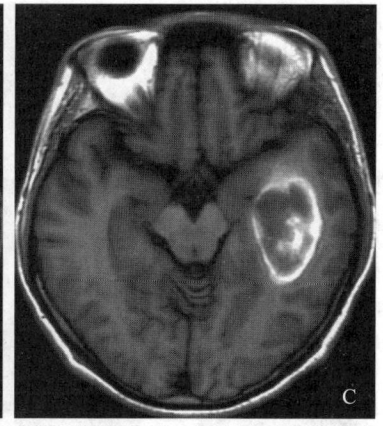

图 2-3-11　A. 急性脑出血，CT 平扫示左基底核出血破入脑室。B ~ C. 亚急性脑出血，T2WI 血肿呈明显高信号，
T1WI 血肿呈环形高信号，血肿内部成分及信号变化由外周向中心演变

出血 CT 呈类圆形或椭圆形高密度，周围环绕低密度水肿带。血肿可破入脑室内引起脑室及蛛网膜下腔积血（图 2-3-11）。急性血肿在 MRI 图像上 T1WI 呈等或略低信号，T2WI 呈低信号，DWI 呈低、高混杂信号，DWI 有利于发现病变与鉴别诊断。

（2）脑梗死：脑梗死病因众多，常见病因为动脉粥样硬化，根据累及血管部位不同分为大中动脉闭塞性（大面积）脑梗死和小动脉闭塞性（腔隙性）脑梗死。一般临床怀疑卒中患者经卒中绿色通道入院 10 min 内需完成颅脑 CT 平扫检查（为首选检查方法），主要用于鉴别卒中类型，CT 平扫可明确脑出血诊断，而脑梗死一般发生 24 h 后 CT 才有阳性表现，主要为排除性诊断。

大面积脑梗死 CT 表现为梗死区扇形或片状、斑片状低密度，同时累及皮髓质，CTA（血管造影）检查可以明确责任血管，CTP（灌注成像）检查可以明确核心梗死区和缺血半暗带结构（图 2-3-12），这种多模态的成像方式可以给临床医生提供多样化的信息，从而指导治疗决策。而直径 < 10 mm 的梗死为腔隙性脑梗死，如梗死灶内有高密度出血称之为出血性脑梗死，脑梗死增强扫描多呈脑回状、条状、环状或斑片状强化。

MRI 可在发病 1 h 后诊断超急性期脑梗死，仅表现为梗死区 DWI 高信号，DWI 序列结合动脉自旋标记（ASL）灌注成像可明显提高脑梗死和缺血半暗带的识别。随后脑梗死表现为 T1WI 低信号、T2WI 高信号。MRI 显示脑梗死明显优于 CT。

5. **急腹症**　是一大类以急性腹痛为突出表现的腹部急性疾病的总称，是临床常见病，病因复杂多样，涉及消化、泌尿、生殖等系统疾病，常见急腹症包括胆囊结石、胃肠道穿孔、肠梗阻、急性胰腺炎、输尿管结石、异位妊娠破裂出血等。影像学检查在急腹症诊断与鉴别诊断中起到至关重要的作用，指导临床快速做出相应治疗决策。下面简要介绍不同系统如胃肠道穿孔、急性胰腺炎及输尿管结石为代表所引起的急腹症。

（1）胃肠道穿孔：以胃十二指肠溃疡穿孔常见，创伤或肿瘤也可引起，胃肠道穿孔临床起病急骤，呈持续性上腹剧痛，有全腹压痛及反跳痛等腹膜刺激症状。影像学主要表现为胃肠道穿孔后气体及内容物流入腹腔内形成的气腹、腹水，以膈下游离气体为典型表现，气体及液体可以根据体位发生位置变化。腹部 X 线检查作为最常规、快速的检查方法可以明确诊断，一般在临床怀疑胃肠道穿孔或肠梗阻时作为首选检查方法，CT 平扫及增强扫描可以发现少量的气腹，并对部分患者做出穿孔部位及穿孔原因的判断（图 2-3-13）。

（2）急性胰腺炎：是多种病因导致的胰酶激活继发的胰腺炎症反应，国人主要是胆系疾病引起的，西方国家则以酗酒常见。急性胰腺炎起病急骤，表现为上腹部持续性剧烈疼痛，伴有放射痛，实验室检查血、尿淀粉酶及脂肪酶升高。病理及影像学以胰腺实质是否有坏死、出血分为急性水肿性胰

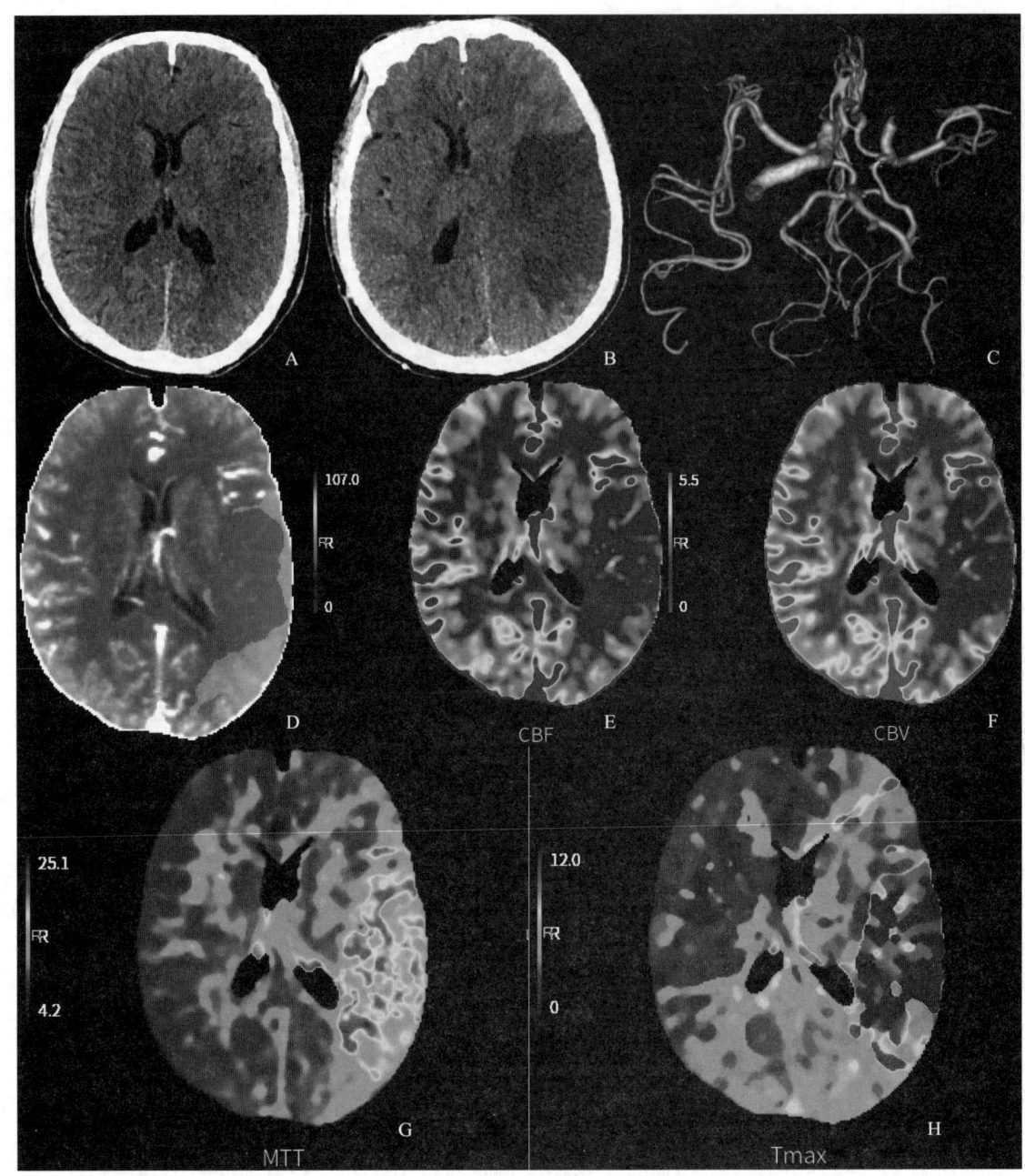

图 2-3-12 脑梗死

A、B. 发病当日与 3 d 后脑梗死灶演变；C. 为 CTA 成像，左侧大脑中动脉 M1 段闭塞；D. Mismatch 图；E ~ H. CTP 参数图，
左颞顶叶脑梗死核心区（红色）及周围缺血区（绿色）CBF/CBV 减低，MTT/Tmax 延长，提示存在缺血半暗带
（D ~ H 由数坤科技 AI 软件生成）

腺炎和坏死性胰腺炎，影像学结合血、尿淀粉酶可以明确诊断急性胰腺炎并判断病情严重程度，CT
是首选检查方法。影像学表现为胰腺体积肿大，水肿性胰腺炎胰腺实质一般密度正常或减低，坏死性
胰腺炎胰腺实质内可见高密度出血或低密度坏死灶，增强扫描胰腺实质强化均匀，坏死区无强化（图
2-3-14）。胰腺周围可见炎性渗出物，表现为周围脂肪密度增高，肾前筋膜增厚。坏死性胰腺炎周围
可见急性坏死物积聚（acute necrotic collection，ANC）。

（3）输尿管结石：主要是肾结石下移所致，一般在输尿管生理狭窄处停留，即输尿管与肾盂连接

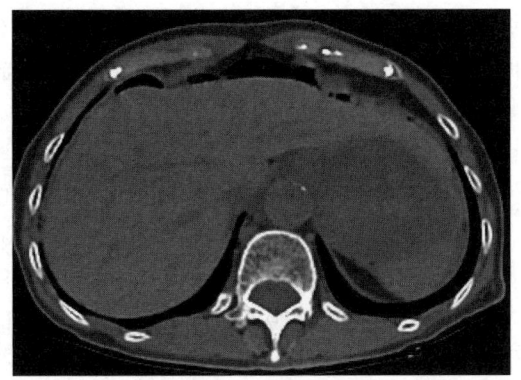

图 2-3-13 胃肠道穿孔
膈下可见游离气体

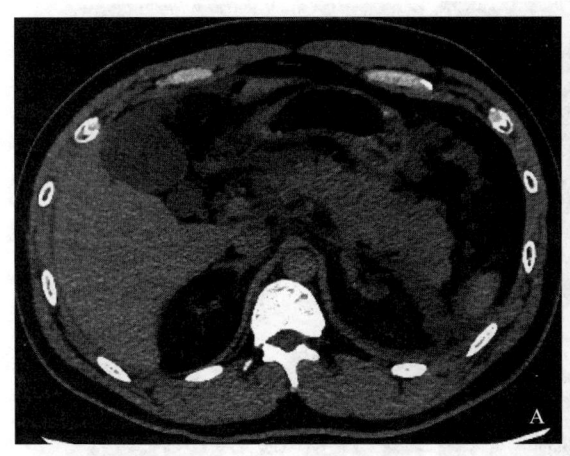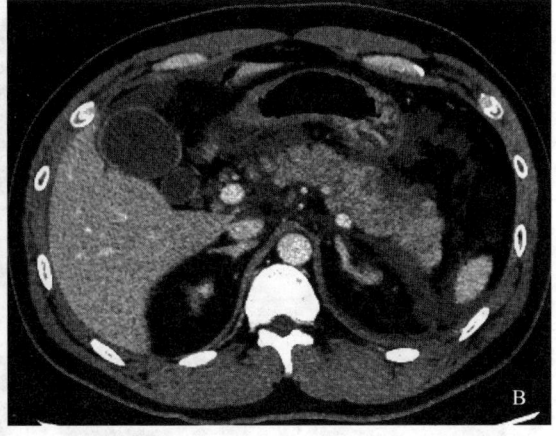

图 2-3-14 急性坏死性胰腺炎
A. 平扫；B. 增强扫描。胰腺肿大，胰腺体部可见片状无强化区，胰周可见渗出、积液

处、输尿管与髂血管交叉部及输尿管膀胱入口处。临床症状主要是输尿管结石下移过程中损伤黏膜并出血导致的突发性胁腹部绞痛并向会阴部放射。泌尿系统 X 线平片（KUB 平片）可发现阳性结石，尿路造影可显示阴性结石，表现为输尿管走行区结节状充盈缺损；CT 及 MRI 能完整地显示输尿管全程并显示内部的结石，还能显示结石上方输尿管及肾盂肾盏扩张积水，部分病变周围脂肪密度增高（图 2-3-15）。

（二）慢性及退行性疾病

随着我国进入老龄化社会，老年人预期寿命的增加和生活方式的改变，慢性疾病及退行性疾病的发生率显著上升，共病现象显著，慢性疾病常见为心脑血管疾病、癌症、慢性呼吸系统疾病和糖尿病等。有研究表明，近年来肌肉骨骼疾病在老年人群体中发病率快速上升，包括骨质疏松所致骨折、关节退行性改变、椎间盘退行性改变及肌肉疾病等。下面以椎间盘退行性疾病进行介绍。

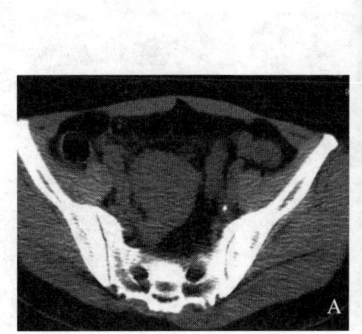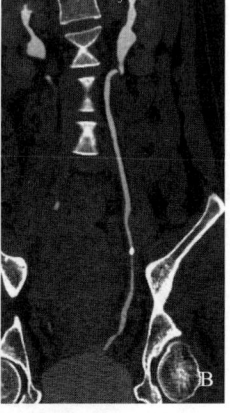

图 2-3-15 左输尿管中段结石
A. 平扫；B. CTU 重建
左输尿管中段走行区内见结节状高密度灶

　　椎间盘退行性疾病：脊柱结构复杂，由椎体、椎间盘及韧带等结构构成，最常见的脊柱退行性病变是椎间盘的退行性疾病。椎间盘疾病包括椎间盘退变、纤维环撕裂、椎间盘突出症等，这是一个渐进的过程，与下腰痛、神经根症状有密切关系。椎间盘突出症分为突出与脱出，根据部位不同又可分为后正中型、后外侧型和外侧型。①X线：平片往往无直接征象，椎间隙变窄、前窄后宽或脊柱侧弯有时有提示意义。②CT：椎间盘向周围均匀膨隆为椎间盘膨出；椎间盘向周围局限性膨隆、移位，移位的椎间盘组织基底部小于其直径称为椎间盘脱出，基底部大于其直径则称为椎间盘突出。椎间盘突出物一般与椎间盘相延续，如果不连续则为髓核游离碎片。间接征象有硬膜囊受压变形，硬膜外脂肪间隙移位或消失。③MRI：MRI可显示椎间盘脱水变性的过程，椎间盘T2WI信号减低，对于移位的椎间盘显示要优于CT，同时能够很好地观察到神经根的改变，其余表现与CT表现类似（图2-3-16，图2-3-17）。

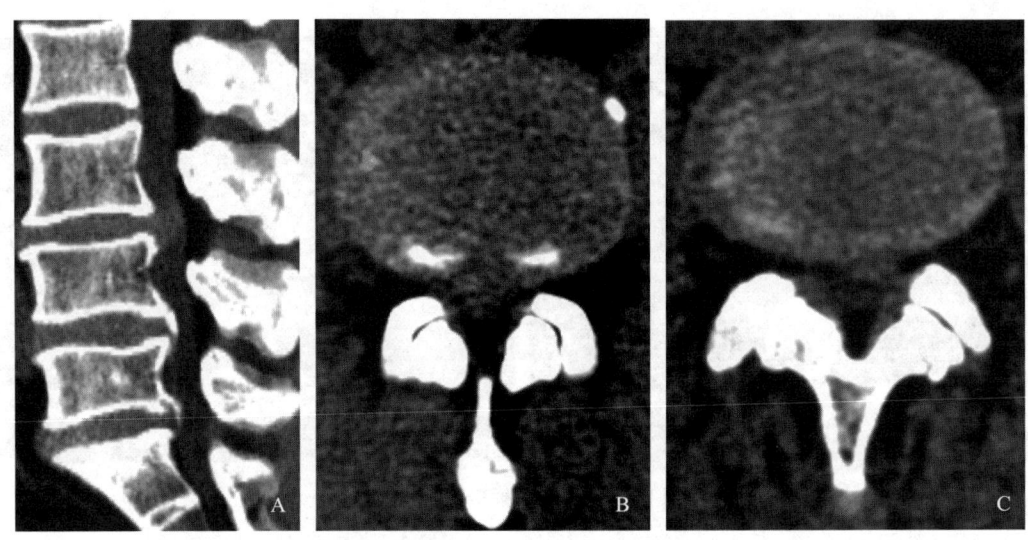

图2-3-16　腰椎间盘退行性病变

A、B. 椎间盘突出（后正中型），L3/4椎间盘向后正中突出，基底部大于突出物直径；

C. 椎间盘突出（后外侧型），L4/5椎间盘向左后方突出

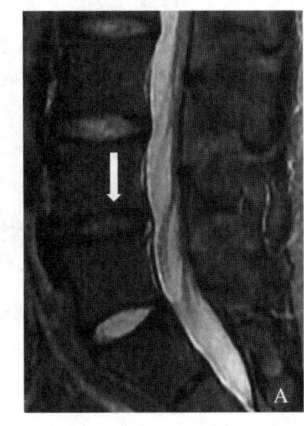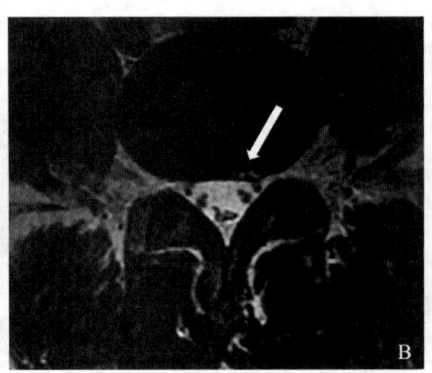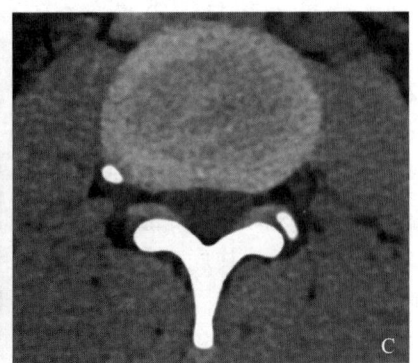

图2-3-17　腰椎间盘退行性病变

A、B. 椎间盘变性，纤维环撕裂，T2WI显示L4/5椎间盘信号减低，左后缘可见横行线状高信号；

C. 椎间盘膨出，椎间盘向周围均匀膨隆

（三）肿瘤筛查与肿瘤性病变

随着工业化进程不断进展，老年人占比逐渐增加，导致每年全球癌症的发病率仍呈升高趋势，癌症已经是全球范围内的重大健康挑战，对人类健康和生活造成了严重影响。根据世界卫生组织（WHO）的数据，癌症是导致全球死亡的主要原因之一。人类对于自身健康的需求越来越高，健康体检已经成为一种发现早期肿瘤的重要方式。下面我们重点介绍肺结节筛查和肺癌。

根据 2024 年 WHO 最新发布的全球癌症流行病学报告，肺癌再次反超乳腺癌成为发病率最高的恶性肿瘤（12.4%），死亡率也高居恶性肿瘤首位（18.7%）。我国肺癌患者中早期诊断、早期治疗比例较低，导致大部分患者发病时已经是不可切除的中晚期肿瘤，这也是我国和欧美发达国家肺癌 5 年生存率有较大差距的原因。肺结节作为肺癌的早期表现，通过健康体检筛查就显得尤为重要，目前国际通行的做法往往是通过低剂量胸部 CT 检查来发现和观察肺结节的动态变化，从而判断肺结节的良恶性。

肺结节是指肺实质内直径 ≤3 cm 的圆形或类圆形结节，分为磨玻璃结节、实性结节及部分实性结节。通过观察结节影像学的特征（形态、边缘、内部结构、邻近结构改变及计算结节倍增时间）和结合患者年龄、暴露因素及家族史等来综合判断结节是否为恶性（图 2-3-18，图 2-3-19）。常见的影像学恶性征象有分叶征、毛刺征、胸膜凹陷征、血管集束征及结节逐渐增大等。对于未明确良、恶性的肺结节采用随访的策略（即定期的影像观察），不同大小、不同类型的结节随访间隔不一致。当肺内结节或肿块确诊为肺癌时，需要进一步明确肿瘤的病理类型、临床分期（常用 TNM 分期）及基因突变状况（EGFR 等突变及 PD-L1 表达），其中影像学对于患者临床分期具有重要的价值，能够指

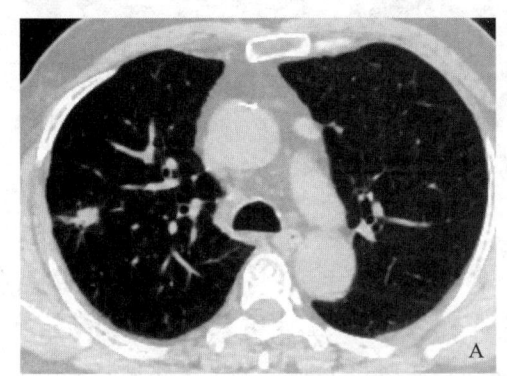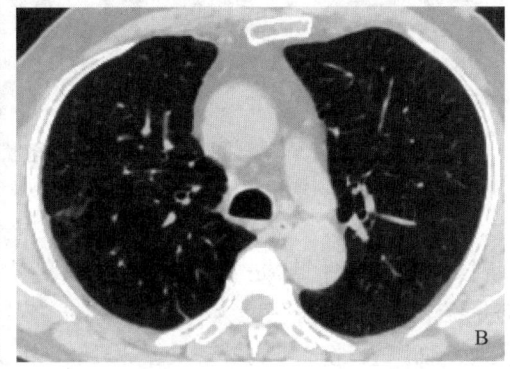

图 2-3-18　肺炎性结节

A. 右肺上叶实性结节，边缘略模糊；B. 抗感染后 3 个月复查结节明显吸收消失

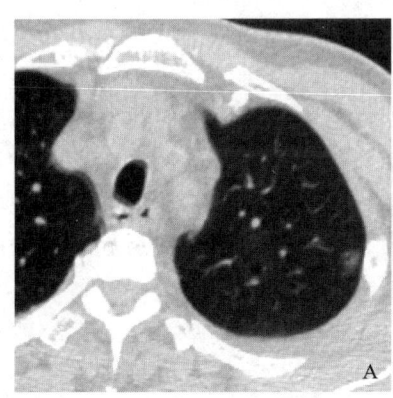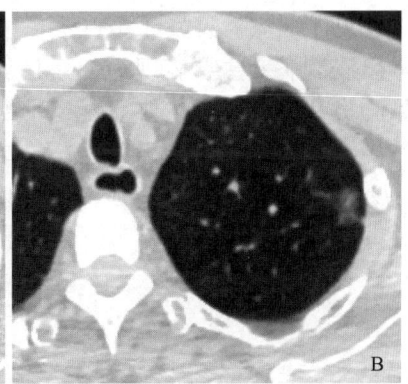

图 2-3-19　肺结节筛查

A. 2021-09 左肺上叶磨玻璃结节灶；B. 2023-07 复查左肺上叶结节明显增大，可见分叶、胸膜牵拉征象，提示恶性肿瘤

导临床治疗决策。

（四）传染病

目前我国常见的传染病是流行性感冒、病毒性肝炎、肺结核、梅毒、艾滋病等。下面我们主要介绍经呼吸道传播的传染病。

1. 新型冠状病毒感染　新型冠状病毒属于冠状病毒，直径 60～140 nm，侵入人体呼吸道后主要依靠刺突蛋白（S）上的受体结合域识别宿主细胞受体血管紧张素转化酶 2（ACE2），并与之结合感染宿主细胞。经呼吸道飞沫和密切接触传播是主要的传播途径，临床表现为咽干、咽痛、咳嗽、发热等，部分患者可以出现肺炎表现甚至呼吸困难或低氧血症，目前主要采用荧光定量 PCR 的核酸检测方法来获取病原学诊断。影像学在早期发现聚集性的呼吸道传染性疾病可以起到一定的监测作用，另外可以判断有无肺部受累及判断疾病的严重程度。

新型冠状病毒感染所致肺炎早期 X 线胸片多无异常表现，CT 表现为两肺有多发斑片状磨玻璃阴影、实变影，多沿支气管血管束和胸膜下分布，其间可见增粗的血管影，表现为细网格状影，呈"铺路石"征；病变进展期肺内则表现为磨玻璃影、实变、结节等多种性质病变共存，以肺中外带和胸膜下、肺底分布为主，可有纤维化病灶存在。实变阴影内常见空气支气管征、细支气管管壁有增厚。严重者表现为两肺弥漫性实变阴影，呈"白肺"表现（图 2-3-20）。

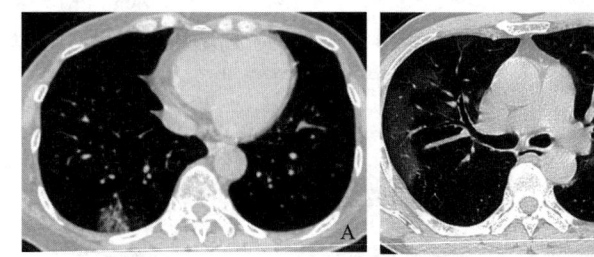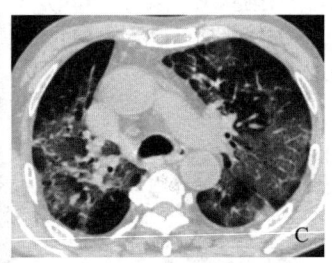

图 2-3-20　新型冠状病毒感染所致肺炎

A～C. 新型冠状病毒感染所致肺炎不同影像学分型，主要表现为胸膜下伴小叶内间质增厚的磨玻璃影，病灶可见融合

2. 肺结核　结核病仍然是世界上最大的传染病"杀手"之一，中国仍然是结核高负担国家（7.1%）。肺是结核分枝杆菌感染人体最常见的受累部位，肺结核主要由人型或牛型结核分枝杆菌引起的慢性感染，临床表现多起病缓慢，病程长，以咳嗽、咳痰、咯血为常见临床症状，部分患者有午后低热、盗汗、消瘦等结核中毒症状。结核可以分为原发性肺结核、血行播散性肺结核、继发性肺结核、气管支气管结核、结核性胸膜炎。影像学在肺结核发现病变、鉴别诊断及动态观察方面具有重要作用，我们主要介绍最常见的继发性肺结核影像学表现。

继发性肺结核主要见于成人，好发于上叶尖后段（肺尖、锁骨下区）及下叶上段，一般多种病理和影像改变并存。渗出浸润病变主要表现为云絮状、斑片状及结节状磨玻璃及实变影，边缘模糊。干酪性病变则以干酪性肺炎和结核球为主要表现，干酪性肺炎常见于上叶呈大叶性实变影，伴有多发无壁空洞，并常伴有肺内沿支气管分布的播散病灶。结核球以圆形或类圆形结节、肿块表现为主，内多见钙化，周围常见卫星病灶，增强扫描无强化或边缘环形强化。空洞性病变则以厚壁或薄壁空洞为主，内外壁均匀，无壁结节，周围伴有结节、索条影，病灶同侧或对侧有新旧不一的支气管播散病灶（图 2-3-21）。

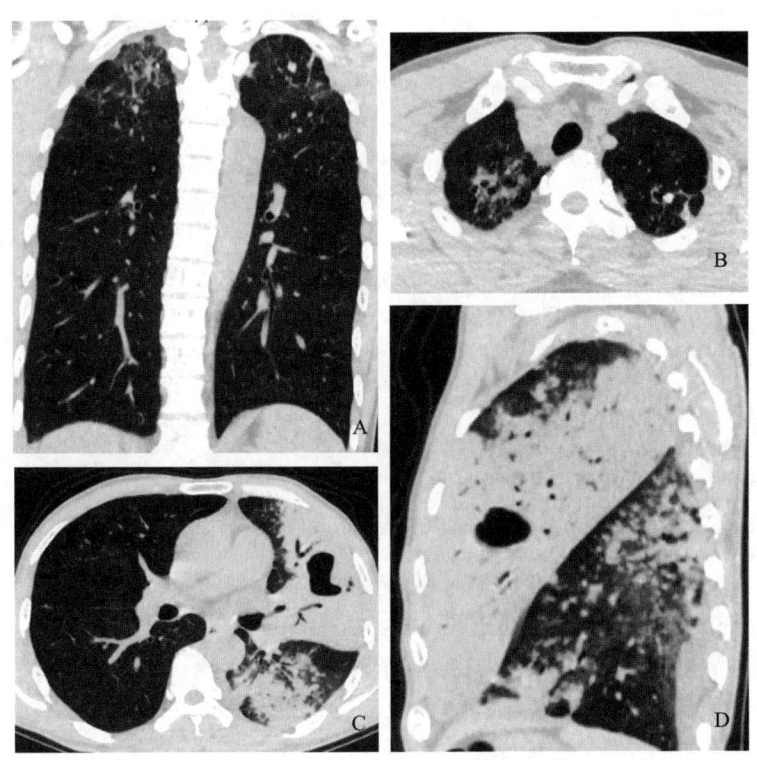

图 2-3-21 继发性肺结核

A、B. 渗出浸润为主的病变，主要分布于上叶尖后段及下叶上段；

C、D. 干酪为主的病变，左肺上叶干酪性肺炎，内部见空洞，下叶可见气道播散病灶

（邱兴庭）

🌐 **数字资源详见 新形态教材网**

📺 教学课件 　　 🎦 拓展阅读 　　 📝 自测题及参考答案

第四章

实验诊断学

实验诊断（laboratory diagnosis）是通过感官观察、试剂反应和仪器分析等对离体标本，如体液（血、组织液、脑脊液等）、分泌物（唾液、胃液等）、排泄物（痰、尿、粪等）和脱落物（如脱落的细胞、组织等）进行检查，为临床诊断、病情判定、疗效观察及预后评估提供实验依据的一种医学临床活动。实验诊断的内容主要包括临床血液学检验、临床生物化学检验、临床微生物学检验、临床免疫学检验、体液和排泄物检验、临床遗传学检验等。临床实验室采用各种科学有效的措施保证检测结果的准确性，包括室内质量控制、室间质量评价和完善的质量管理体系，为临床提供可靠的信息。

第一节　概　　述

实验诊断，作为现代医学体系中的一个关键环节，其准确性和可靠性直接关系到疾病的诊断、治疗和预后评估。本节将从影响实验诊断的因素、标本的采集与处理、实验诊断的临床应用和评价，以及实验诊断的参考区间、医学决定水平与危急值 4 个方面，对实验诊断学进行概述。

一、影响实验诊断的因素

1. **实验室前因素**　实验室前质量管理是国内外共同关注的热点。对检验结果与临床不符合的案例进行溯源分析后发现，检验结果不准确性的原因 60% 以上来自实验前，主要有标本的采集和处理、生理因素与生活状态、项目的选择与医嘱等。居住条件、居住地区和海拔高度等环境因素、药物的体内作用等对检验结果也有影响。

2. **实验室因素**　主要包括标本的质量与处理、仪器与试剂、操作技术与方法、人员的技能与学识、质控物与标准品、安全性与成本等。

3. **实验室后因素**　主要包括检验记录、结果书写、信息的输入与传输、实验室与临床的沟通等。

二、标本的采集与处理

（一）血液标本

1. **血液标本的种类**　有全血、血清和血浆。

2. **采血部位**　可分为毛细血管采血、静脉采血和动脉采血。毛细血管采血主要用于一些床旁项目，绝大多数检验项目采用静脉血，主要从肘静脉采血。动脉采血常用于血气分析，多在股动脉穿刺采血，标本采集后必须与空气隔绝，立即送检。

3. **采血时间**　常因检查的目的不同对采血时间有不同的要求。除了急诊和特殊项目外，血液标本最好空腹采血，空腹是指禁食 8 h 后，一般是在晨起早餐前采血，其优点是可避免饮食成分和白天生理活动对检验结果的影响。有些日间波动较大的项目，要注意采血的时间对结果的影响。进行微生物检验的血标本尽可能在使用抗生素前采样。

4. **标本采集后的处理**　采集全血或血浆标本时，应使用含适当抗凝剂的试管，并充分混匀血液。常用的抗凝剂有草酸盐、枸橼酸钠、肝素、EDTA-K$_2$，标本采集后应及时送检和检测。

（二）排泄物、体液标本

尿液、粪便、浆膜腔等标本采集后均应尽快送检，具体要求见有关章节。

三、实验诊断的临床应用和评价

选择实验诊断项目需遵循的原则有针对性、有效性、经济性、及时性。对实验诊断项目进行临床应用价值评价的主要指标有诊断敏感性、诊断特异性和诊断准确性。

1. **诊断敏感性**　指某检验项目对某种疾病具有鉴别、确认的能力。诊断敏感性的数学式为所有患者中获得真阳性结果的百分数。

2. **诊断特异性**　指某检验项目确认无某种疾病的能力，它的数学式为所有非患者中获得真阴性结果的百分数。

3. **诊断准确性**　指某检验项目在实际使用中，所有检验结果中诊断准确结果的百分比。

4. **连续定量数据分析**　应使用检验项目临床性能评价分析方法制成评价曲线。曲线上寻找最佳判断界限及其诊断敏感性和特异性。常应用于两种以上诊断性检验的诊断价值比较。

实验诊断在临床工作中虽然非常重要，但检验结果仅是静态的数据和现象，用来判断动态的复杂机体有一定的局限性，因此，评价检验结果时必须紧密结合临床情况进行具体分析，才能恰当地做出合理的结论，指导临床诊治工作。

四、实验诊断的参考区间、医学决定水平与危急值

（一）参考区间

参考区间是应用统计学方法而产生的，是衡量受检标本的结果是否异常的标准。注意不同的检测仪器和方法，参考区间可能不同。

（二）医学决定水平

医学决定水平是指当测定值高于或低于这些限值时，可在疾病诊断中起排除或确认的作用，或对某些疾病进行分级或分类，或对预后做出估计，以提示医生在临床上应采取何种处理方式或决定采取某种治疗措施等的限定值。

（三）危急值

危急值是指某些检验结果出现异常并超过一定界限值时，可能危及患者的生命，医生必须紧急处理的检验结果值。不同的病种可以有不同的危急值标准，出现危急值必须立即报告临床并做详细记录，便于临床尽早对患者进行有效的干预或治疗。

（江丽霞）

第二节　血液一般检测

血液一般检测包括血液常规检测、有形成分形态学观察和红细胞沉降率检测。由于血细胞分析仪的广泛应用，血液常规检测的项目除了包括血红蛋白测定、红细胞计数、血小板计数、白细胞计数及分类计数外，红细胞形态、血红蛋白状态、网织红细胞计数与分级、血小板形态、白细胞自动分类及异常白细胞提示，甚至有核红细胞计数都已成为血常规检测内容，因此，血常规检测也可称为全血细胞分析。

一、红细胞检测和血红蛋白测定

通过测定单位体积内全血中红细胞计数和血红蛋白含量，可了解机体红细胞的生成能力，并能协助诊断与红细胞相关的疾病。

（一）参考区间

1. **成年男性**　红细胞（4.3~5.8）×10^{12}/L；血红蛋白 130~175 g/L。

2. **成年女性**　红细胞（3.8~5.1）×10^{12}/L；血红蛋白 115~150 g/L。

3. **新生儿**　红细胞（5.0~7.0）×10^{12}/L；血红蛋白 130~200 g/L。

（二）临床意义

1. **红细胞及血红蛋白增多**　分为相对性增多和绝对性增多两类。

（1）相对性增多：主要是血液浓缩所致。见于严重呕吐、腹泻、尿崩症、糖尿病酮症酸中毒等。

（2）绝对性增多：分为继发性和原发性两类，后者称为真性红细胞增多症。

1）继发性红细胞增多症：是血中红细胞生成素增多所致。生理性增加见于胎儿及新生儿、高原地区居民。病理性增加则见于严重的慢性心、肺疾病，某些肿瘤如肾癌等。

2）真性红细胞增多症：是一种原因未明的以红细胞增多为主的骨髓增生性疾病，其特点为红细胞持续性显著增多。

2. **红细胞及血红蛋白减少**

（1）生理性减少：可见于婴幼儿及 15 岁以前儿童，部分老年人，妊娠中、晚期。

（2）病理性减少：可见于因红细胞生成减少、红细胞破坏增多、红细胞丢失过多等所致的各种贫血。

3. **红细胞形态改变**　正常红细胞呈双凹圆盘形，经 Wright-Giemsa 染色后，血涂片中红细胞呈圆形，大小较一致，有中央淡染区。病理情况下外周血中常见的红细胞异常主要有大小异常、形态异常、红细胞染色反应异常、红细胞结构异常。

二、白细胞的检测

（一）白细胞计数

1. **参考区间**　成人：（3.5~9.5）×10^9/L；0~6个月：（4.3~14.2）×10^9/L。

2. **临床意义**　白细胞总数的增多或减少主要受中性粒细胞、淋巴细胞等数量影响，其临床意义详见白细胞分类计数中的有关内容。

（二）白细胞的分类计数

外周血涂片，经 Wright-Giemsa 染色后，白细胞可分为 5 种类型，即中性粒细胞、嗜酸性粒细胞、嗜碱性粒细胞、淋巴细胞和单核细胞。中性粒细胞在外周血中可分为中性杆状核粒细胞和中性分叶核粒细胞两类。

1. 中性粒细胞

（1）参考区间：成人，40%～75%，绝对值（1.8～6.3）×10^9/L。

（2）临床意义

1）中性粒细胞增多：妊娠后期及分娩时、剧烈运动等可见暂时性升高。病理性增多可见于急性感染特别是化脓性球菌感染、严重的组织损伤及大量血细胞破坏、急性大出血、急性中毒、白血病、骨髓增生性疾病及一些恶性实体瘤等。

2）中性粒细胞减少：可见于感染，特别是革兰阴性杆菌感染，如伤寒、副伤寒；某些病毒感染性疾病如流感；某些血液系统疾病，如再生障碍性贫血、阵发性睡眠性血红蛋白尿（PNH）等；某些物理、化学损伤，如 X 线、γ 射线、放射性核素、苯、铅、抗肿瘤药、抗甲状腺药等。

2. 嗜酸性粒细胞

（1）参考区间：成人，0.4%～8.0%，绝对值（0.02～0.52）×10^9/L。

（2）临床意义

1）嗜酸性粒细胞增多：可见于过敏性疾病、寄生虫病、皮肤病、血液病如慢性粒细胞白血病等，某些传染病如猩红热、风湿性疾病等。

2）嗜酸性粒细胞减少：常见于伤寒、副伤寒初期、大手术、烧伤等应激状态，或长期应用肾上腺皮质激素后，其临床意义甚小。

3. 嗜碱性粒细胞

（1）参考区间：成人，0%～1%，绝对值（0.00～0.06）×10^9/L。

（2）临床意义

1）嗜碱性粒细胞增多：可见于过敏性疾病、血液病如慢性粒细胞白血病、其他如糖尿病等。

2）嗜碱性粒细胞减少：无临床意义。

4. 淋巴细胞

（1）参考区间：成人，20%～50%，绝对值（1.1～3.2）×10^9/L。

（2）临床意义

1）淋巴细胞增多：①儿童期淋巴细胞生理性增多。婴儿出生时淋巴细胞约占35%，粒细胞占65%。4～6 d 后淋巴细胞可达 50%，与粒细胞比例大致相等。4～6 岁时，淋巴细胞比例逐渐减低，粒细胞比例增加，逐渐达正常成人水平。②病理性淋巴细胞增多。见于感染性疾病，如病毒感染、成熟淋巴细胞肿瘤、急性传染病的恢复期、移植排斥反应。

2）淋巴细胞减少：主要见于应用肾上腺皮质激素、抗淋巴细胞球蛋白等的治疗以及放射性损伤、免疫缺陷性疾病等。

3）反应性淋巴细胞（异形淋巴细胞）增多：可见于感染性疾病，如传染性单核细胞增多症、药物过敏、输血、放射治疗等。

5. 单核细胞

（1）参考区间：成人，3%～10%，绝对值（0.1～0.6）×10^9/L。

（2）临床意义：婴幼儿及儿童单核细胞可增多，属生理性增多。病理性增多见于某些感染如感染性心内膜炎、疟疾，某些血液病如单核细胞白血病、多发性骨髓瘤等。

三、网织红细胞的检测

网织红细胞是晚幼红细胞脱核后的细胞。由于胞质内还残存核糖体等嗜碱性物质，新亚甲蓝染色后呈现浅蓝或深蓝色的网织状细胞而得名。

（一）参考区间

成人：0.5% ~ 1.5%，绝对数（24 ~ 84）× 10^9/L。

（二）临床意义

1. **网织红细胞增多**　表示骨髓红细胞系增生旺盛，常见于溶血性贫血、急性失血、缺铁性贫血、巨幼细胞贫血及某些贫血患者治疗后。

2. **网织红细胞减少**　表示骨髓造血功能减低，常见于再生障碍性贫血等。

四、血小板计数

（一）参考区间

成人：（125 ~ 350）× 10^9/L。

（二）临床意义

1. **血小板减少**　血小板计数 < 100 × 10^9/L 称为血小板减少。可见于血小板的生成障碍如再生障碍性贫血、急性白血病，血小板破坏或消耗增多如原发性血小板减少性紫癜，血小板分布异常如脾大等。

2. **血小板增多**　血小板计数 > 400 × 10^9/L 为血小板增多。可见于原发性增多如骨髓增生性疾病，反应性增多如急性感染、急性溶血后。

五、血细胞比容测定和红细胞有关参数的应用

（一）血细胞比容测定

血细胞比容（hematocrit，HCT）是指血细胞在血液中所占容积的比值。

1. **参考区间**　成人：男性，40% ~ 50%；女性，35% ~ 45%。

2. **临床意义**　血细胞比容测定可反映红细胞的增多或减少，但受血浆容量改变的影响，同时也受红细胞体积大小的影响。

（1）血细胞比容增高：可见于各种原因所致的血液浓缩，各种原因所致的红细胞绝对性增多如真性红细胞增多症。

（2）血细胞比容减低：见于各种贫血。由于贫血类型不同，红细胞体积大小也有不同，血细胞比容的减少与红细胞数减少并不一定成正比。

（二）红细胞平均值的计算

将同一份血液标本同时测得的红细胞数、血红蛋白量和血细胞比容三项数据，可以计算出红细胞的三种平均值：①平均红细胞体积（mean corpuscular volume，MCV），指每个红细胞的平均体积，以飞升（fl）为单位。②平均红细胞血红蛋白量（mean corpuscular hemoglobin，MCH），指每个红细胞内所含血红蛋白的平均量，以皮克（pg）为单位。③平均红细胞血红蛋白浓度（mean corpuscular hemoglobin concentration，MCHC），指每升血液中平均所含血红蛋白浓度（克数），以 g/L 表示。

1. **参考区间**　血细胞分析仪法：MCV 82 ~ 100 fl；MCH 27 ~ 34 pg；MCHC 316 ~ 354 g/L。

2. **临床意义**　根据上述三项红细胞平均值可进行贫血的形态学分类（表 2-4-1）。

表 2-4-1　贫血的形态学分类

贫血的形态学分类	MCV	MCH	MCHC	常见病因或疾病
正常细胞性贫血	正常	正常	正常	再生障碍性贫血、急性失血性贫血、急性溶血性贫血、白血病等
大细胞性贫血	升高	升高	正常	巨幼细胞贫血及恶性贫血
单纯小细胞性贫血	降低	降低	正常	慢性感染、炎症、恶性肿瘤、慢性肝肾疾病性贫血
小细胞低色素性贫血	降低	降低	降低	缺铁性贫血、珠蛋白生成障碍性贫血、铁粒幼细胞贫血等

六、红细胞沉降率测定

红细胞沉降率（erythrocyte sedimentation rate，ESR）是指红细胞在一定条件下沉降的速率，简称"血沉"。

1. 参考区间　男性：0~15 mm/h 末；女性：0~20 mm/h 末。

2. 临床意义

（1）血沉增快：生理性增快，可见于 12 岁以下或 60 岁以上人群。病理性增快，可见于各种炎症性疾病，组织损伤及坏死，恶性肿瘤，各种原因导致血浆球蛋白相对或绝对增高时，如多发性骨髓瘤、淋巴瘤、巨球蛋白血症、系统性红斑狼疮等。

（2）血沉减慢：一般临床意义较小。

七、血型鉴定

血型是人体血液的一种遗传性状，各种血液成分包括红细胞、白细胞、血小板及某些血浆蛋白在个体之间均具有抗原成分的差异，受独立的遗传基因控制。由若干个相互关联的抗原抗体组成的血型体系，称为血型系统。其中红细胞血型是发现最早的人类血型，最重要的是 ABO 血型系统，其次是 Rh 血型系统。

（一）ABO 血型系统

根据红细胞表面是否具有 A 或 B 抗原（又称 A 或 B 凝集原，两者均由 H 物质转变而来），血清中是否存在抗 A 或抗 B 抗体（又称抗 A 或抗 B 凝集素），ABO 血型系统可分为 4 型，分别为 A 型、B 型、AB 型、O 型（表 2-4-2）。ABO 血型系统在输血、新生儿同种免疫溶血病、器官移植、亲缘鉴定等中有重要的意义。

表 2-4-2　ABO 血型系统分型

血型	红细胞表面的抗原	血清中的抗体
A	A	抗 B
B	B	抗 A
AB	A 和 B	无
O	无	抗 A 和抗 B

1. ABO 血型鉴定　只有被检查者红细胞上的抗原鉴定和血清中的抗体鉴定所得结果完全相符时才能肯定其血型类别。

2. 交叉配血试验　输血前必须进行交叉配血试验，其目的主要是进一步验证供者与受者的 ABO 血型鉴定是否正确，以避免血型鉴定错误导致输血后严重的溶血反应，是保证输血安全的关键措施。

（二）Rh 血型系统

Rh 血型抗体主要是由 Rh 血型不合输血或通过妊娠所产生的免疫性抗体。已知有 5 种，即抗 D、抗 E、抗 C、抗 c 及抗 e 抗体，抗 D 抗体是 Rh 系统中最常见的抗体。Rh 抗原中，抗原性最强、出现频率高、临床意义较大的是 D 抗原，故一般只做 D 抗原的鉴定。Rh 血型系统在溶血性输血反应、新生儿 Rh 溶血病诊断中有重要意义。

（江丽霞）

第三节　血栓与止血检测

生理状态下，血液在血管内流动，它既不会溢出血管外引起出血，也不会在血管内凝固形成血栓，这主要是由于机体内存在完善的止凝血与抗凝血机制，这种机制呈动态平衡状态。病理状态下，止凝血机制亢进或抗凝血机制减退可能形成血栓，临床上出现血栓性疾病；反之可能引起出血，临床上出现出血性疾病。本节重点介绍血栓与止血相关的检验。

一、血小板

血小板以其数量和功能参与初期止血过程，血小板计数及临床意义见本章第二节。

二、凝血因子

凝血因子是构成凝血机制的基础，它们参与二期止血过程。

（一）活化部分凝血活酶时间测定

活化部分凝血活酶时间（activated partial thromboplastin time，APTT）是内源性凝血系统较为敏感和最为常用的筛选试验。

1. 参考区间　25～31.3 s，本试验需设正常对照，测定值与正常对照值比较，延长超过 10 s 以上为异常。

2. 临床意义

（1）APTT 延长：见于因子 Ⅱ、Ⅴ、Ⅷ、Ⅸ、Ⅹ、Ⅺ、Ⅻ、PK、HMWK 和纤维蛋白原缺乏，尤其见于因子Ⅷ、Ⅸ、Ⅺ缺乏以及它们的抗凝物质增多；此外，APTT 是监测普通肝素和诊断狼疮抗凝物质的常用试验。

（2）APTT 缩短：血栓性疾病和血栓前状态，但敏感性和特异性差。

（二）血浆凝血酶原时间测定

血浆凝血酶原时间（prothrombin time，PT）是外源凝血系统较为敏感和最为常用的筛选试验。

1. 参考区间　9.8～12.1 s

（1）本试验需设正常对照值。测定值超过正常对照值 3 s 以上为异常。

（2）凝血酶原时间比值（prothrombin time ratio，PTR）：为受检血浆的凝血酶原时间（s）/ 正常人血浆的凝血酶原时间（s）的比值。参考区间为 0.82～1.15。

（3）国际标准化比值（international normalized ratio，INR）：$INR = PTR^{ISI}$，参考区间依国际敏感性指数（international sensitivity index，ISI）不同而异，一般为 1.0±0.1。ISI 越小，组织凝血活酶的敏感

性越高。因此做 PT 检测时必须用标有 ISI 值的组织凝血活酶，才能计算出 INR 值。

2. **临床意义**

（1）PT 延长：获得性凝血因子缺乏，如严重肝病、维生素 K 缺乏、纤溶亢进、DIC、使用抗凝血药和存在异常抗凝血物质等。

（2）PT 缩短：血液高凝状态如 DIC 早期、心肌梗死、脑血栓形成、深静脉血栓形成等，但敏感性和特异性差。

（3）PTR 及 INR 是监测口服抗凝血药的首选指标：我国推荐的标准以 INR 2.0～2.5 为宜，一般不要超过 3.0。

（三）血浆纤维蛋白原测定

1. **参考区间**　2～4 g/L（Clauss 法）。

2. **临床意义**

（1）增高：见于糖尿病、急性感染、急性心肌梗死、急性肾小球肾炎、恶性肿瘤、多发性骨髓瘤、休克、大手术后等，以及血栓前状态等。

（2）减低：见于 DIC、原发性纤维蛋白溶解症、肝硬化等。

三、纤溶活性检测

（一）血浆 D- 二聚体测定

1. **参考区间**　0～0.55 mg/L。

2. **临床意义**　D- 二聚体正常可排除深静脉血栓形成和肺血栓栓塞。增高可见于 DIC、急性早幼粒细胞白血病、肺血栓栓塞、恶性肿瘤、深静脉血栓形成等。本试验特异性低，敏感性高。

（二）血浆纤维蛋白（原）降解产物测定

1. **参考区间**　< 5 mg/L。

2. **临床意义**　纤维蛋白（原）降解产物增高见于原发性纤溶和继发性纤溶亢进，后者如 DIC、急性早幼粒细胞白血病、恶性肿瘤、肺血栓栓塞、深静脉血栓形成、溶血栓治疗等。

（江丽霞）

第四节　排泄物、分泌物及体液检测

排泄物、分泌物与体液检测是临床常用的实验室检查之一，包括尿液、粪便、痰液、脑脊液、精液、阴道分泌物、浆膜腔积液、前列腺液等的检测。尿液检测可为临床疾病诊断、药物治疗监测及疾病预后判断提供依据。粪便检查可以了解胃肠道、胰腺和肝胆系统功能状态和疾病情况，也是了解消化道感染、筛查胃肠道肿瘤和防治寄生虫病必不可少的检查项目。痰液检查对呼吸系统疾病的诊断有重要价值。本节主要介绍尿液、粪便、痰液检查。

一、尿液检测

尿液是血液经过肾小球滤过、肾小管和集合小管重吸收和排泄、分泌所产生的终末代谢产物，是人体体液的重要组成成分。尿液常规检查包括尿液一般性状检查、化学检查和显微镜检查。尿液检测主要用于：①协助泌尿系统疾病的诊断和疗效观察；②协助其他系统疾病的诊断；③职业病防治；④用药的监护；⑤健康人群普查。

（一）尿液标本采集与保存

根据检测目的不同，尿液标本可分为晨尿、随机尿、计时尿等。尿液常规检查的标本收集后应及时送检，并在 1 h 内完成检查。如遇特殊情况或进行特殊检查，可采取冷藏与防腐处理。

（二）尿液的一般性状检查

尿液的一般性状检查包括尿量、气味、颜色和透明度、比重、酸碱度等。

1. 尿量　尿量的多少受肾小球滤过和肾小管重吸收功能的双重作用，同时也受肾前性因素和肾后性因素的影响。精神、饮水量、活动量、年龄、药物应用和环境温度等因素也影响尿量。

（1）参考区间：1 000 ~ 2 000 ml/24 h（成人）。

（2）临床意义

1）尿量增多：成人尿量超过 2 500 ml/24 h，称为多尿。生理性增多可见于水摄入过多等。病理性增多见于内分泌疾病如糖尿病、尿崩症，肾疾病如慢性肾盂肾炎、慢性肾衰竭早期，急性肾衰竭多尿期等。

2）尿量减少：成人尿量少于 400 ml/24 h 或 17 ml/h，称为少尿；而成人少于 100 ml/24 h，则称为无尿。可见于休克、心力衰竭、脱水等所致的肾前性少尿，各种肾实质性改变所致的肾性少尿，因结石、尿路狭窄、肿瘤压迫引起的肾后性少尿。

2. 颜色　因含有尿色素等物质，健康人的尿液多呈淡黄色或橘黄色，尿色也受饮食、饮水、药物的影响。病理情况下可见以下几种颜色。

（1）红色：病理情况下最常见的尿液颜色，其中以血尿最为常见，多见于泌尿系统炎症、结石、肿瘤、结核、外伤等。血红蛋白尿和肌红蛋白尿可呈浓茶色、红葡萄酒色或酱油色。血红蛋白尿主要见于溶血性贫血、阵发性睡眠性血红蛋白尿等。肌红蛋白尿常见于横纹肌溶解综合征等。

（2）深黄色：结合胆红素增多所致，常见于阻塞性黄疸和肝细胞性黄疸。

（3）白色：可见于尿路感染如肾盂肾炎、膀胱炎等所致脓尿和菌尿，丝虫病及肾周围淋巴管梗阻所致的乳糜尿和乳糜血尿。

（4）黑褐色：主要见于重症血尿、变性血红蛋白尿等。

（5）淡绿色：主要见于铜绿假单胞菌感染，以及服用某些药物如吲哚美辛等。

3. 透明度　正常尿液清晰透明。盐类结晶、红细胞、白细胞、细菌、乳糜等可导致新鲜尿液发生混浊。

4. 比重　是反映尿液中所含溶质浓度的指标。

（1）参考区间：1.010 ~ 1.030，晨尿最高，一般大于 1.020，婴幼儿尿比重偏低。

（2）临床意义

1）增高：见于肾前性少尿、糖尿病、急性肾小球肾炎、肾病综合征等。

2）降低：大量饮水、肾小管间质疾病、慢性肾小球肾炎、慢性肾衰竭、尿崩症等。

5. 酸碱度

（1）参考区间：5.0 ~ 8.0。

（2）临床意义：尿 pH 受饮食结构和药物影响。病理情况下尿 pH 降低见于酸中毒、高热、糖尿病。尿 pH 增高见于碱中毒、尿潴留、肾小管性酸中毒等。

6. 气味　正常尿液的气味来自尿中挥发性的酸性物质。慢性膀胱炎及尿潴留者等新鲜尿液可有氨味，有机磷农药中毒者尿带蒜臭味，糖尿病酮症酸中毒时尿呈烂苹果味，苯丙酮尿症者尿有鼠臭味。

（三）尿液化学检查

1. 尿蛋白

（1）参考区间：尿蛋白定性试验阴性；定量试验 < 150 mg/24 h。

（1）临床意义：尿蛋白定性试验阳性或定量试验超过 150 mg/24 h 尿时，称蛋白尿。

1）生理性蛋白尿：可见于剧烈运动、发热等，肾并无实质性病变，为暂时性蛋白尿。

2）病理性蛋白尿：因各种肾及肾外疾病所致的蛋白尿，多为持续性蛋白尿。①肾小球性蛋白尿：这是最常见的一种蛋白尿。常见于肾小球肾炎、肾病综合征等原发性肾小球损害性疾病；糖尿病、高血压、系统性红斑狼疮等继发性肾小球损害性疾病。②肾小管性蛋白尿：常见于肾盂肾炎、间质性肾炎、重金属中毒及肾移植术后等。③混合性蛋白尿：肾小球和肾小管同时受损所致的蛋白尿，如糖尿病、系统性红斑狼疮等。④溢出性蛋白尿：因血浆中出现异常增多的低分子量蛋白质，超过肾小管重吸收能力所致的蛋白尿。可见于溶血性贫血和挤压综合征、多发性骨髓瘤等。⑤组织性蛋白尿：由于肾组织被破坏或肾小管分泌蛋白增多所致的蛋白尿，多为低分子量蛋白尿，以 T-H 糖蛋白为主要成分。

2. 尿糖

（1）参考区间：阴性。

（2）临床意义：尿糖定性试验阳性，称为糖尿，一般指葡萄糖尿。可见于血糖增高性糖尿，如糖尿病、库欣综合征、甲状腺功能亢进、嗜铬细胞瘤、肢端肥大症、胰腺炎等，血糖正常性糖尿如慢性肾炎、肾病综合征等。高糖饮食和静脉输注大量糖后、颅脑外伤、脑出血、急性心肌梗死等可见暂时性糖尿。

3. 酮体　酮体是 β- 羟丁酸、乙酰乙酸和丙酮的总称，是脂肪代谢的中间产物。酮体的检测实际上是测定丙酮和乙酰乙酸。

（1）参考区间：阴性。

（2）临床意义：可见于糖尿病酮症酸中毒、高热、严重呕吐、长期饥饿、肝硬化等。

4. 尿胆红素与尿胆原

（1）参考区间：尿胆红素定性阴性；尿胆原定性阴性或弱阳性。

（2）临床意义：①尿胆红素增高见于肝细胞性黄疸、阻塞性黄疸等；②尿胆原增高见于肝细胞性黄疸和溶血性黄疸。尿胆原减少见于阻塞性黄疸。

（四）尿液显微镜检查

主要检测细胞、管型和结晶等。

1. 细胞

（1）红细胞

1）参考区间：玻片法，平均 0 ~ 3 个 /HPF，定量，0 ~ 17 个 /μl。

2）临床意义：可见于急性肾小球肾炎、慢性肾炎、紫癜性肾炎、狼疮性肾炎等肾小球性血尿，以及肾结石、泌尿系统肿瘤、肾盂肾炎、急性膀胱炎、肾结核等。

（2）白细胞和脓细胞

1）参考区间：玻片法，平均 0 ~ 5 个 /HPF，定量检查，0 ~ 28 个 /μl。

2）临床意义：尿中出现大量白细胞多为尿路感染如肾盂肾炎、膀胱炎、尿道炎等。

（3）上皮细胞：尿液中上皮细胞来自肾至尿道的整个泌尿系统，包括肾小管上皮细胞、移行上皮细胞和复层扁平上皮细胞。肾小管上皮细胞提示肾小管病变。移行上皮细胞可见输尿管炎、膀胱炎、尿道炎，大量出现应警惕移行上皮细胞癌。复层扁平上皮细胞大量出现或片状脱落且伴有白细胞、脓细胞，见于尿道炎。

2. 管型　管型（cast）是蛋白质、细胞及其崩解产物在肾小管、集合小管中凝固而成的圆柱形蛋白聚体，是尿沉渣中最有诊断价值的成分。构成管型的主要成分有肾小管分泌的 T-H 蛋白、血浆蛋白、各种细胞及其变性的产物等。管型形成的条件包括：①原尿中有白蛋白、T-H 蛋白；②肾小管有浓缩和酸化的能力；③尿流缓慢，有局部性尿液淤积；④具有可供交替使用的肾单位。

常见管型的临床意义如下。

（1）透明管型：正常人 0 ~ 偶见 /LPF。在运动、麻醉、发热时可出现一过性增多。在肾病综合征、慢性肾炎、恶性高血压和心力衰竭时可见增多。

（2）颗粒管型：见于慢性肾炎、肾盂肾炎、急性肾小球肾炎后期等。

（3）细胞管型：各种原因所致的肾小管损伤时可见肾小管上皮细胞管型；肾小球性血尿时可见红细胞管型；肾盂肾炎、间质性肾炎等可见白细胞管型。

（4）蜡样管型：提示有严重的肾小管变性坏死，预后不良。

（5）脂肪管型：常见于肾病综合征、慢性肾小球肾炎急性发作及其他肾小管损伤性疾病。

（6）肾衰管型：常见于慢性肾衰竭少尿期，提示预后不良，故又称肾功能不全管型。

3. 结晶　经常出现于新鲜尿中并伴有较多红细胞应怀疑患有肾结石的可能。

4. 其他　除上述有形成分外，尿液中还可见到细菌、真菌、寄生虫、精子等。

二、粪便检测

粪便是食物在体内经消化吸收营养成分后的最终产物。粪便检测对了解消化道及通向肠道的肝、胆、胰腺等器官有无病变，间接地判断胃肠、胰腺、肝胆系统的功能状况有重要价值。

（一）粪便标本采集

标本采集通常采用自然排出的粪便，应注意用干燥洁净盛器留取新鲜的有病理意义的标本，外观无异常的粪便要多点采样，如做细菌学检查应将标本盛于加盖无菌容器内立即送检。寄生虫检查时注意多次送检，检测阿米巴滋养体等原虫时应注意保温及时送检。

（二）粪便的一般性状检查

粪便的一般性状受食物的种类、性质、量的影响较大，也受某些药物的影响。但粪便一般性状检查对消化系统疾病和寄生虫感染的诊断有重要价值。

1. 参考区间　黄褐色成形软便，可有少量黏液，有粪臭；婴幼儿粪便可为黄色或金黄色糊状。

2. 临床意义

（1）量：粪便的量随食物种类、进食量及消化器官功能状态而异。

（2）颜色与性状：病理情况可见如下改变。

1）鲜血便：见于直肠癌、肛裂及痔等。

2）柏油样便：主要见于上消化道出血。也可见于食用较多动物血、肝或口服铁剂等。

3）白陶土样便：见于各种原因引起的胆管完全阻塞者。

4）脓性及脓血便：可见于痢疾、溃疡性结肠炎、结肠或直肠癌，其中阿米巴痢疾以血为主，血中带脓，呈暗红色稀果酱样，细菌性痢疾则以黏液和脓为主，脓中带血。

5）米泔样便：见于重症霍乱、副霍乱。

6）黏液便：见于各类肠炎、痢疾等。

7）稀糊状或水样便：见于各种感染性和非感染性腹泻。

8）细条样便：排出细条样或扁片状粪便，提示直肠狭窄，多见于直肠癌。

3. 气味　正常粪便有臭味，慢性肠炎、胰腺疾病、结肠或直肠癌溃烂时有恶臭。脂肪及糖类消化或吸收不良时粪便呈酸臭味。

4. 寄生虫体　寄生虫感染时有时可见虫体。

（三）粪便隐血试验

1. 参考区间　阴性。

2. 临床意义　消化性溃疡，阳性率为 40% ~ 70%，呈间歇阳性；消化道恶性肿瘤如胃癌、结肠癌，阳性率可达 95%，呈持续性阳性；隐血试验阳性也可见于急性胃黏膜病变、肠结核、溃疡性结肠炎、克罗恩病、钩虫病等。

（四）显微镜检查

在显微镜下观察粪便中有无细胞、寄生虫虫卵、原虫及各种食物残渣等，有助于消化系统各种疾病的诊断，因此粪便的显微镜检测是常规检测的重要手段。

1. 细胞和食物残渣

（1）红细胞：正常粪便中无红细胞，下消化道出血、痢疾、溃疡性结肠炎、结肠和直肠癌时可见到红细胞。

（2）白细胞：正常粪便中不见或偶见，增多见于肠道炎症。

（3）吞噬细胞：见于细菌性痢疾和溃疡性结肠炎。

（4）肿瘤细胞：见于乙状结肠癌、直肠癌。

（5）食物残渣：见于各种原因导致的消化不良。

2. 细菌 粪便中细菌占粪便干重 1/3，多属正常菌群。肠道致病菌感染时可通过粪便直接涂片镜检和细菌培养寻找致病菌。

3. 寄生虫和寄生虫虫卵 肠道寄生虫病如阿米巴、鞭毛虫、孢子虫、吸虫、绦虫等感染时，可从粪便中找到相应病原体。

三、痰液检测

（一）痰液标本采集

可采用自然咳痰法、雾化蒸汽吸入法、一次性吸痰管法进行痰液标本采集。

（二）痰液一般性状检查

1. 颜色 血性痰见于肺癌、肺结核、支气管扩张等，粉红色泡沫样痰见于急性肺水肿，铁锈色痰见于大叶性肺炎、肺梗死等；黄痰见于呼吸道化脓性感染；黄绿色痰可见于呼吸道铜绿假单胞菌感染；棕褐色痰见于阿米巴肺脓肿及慢性充血性心力衰竭肺淤血时。

2. 性状 黏液性痰可见于支气管炎、支气管哮喘和早期肺炎等；浆液性痰可见于肺水肿、肺淤血；脓性痰可见于呼吸系统化脓性感染；血性痰可见于肺结核、支气管扩张、肺癌、肺吸虫病等。

（三）痰液显微镜检查

中性粒细胞（或脓细胞）增多见于呼吸道化脓性炎症或有混合感染。呼吸道疾病及出血性疾病痰中可见大量红细胞；炎症或患其他呼吸系统疾病时上皮细胞大量增加；心力衰竭引起的肺淤血、肺梗死及肺出血患者可见肺泡巨噬细胞。痰中找到肺吸虫虫卵可诊断为肺吸虫病，找到溶组织内阿米巴滋养体，可诊断为阿米巴肺脓肿或阿米巴肝脓肿穿破入肺。

（江丽霞）

第五节 常用肾功能实验室检测

肾是一个重要的生命器官，其主要功能是生成尿液，以维持体内水、电解质、蛋白质和酸碱等代谢平衡。同时也兼有内分泌功能，如产生肾素、红细胞生成素、活性维生素 D 等，调节血压、钙磷代谢和红细胞生成。肾疾病常用的实验室检测有尿液检测和肾功能检测。

一、肾小球功能检测

（一）血清肌酐测定

血液中的肌酐（creatinine，Cr）是由外源性和内生性两类组成的。机体每天内生的 Cr 生成量相当恒定。血中 Cr 主要由肾小球滤过排出体外，肾小管基本不重吸收且排泌量也较少，在外源性肌酐摄入量稳定的情况下，血液中的浓度取决于肾小球滤过能力。

1. **参考区间**　成人：男性，57～97 μmol/L，女性，41～73 μmol/L。

2. **临床意义**

（1）评价肾小球滤过功能：血肌酐增高见于各种原因引起的肾小球滤过功能减退，如急性肾衰竭，血肌酐明显进行性的升高为器质性损害的指标；慢性肾衰竭血肌酐升高程度与病变严重性一致：代偿期时血 Cr < 178 μmol/L，失代偿期时血 Cr > 178 μmol/L；肾衰竭期时血 Cr > 445 μmol/L。

（2）鉴别肾前性和肾实质性少尿：器质性肾衰竭血肌酐常超过 200 μmol/L。肾前性少尿如心力衰竭、脱水等多不超过 200 μmol/L。

（3）生理变化：受饮食、运动影响。

（二）内生肌酐清除率测定

肾单位时间内把若干毫升血液中的内在肌酐全部清除出去，称为内生肌酐清除率（endogenous creatinine clearance rate，Ccr）。

1. **参考区间**　66～143 ml/min。

2. **临床意义**

（1）判断肾小球损害程度：当肾小球滤过率（glomerular filtration rate，GFR）降低到正常值的 50% 时，Ccr 测定值可低至 50 ml/min，但血肌酐、尿素氮测定仍可在正常范围，因肾有强大的储备能力，故 Ccr 是较早反映 GFR 的敏感指标。

（2）评估肾功能：轻度损害，Ccr 70～51 ml/min；中度损害，Ccr 50～31 ml/min；Ccr < 30 ml/min 为重度损害。

（3）指导治疗：根据 Ccr 值指导治疗。

（三）血尿素氮测定

血尿素氮（blood urea nitrogen，BUN）是蛋白质代谢的终末产物，尿素主要经肾小球滤过随尿排出，正常情况下 30%～40% 被肾小管重吸收，肾小管有少量排泌。

1. **参考区间**　成人：男性，3.1～8.0 mmol/L；女性，2.6～7.5 mmol/L。

2. **临床意义**　高蛋白饮食可见血中尿素氮增高，病理性增高见于以下疾病。

（1）器质性肾功能损害

1）各种原发性肾小球肾炎、肾盂肾炎、间质性肾炎、肾肿瘤、多囊肾等所致的慢性肾衰竭。肾衰竭代偿期时血 BUN < 9 mmol/L；肾衰竭失代偿期时血 BUN > 9 mmol/L；肾衰竭期时血 BUN > 20 mmol/L。

2）急性肾衰竭肾功能轻度受损时，BUN 可无变化，不能作为早期肾功能指标。

（2）肾前性少尿：可见于严重脱水、大量腹水、心脏循环功能衰竭等。

二、肾小管功能检测

近端肾小管功能检测

1. **尿 β_2 微球蛋白测定**　β_2 微球蛋白（β_2-microglobulin，β_2-MG）是体内有核细胞包括淋巴细胞、

血小板、多形核白细胞产生的一种小分子球蛋白。正常人血液 β_2-MG 浓度很低，可自由通过肾小球，然后在近端小管内几乎全部被重吸收。

（1）参考区间：成人尿 β_2-MG < 0.3 mg/L，或以尿肌酐校正为 0.2 mg/g 肌酐以下。

（2）临床意义：尿 β_2-MG 增多较敏感地反映近端肾小管重吸收功能受损，但由于肾小管重吸收 β_2-MG 的阈值为 5 mg/L，因此，只有血 β_2-MG<5 mg/L 时，尿 β_2-MG 升高才反映肾小管损伤。

三、血尿酸检测

尿酸（uric acid，UA）为核蛋白和核酸中嘌呤的代谢产物，既可来自体内，亦可来自食物中嘌呤的分解代谢，血尿酸浓度受肾小球滤过功能和肾小管重吸收功能的影响。

1. 参考区间　成人血清：男性，208 ~ 428 μmol/L，女性，155 ~ 357 μmol/L。

2. 临床意义　若能严格禁食含嘌呤丰富食物 3 d，排除外源性尿酸干扰再采血，血尿酸水平改变较有意义。

（1）血尿酸浓度升高：可见于肾小球滤过功能损伤和体内尿酸生成异常增多如痛风、多种血液病、恶性肿瘤化疗后等。

（2）血尿酸浓度降低：各种原因导致肾小管重吸收尿酸功能损害、尿酸生成减少等。

（江丽霞）

第六节　常用肝功能实验室检测

肝是人体内最大的实质性腺体器官，其基本功能有物质代谢功能、分泌、排泄、生物转化及胆红素、胆汁酸代谢等，为发现肝损伤及了解、评估肝各种功能状态而设计的众多实验室检测项目，广义上可统称为肝功能试验。

一、蛋白质代谢功能检查

除 γ 球蛋白以外的大部分血浆蛋白，如白蛋白、糖蛋白、脂蛋白、多种凝血因子、抗凝因子、纤溶因子及各种转运蛋白等均在肝合成，当肝细胞受损严重时这些血浆蛋白质合成减少，尤其是白蛋白减少，导致低白蛋白血症。

（一）血清总蛋白和白蛋白、球蛋白比值测定

90% 以上的血清总蛋白（serum total protein，STP）和全部的血清白蛋白（albumin，ALB）是由肝合成，因此血清总蛋白和白蛋白含量是反映肝合成功能的重要指标。球蛋白（globulin，GLB）含量是利用总蛋白含量减去白蛋白含量计算而来的。

1. 参考区间　成人血清：STP 65 ~ 85 g/L；ALB 40 ~ 55 g/L；GLB 20 ~ 40 g/L；A/G（1.2 ~ 2.4）：1。

2. 临床意义　血清总蛋白降低一般与白蛋白减少相平行，总蛋白升高同时有球蛋白升高。由于肝具有很强的代偿能力，且白蛋白半衰期较长，因此只有当肝病变达到一定程度和在一定病程后才能出现血清总蛋白的改变，急性或局灶性肝损伤时血清总蛋白、白蛋白、球蛋白及白/球比多为正常。因此它常用于检测慢性肝损伤，并可反映肝实质细胞储备功能。

（1）血清总蛋白及白蛋白增高：各种原因导致的血液浓缩、肾上腺皮质功能减退等。

（2）血清总蛋白及白蛋白降低

1）肝细胞受损致总蛋白与白蛋白合成减少：常见于亚急性重型肝炎、慢性中度以上持续性肝炎、

肝硬化、肝癌、缺血性肝损伤等。血清总蛋白 < 60 g/L 或白蛋白 < 25 g/L 称为低蛋白血症，临床上常出现严重水肿及胸腔积液、腹水。

2）营养不良：如蛋白质摄入不足或消化吸收不良。

3）蛋白丢失过多：如肾病综合征、严重烧伤、急性大失血等。

4）消耗增加：见于慢性消耗性疾病，如重症结核、恶性肿瘤等。

5）血清水分增加：如水钠潴留等。

（3）血清总蛋白及球蛋白增高：总蛋白增高主要是因球蛋白增高，其中又以 γ 球蛋白增高为主。

1）慢性肝病：包括自身免疫性肝炎、慢性活动性肝炎、肝硬化、酒精性肝病等。

2）M 球蛋白血症：如多发性骨髓瘤、原发性巨球蛋白血症、淋巴瘤等。

3）自身免疫病：如系统性红斑狼疮、类风湿关节炎等。

4）慢性炎症与慢性感染：如结核病、疟疾及慢性血吸虫病等。

（4）血清球蛋白浓度降低：主要是合成减少。如婴幼儿、免疫功能抑制患者、先天性低 γ 球蛋白血症。

（5）A/G 倒置：白蛋白降低和（或）球蛋白增高均可引起 A/G 倒置，见于严重肝功能损伤及 M 蛋白血症，如肝硬化失代偿期、原发性肝癌、多发性骨髓瘤等。

二、胆红素代谢检查

胆红素是血液循环中衰老红细胞在肝、脾及骨髓的单核吞噬细胞系统中分解和破坏的产物。当红细胞破坏过多，肝细胞对胆红素转运缺陷、结合缺陷，胆红素排泄障碍及胆道阻塞均可引起胆红素代谢障碍，临床上通过检测血清总胆红素（serum total bilirubin，STB）、结合胆红素（conjugated bilirubin，CB）、非结合胆红素（unconjugated bilirubin，UCB）、尿内胆红素及尿胆原，借以判断有无溶血及肝、胆系统在胆色素代谢中的功能状态。

（一）血清总胆红素、结合胆红素和非结合胆红素测定

1. 参考区间　　STB 3.4 ~ 17.1 μmol/L；血清 CB 0 ~ 6.8 μmol/L；血清 UCB 1.7 ~ 10.2 μmol/L。

2. 临床意义

（1）判断有无黄疸、黄疸程度：当 STB > 17.1 μmol/L，但 < 34.2 μmol/L 时为隐性黄疸或亚临床黄疸；34.2 ~ 171 μmol/L 为轻度黄疸，171 ~ 342 μmol/L 为中度黄疸，> 342 μmol/L 为重度黄疸。

（2）判断黄疸类型：若 STB 增高伴非结合胆红素明显增高提示为溶血性黄疸，总胆红素增高伴结合胆红素明显升高为胆汁淤积性黄疸，三者均增高为肝细胞性黄疸。

（二）尿内胆红素和尿胆原测定

见本章第四节。

三、血清酶检查

肝是人体含酶最丰富的器官，酶蛋白含量约占肝总蛋白含量的 2/3，在全身物质代谢及生物转化中都起重要作用。测定血清中某些酶的活性或含量可用于诊断肝胆疾病、了解肝细胞的合成功能、判断胆汁淤积情况。

（一）血清氨基转移酶测定

1. 血清氨基转移酶　　用于肝功能检查的主要是丙氨酸氨基转移酶（alanine aminotransferase，ALT）和天冬氨酸氨基转移酶（aspartate aminotransferase，AST）。但是 ALT 与 AST 均为非特异性细胞内功能酶，ALT 主要分布在肝，其次是骨骼肌、肾、心肌等组织中；AST 主要分布在心肌，其次在

肝、骨骼肌和肾组织中。

（1）参考区间　成人：

ALT：男性，9～50 U/L；女性，10～40 U/L。

AST：男性，15～40 U/L；女性，13～35 U/L。

（2）临床意义

1）急性病毒性肝炎：ALT 与 AST 均显著升高，可达正常上限的 20～50 倍，甚至 100 倍，但 ALT 升高更明显，是诊断急性病毒性肝炎重要的实验室诊断指标。急性重型肝炎时，病程初期转氨酶升高，AST 升高显著，如在症状恶化时，黄疸进行性加深，酶活性反而降低，即出现"胆酶分离"现象，提示肝细胞严重坏死，预后不佳。

2）慢性病毒性肝炎：转氨酶轻度上升或正常。

3）酒精性肝病、脂肪肝、药物性肝炎、肝癌等非病毒性肝病，转氨酶轻度升高或正常。

4）肝硬化：转氨酶活性取决于肝细胞进行性坏死程度，终末期肝硬化转氨酶活性正常或降低。

5）肝内、外胆汁淤积：转氨酶活性通常正常或轻度上升。

6）急性心肌梗死：梗死后 6～8 h 时可见 AST 增高，18～24 h 达高峰，可达参考区间上限的 4～10 倍，与心肌坏死范围和程度有关。

7）其他疾病：如骨骼肌疾病等，转氨酶轻度升高。

（二）碱性磷酸酶测定

碱性磷酸酶（alkaline phosphatase，ALP）主要分布在肝、骨骼、肾、小肠及胎盘中。由于血清中大部分 ALP 来源于肝与骨骼，因此常作为肝疾病、骨骼疾病的检查指标之一。

1. 参考区间　成人：男性，45～125 U/L；女性，20～49 岁，30～100 U/L；50～79 岁，50～135 U/L。

2. 临床意义

（1）肝胆系统疾病：各种肝内、外胆管阻塞性疾病，如胆道结石、原发性胆汁性肝硬化、肝内胆汁淤积等，ALP 明显升高，且与血清胆红素升高相平行；肝炎、肝硬化等肝细胞损伤时 ALP 轻度升高。

（2）骨骼疾病：骨软化症、佝偻病、成骨细胞瘤及骨折愈合期时可见血清 ALP 升高。

（3）生理性升高：儿童、孕中晚期。

（三）γ- 谷氨酰转移酶测定

γ- 谷氨酰转移酶（γ-glutamyl transferase，γ-GT）主要在肾、肝和胰腺含量丰富，但血清中 γ-GT 主要来自肝胆系统。γ-GT 在肝中广泛分布于肝细胞的毛细胆管一侧和整个胆管系统，因此当肝内 γ-GT 合成亢进或胆汁排出受阻时，血清中 γ-GT 增高。

1. 参考区间　成人：男性，10～60 U/L，女性，7～45 U/L。

2. 临床意义

（1）胆道阻塞性疾病：原发性胆汁性肝硬化、硬化性胆管炎、肝癌时可达参考区间上限的 10 倍以上。此时 γ-GT、ALP 及血清胆红素呈平行增加。

（2）急性肝炎、肝硬化时，γ-GT 呈中等程度升高。

（3）急性和慢性酒精性肝炎、药物性肝炎，γ-GT 可呈明显或中度以上升高。

（江丽霞）

第七节　临床常用生物化学检测

临床生物化学检测是实验诊断学的重要组成部分，其主要内容包括：①以物质分类为主探讨疾病状态下的生物化学变化，如糖代谢紊乱、脂代谢紊乱、电解质代谢紊乱等；②以器官和组织损伤为主探讨疾病状态下生物化学变化，如内分泌腺、心肌损伤等相关的生物化学改变；③临床酶学及临床治疗药物检测等。临床生物化学检测为临床诊断、鉴别诊断、病情观察和治疗监测提供了重要依据。

一、血糖及其代谢产物的检测

（一）空腹血糖检测

空腹血糖（fasting blood glucose，FBG）是诊断糖代谢紊乱最常用和最重要的指标，是目前诊断糖尿病的主要依据，也是判断糖尿病病情和控制程度的主要指标。

1. **参考区间**　成人空腹血浆（血清）葡萄糖：3.9～6.1 mmol/L。

2. **临床意义**

（1）FBG 增高：FBG 增高而又未达到诊断糖尿病标准时，称为空腹血糖受损（IFG）；FBG 增高超过 7.0 mmol/L 时称为高血糖症。

1）生理性增高：餐后 1～2 h、高糖饮食、情绪激动等。

2）病理性增高：可见于各型糖尿病，内分泌疾病如甲状腺功能亢进症、巨人症、肢端肥大症、嗜铬细胞瘤和胰高血糖素瘤等，颅内压增高、颅脑损伤、中枢神经系统感染、大面积烧伤、心肌梗死、急性脑血管病等应激性因素也可见升高。另外，药物、肝和胰腺疾病、高热、脱水、呕吐等也可见升高。

（2）FBG 减低：当 FBG 低于 2.8 mmol/L 时称为低血糖症。

1）生理性减低：饥饿、长期剧烈运动等。

2）病理性减低：见于药物使用过量如胰岛素、口服降血糖药用量过大，急性肝坏死等。急性酒精中毒、消耗性疾病等也可见减低。

（二）口服葡萄糖耐量试验

口服葡萄糖耐量试验（oral glucose tolerance test，OGTT）是一种葡萄糖负荷试验，用以了解机体对葡萄糖代谢的调节能力，是糖尿病和低糖血症的重要诊断性试验。现多采用 WHO 推荐的 75 g 葡萄糖标准 OGTT，分别检测 FPG 和口服葡萄糖后 30 min、1 h、2 h、3 h 的血糖和尿糖。正常人口服一定量的葡萄糖后，暂时升高的血糖刺激了胰岛素分泌增加，使血糖在短时间内降至空腹水平，此为耐糖现象。当糖代谢紊乱时，口服一定量的葡萄糖后血糖急剧升高，或升高不明显，但短时间内不能降至空腹水平，此为糖耐量异常或糖耐量降低。

1. **参考区间**

（1）FPG：3.9～6.1 mmol/L。

（2）口服葡萄糖后 30 min～1 h，血糖达高峰（一般为 7.8～9.0 mmol/L），峰值 < 11.1 mmol/L。

（3）2 h 血糖 < 7.8 mmol/L。

（4）3 h 血糖恢复至空腹水平。

（5）各检测时间点的尿糖均为阴性。

2. **临床意义**

（1）诊断糖尿病：临床上符合以下条件者，即可诊断糖尿病。①具有糖尿病症状，FPG > 7.0 mmol/L；② OGTT 2 h PG > 11.1 mmol/L；③具有临床症状，随机血糖 > 11.1 mmol/L。临床症状不典型者，需要另选一天重复 OGTT 检测确诊，但一般不主张做第三次 OGTT。

（2）判断 IGT：FPG < 7.0 mmol/L，2 h PG 为 7.8～11.1 mmol/L，且血糖到达高峰的时间延长至 1 h 后，血糖恢复正常的时间延长至 2～3 h 以后，可判断为 IGT。IGT 常见于 2 型糖尿病、肢端肥大症、甲状腺功能亢进症等。

（3）平坦型糖耐量曲线：FPG 降低，口服葡萄糖后血糖上升也不明显，2 h PG 仍处于低水平状态。常见于胰岛 β 细胞瘤、肾上腺皮质功能亢进症等。

（4）储存延迟型糖耐量曲线：口服葡萄糖后血糖急剧升高，提早出现峰值，且大于 11.1 mmol/L，而 2 h PG 又低于空腹水平。常见于胃切除或严重肝损伤。

（5）鉴别低血糖：①功能性低血糖。FPG 正常，口服葡萄糖后出现高峰时间及峰值均正常，但 2～3 h 后出现低血糖，见于特发性低血糖症。②肝源性低血糖。FPG 低于正常，口服葡萄糖后血糖高峰提前并高于正常，但 2 h PG 仍处于高水平，且尿糖阳性。常见于广泛性肝损伤、病毒性肝炎等。

（三）血清胰岛素检测和胰岛素释放试验

在进行 OGTT 的同时，分别于空腹和口服葡萄糖后 30 min、1 h、2 h、3 h 检测血清胰岛素浓度的变化，称为胰岛素释放试验，借以了解胰岛 β 细胞基础功能状态和储备功能状态，间接了解血糖控制情况。

1. 参考区间

（1）空腹胰岛素：10～20 mU/L。

（2）释放试验：口服葡萄糖后胰岛素高峰在 30 min～1 h，峰值为空腹胰岛素的 5～10 倍。2 h 胰岛素 < 30 mU/L，3 h 后达到空腹水平。

2. 临床意义　血清胰岛素检测和胰岛素释放试验主要用于糖尿病的分型诊断及低血糖的诊断与鉴别诊断。

（1）糖尿病

1）1 型糖尿病空腹胰岛素明显降低，口服葡萄糖后释放曲线低平。

2）2 型糖尿病空腹胰岛素可正常、稍高或减低，口服葡萄糖后胰岛素呈延迟释放反应。

（2）胰岛 B 细胞瘤：胰岛 B 细胞瘤常出现高胰岛素血症，胰岛素呈高水平曲线，但血糖降低。

（3）其他：肥胖、肝功能损伤、肾功能不全、肢端肥大症、巨人症等血清胰岛素水平增高；腺垂体功能低下，肾上腺皮质功能不全或饥饿，血清胰岛素减低。

（四）血清 C 肽检测和 C 肽释放试验

1. 参考区间

（1）空腹 C 肽：0.3～1.3 nmol/L。

（2）C 肽释放试验：口服葡萄糖后 30 min～1 h 出现高峰，其峰值为空腹 C 肽的 5～6 倍。

2. 临床意义　C 肽检测常用于糖尿病的分型诊断，其意义与血清胰岛素一样，且 C 肽可以真实反映实际胰岛素水平，不受外源性胰岛素的影响，故也可以指导临床治疗中胰岛素用量的调整。

（五）糖化血红蛋白检测

糖化血红蛋白（glycosylated hemoglobin，GHb）是在红细胞生存期间 HbA 与己糖（主要是葡萄糖）缓慢、连续的非酶促反应的产物。由于糖化过程非常缓慢，一旦生成不再解离，且不受血糖暂时性升高的影响。因此，GHb 对高血糖，特别是血糖和尿糖波动较大时有特殊诊断价值。HbA1c 是目前临床最常检测的部分。

1. 参考区间　HbA1c：4%～6%。

2. 临床意义　GHb 水平反映近 2～3 个月的平均血糖水平。HbA1c < 7% 说明糖尿病控制良好，HbA1c 增高提示近 2～3 个月的血糖控制不良，HbA1c 愈高，血糖水平愈高，病情愈重，故 HbA1c 可作为糖尿病长期控制的良好观察指标，筛检和预测糖尿病，预测血管并发症，还可以用于鉴别高血糖，如糖尿病高血糖的 HbA1c 水平增高，而应激性高血糖的 HbA1c 正常。

（六）糖化血清蛋白检测

糖化血清蛋白（glycosylated serum protein，GSP）是葡萄糖与血清蛋白发生非酶促反应的产物，由于血清蛋白的半衰期为 17～19 天，故可反映患者测定前 2～3 周的平均血糖水平。

1. **参考区间** 205 ~ 285 μmol/L。
2. **临床意义** 反映患者测定前 2 ~ 3 周的平均血糖水平，辅助鉴别应激性高血糖等。

二、血清脂质和脂蛋白检测

血清脂质包括胆固醇、甘油三酯、磷脂和游离脂肪酸。血清脂质检测除了可作为脂质代谢紊乱及有关疾病的诊断指标外，还可协助诊断原发性胆汁性肝硬化、肾病综合征、肝硬化及吸收不良综合征等。

（一）血清脂质检测

胆固醇是脂质的组成成分之一，胆固醇中 70% 为胆固醇酯，30% 为游离胆固醇，两者总称为总胆固醇（total cholesterol，TC）。

1. 总胆固醇测定

（1）参考区间：< 5.20 mmol/L。

（2）临床意义：血清 TC 水平受年龄、家族、性别、遗传、饮食、精神、药物等多种因素影响，且男性高于女性，体力劳动者低于脑力劳动者。TC 是动脉粥样硬化的危险因素之一。TC 增高主要见于代谢性疾病、肝胆疾病、肾病、长期饮酒、吸烟等。TC 降低主要见于甲状腺功能亢进症、严重肝病等。

2. 甘油三酯测定 甘油三酯（triglyceride，TG）是机体恒定的供能来源，主要存在于 β 脂蛋白和乳糜微粒中，直接参与胆固醇和胆固醇酯的合成。

（1）参考区间：< 1.70 mmol/L。

（2）临床意义：血清 TG 受生活习惯、饮食和年龄等的影响，在个体内及个体间的波动较大。必须在空腹 12 ~ 16 h 后静脉采集 TG 测定标本，以排除和减少饮食的影响。TG 也是动脉粥样硬化的危险因素之一。TG 增高可见于冠心病、动脉粥样硬化症、肥胖症、糖尿病、肾病综合征、高脂饮食等。TG 减低见于严重肝病、甲状腺功能亢进症等。

（二）血清脂蛋白检测

脂蛋白是血脂在血液中存在、转运及代谢的形式。超高速离心法根据密度不同将脂蛋白分为乳糜微粒（chylomicron，CM）、极低密度脂蛋白（very low density lipoprotein，VLDL）、低密度脂蛋白（low density lipoprotein，LDL）、高密度脂蛋白（high density lipoprotein，HDL）和 VLDL 的代谢产物中间密度脂蛋白（intermediate density lipoprotein，IDL）。脂蛋白（a）[LP（a）] 是脂蛋白的一大类，其脂质成分与 LDL 相似。

1. 乳糜微粒测定 CM 是最大的脂蛋白，其主要功能是运输外源性 TG。由于 CM 在血液中代谢快，半衰期短，食物消化需要 4 ~ 6 h，故正常空腹 12 h 后血清中不应有 CM。

（1）参考区间：阴性。

（2）临床意义：血清 CM 极易受饮食中的 TG 的影响，易出现乳糜样血液。CM 阳性常见于 I 型和 V 型高脂蛋白血症。

2. 高密度脂蛋白测定 一般检测 HDL 中的胆固醇（HDL-C）含量来反映 HDL 水平。

（1）参考区间：1.04 ~ 1.55 mmol/L。

（2）临床意义

1）HDL 增高：HDL 增高对防止动脉粥样硬化、预防冠心病的发生有重要作用，与冠心病的发病呈负相关。HDL 增高还可见于慢性肝炎、原发性胆汁性肝硬化等。

2）HDL 减低：常见于动脉粥样硬化、糖尿病、慢性肾衰竭、肾病综合征等。

3. 低密度脂蛋白测定 一般以 LDL 中的胆固醇（LDL-C）含量来反映 LDL 水平。

（1）参考区间：< 3.4 mmol/L。

（2）临床意义

1）LDL 增高：是动脉粥样硬化的危险因子，与冠心病发病呈正相关。还可见于甲状腺功能减退症、肾病综合征、阻塞性黄疸、使用糖皮质激素等。

2）LDL 减低：可见于甲状腺功能亢进症、肝硬化，以及低脂饮食等。

4. 脂蛋白（a）测定

（1）参考区间：< 300 mg/L。

（2）临床意义：血清 LP（a）水平的个体差异性较大，LP（a）水平高低基本不受性别、饮食和环境的影响，主要由遗传因素决定。LP（a）是动脉粥样硬化和血栓形成的重要独立危险因子。

（三）血清载脂蛋白检测

1. 载脂蛋白 A I 测定　载脂蛋白 A（ApoA）是 HDL 的主要结构蛋白，具有清除组织脂质和抗动脉粥样硬化的作用，其中 ApoA I 的意义最明确，且在组织中的浓度最高。因此，ApoA I 为临床常用的检测指标。

（1）参考区间：1.00 ~ 1.60 g/L。

（2）临床意义：ApoA I 是 HDL 的主要结构蛋白，可以直接反映 HDL 水平，因此，ApoA I 水平与冠心病发病率呈负相关。

2. 载脂蛋白 B 测定　90% 以上载脂蛋白 B（ApoB）存在于 LDL 中。ApoB 具有调节肝内外细胞表面 LDL 受体与血浆 LDL 之间平衡的作用，对肝合成 VLDL 具有调节作用。

（1）参考区间：0.60 ~ 1.20 g/L。

（2）临床意义：ApoB 是 LDL 中含量最多的蛋白质，可直接反映 LDL 水平，因此，其增高与动脉粥样硬化、冠心病的发生率呈正相关，也是冠心病的危险因素，可用于评价冠心病的危险性和降脂治疗效果等。

三、血清电解质检测

（一）血钾测定

98% 的钾离子分布于细胞内液，是细胞内的主要阳离子，少量存在于细胞外液，血清钾主要反映细胞外液钾的变化，但也受细胞内液钾的变化影响。

1. 参考区间　3.5 ~ 5.3 mmol/L。

2. 临床意义

（1）血钾增高：血清钾 > 5.3 mmol/L 时称为高钾血症。其常见的原因如下：①摄入过多，如高钾饮食、静脉输注大量钾盐、输入大量库存血液等。②排出减少，如急性肾衰竭少尿期、长期使用潴钾的利尿药、肾移值术后等。③细胞内钾外移增多，如大面积烧伤、严重溶血性疾病、缺氧、酸中毒等。④白细胞 > 500×10^9/L、血小板 > 600×10^9/L、血管外溶血等时也可出现高钾血症。

（2）血钾减低：血清钾 < 3.5 mmol/L 时称为低钾血症。常见的原因如下。①摄入不足：如长期低钾饮食、禁食、饥饿等；②丢失过多：如肾衰竭多尿期、肾小管酸中毒、醛固酮增多症、长期使用排钾利尿药、频繁呕吐、长期腹泻等；③分布异常：如使用大量胰岛素、碱中毒等。

（二）血钠测定

钠是细胞外液的主要阳离子，44% 存在于细胞外液，9% 存在于细胞内液，47% 存在于骨骼中，血清钠多以氯化钠的形式存在。

1. 参考区间　137 ~ 147 mmol/L。

2. 临床意义

（1）血钠升高并伴有血液渗透压过高者，称为高钠血症。发生的常见原因如下：①水分摄入不足或丢失过多：因失水超过失钠而致；②摄入过多：进食过多钠盐或输注大量高渗盐水；③内分泌病变：如抗利尿激素分泌增加可因排钠减少致高钠血症，肾上腺皮质功能亢进症、原发性或继发性醛固酮增多症等致肾小管保钠增强，从而使血钠增加。

（2）血钠降低称为低钠血症。低钠血症常见的原因如下：①丢失过多：如慢性肾衰竭多尿期，严重呕吐、反复腹泻等因失钠超过失水所致；②水钠潴留：如急性或慢性肾衰竭少尿期、尿崩症、肾上腺皮质功能减退、肝硬化失代偿期等；③摄入不足或消耗增加，如饥饿、营养不良、长期低钠饮食、肺结核、肿瘤等。

（三）血钙测定

钙是人体含量最多的金属宏量元素。人体内 99% 以上的钙以磷酸钙或碳酸钙的形式存在于骨骼中，血液中钙含量甚少，仅占人体钙含量的 1%。

1. 参考区间　总钙 2.25 ~ 2.58 mmol/L。

2. 临床意义

（1）血清总钙 > 2.58 mmol/L 称为高钙血症。高钙血症发生的常见原因如下：①溶骨作用增强：如原发性甲状旁腺功能亢进症、多发性骨髓瘤、急性白血病等；②肾功能受损：如急性肾功能不全导致排出减少；③摄入过多：如静脉输注过多钙盐等；④吸收增加：如大量使用维生素 D 等。

（2）血清总钙 < 2.25 mmol/L 称为低钙血症。低钙血症发生的常见原因如下：①成骨作用增强：如甲状旁腺功能减退、恶性肿瘤骨转移等；②吸收减少：如骨软化症、佝偻病等；③摄入不足：见于长期低钙饮食；④其他：如急性或慢性肾衰竭、肾病综合征、妊娠后期。

（四）血氯测定

氯是细胞外液的主要阴离子，但在细胞内外均有分布。

1. 参考区间　99 ~ 110 mmol/L。

2. 临床意义

（1）血氯增高常见的原因：①摄入过多或吸收增加，如食入或静脉输注大量的氯化钠、库欣综合征、长期使用糖皮质激素等；②排出减少，如急性或慢性肾衰竭少尿期等；③血液浓缩，因失水过多导致的血液浓缩；④代偿性增加，如呼吸性碱中毒等。

（2）血氯减低常见的原因：①摄入不足，饥饿、营养不良等；②丢失过多，严重呕吐、腹泻、胃肠引流等因氯的丢失大于钠和 HCO_3^- 的丢失；③其他，如慢性肾衰竭、呼吸性酸中毒等。

（五）血磷测定

人体中 70% ~ 80% 的磷以磷酸钙的形式沉积于骨骼中，只有小部分存在于体液中。

1. 参考区间　0.85 ~ 1.51 mmol/L。

2. 临床意义　血磷水平受年龄和季节影响，新生儿与儿童的生长激素水平较高，故血清磷水平较高。

（1）血磷增高：可见于内分泌疾病如原发性或继发性甲状旁腺功能减退症，排泄障碍如肾衰竭，吸收增加如摄入过多的维生素 D，肢端肥大症、多发性骨髓瘤等也可见血磷增高。

（2）血磷降低：可见于摄入不足，吸收不良，丢失过多如大量呕吐、腹泻、碱中毒、酒精中毒、糖尿病酮症酸中毒、甲状旁腺功能亢进症等。

五、心肌酶和心肌蛋白检测

（一）肌酸激酶测定

肌酸激酶（creatine kinase，CK）也称为肌酸磷酸激酶。CK 主要存在于胞质和线粒体中，以骨骼肌、心肌含量最多，其次是脑组织和平滑肌。

1. 参考区间 男性：50~310 U/L，女性：40~200 U/L。

2. 临床意义 CK 水平受性别、年龄、种族、生理状态的影响。CK 增高主要见于以下情况。

（1）AMI：AMI 时 CK 水平在发病 3~8 h 即明显增高，其峰值在 10~36 h，3~4 d 恢复正常。如果在 AMI 病程中 CK 再次升高，提示心肌再次梗死。因此，CK 为早期诊断 AMI 的敏感指标之一。

（2）心肌炎和肌肉疾病：心肌炎时 CK 明显升高。各种肌肉疾病，如多发性肌炎、横纹肌溶解症、重症肌无力等可见 CK 明显增高。心脏手术也可见升高。

（3）溶栓治疗：AMI 溶栓治疗后出现再灌注，导致 CK 活性增高，使峰值时间提前。

（二）肌酸激酶同工酶测定

CK-MB 是主要存在于心肌中 CK 的同工酶。

1. 参考区间 <35 U/L。

2. 临床意义 CK-MB 对 AMI 早期诊断的敏感性明显高于总 CK，其阳性检出率达 100%，且具有高度的特异性。CK-MB 一般在发病后 3~8 h 增高，9~30 h 达高峰，48~72 h 恢复正常水平。其他心肌损伤如心绞痛、心包炎等也可增高。

（三）乳酸脱氢酶测定

乳酸脱氢酶（lactate dehydrogenase，LDH）几乎存在于人体各组织中，以心肌、骨骼肌和肾含量最丰富，所以 LDH 对诊断 AMI 具有较高的敏感性，但特异性较差。

1. 参考区间 120~250 U/L。

2. 临床意义 AMI 时 8~18 h 开始增高，24~72 h 达到峰值，持续 6~10 d。若 LDH 持续增高或再次增高，提示梗死面积扩大或再次出现梗死。肝病如急性病毒性肝炎、肝硬化、阻塞性黄疸时可见显著增高。恶性肿瘤如恶性淋巴瘤、肺癌、结肠癌等明显增高。肺梗死、骨骼肌损伤等也可见明显增高。

（四）心肌肌钙蛋白 T 测定

肌钙蛋白 T（cardiac troponin T，cTnT）是肌肉收缩的调节蛋白。当心肌细胞损伤时，cTnT 释放到血清中。因此，cTnT 浓度变化对诊断心肌缺血损伤的严重程度具有重要价值。

1. 参考区间 0.02~0.13 μg/L；>0.2 μg/L 为临界值；>0.5 μg/L 可以诊断 AMI。不同的试剂参考区间不同。

2. 临床意义 cTnT 是诊断 AMI 的确定性标志物。AMI 发病后 3~6 h 的 cTnT 即升高，10~24 h 达峰值，其峰值可为参考区间的 30~40 倍，恢复正常需要 10~15 d。其诊断 AMI 的敏感性为 50%~59%，特异性为 74%~96%，故其特异性明显优于 CK-MB 和 LDH。

（五）心肌肌钙蛋白 I 测定

心肌肌钙蛋白 I（cardiac troponin I，cTnI）可抑制肌动蛋白中的 ATP 酶活性，使肌肉松弛，防止肌纤维收缩。cTnI 以复合物和游离的形式存在于心肌细胞胞质中，当心肌损伤时，cTnI 即可释放入血液中，血清 cTnI 浓度变化可以反映心肌细胞损伤的程度。

1. 参考区间 <0.2 μg/L；>1.5 μg/L 为临界值。不同的试剂参考区间可能不同。

2. 临床意义 基本上同 cTnT。

（六）肌红蛋白测定

肌红蛋白（myoglobin，Mb）是一种存在于骨骼肌和心肌中的含氧结合蛋白，正常人血清 Mb 含量极少，当心肌或骨骼肌损伤时，血液中的 Mb 水平升高，对诊断 AMI 和骨骼肌损害有一定价值。

1. 参考区间 男性：28~72 ng/ml；女性：25~58 ng/ml。

2. 临床意义 在 AMI 发病后 30 min~2 h 即可升高，5~12 h 达到高峰，18~30 h 恢复正常，所以 Mb 可作为早期诊断 AMI 的指标，明显优于 CK-MB 和 LDH。骨骼肌损伤、休克、急性或慢性肾衰竭也可见升高。

六、其他血清酶学检测

（一）淀粉酶检测

血清淀粉酶（amylase，AMS）主要来源于胰腺和腮腺。

1. 参考区间　血清：35 ~ 135 U/L；尿液：< 450 U/L。

2. 临床意义　急性胰腺炎是 AMS 增高最常见的原因。血清 AMS 一般于发病 6 ~ 12 h 开始增高，12 ~ 72 h 达到峰值，3 ~ 5 d 恢复正常。胰腺癌早期、腮腺炎、消化性溃疡穿孔等也可见升高。

（二）胆碱酯酶检测

胆碱酯酶（cholinesterase，ChE）分为乙酰胆碱酯酶和丁酰胆碱酯酶，后者是由肝合成，所以各种原因引起的肝损伤时，会引起胆碱酯酶下降。

1. 参考区间　8 000 ~ 12 000 U/L。

2. 临床意义　检测血清 ChE 主要用于诊断肝病和有机磷农药中毒。含有有机磷的杀虫药能抑制 ChE 活性，使之减低。ChE 在肝合成，降低程度与肝实质损伤成正比。

（江丽霞）

第八节　临床常用免疫学检测

随着免疫学研究的不断深入和免疫学检测技术的发展，临床免疫学检测在实验诊断中的比重越来越大，广泛用于感染性疾病、自身免疫性疾病、变态反应性疾病、肿瘤等的诊断、鉴别诊断和预后判断，以及移植后的免疫监测。

一、体液免疫检测

体液免疫主要包括抗体和补体系统。抗体属于免疫球蛋白，在不同疾病及感染阶段，免疫球蛋白类型和含量各有不同。免疫球蛋白（Ig）是由浆细胞合成分泌的一组具有抗体活性的球蛋白，为 IgG、IgA、IgM、IgD 和 IgE 五大类，存在于机体的血液、体液、外分泌液和部分细胞的膜上。

（一）免疫球蛋白 G

免疫球蛋白 G（immunoglobulin G，IgG）为人体含量最多和最主要的免疫球蛋白，占总免疫球蛋白的 70% ~ 80%，属再次免疫应答抗体，即机体再次感染的重要抗体。它对病毒、细菌和寄生虫等都有抗体活性，也是唯一能够通过胎盘的免疫球蛋白，通过天然被动免疫使新生儿获得免疫抗体。

1. 参考区间　8.6 ~ 17.4 g/L。

2. 临床意义

（1）生理性变化：胎儿出生前可从母体获得 IgG，出生后 IgG 逐渐减少，4 个月后开始合成 IgG，血清 IgG 逐渐增加，到 16 岁前达到成人水平。

（2）病理性变化

1）IgG 增高：IgG 增高是再次免疫应答的标志。常见于各种慢性感染、慢性肝病、淋巴瘤及自身免疫病如系统性红斑狼疮、类风湿关节炎等；单纯性 IgG 增高主要见于免疫增生性疾病，如 IgG 型分泌型多发性骨髓瘤等。

2）IgG 降低：见于各种先天性和获得性体液免疫缺陷病。

（二）免疫球蛋白 A

免疫球蛋白 A（immunoglobulin A，IgA）分为血清型 IgA 与分泌型 IgA（SIgA）两种。前者占血清总免疫球蛋白的 10% ~ 15%，后者主要存在于分泌液中。SIgA 由呼吸道、消化道、泌尿生殖道的淋巴样组织合成，SIgA 浓度变化与这些部位的局部感染、炎症或肿瘤等病变密切相关。

1. 参考区间　1.0 ~ 4.2 g/L（成人）。

2. 临床意义

（1）生理性变化：儿童的 IgA 水平比成人低，且随年龄的增长而增加，16 岁前达到成人水平。

（2）病理性变化：IgA 增高见于 IgA 型 MM、SLE、类风湿关节炎、肝硬化、湿疹和肾病等；IgA 降低见于反复呼吸道感染、非 IgA 型 MM、重链病、轻链病、原发性和继发性免疫缺陷病、自身免疫病和代谢性疾病等。

（三）免疫球蛋白 M

免疫球蛋白 M（immunoglobulin M，IgM）是初次免疫应答反应中的免疫球蛋白。IgM 是分子质量最大的免疫球蛋白，约占血清总免疫球蛋白的 5% ~ 10%，IgM 具有强的凝集抗原的能力。

1. 参考区间　成人血清：男性，0.3 ~ 2.2 g/L；女性，0.5 ~ 2.8 g/L。

2. 临床意义

（1）生理性变化：从孕 20 周起，胎儿自身可合成大量 IgM，胎儿和新生儿 IgM 浓度是成人水平的 10%，随年龄的增长而增高，8 ~ 16 岁达到成人水平。

（2）病理性变化：IgM 增高见于初期病毒性肝炎、肝硬化、类风湿关节炎、SLE 等，原发性巨球蛋白血症时，IgM 呈单克隆性明显增高。IgM 降低见于 IgG 型重链病、IgA 型 MM、先天性免疫缺陷病、免疫抑制疗法后、淋巴系统肿瘤、肾病综合征及代谢性疾病等。

（四）补体 C3 检测

补体 C3（complement 3，C3）是一种由肝合成的 β_2 球蛋白。C3 在补体系统各成分中含量最多，是经典途径和旁路途径的关键物质。它也是一种急性时相反应蛋白。

1. 参考区间　70 ~ 140 mg/dl（成人）。

2. 临床意义

（1）生理性变化：胎儿出生后随着年龄的增长，其血清 C3 水平逐渐增加，12 岁左右达成人水平。

（2）病理性变化：增高常见于一些急性时相反应，如急性炎症、传染病早期、肿瘤、排异反应。减低见于系统性红斑狼疮和类风湿关节炎活动期、大多数肾小球肾炎、慢性肝病、肝坏死、先天性补体缺乏等。

（五）补体 C4 检测

补体 C4（complement 4，C4）是一种多功能 β_1 球蛋白，在补体活化、促进吞噬、防止免疫复合物沉着和中和病毒等方面发挥作用。

1. 参考区间　10 ~ 40 mg/dl（成人）。

2. 临床意义

（1）生理性变化：胎儿出生后随着年龄的增长，其血清 C4 水平逐渐增加，12 岁左右达成人水平。

（2）病理性变化：增高见于各种传染病、急性炎症和组织损伤等。降低见于自身免疫性肝炎、狼疮性肾炎、SLE、IgA 性肾病。

二、肿瘤标志物检测

肿瘤标志物是由肿瘤细胞本身合成、释放，或是机体对肿瘤细胞反应而产生或升高的一类物质。肿瘤标志物存在于血液、细胞、组织或体液中，反映肿瘤的存在和生长，通过化学、免疫学及基因组学等方法测定肿瘤标志物，对肿瘤的诊断、疗效和复发的监测、预后的判断具有一定的价值。肿瘤标志物主要包括蛋白质类、糖类和酶类肿瘤标志物。

（一）甲胎蛋白测定

甲胎蛋白（alpha fetoprotein，AFP）是在胎儿早期由肝和卵黄囊合成的一种血清糖蛋白，出生后，AFP 的合成很快受到抑制。当肝细胞或生殖腺胚胎组织发生恶性病变时，有关基因重新被激活，使原来已丧失合成 AFP 能力的细胞又重新开始合成，以致血中 AFP 含量明显升高。因此血中 AFP 浓度检测对诊断肝细胞癌及滋养细胞恶性肿瘤具有重要的临床价值。

1. **参考区间**　< 25 μg/L（CLIA 法）。

2. **临床意义**　原发性肝细胞癌患者血清 AFP 增高，阳性率为 67.8%～74.4%，但也有 18% 的原发性肝癌患者 AFP 不升高。生殖腺胚胎肿瘤、胃癌或胰腺癌时，血中 AFP 含量也可升高。病毒性肝炎、肝硬化时 AFP 有不同程度的升高，通常 < 300 μg/L。胎儿神经管缺陷、先兆流产等均会使孕妇血液和羊水中 AFP 升高。

（二）癌胚抗原测定

癌胚抗原（carcinoembryonic antigen，CEA）是一种富含多糖的蛋白复合物。CEA 是一种广谱性肿瘤标志物，器官特异性低。

1. **参考区间**　血清 < 5 μg/L（CLIA 法）。

2. **临床意义**　CEA 升高主要见于胰腺癌、结肠癌、直肠癌、胃癌等，可用于疗效评估、预后判断。结肠炎、胰腺炎、肝病等也常见 CEA 轻度升高。

（三）前列腺特异性抗原测定

前列腺特异性抗原（prostate specific antigen，PSA）是一种由前列腺分泌的单链糖蛋白，存在于前列腺管道的上皮细胞中。

1. **参考区间**　总前列腺特异性抗原（t-PSA）< 4.0 μg/L（CLIA 法）。

2. **临床意义**　前列腺癌时 60%～90% 患者血清 t-PSA 水平明显升高，部分前列腺增生、前列腺炎等良性疾患也可见升高。

（四）细胞角蛋白 19 片段测定

细胞角蛋白 19 片段（cytokeratin 19 fragment，CYFRA21-1）是角蛋白 CK19 的可溶性片段，分泌入血液后可被检测到。

1. **参考区间**　血清 < 2.0 μg/L（CLIA 法）。

2. **临床意义**　血清中 CYFRA21-1 是非小细胞肺癌的首选肿瘤标志物，阳性率为 40%～64%，可用于非小细胞肺癌与小细胞肺癌的鉴别诊断，CYFRA21-1 常与 NSE、SCC、CEA 联合检测用于辅助肺癌的分型及鉴别诊断。肺炎、胃肠疾病、妇科疾病和泌尿系统疾病等良性疾病也可见 CYFRA21-1 轻度升高。

（五）糖类抗原 19-9 测定

糖类抗原 19-9（carbohydrate antigen 19-9，CA19-9）是胰腺癌的首选肿瘤标志物，连续检测对病情进展、手术疗效、预后评估及复发诊断有重要价值。其他肝胆、胰腺疾病也可见升高。

（六）糖类抗原 125 测定

卵巢上皮癌患者的糖类抗原 125（carbohydrate antigen 125，CA125）浓度可明显升高，早期诊断和复发诊断的敏感度可达 50%～90%，常用于观察治疗效果和判断复发。宫颈癌、乳腺癌、胰腺癌、胆道癌、肝癌、胃癌、结肠癌、肺癌等也可见升高。肝硬化失代偿期血清 CA125 明显升高。

（七）糖类抗原 153 测定

糖类抗原 153（carbohydrate antigen 153，CA153）是乳腺癌患者的治疗监测和预后判断指标，但在早期乳腺癌诊断中敏感性不足。血清 CA153 浓度升高还可见于子宫肿瘤、肝癌、结肠癌、肺癌等。

乳腺、肝、肺等良性疾病时也可见升高。

（八）神经元特异性烯醇化酶测定

血清神经元特异性烯醇化酶（neuron specific enolase，NSE）是神经母细胞瘤的标志物，其敏感性可达 90% 以上。NSE 对小细胞肺癌的诊断、鉴别诊断有较高价值，并可用于监测放疗、化疗的效果。

三、自身抗体检测

当某些原因削弱或破坏机体的自身免疫耐受时，该机体的免疫系统就会对自身组织或成分产生免疫应答，这种机体免疫系统对自身组织或成分产生的免疫应答称为自身免疫反应。由自身免疫反应而产生的疾病称为自身免疫病。按自身抗原分布的范围可分为器官特异性和非器官特异性。诊断自身免疫病的重要方法是作自身抗体的检测。

（一）类风湿因子的检测

类风湿因子（rheumatoid factor，RF）是变性 IgG 刺激机体产生的一种自身抗体，主要存在于类风湿关节炎患者的血清和关节液内。主要为 IgM 型，也有 IgG、IgA、IgD 和 IgE 型。

类风湿性疾病时，RF 的阳性率可高达 70%~90%，类风湿关节炎的阳性率为 70%。其他自身免疫病、某些感染性疾病也见 RF 阳性，故本试验的特异性不高。

（二）抗核抗体测定

广义的抗核抗体（anti-nuclear antibody，ANA）的靶抗原不再局限于细胞核内，而是扩展到整个细胞成分，包括细胞核和细胞质。经典的 ANA 是指针对真核细胞核成分的自身抗体的总称，无器官和种族的特异性。

（三）可提取性核抗原抗体谱测定

可提取性核抗原（extractable nuclear antigens，ENA）由多种相对分子质量不同的多肽构成，即双链 DNA、Sm、核糖体、Scl-70、Jo-1、SS-B、SS-A 和 RNP 等。利用免疫印迹试验可以对这些抗原的自身抗体进行检测，用来反映某些自身免疫病的状况。

（四）抗 DNA 抗体测定

阳性主要见于 SLE 等。

（五）抗胞质抗体测定

1. 抗线粒体抗体检测　见于多种慢性肝病。

2. 抗肌动蛋白抗体检测　见于各种慢性肝炎、肝硬化、原发性胆汁性肝硬化等。

3. 抗 Jo-1 抗体检测　对肌炎伴间质性肺纤维化有高度特异性，抗体的效价与疾病的活动性相关。

（六）抗肾小球基膜抗体测定

阳性见于急进型肾小球肾炎及免疫复合物型肾小球肾炎等。

（七）抗甲状腺抗体测定

1. 抗甲状腺球蛋白抗体　甲状腺球蛋白（thyroglobulin，TG）是由甲状腺滤泡细胞合成的一种糖蛋白。90%~95% 桥本甲状腺炎、52%~58% 甲状腺功能亢进和 35% 甲状腺癌的患者可出现抗 TG 阳性。

2. 抗甲状腺过氧化物酶抗体　甲状腺过氧化物酶（thyroid peroxidase，TPO）是一种含有血红素辅基的膜结合糖蛋白，位于甲状腺滤泡上皮顶端细胞膜刷状缘。TPO 是甲状腺微粒体的主要抗原成分。桥本甲状腺炎、甲状腺功能减退症等抗 TPO 阳性。

四、其他免疫检测

C 反应蛋白（C-reactive protein，CRP）检测是急性时相反应极敏感的指标。CRP 升高可见于化脓性感染、组织坏死（心肌梗死、严重创伤等）、恶性肿瘤、结缔组织病、器官移植急性排斥等。CRP 还可用于鉴别细菌性或非细菌性感染，前者 CPR 升高，后者不升高。鉴别风湿热活动期和稳定期，前者升高，后者不升高。

（江丽霞）

数字资源详见　新形态教材网

　教学课件　　　拓展阅读　　　自测题及参考答案

第三篇

内科疾病

第 一 章
呼吸系统疾病

呼吸系统疾病对人类健康构成重大危害，随着我国工业化、现代化进程的加速和生活方式的转型，空气污染、吸烟、人口老龄化等问题陆续出现，呼吸系统疾病愈发成为影响我国人民健康和生命的重大、常见、多发疾病，造成严重的社会经济负担。WHO将慢性呼吸系统疾病和心脑血管疾病、恶性肿瘤、糖尿病与代谢性疾病一起定义为影响人类健康的四大类慢性病。21世纪以来发生的多次新发呼吸道传染病疫情时刻警醒着人们，新发的呼吸道传染病对人类健康和社会安定一直存在威胁。呼吸学科是研究呼吸系统的健康和疾病问题，从而实现健康促进、疾病预防、诊断、控制、治疗和康复的学科。本篇学习重点是掌握呼吸系统解剖和生理特点，认识呼吸系统疾病发生发展过程，认识呼吸系统疾病的常见症状和体征，建立呼吸系统疾病的诊断和鉴别诊断思路，掌握常见呼吸系统疾病的处理原则。

第一节　慢性支气管炎

慢性支气管炎简称慢支，是气管、支气管黏膜及其周围组织的慢性非特异性炎症。临床上以咳嗽、咳痰为主要症状，每年发病持续3个月或更长时间，连续2年或2年以上，排除具有咳嗽、咳痰、喘息症状的其他疾病。

一、病因及病理

（一）病因

病因尚不完全清楚，是多种因素长期相互作用的结果。吸烟、职业/环境粉尘、空气污染、感染因素、免疫、年龄和气候等因素为常见病因。

（二）病理

支气管上皮细胞变性、坏死、脱落，后期出现鳞状上皮化生，纤毛变短、粘连、倒伏、脱失。黏膜和黏膜下充血水肿，杯状细胞和黏液腺肥大和增生，分泌旺盛，大量黏液潴留。浆细胞、淋巴细胞浸润，纤维组织增生。

二、临床表现

（一）症状

缓慢起病，病程长，反复急性发作病情加重。主要症状为咳嗽、咳痰，或伴有喘息。急性加重指咳嗽、咳痰、喘息等症状突然加重，主要原因是呼吸道感染，病原体可以是病毒、细菌、支原体和衣原体等。

1. **咳嗽**　一般晨间咳嗽为主，睡眠时有阵咳或排痰。

2. **咳痰**　一般为白色黏液和浆液泡沫性，偶可带血。清晨排痰较多，起床后或体位变动可刺激排痰。

3. **喘息或气急**　喘息明显者可能伴发支气管哮喘。若伴肺气肿时可表现为活动后气促。

（二）体征

早期无异常体征。急性发作期可在背部或双肺底听到干、湿啰音，咳嗽后可减少或消失。如合并哮喘可闻及广泛哮鸣音并伴呼气期延长。

（三）实验室检查

1. **X线检查**　早期可无异常。反复发作表现为肺纹理增粗、紊乱，呈网状或条索状、斑点状阴影，以双下肺野明显。

2. **呼吸功能检查**　早期无异常。如有小气道阻塞时，最大呼气流速 – 容量曲线在 75% 和 50% 肺容量时，流量明显降低。

3. **血液检查**　细菌感染时偶可出现白细胞总数和（或）中性粒细胞计数增高。

4. **痰液检查**　可培养出致病菌。

三、诊断及鉴别诊断

依据咳嗽、咳痰，或伴有喘息，每年发病持续 3 个月或更长时间，并连续 2 年或 2 年以上，并排除其他慢性气道疾病可诊断为慢性支气管炎。本病需和支气管哮喘、嗜酸性粒细胞性支气管炎、肺结核、支气管肺癌、特发性肺纤维化、支气管扩张等其他引起慢性咳嗽的疾病相鉴别。

四、治疗

（一）急性加重期的治疗

1. **控制感染**　多根据患者所在地常见病原菌经验性选用抗生素，可选用喹诺酮类、大环内酯类、β– 内酰胺类口服，病情严重时静脉给药。如果能培养出致病菌，可按药敏试验选用抗生素。

2. **镇咳祛痰**　可使用复方甘草合剂，或溴己新、盐酸氨溴索、桃金娘油。干咳为主的可用镇咳药如右美沙芬等。

3. **平喘**　如氨茶碱，β_2 受体激动剂吸入，或抗胆碱药。

（二）缓解期治疗

戒烟，避免有害气体和其他有害颗粒吸入。增强体质，预防感冒。反复呼吸道感染者，可试用免疫调节药或中医中药，部分患者可见效。

（丁　彦）

第二节　慢性阻塞性肺疾病

慢性阻塞性肺疾病（COPD）简称慢阻肺，是一种常见的、可以预防和治疗的疾病，其特征是持续存在的呼吸系统症状和气流受限，通常与显著暴露于有害颗粒或气体引起的气道和（或）肺泡异常有关。肺功能检查对确定气流受限有重要意义。

一、病因及发病机制

（一）病因
本病的病因与慢性支气管炎相似，可能是多种环境因素与机体自身因素长期相互作用的结果。

（二）发病机制
1. **炎症机制**　气道、肺实质及肺血管的慢性炎症是 COPD 的特征性改变，中性粒细胞、巨噬细胞、T 淋巴细胞等炎症细胞均参与了 COPD 发病过程。

2. **蛋白酶 – 抗蛋白酶失衡机制**　蛋白水解酶对组织有损伤、破坏作用，抗蛋白酶对弹性蛋白酶等多种蛋白酶有抑制功能。吸入有害气体或有害物质可以导致蛋白酶产生增多或活性增强，抗蛋白酶产生减少或灭活加快。

3. **氧化应激机制**　许多研究表明，慢阻肺患者的氧化应激增加。氧化物可直接作用并破坏许多生物大分子。

二、病理

COPD 的病理改变主要表现为慢性支气管炎及肺气肿的病理变化。炎症导致气管壁的损伤—修复过程反复发生，进而引起气管结构重塑、胶原含量增加及瘢痕形成，这些病理改变是 COPD 气流受限的主要病理基础之一。

三、临床表现

（一）症状
起病缓慢、病程较长。

1. **慢性咳嗽**　随病程发展可终身不愈。常晨间咳嗽明显，夜间有阵咳或排痰。

2. **咳痰**　一般为白色黏液或浆液性泡沫样痰，偶可带血丝，清晨排痰较多。急性发作期痰量增多，可有脓性痰。

3. **气短或呼吸困难**　早期在劳力时出现，后逐渐加重，以致在日常活动甚至休息时也感到气短，是 COPD 的标志性症状。

4. **喘息和胸闷**　部分患者特别是重度患者或急性加重时出现喘息。

5. **其他**　晚期患者有体重下降、食欲减退等。

（二）体征
早期体征可无异常，随疾病进展出现以下体征。

1. **视诊**　桶状胸，部分患者呼吸变浅，频率增快，严重者可有缩唇呼吸等。

2. **触诊**　双侧语颤减弱。

3. **叩诊**　肺部过清音，心浊音界缩小，肺下界和肝浊音界下降。

4. 听诊　两肺呼吸音减弱，呼气延长，部分患者可闻及湿啰音和（或）干啰音。

四、辅助检查

（一）肺功能检查

肺功能检查是判断持续气流受限的主要客观指标，吸入支气管扩张药后第一秒用力呼气量占用力肺活量百分率（FEV_1/FVC）＜70%，可确定为持续气流受限。肺总量（TLC）、功能残气量（FRC）和残气量（RV）增高，肺活量（VC）减低，表明肺过度通气。

（二）胸部 X 线检查

慢阻肺早期 X 线胸片无异常变化，以后可出现肺纹理增粗、紊乱等非特异性改变，也可出现肺气肿。X 线胸片改变对 COPD 诊断特异性不高，主要作为确定肺部并发症及与其他肺疾病鉴别之用。

（三）胸部 CT 检查

CT 检查不应作为 COPD 的常规检查。高分辨率 CT 对有疑问病例的鉴别诊断有一定意义。

（四）血气检查

对确定发生低氧血症、高碳酸血症、酸碱平衡失调及判断呼吸衰竭的类型有重要价值。

（五）其他

COPD 合并细菌感染时，外周血白细胞增高，核左移。痰培养可能查出病原菌。

五、诊断

根据吸烟等高危因素史、临床症状和体征等资料，临床可以怀疑慢阻肺。肺功能检查确定持续气流受限是慢阻肺诊断的必备条件，吸入支气管扩张药后 FEV_1/FVC＜70% 为确定存在持续气流受限的界限，若能同时排除其他已知病因或具有特征病理表现的气流受限疾病，则可明确诊断为慢阻肺。

COPD 病程分期：分为急性加重期和稳定期。急性加重期指在疾病过程中，短期内咳嗽、咳痰、气短和（或）喘息加重，痰量增多，呈脓性或黏液脓性，可伴发热等症状；稳定期则指患者咳嗽、咳痰、气短等症状稳定或症状较轻。目前多主张对稳定期及急性加重期病情严重程度进行评估，通过对肺功能、症状及急性加重风险三方面进行评估。

六、并发症

1. 慢性呼吸衰竭　发生低氧血症和（或）高碳酸血症，可具有缺氧和二氧化碳潴留的临床表现。

2. 自发性气胸　如有突然加重的呼吸困难，并伴有明显的发绀，患侧肺部叩诊为鼓音，听诊呼吸音减弱或消失，应考虑并发自发性气胸，通过 X 线检查可以确诊。

3. 慢性肺源性心脏病　肺动脉高压、右心室肥厚扩大，最终发生右心功能不全。

七、治疗

（一）稳定期治疗

1. 教育与管理　最重要的是劝导吸烟的患者戒烟；因职业或环境粉尘、刺激性气体所致者，应脱离污染环境。

2. 支气管扩张药　是现有控制症状的主要措施，联合应用不同药理机制的支气管扩张药可增加支气管扩张效果。

（1）β₂肾上腺素受体激动剂：短效制剂如沙丁胺醇气雾剂，长效制剂如沙美特罗、福莫特罗、茚达特罗等。

（2）抗胆碱能药：短效制剂如异丙托溴铵气雾剂；长效制剂如噻托溴铵。

（3）茶碱类：主要有茶碱缓释或控释片、氨茶碱片。

3. 糖皮质激素　对高风险患者，有研究显示长期吸入糖皮质激素与长效 β₂肾上腺素受体激动剂联合制剂可增加运动耐量，减少急性加重发作频率，提高生活质量。目前常用剂型有沙美特罗氟替卡松和布地奈德福莫特罗。

4. 祛痰药　常用药物有盐酸氨溴索、乙酰半胱氨酸和羧甲司坦。

5. 其他药物　磷酸二酯酶-4抑制剂罗氟司特用于具有COPD频繁急性加重病史的患者，可以降低急性加重风险。有研究表明，大环内酯类药物应用1年可以减少某些频繁急性加重的慢阻肺患者的急性加重频率，但有可能导致细菌耐药及听力受损。

6. 长期家庭氧疗　对慢阻肺并发慢性呼吸衰竭者可提高生活质量和生存率。

7. 康复治疗　具体包括呼吸生理治疗、肌肉训练、营养支持、精神治疗与教育等。

（二）急性加重期治疗

1. 根据病情严重程度决定门诊或住院治疗。

2. 支气管扩张药　药物同稳定期。

3. 低流量吸氧。

4. 抗生素　当患者呼吸困难加重，咳嗽伴痰量增加、有脓性痰时，应选用抗生素治疗。

5. 糖皮质激素　对需住院治疗的急性加重期患者可考虑口服泼尼松龙30~40 mg/d，也可静脉给予甲泼尼龙40~80 mg 每日1次。连续5 d。

6. 机械通气　并发较严重呼吸衰竭患者可使用机械通气治疗。

八、预防

戒烟是预防慢阻肺最重要的措施，在疾病的任何阶段戒烟都有助于防止慢阻肺的发生和发展。控制环境污染，减少有害气体或有害颗粒的吸入。加强体育锻炼、增强体质，提高机体免疫力，可帮助改善机体的一般情况。对于有COPD高危因素的人群，定期进行肺功能监测，早期发现和早期干预十分重要。

（丁　彦）

第三节　支气管哮喘

支气管哮喘简称哮喘，是一种以慢性气道炎症和气道高反应性为特征的异质性疾病。主要特征包括气道慢性炎症，气道对多种刺激因素呈现的高反应性，多变的可逆性气流受限，以及随病程延长而导致的一系列气道结构的改变，即气道重构。临床表现为反复发作的喘息、气急、胸闷或咳嗽等症状，常在夜间及凌晨发作或加重，多数患者可自行缓解或经治疗后缓解。

一、病因及发病机制

（一）病因

哮喘是一种复杂的、具有多基因遗传倾向的疾病，其发病具有家族聚集现象，亲缘关系越近，患病率越高。具有哮喘易感基因的人群发病与否受环境因素的影响较大。环境因素包括变应原因素，如室内变应原（尘螨、家养宠物、蟑螂）、室外变应原（花粉、草粉）、职业性变应原（油漆、活性染料）、食物（鱼、虾、蛋类、牛奶）、药物（阿司匹林、抗生素）和非变应原性因素如大气污染、吸烟、运动、肥胖等。

（二）发病机制

哮喘的发病机制不完全清楚，可概括为以下机制及其相互作用。

1. 气道免疫 – 炎症机制　免疫系统在功能上分为体液（抗体）介导的和细胞介导的免疫，均参与哮喘的发病。哮喘的炎症反应是由多种炎症细胞、炎症介质和细胞因子参与的相互作用的结果。

2. 神经调节机制　神经调节机制是哮喘发病的重要环节。支气管受复杂的自主神经支配。除胆碱能神经、肾上腺素能神经外，还有非肾上腺素能非胆碱能（NANC）神经系统。

3. 气道高反应性　气道高反应性是支气管哮喘患者的共同病理生理特征，是哮喘患者发生发展的另一个重要因素，表现为气道对各种刺激因子出现过强或过早的收缩反应。

二、病理

气道慢性炎症作为哮喘的基本特征，存在于所有的哮喘患者，表现为气道上皮下肥大细胞、嗜酸性粒细胞、巨噬细胞、淋巴细胞和中性粒细胞等的浸润，气道黏膜下组织水肿、微血管通透性增加、支气管平滑肌痉挛、纤毛上皮细胞脱落、杯状细胞增殖及气道分泌物增加。若哮喘长期反复发作，可见支气管平滑肌肥大 / 增生、气道上皮细胞黏液化生、上皮下胶原沉积和纤维化、血管增生及基膜增厚等气道重构。

三、临床表现

（一）症状

典型症状为发作性伴哮鸣音的呼气性呼吸困难，可伴有气促、胸闷或咳嗽。症状可在数分钟内发作，并持续数小时至数天，可经平喘药物治疗后缓解或自行缓解。夜间及凌晨发作或加重是哮喘的重要临床特征。有些青少年，其哮喘症状表现为运动时出现，称为运动性哮喘。有时咳嗽可为唯一的症状，这种不典型哮喘称为咳嗽变异性哮喘。对以胸闷为唯一症状的不典型哮喘，称之为胸闷变异性哮喘。

（二）体征

发作时典型的体征为双肺可闻及广泛的哮鸣音，呼气音延长。在非常严重哮喘发作，哮鸣音反而减弱，甚至完全消失，表现为"沉默肺"，是病情危重的表现。非发作期体检可无异常。

（三）实验室及其他辅助检查

1. 痰嗜酸性粒细胞计数　大多数哮喘患者诱导痰液中嗜酸性粒细胞计数增高（＞2.5%），且与哮喘症状相关。

2. 呼吸功能检查　包括通气功能检测、支气管激发试验、支气管舒张试验及呼气峰流量及其变异率测定。

3. 动脉血气分析　哮喘严重发作时可表现呼吸性碱中毒。若为重症哮喘，病情进一步发展，气道阻塞严重，可表现呼吸性酸中毒。若缺氧明显，可合并代谢性酸中毒。

4. 胸部 X 线 /CT 检查　哮喘发作时可见两肺透亮度增加，呈过度通气状态，缓解期多无明显异常。胸部 CT 在部分患者可见支气管壁增厚、黏液阻塞。

5. 特异性变应原检测　测定变应性指标结合病史有助于患者的病因诊断和脱离致敏因素的接触。

6. 呼出气一氧化氮（FeNO）检测　可作为评估气道炎症和哮喘控制水平的指标，也可以用于预判和评估吸入激素治疗的反应。

四、诊断与分期

（一）诊断标准

1. 典型哮喘的临床症状和体征　①反复发作喘息、气急、胸闷或咳嗽，夜间及晨间多发，常与接触变应原、冷空气、理化刺激以及病毒性上呼吸道感染、运动等有关；②发作时在双肺可闻及散在或弥漫性哮鸣音，呼气相延长；③上述症状和体征可经治疗缓解或自行缓解。

2. 可变气流受限的客观检查　①支气管舒张试验阳性；②支气管激发试验阳性；③平均每日 PEF 昼夜变异率 > 10% 或呼气流量峰值（PEF）周变异率 > 20%。符合上述症状和体征，同时具备气流受限客观检查中的任一条，并除外其他疾病所引起的喘息、气急、胸闷和咳嗽，可以诊断为哮喘。咳嗽变异性哮喘：指咳嗽作为唯一或主要症状，无喘息、气急等典型哮喘症状，同时具备可变气流受限客观检查中任一条，除外其他疾病所引起的咳嗽。

（二）分期

支气管哮喘可分为急性发作期、慢性持续期和临床控制期。

1. 急性发作期　是指气促、咳嗽、胸闷等症状突然发生或症状加重，常有呼吸困难，以呼气流量降低为其特征，常因接触变应原等刺激物或治疗不当所致。

2. 慢性持续期　患者没有急性发作，但在相当长的时间仍有不同频度和不同程度地出现症状（喘息、咳嗽、胸闷等），肺通气功能下降。

3. 临床控制期　指患者无喘息、气急、胸闷、咳嗽等症状4周以上，近一年内无急性发作，肺功能正常。

五、并发症

发作期可并发气胸、纵隔气肿、肺不张；长期反复发作和（或）并发感染可引起慢支、肺气肿、支气管扩张、间质性肺炎、肺纤维化和肺源性心脏病等并发症。

六、治疗

虽然目前哮喘不能根治，但长期规范化治疗使哮喘症状能得到控制，减少复发乃至不发作，使患者活动不受限制，并能与正常人一样生活、工作和学习。

（一）确定并减少危险因素接触

确定并减少危险因素接触是防治哮喘最有效的方法。

（二）药物治疗

治疗哮喘药物分为两类：缓解性药物和控制性药物（表3-1-1）。

表 3-1-1　哮喘治疗药物分类

缓解性药物	控制性药物
短效 β₂ 受体激动剂（SABA）	吸入型糖皮质激素（ICS）
短效吸入型抗胆碱药（SAMA）	白三烯调节剂
短效茶碱	长效 β₂ 受体激动剂（LABA，不单独使用）

续表

缓解性药物	控制性药物
全身用糖皮质激素	缓释茶碱
ICS+ 福莫特罗	色甘酸钠
	抗 IgE 抗体
	抗 IL-5 抗体
	联合药物（如 ICS/LABA）

1. 糖皮质激素　简称激素，是目前控制哮喘最有效的药物。激素通过作用于气道炎症形成过程中的诸多环节，有效抑制气道炎症。可分为吸入、口服和静脉用药。常用吸入药物有布地奈德、氟替卡松、莫米松等。口服剂：有泼尼松、泼尼松龙。静脉用药：重度或严重哮喘发作时应及早应用琥珀酸氢化可的松或甲泼尼龙。地塞米松因在体内半衰期较长、不良反应较多，宜慎用。

2. β₂ 受体激动剂　主要通过激动气道的 β_2 受体，舒张支气管，缓解哮喘症状。分为 SABA（维持 4~6 h）和 LABA（维持 10~12 h），LABA 又可分为快速起效（数分钟起效）和缓慢起效（30 min 起效）两种。SABA 有沙丁胺醇、特布他林和非诺特罗。LABA 有福莫特罗、沙美特罗及丙卡特罗。LABA 不能单独用于哮喘的治疗。

3. 白三烯调节剂　通过调节白三烯的生物活性而发挥抗炎作用，同时可以舒张支气管平滑肌，可作为中、重度哮喘的联合治疗用药。常用的有孟鲁司特。不良反应较轻微，少数有皮疹、血管性水肿、转氨酶升高、神经精神症状，停药可恢复正常。

4. 茶碱类药物　能增强呼吸肌的力量及增强气道纤毛清除功能等，起到舒张支气管和抗炎作用，有口服及静脉制剂。主要不良反应包括恶心、呕吐、心律失常、血压下降及多尿，偶可兴奋呼吸中枢，严重者可引起抽搐甚至死亡。有条件者应在用药期间监测其血药浓度。

5. 抗胆碱药　如异丙托溴铵，噻托溴铵，可降低迷走神经兴奋性而起舒张支气管作用，并有减少痰液分泌的作用。

6. 生物制剂　①抗 IgE 单克隆抗体：具有阻断游离 IgE 效应细胞表面受体结合的作用，主要用于经吸入 ICS 和 LABA 联合治疗后症状仍未控制，且血清 IgE 水平增高的重症哮喘患者。②抗 IL-5 单克隆抗体，抗 IL-5 受体单克隆抗体，抗 IL-4 受体单克隆抗体：抑制体内嗜酸性粒细胞增多或清除嗜酸性粒细胞，阻断炎症介质释放，对于高嗜酸性粒细胞血症的哮喘患者治疗效果好。③抗 TSLP 单克隆抗体：抑制 Th2 和 ILC2 介导的免疫炎症级联反应，治疗哮喘气道炎症。

（三）急性发作期的治疗

急性发作期的治疗目的是尽快缓解气道阻塞，纠正低氧血症，恢复肺功能，预防进一步恶化或再次发作，防止并发症。

1. 轻度　吸入短效 β_2 受体激动剂，可间断吸入。使用 SABA 同时增加控制性药物 ICS 的剂量。控制性药物使用的是布地奈德 / 福莫特罗（160 μg/4.5 μg 规格），可以直接增加该药 1~2 吸，每天不超过 8 吸。

2. 中度　吸入 SABA，联合应用雾化吸入短效抗胆碱药、糖皮质激素，可联合静脉注射茶碱类药物。如果效果不佳，应尽早口服激素，同时吸氧。

3. 重度至危重度　持续雾化吸入 SABA，联合雾化吸入短效抗胆碱药、糖皮质激素混悬液，静脉茶碱类药物、吸氧。尽早静脉应用激素，待病情得到控制和缓解后改为口服给药。注意维持水、电解质平衡，纠正酸碱失衡，合并代谢性酸中毒时，应适当补碱。如病情恶化缺氧不能纠正，进行机械通气治疗。此外，预防呼吸道感染。

（四）慢性持续期的治疗

评估和监测患者哮喘控制水平，定期根据长期治疗分级方案进行调整，以维持其控制水平。哮喘长期治疗方案分为5级，如果使用该级治疗方案不能够使哮喘得到控制，治疗方案应升级直至达到哮喘控制为主。如果哮喘症状控制且肺功能稳定3个月以上，可考虑降级治疗（表3-1-2）。

表 3-1-2　哮喘患者长期（阶梯式）治疗方案

治疗方案	第1级	第2级	第3级	第4级	第5级
推荐选择控制性药物	按需低剂量ICS+福莫特罗	按需低剂量ICS+福莫特罗	低剂量ICS+福莫特罗维持	中剂量ICS+福莫特罗维持	附加LAMA，评估表型，考虑高剂量ICS+福莫特罗维持，± 抗IgE抗体、抗IL-5/5R抗体、抗IL-4R抗体或抗TSLP抗体
替代选择控制性药物	按需使用SABA时即联合低剂量ICS	低剂量ICS维持	低剂量ICS+LABA维持	中高剂量ICS+LABA维持	附加LAMA，评估表型，考虑高剂量ICS+福莫特罗维持，± 抗IgE抗体、抗IL-5/5R抗体、抗IL-4R抗体或抗TSLP抗体
其他选择控制性药物		按需使用SABA时即联合低剂量ICS，或每日LTRA	中等剂量ICS，或添加LTRA	添加LAMA或LTRA，或转为高剂量ICS	添加阿奇霉素或LTRA。作为最后治疗手段，考虑添加低剂量口服糖皮质激素，但需考虑不良反应。
首选缓解性药物 其他缓解性药物	按需使用低剂量ICS+福莫特罗 按需使用SABA（但需要和ICS同时使用）或按需ICS+SABA				

注：ICS. 吸入型糖皮质激素；LABA. 长效β₂受体激动剂；SABA. 短效β₂受体激动剂；LAMA. 长效抗胆碱药；TSLP. 胸腺基质淋巴细胞生成素；LTRA. 白三烯受体拮抗剂。

（五）免疫疗法

皮下免疫治疗和舌下免疫治疗。

（丁　彦）

第四节　肺　炎

肺炎是指终末气道、肺泡和肺间质的炎症，可由病原微生物、理化因素、免疫损伤、过敏及药物所致。细菌性肺炎是最常见的肺炎。

一、病因及发病机制

是否发生肺炎决定于两个因素：病原体和宿主因素。如果病原体数量多，毒力强和（或）宿主呼吸道局部和全身免疫防御系统损害或低下，即可发生肺炎。病原体通过下列途径引起社区获得性肺炎：①空气吸入；②血行播散；③邻近感染部位蔓延；④上呼吸道定植菌的误吸。医院获得性肺炎多因误吸胃肠道的定植菌和（或）通过人工气道吸入环境中的致病菌引起。

二、分类及诊断

（一）解剖分类

1. **大叶性肺炎**　致病菌多为肺炎链球菌。X 线胸片显示肺叶或肺段的实变影。
2. **小叶性肺炎**　可由肺炎链球菌、葡萄球菌、病毒、肺炎支原体及军团菌引起。
3. **间质性肺炎**　以肺间质受累为主的炎症，可由细菌、支原体、衣原体、病毒或肺孢子菌引起。

（二）病因分类

1. **细菌性肺炎**　如肺炎链球菌、金黄色葡萄球菌、甲型溶血性链球菌、肺炎克雷伯菌、流感嗜血杆菌等。
2. **非典型病原体所致肺炎**　如军团菌、支原体和衣原体等。
3. **病毒性肺炎**　如冠状病毒、腺病毒、呼吸道合胞病毒、流感病毒等。
4. **肺真菌病**　如白念珠菌、曲霉菌、隐球菌、肺孢子菌等。
5. **其他病原体所致肺炎**　如立克次体、弓形虫、寄生虫等。
6. **理化因素所致的肺炎**　如放疗引起的放射性肺炎，胃酸吸入引起的化学性肺炎等。

（三）患病环境分类

为利于指导经验治疗，目前多按肺炎的获得环境分成两类。

1. **社区获得性肺炎（CAP）**　是指在医院外罹患的感染性肺实质炎症，包括具有明确潜伏期的病原体感染而在入院后平均潜伏期内发病的肺炎。常见病原体为肺炎链球菌、支原体、衣原体、流感嗜血杆菌和呼吸道病毒等。

临床诊断依据：①新近出现的咳嗽、咳痰或原有呼吸道疾病症状加重，并出现脓性痰，伴或不伴胸痛；②发热；③肺实变体征和（或）闻及湿啰音；④ WBC $> 10 \times 10^9/L$ 或 $< 4 \times 10^9/L$，伴或不伴中性粒细胞核左移；⑤胸部 X 线检查显示片状、斑片状浸润性阴影或间质性改变，伴或不伴胸腔积液。

以上 1~4 项中任何 1 项加第 5 项，社区发病除外非感染性疾病可做出临床诊断。

2. **医院获得性肺炎（HAP）**　指患者住院期间没有接受有创机械通气，未处于病原感染的潜伏期，而于入院 ≥48 h 后在医院内新发生的肺炎。呼吸机相关性肺炎（VAP）指气管插管或气管切开患者，接受机械通气 48 h 后发生的肺炎及机械通气撤机、拔管后 48 h 内出现的肺炎。我国 HAP/VAP 常见病原体包括鲍曼不动杆菌、铜绿假单胞菌、肺炎克雷伯菌、大肠埃希菌、金黄色葡萄球菌等。

临床诊断依据：X 线检查出现新的或进展的肺部浸润影加上下列 3 个临床征候中的 2 个或以上可以诊断为肺炎：①发热，体温 >38℃；②外周血白细胞计数 $> 10 \times 10^9/L$ 或 $< 4 \times 10^9/L$；③脓性气道分泌物。

三、临床表现

常见症状为咳嗽、咳痰，或原有呼吸道症状加重，并出现脓性痰或血痰，伴或不伴胸痛。肺炎病变范围大者可有呼吸困难、呼吸窘迫，大多数患者有发热。

早期肺部体征无明显异常，重症者可有呼吸频率增快，鼻翼扇动，发绀。肺实变时有典型的体征，如叩诊浊音、语颤增强和支气管呼吸音等，也可闻及湿啰音。并发胸腔积液者，患侧胸部叩诊浊音，语颤减弱，呼吸音减弱。

四、诊断及鉴别诊断

（一）确定肺炎诊断

首先必须把肺炎与上呼吸道感染和气管与支气管炎区别开来。呼吸道感染虽然有咳嗽、咳痰和发热等症状，但各有其特点，上呼吸道感染无肺实质浸润，胸部 X 线检查无实变影。其次，应把肺炎与其他类似肺炎的疾病如肺结核、肺癌、肺栓塞等区别开来。

（二）评估严重程度

肺炎的诊断成立，评价病情的严重程度决定在门诊或入院治疗甚至 ICU 治疗。评估肺炎严重性决定于 3 个主要因素：肺部局部炎症程度，肺部炎症的播散和全身炎症反应程度。我国推荐使用 CURB-65 作为判断 CAP 患者是否需要住院治疗的标准。CURB-65 共 5 项指标，满足 1 项计1 分：①意识障碍；②尿素氮 > 7 mmol/L；③呼吸频率 ≥ 30 次 / 分；④收缩压 < 90 mmHg 或舒张压 ≤ 60 mmHg；⑤年龄 ≥ 65 岁。评分 0 ~ 1 分，原则上门诊治疗即可；2 分建议住院或严格随访下的院外治疗；3 ~ 5 分应住院治疗。

（三）确定病原体

目前常用的方法有痰定量培养，经支气管镜或人工气道吸引，防污染样本毛刷，支气管肺泡灌洗，经皮细针吸检和开胸肺活检，血培养和胸腔积液培养，尿抗原试验，血清学检查等。

五、治疗

抗感染治疗是肺炎治疗的最主要环节。细菌性肺炎的治疗包括经验性治疗和针对病原体治疗。应根据患者的年龄、有无基础疾病、是否有误吸、住普通病房还是重症监护病房、住院时间长短和肺炎的严重程度等，选择抗菌药物和给药途径。重症肺炎的治疗首先应选择广谱的强力抗菌药物，并应足量、联合用药。

肺炎的抗菌药物治疗应尽早进行，一旦怀疑为肺炎即马上给予首剂抗菌药物。病情稳定后可从静脉途径转为口服治疗。通常轻、中度 CAP 患者疗程 5 ~ 7 d，重症及伴有肺外并发症患者可适当延长抗感染疗程。非典型病原体治疗反应较慢者疗程延长至 10 ~ 14 d。金黄色葡萄球菌、铜绿假单胞菌、克雷伯菌属或厌氧菌等容易导致肺组织坏死，抗菌药物疗程可延长至 14 ~ 21 d。

肺炎临床稳定标准需符合下列所有 5 项指标：①体温 ≤ 37.8℃；②心率 ≤ 100 次 / 分；③呼吸 ≤ 24 次 / 分；④收缩压 ≥ 90 mmHg；⑤血氧饱和度 ≥ 90%（或动脉氧分压 ≥ 60 mmHg，吸空气条件下）。对达到临床稳定且能接受口服药物治疗的患者，改用同类或抗菌谱接近、对致病菌敏感的口服制剂进行序贯治疗。

（丁 彦）

第五节 原发性支气管肺癌

肺癌（lung cancer）或称原发性支气管癌或原发性支气管肺癌，WHO 定义为起源于呼吸上皮细胞（支气管、细支气管和肺泡）的恶性肿瘤，是最常见的肺部原发性恶性肿瘤。

一、流行病学

肺癌是全球癌症相关死亡最主要的原因。男性发病率和死亡率在所有癌症中列首位，女性发病率仅次于乳腺癌、结肠癌列第三位，死亡率仅次于乳腺癌列第二位。

二、病因及发病机制

（一）吸烟
吸烟是引起肺癌最常见的原因，约 85% 肺癌患者有吸烟史。与从不吸烟者相比，吸烟者发生肺癌的危险性平均高 10 倍，重度吸烟者可达 10~25 倍。环境烟草烟雾或称二手烟或被动吸烟也是肺癌的病因之一。

（二）职业致癌因子
某些职业的工作环境中存在许多致癌物质。已被确认的致癌物质包括石棉、砷、双氯甲基乙醚、铬、芥子气、镍、多环芳香烃类，以及铀、镭等放射性物质衰变时产生的氡和氡气，电离辐射和微波辐射等。

（三）空气污染
城市中的工业废气、汽车尾气等都有致癌物质，室内被动吸烟、燃料燃烧和烹调过程中均可产生致癌物。

（四）电离辐射
可以是职业性或非职业性的，有来自体外或因吸入放射性粉尘和气体引起的体内照射。

（五）饮食与体力活动
有研究显示，成年期水果和蔬菜的摄入量低，肺癌发生的危险性升高。中、高强度体力活动使发生肺癌的风险下降 13%~30%。

（六）遗传和基因改变
肺癌的发生涉及一系列基因改变，多种基因变化的积累才会引起细胞生长和分化的控制机制紊乱，使细胞生长失控而发生癌变。与肺癌发生关系较为密切的癌基因主要有 *HER* 家族、*RAS* 基因家族、*MYC* 基因家族、*ALK* 融合基因、*Sox* 基因及 *MDM2* 基因等。相应的抑癌基因包括 *TP53*、*RB1*、*CDKN2A*、*NME1*、*PTEN* 基因等。与肺癌发生、发展相关的分子发病机制还包括生长因子信号转导通路激活、肿瘤血管生成、细胞凋亡障碍和免疫逃避等。

（七）其他因素
结核、慢阻肺、结节病、特发性肺纤维化、硬皮病、病毒感染、真菌感染等与肺癌的发生可能也有一定关系。

三、分类

（一）按解剖学部位分类
1. **中央型肺癌**　发生在段及段以上支气管的肺癌，以鳞状上皮细胞癌和小细胞肺癌多见。
2. **周围型肺癌**　发生在段支气管以下的肺癌，以腺癌较多见。

（二）按组织病理学分类
分为非小细胞肺癌和小细胞肺癌两大类，非小细胞肺癌最为常见，约占肺癌总发病率的 85%。

1. 非小细胞肺癌（non-small cell lung cancer，NSCLC）

（1）鳞状上皮细胞癌（简称鳞癌）：目前分为鳞状细胞癌、非特指型（角化型、非角化型和基底细胞样鳞癌）和淋巴上皮癌，常见于老年男性，一般生长较慢，转移晚。

（2）腺癌：分为微浸润型腺癌、浸润性非黏液腺癌、浸润性黏液腺癌、胶样型腺癌、胎儿型肺腺癌、肠型腺癌。腺癌是肺癌最常见的类型，女性多见。富含血管，局部浸润和血行转移较早，易累及胸膜引起胸腔积液。

（3）大细胞癌：是一种未分化的非小细胞癌，较为少见。大细胞癌转移较晚，手术切除机会较大。

（4）其他：如腺鳞癌、肉瘤样癌、淋巴上皮瘤样癌等。

2. 小细胞癌（small cell lung cancer，SCLC）　是一种低分化的神经内分泌肿瘤，包括小细胞癌和复合性小细胞癌。具有内分泌和化学受体功能，能分泌 5- 羟色胺、儿茶酚胺、组胺、激肽等物质，可引起类癌综合征。以增殖快速和早期广泛转移为特征，多为中央型，典型表现为肺门肿块和肿大的纵隔淋巴结引起的咳嗽和呼吸困难。对化疗和放疗较敏感。

四、临床表现

临床表现与肿瘤大小、类型、发展阶段、所在部位、有无并发症或转移有密切关系。

（一）原发肿瘤引起的症状和体征

1. **咳嗽**　为早期症状，常为无痰或少痰的刺激性干咳，多为持续性，呈高调金属音性咳嗽或刺激性呛咳。黏液型腺癌可有大量黏液痰。

2. **痰血或咯血**　可有间歇或持续性痰中带血、大咯血。

3. **气短或喘鸣**　可有呼吸困难、气短、喘息，偶尔表现为喘鸣。

4. **胸痛**　可有胸部隐痛，与肿瘤的转移或直接侵犯胸壁有关。

5. **发热**　肿瘤组织坏死及引起的阻塞性肺炎可导致发热。

6. **消瘦**　可表现消瘦或恶病质。

（二）肿瘤局部扩展引起的症状和体征

1. **胸痛**　肿瘤侵犯胸膜或胸壁时，产生不规则的钝痛或隐痛，或剧痛，呼吸、咳嗽时加重。

2. **声音嘶哑**　肿瘤直接或转移至纵隔淋巴结后压迫喉返神经使声带麻痹，导致声音嘶哑。

3. **吞咽困难**　肿瘤侵犯或压迫食管，引起吞咽困难。

4. **胸腔积液**　肿瘤转移累及胸膜或肺淋巴回流受阻。

5. **心包积液**　肿瘤直接蔓延侵犯心包，也可阻塞心脏的淋巴引流导致心包积液。

6. **上腔静脉阻塞综合征**　肿瘤直接侵犯纵隔，或转移的肿大淋巴结压迫上腔静脉，或腔静脉内癌栓阻塞，引起静脉回流受阻。表现上肢、颈面部水肿和胸壁静脉曲张。严重者皮肤呈暗紫色，眼结膜充血，视物模糊，头晕，头痛。

7. **Horner 综合征**　肺上沟瘤是肺尖部肺癌，可压迫颈交感神经，引起患侧上睑下垂、瞳孔缩小、眼球内陷，同侧额部和胸壁少汗或无汗，称为 Horner 综合征。

（三）肿瘤远处转移引起的症状和体征

肺癌可转移至任何器官系统，累及部位出现相应的症状和体征。

1. **中枢神经系统转移**　脑转移可引起头痛、恶心、呕吐等颅内压增高的症状，也可表现为眩晕、共济失调、复视、性格改变、癫痫发作，或一侧肢体无力甚至偏瘫等症状。

2. **骨骼转移**　表现为局部疼痛和压痛，也可出现病理性骨折。

3. **腹部转移**　可转移至肝、胰腺、胃肠道，肾上腺转移也很常见。

4. 淋巴结转移　锁骨上窝淋巴结是常见部位。

（四）肺癌的胸外表现

肺癌的胸外表现是指肺癌非转移性的胸外表现，可出现在肺癌发现的前后，称之为副肿瘤综合征，SCLC 多见，可以表现为先发症状或复发的首发征象。

1. 内分泌综合征　指肿瘤细胞分泌一些具有生物活性的多肽和胺类物质，如促肾上腺皮质激素（ACTH）、甲状旁腺激素（PTH）、抗利尿激素（ADH）和促性腺激素等，出现相应的临床表现。

（1）抗利尿激素分泌失调综合征（SIADH）

（2）异位 ACTH 综合征：表现为库欣综合征，由 SCLC 或类癌引起。

（3）高钙血症：常见于鳞癌患者。

2. 骨骼 - 结缔组织综合征

（1）原发性肥大性骨关节病：30% 的患者有杵状指（趾），多为 NSCLC。受累骨骼可发生骨膜炎，表现为疼痛、压痛、肿胀，多在上、下肢长骨远端。

（2）神经 - 肌病综合征：可能与自身免疫反应或肿瘤产生的体液物质有关。

3. 血液学异常　游走性血栓性静脉炎、伴心房血栓的非细菌性血栓性心内膜炎、弥散性血管内凝血伴出血、贫血，粒细胞增多和红白血病。

五、影像学及其他辅助检查

（一）影像学检查

1. X 线胸片　分辨率低，不易检出肺部微小结节和隐蔽部位的病灶，对早期肺癌的检出有一定的局限性。

（1）中央型肺癌：①直接征象，向管腔内生长引起支气管阻塞征象。②间接征象，支气管部分或完全阻塞，形成局限性肺气肿、肺不张、阻塞性肺炎和继发性肺脓肿等征象。

（2）周围型肺癌：早期可呈结节、球状、网状阴影或磨玻璃影。肿瘤增大，呈圆形或类圆形，边缘常呈分叶状，伴有脐凹征或细毛刺，常有胸膜牵拉。癌组织坏死与支气管相通后，表现为厚壁，偏心，内缘凹凸不平的癌性空洞。

2. 胸部 CT　具有更高的分辨率，可发现肺微小病变和 X 线胸片难以显示的部位。增强 CT 能敏感地检出肺门及纵隔淋巴结肿大，有助于肺癌的临床分期。螺旋 CT 可显示直径 < 5 mm 的小结节、中央气道内和第 6 ~ 7 级支气管及小血管，明确病灶与周围气道和血管的关系。低剂量 CT 可以有效发现早期肺癌，为较敏感的肺结节评估工具。

3. 胸部 MRI　在明确肿瘤与大血管之间的关系、发现脑实质或脑膜转移上有优越性，而在发现肺部小病灶方面则不如 CT 敏感。

4. 核素闪烁显像

（1）骨 γ 闪烁显像：可以了解有无骨转移。

（2）正电子发射体层成像（PET）和 PET-CT：对于发现早期肺癌和其他部位的转移灶，以及肿瘤分期与疗效评价均优于任何现有的其他影像学检查。

（二）获得病理学诊断的检查

1. 痰脱落细胞学检查　敏感性 < 70%，特异性高。

2. 胸腔积液细胞学检查　抽取胸腔积液进行细胞学检查，检出率 40% ~ 90%。

3. 呼吸内镜检查　支气管镜，胸腔镜，纵隔镜。

4. 针吸活检　经胸壁穿刺肺活检，浅表淋巴结活检。

5. 开胸肺活检　若经上述多项检查仍未能明确诊断，可考虑开胸肺活检。需仔细权衡利弊后决定。

（三）肿瘤标志物检测

癌胚抗原（CEA）、神经元特异性烯醇化酶（NSE）、细胞角蛋白19片段（CYFRA21-1）和胃泌素释放肽前体（ProGRP）检测或联合检测时，对肺癌的诊断和病情的监测有一定参考价值。

（四）肺癌的基因诊断及其他

癌基因产物如 *MYC* 基因扩增，*RAS* 基因突变，抑癌基因 *RB1*、*TP53* 异常有助于诊断早期肺癌。同时，基因检测可识别靶向药物最佳用药人群。目前主要检测 NSCLC 患者 *EGFR* 基因突变、*ALK* 融合基因和 *ROS1* 融合基因重排等。还可以检测耐药基因，如 EGFR 耐药突变的 T790M、C797S 及 MET 扩增检测等。程序性细胞死亡蛋白配体1（PD-L1）免疫组化检测可筛选对免疫检查点抑制剂可能获益的 NSCLC 患者。

六、诊断

肺癌诊断按下列步骤进行。

（一）CT确定部位

发现肿瘤的原发部位、纵隔淋巴结侵犯和其他解剖部位的播散情况。

（二）组织病理学诊断

多可通过微创技术获取，如支气管镜、胸腔镜。淋巴结或怀疑远处转移病变也应获得组织标本。

（三）分子病理学诊断

有条件者在病理学确诊的同时检测肿瘤组织的 *EGFR* 基因突变、*ALK* 融合基因和 *ROS1* 融合基因等，NSCLC 也可考虑检测 PD-L1 的表达水平，以利于制订个体化的治疗方案。

七、肺癌临床分期

2023年国际肺癌研究学会公布了第九版肺癌 TNM 分期系统修订稿。NSCLC 参照其进行 TNM 分期。对于 SCLC，亦可分为局限期和广泛期。局限期指病灶局限于同侧半胸，能安全地被单个放射野包围；广泛期指病灶超过同侧半胸，包括恶性胸腔积液或心包积液以及血行转移等。

八、治疗

肺癌的治疗应当根据患者的机体活动状态（PS）评分、病理学类型（包括分子病理诊断），侵及范围（临床分期），采取多学科综合治疗模式，强调个体化治疗。合理应用手术、化疗、生物靶向、免疫治疗和放射治疗等手段，以期达到根治或最大程度控制肿瘤，提高治愈率，改善患者的生活质量，延长生存期的目的。

（一）手术治疗

手术是早期肺癌的最佳治疗方法，分为根治性与姑息性手术。

1. NSCLC 主要适用于 I 期及 II 期患者，根治性手术切除是首选的治疗手段。T_3N_1 和 $T_4N_{0\sim1}$ 和部分 $T_{1-3}N_2$ 的 IIIa 期患者需通过多学科讨论采取综合治疗的方法。除了 I 期外，II~III 期肺癌根治性手术后需术后辅助化疗。

2. SCLC 90% 以上就诊时已有胸内或远处转移，一般不推荐手术治疗。

（二）药物治疗

药物治疗主要包括化疗、免疫治疗和靶向治疗，用于肺癌晚期或复发患者的治疗。

化疗应当严格掌握适应证，充分考虑患者的疾病分期、体力状况、自身意愿、药物不良反应、生活质量等，避免治疗过度或治疗不足。如患者体力状况评分≤2分，重要器官功能可耐受者可给予化疗。

靶向治疗是以肿瘤组织或细胞的驱动基因变异以及肿瘤相关信号通路的特异性分子为靶点，利用分子靶向药物特异性阻断该靶点的生物学功能，选择性地从分子水平逆转肿瘤细胞的恶性生物学行为，从而达到抑制肿瘤生长甚至使其消退的目的。目前靶向治疗主要应用于非小细胞肺癌中腺癌患者。靶向治疗成功的关键是选择特异性的标靶人群。近年来研究提示，抗血管生成治疗联合化疗、靶向治疗和免疫治疗或单药治疗应用于晚期肺癌均已获得明显疗效。

采用针对免疫检查点 PD-L1 的单克隆抗体可抑制 PD-1 与肿瘤细胞表面的 PD-L1 结合，产生一系列抗肿瘤的免疫作用，也有一定的治疗效果。

1. NSCLC　目前一线化疗推荐含铂两药联合化疗，如卡铂或顺铂加上紫杉醇、长春瑞滨、吉西他滨、培美曲塞或多西他赛等，治疗 4～6 个周期。

对 EGFR 突变阳性的Ⅳ期 NSCLC，一线给予 EGFR-TKI（奥希替尼、阿美替尼、吉非替尼）治疗更有优势。如发生耐药或疾病进展，如 T790M 突变，可使用二线 TKI 奥西替尼、阿美替尼或伏美替尼。对于 ALK 和 ROS1 重排阳性的患者可选择克唑替尼/色瑞替尼等 ALK 抑制剂治疗。对于Ⅳ期非鳞状细胞癌的 NSCLC，若患者无咯血及脑转移，可考虑在化疗基础上联合抗肿瘤血管药物如贝伐珠单抗、安罗替尼。若为 PD-L1 表达阳性（≥1%）的驱动基因阴性的患者，一线推荐化疗联合免疫治疗，PD-L1 表达阳性≥50% 者，可免疫单药治疗。

2. SCLC　对化疗非常敏感，是治疗的基本方案。一线化疗药物包括依托泊苷或伊立替康联合顺铂或卡铂，共 4～6 个周期。对于局限期 SCLC 推荐放、化疗为主的综合治疗。对于广泛期患者采用以化疗为主的综合治疗。

（三）放射治疗

放疗可分为根治性放疗、姑息性放疗、辅助放疗、新辅助化放疗和预防性放疗等。通常联合化疗治疗肺癌。肺癌对放疗的敏感性，以 SCLC 为最高，其次为鳞癌和腺癌。

（四）介入治疗

（1）支气管动脉灌注化疗。

（2）经支气管镜介入治疗。

（五）中医药治疗

与西医协同治疗，减少患者化疗、放疗的不良反应，促进机体抵抗力的恢复。

九、预后

肺癌的预后取决于早发现、早诊断、早治疗，早期诊断不足致使预后差。

（丁　彦）

数字资源详见　新形态教材网

教学课件　　拓展阅读　　自测题及参考答案

第二章

循环系统疾病

循环系统疾病是指影响心脏和血管功能的疾病，包括冠心病、心力衰竭、高血压、心瓣膜病等。这些疾病是全球范围内导致死亡和残疾的主要原因之一。随着人口老龄化和生活方式的改变，循环系统疾病的发病率不断上升，给公共卫生带来了巨大挑战。了解循环系统疾病的病因、机制和治疗方法对于提高患者的生活质量和延长寿命具有重要意义。

第一节　慢性心力衰竭

心力衰竭（简称心衰）是各种心脏结构或功能性疾病导致心室充盈和（或）射血能力受损，心排血量不能满足机体代谢需要的一组临床综合征。主要表现为活动耐量下降和液体潴留。

一、分类

（一）按发生的部位分类

按发生的部位，心力衰竭分为左心衰竭、右心衰竭和全心衰竭。左心衰竭指左心室代偿功能不全，右心衰竭指右心室代偿功能不全，全心衰竭为左心室和右心室同时存在功能不全。

（二）按发生的速度分类

按发生的速度，心力衰竭分为急性心力衰竭和慢性心力衰竭。慢性心衰呈一个缓慢的发展过程。急性心衰为短时间内发生心功能急剧恶化，可以是初发心衰，也可以是慢性心衰急性加重。

（三）按左心室射血分数分类

左心室射血分数（LVEF）为每次心脏收缩时，左心室将血液泵出的比例，正常值为 55%～65%。LVEF≤40% 者称为射血分数降低的心衰；LVEF 为 41%～49% 者称为射血分数轻度降低型心衰；LVEF≥50% 者称为射血分数保留的心衰；对于既往 LVEF≤40%，治疗后 LVEF>40% 的患者，称为射血分数改善的心衰。

二、病因

（一）基本病因

几乎所有类型的心脏病均可引起心力衰竭。

1. **心肌收缩力降低**

（1）原发性心肌损害：如冠状动脉粥样硬化性心脏病、心肌炎等。

（2）继发性心肌损害：如糖尿病心肌病、甲状腺功能亢进的心肌病等。

2. **心室舒张和充盈受限**　如肥厚型心肌病。

3. **心脏负荷过重**

（1）压力负荷（后负荷）过重：见于高血压、主动脉瓣狭窄等。

（2）容量负荷（前负荷）过重：见于心脏瓣膜关闭不全、先天性心脏病等。

（二）诱因

心力衰竭症状往往由一些增加心脏负荷的因素所诱发、加重。

1. **感染**　呼吸道感染是最常见，最重要的诱因。

2. **心律失常**　心房颤动是器质性心脏病最常见的心律失常之一，也是心衰的重要诱因。

3. **血容量增加**　如摄入钠盐过多、静脉输入液体过多过快等。

4. **过度劳累或情绪激动**　如妊娠后期及分娩过程、暴怒等。

5. **治疗不当**　如不恰当停用利尿药或抗高血压药等。

6. **原有心脏病变加重或并发其他疾病**　如冠心病发生心肌梗死，合并贫血等。

三、临床表现

（一）左心衰竭

左心衰竭以肺淤血及心排血量降低为主。

1. **症状**

（1）不同程度的呼吸困难：①劳力性呼吸困难。休息时无症状，活动时出现呼吸困难，是左心衰竭最早出现的症状。②夜间阵发性呼吸困难。患者已入睡后突然因憋气而惊醒，被迫采取坐位，大多于端坐休息后自行缓解。③端坐呼吸。患者不能平卧，喜欢高枕卧位、半卧位甚至端坐位，因平卧时回心血量增多。④急性肺水肿。是左心衰竭呼吸困难最严重的形式，可有哮鸣音，称为"心源性哮喘"。

（2）咳嗽、咳痰、咯血。

（3）乏力、疲倦、运动耐量减低、头晕、心悸等。

（4）少尿及肾功能损害症状。

2. **体征**

（1）肺部湿啰音：常出现在两肺底，对称性，随着病情加重，肺部啰音可扩展直至全肺。

（2）心脏体征：心脏扩大，心前区出现相对性二尖瓣关闭不全的收缩期杂音。

（二）右心衰竭

右心衰竭以体静脉淤血的表现为主。

1. **症状**

（1）消化道症状：腹胀、食欲减退、恶心、呕吐等。

（2）劳力性呼吸困难：活动时出现呼吸困难。

2. **体征**

（1）水肿：首先出现于身体最低垂的部位，如双下肢，常为对称性、凹陷性。午后加重，晨起减轻。

（2）颈静脉征：颈静脉扩张，肝颈静脉反流征阳性。

（3）肝大：肝大常伴压痛，持续慢性右心衰竭可致心源性肝硬化。

（4）心脏体征：右心扩大，剑突下可有三尖瓣关闭不全的收缩期杂音。

（三）全心衰竭

全心衰竭同时出现左心衰竭和右心衰竭的相关症状及体征。

四、分期与分级

（一）分期

心力衰竭分期全面描述了病情进展阶段。

A 期（前心衰阶段）：患者存在心衰高危因素，但目前尚无心脏结构或功能异常，也无心衰的症状或体征。

B 期（前临床心衰阶段）：患者无心衰的症状或体征，但已出现心脏结构改变，如左心室肥厚，LVEF 降低。

C 期（临床心衰阶段）：患者已有心脏结构改变，并有心衰的症状或体征。

D 期（难治性终末期心衰阶段）：终末期，需要特殊干预治疗的难治性心力衰竭。

（二）分级

慢性心力衰竭按美国纽约心脏病学会（NYHA）的心功能分级。

Ⅰ级：日常活动量不受限制。

Ⅱ级：体力活动受到轻度的限制。

Ⅲ级：体力活动明显受限。

Ⅳ级：不能从事任何体力活动。休息状态下也出现心力衰竭的症状。

五、辅助检查

（一）实验室检查

1. **脑钠肽**　脑钠肽（BNP）是心力衰竭诊断、预后和疗效评估中的重要指标，临床上常用 BNP 及 N 端脑钠肽前体（NT-proBNP）。BNP≥35 ng/L 或 NT-proBNP≥125 ng/L 可诊断慢性心力衰竭。

2. **肌钙蛋白**　严重心力衰竭时可有轻微升高。

3. **常规检查**　血常规、肝肾功能、尿常规、血糖、血脂、电解质等。

（二）心电图

一般无特异性，但能帮助判断心肌缺血、既往心肌梗死及心律失常等。

（三）影像学检查

1. **超声心动图**　准确地提供各心腔大小变化、心瓣膜结构及功能情况。收缩功能不全时 LVEF≤40%；舒张功能不全时，二尖瓣血流速度 E 峰与 A 峰比值（E/A）< 1.2。

2. **X 线检查**　有助于心力衰竭与肺部疾病的鉴别。心影大小及形态也可为病因诊断提供重要参考。

3. **6 min 步行试验**　简单易行、安全方便，通过评定慢性心力衰竭患者的运动耐力，可以评价心力衰竭严重程度和疗效。要求患者在平直走廊里尽快行走，测定 6 min 步行距离。步行距离 < 150 m、150～450 m 和 > 450 m 分别为重度、中度和轻度心力衰竭。

六、诊断

首先，根据病史、症状、体格检查、心电图、X 线胸片判断有无心力衰竭的可能性；然后，通过脑钠肽检测和超声心动图检查明确是否存在心力衰竭及其类型；再进一步确定其病因和诱因；最后，还需评估病情的严重程度及预后。

七、治疗

治疗原则和目的：心力衰竭的治疗应包括防止和延缓心衰的发生，缓解临床心力衰竭患者的症状，改善其长期预后和降低病死率。治疗原则是采取综合治疗措施。

（一）一般治疗

1. 生活方式管理

（1）患者教育：心力衰竭患者及其家属应得到准确的有关疾病知识和管理的指导，内容包括健康的生活方式，规避心力衰竭的诱因，规律服用药物，自我监测，合理的随访计划等。

（2）体重管理：日常体重监测能简便直观地反映患者体液潴留情况及利尿药疗效。

（3）饮食管理：一般心力衰竭患者不强调限盐，但对难治性心力衰竭患者，适当减少钠盐摄入。

2. 休息与运动　病情不稳定患者应限制体力活动，病情稳定者应鼓励主动有氧运动。建议根据 6 min 步行试验制订个体化、循序渐进的运动方案。

3. 病因治疗　消除病因和诱因。

（二）药物治疗

1. 利尿药　是有效控制体液潴留的药物，如呋塞米、氢氯噻嗪、螺内酯等。

2. 肾素 – 血管紧张素 – 醛固酮系统（RAAS）抑制剂　降低患者 RAAS 代偿机制的不利影响，改善心室重塑。①血管紧张素转化酶抑制剂（ACEI）：卡托普利、贝那普利、培哚普利等。②血管紧张素受体阻滞剂（ARB）：坎地沙坦、氯沙坦、缬沙坦等；③血管紧张素受体脑啡肽酶抑制剂（ARNI）：如沙库巴曲缬沙坦；④醛固酮受体拮抗剂：螺内酯。

3. β 受体阻滞剂　抑制交感神经过度激活对心力衰竭代偿的不利作用，保护心肌细胞，改善心室重塑，如美托洛尔、比索洛尔、卡维地洛等。

4. 钠 – 葡萄糖共转运蛋白 2 抑制剂　抑制近端肾小管钠 – 葡萄糖的重吸收，促进尿糖和钠的排泄，降低血糖、减轻容量负荷，如达格列净或恩格列净。

5. 正性肌力药　增强心肌收缩力。①洋地黄类药物：如地高辛、毛花苷 C（西地兰）等；②β 受体兴奋剂：多巴胺、多巴酚丁胺；③磷酸二酯酶抑制剂：米力农。

6. 伊伐布雷定　选择性抑制窦房结起搏电流，减慢窦性心率。

7. 可溶性鸟苷酸环化酶刺激剂　增强一氧化氮（NO）信号通路，改善心肌和血管功能，如维立西呱。

（三）非药物治疗

1. 心脏再同步化治疗（CRT）　部分患者心房和心室、左心室和右心室或心室内部收缩不同步，心脏再同步化治疗可以使其同步收缩，从而改善心功能。

2. 植入型心律转复除颤器（ICD）　患者发作恶性室性心律失常时可以自动电复律。

3. 左室辅助装置（LVAD）　一种用于治疗晚期心力衰竭患者的机械循环支持设备。

4. 心脏移植　是目前治疗终末期心力衰竭的最终治疗方法。

（周爱琴）

第二节　原发性高血压

高血压是以体循环动脉压升高为主要临床表现的心血管综合征，可分为原发性高血压和继发性高血压。原发性高血压，病因和发病机制不太明确，又称高血压病，是心脑血管疾病最重要的危险因素之一，常与其他心血管危险因素共存，可损伤重要器官，如心、脑、肾的结构和功能，最终导致这些器官的功能衰竭。

一、血压分类及定义

目前，血压分类及标准见表 3-2-1。

表 3-2-1 血压分类和标准 （单位：mmHg）

分类	收缩压		舒张压
正常血压	<120	和	<80
正常高值血压	120～139	和（或）	80～89
高血压	≥140	和（或）	≥90
1级高血压（轻度）	140～159	和（或）	90～99
2级高血压（中度）	160～179	和（或）	100～109
3级高血压（重度）	≥180	和（或）	≥110
单纯收缩期高血压	≥140	和	<90
单纯舒张期高血压	<140	和	≥90

注：当收缩压和舒张压分属于不同分级时，以较高的级别作为标准。以上标准适用于任何年龄的成年男性和女性

二、病因

原发性高血压的病因尚未阐明，目前认为是在一定的遗传背景下由于多种后天因素作用使正常血压调节机制失代偿所致。

（一）遗传因素

高血压具有明显的家族聚集性。父母均患有高血压，子女的发病率可高达 46%。约 60% 高血压患者可询问到有高血压家族史。

（二）环境因素

1. **饮食** 与钠盐摄入量有密切关系，钠盐的摄入越多，血压水平和患病率越高。

2. **精神应激** 从事脑力劳动者高血压患病率超过从事体力劳动者，从事精神紧张度越高职业者发生高血压的可能性越高。

3. **吸烟** 吸烟可使交感神经末梢释放去甲肾上腺素增加而使血压增高。

（三）其他因素

1. **体重** 超重或肥胖是血压升高的重要危险因素。目前常用的衡量肥胖的指标一般采用体重指数（BMI），即体重（kg）/身高（m^2），20～24 为正常范围。腹型肥胖者更容易发生高血压。

2. **药物** 服用避孕药的女性血压升高的发生率及程度与服药时间长短有关。其他如麻黄碱、肾上腺皮质激素、非甾体抗炎药（NSAID）、甘草等也可使血压增高。

3. **睡眠呼吸暂停低通气综合征** 是指睡眠期间反复发作性呼吸暂停，可显著增加高血压及心血管事件风险。

4. **大气污染** 暴露于 $PM_{2.5}$、PM_{10}、SO_2 和 O_3 等污染物均伴随高血压的发生风险和心血管疾病的死亡率增加。

三、临床表现

（一）症状

大多数患者起病缓慢、渐进，一般缺乏特殊的临床表现。约 25% 患者无症状，仅在测量血压时或发生心、脑、肾等并发症时才被发现。一般常见症状有头晕、头痛、颈项板紧、易疲劳、心悸等，呈轻度持续性，多数症状可自行缓解，症状与血压水平有一定的关联，因高血压性血管痉挛或扩张所致。典型的高血压头痛症状在血压下降后即可消失。

（二）体征

血压随季节、昼夜、情绪等因素有较大波动。冬季血压较高，夏季较低；血压有明显昼夜波动，一般夜间血压较低，清晨起床活动后血压迅速升高，形成清晨血压高峰；情绪激动时血压也易升高。

四、并发症

1. **高血压危象**　因紧张、疲劳、寒冷、突然停服抗高血压药等诱发，小动脉发生强烈痉挛，血压急剧上升收缩压 $\geq$ 180 mmHg 和（或）舒张压 $\geq$ 120 mmHg，影响重要器官血液供应而产生危急症状。
2. **高血压脑病**　发生在重症高血压患者，由于过高的血压突破了脑血流自动调节范围，脑组织血流灌注过多引起脑水肿。临床表现以神经病变的症状和体征为主要特点，如弥漫性头痛、呕吐、意识障碍、精神错乱，甚至昏迷，局灶性或全身性抽搐。
3. **脑血管病**　包括脑出血、脑血栓形成、腔隙性脑梗死、短暂性脑缺血发作。
4. **心力衰竭**　长期高血压导致心脏结构发生改变从而导致心力衰竭。
5. **慢性肾衰竭**　长期的高血压导致肾小动脉硬化，引起慢性肾衰竭。
6. **主动脉夹层**　约有 3/4 的主动脉夹层与长期高血压有关。

五、辅助检查

（一）基本项目

常规检查的项目有尿常规、血糖、血胆固醇、血甘油三酯、肾功能、血电解质、血红蛋白和血细胞比容、尿液分析和心电图。这些检查有助于发现高血压相关的危险因素和重要器官损害程度。

（二）推荐项目

部分患者根据需要和条件可以进一步检查 24 h 动态血压、眼底、超声心动图、颈动脉超声、餐后 2 h 血糖、血同型半胱氨酸、尿白蛋白定量、尿蛋白定量、胸部 X 线检查、脉搏波传导速度以及踝肱指数等。例如 24 h 动态血压有助于判断血压升高严重程度，了解血压升降的昼夜节律，指导降压治疗及评价抗高血压药物疗效。

六、诊断

高血压诊断根据诊室测量的血压值，采用经核准的汞柱式或电子血压计，正确测量安静休息坐位时上臂肱动脉部位血压。一般需非同日测量 3 次血压值收缩压均 $\geq$ 140 mmHg 和（或）舒张压均 $\geq$ 90 mmHg 可诊断高血压。患者既往有高血压史，正在使用抗高血压药，血压虽然正常，也诊断为高血压。也可根据家庭自测血压或 24 h 动态血压做出诊断。

高血压患者的预后不仅与血压水平有关，而且与是否合并其他心血管危险因素及靶器官损害程度有关。因此从指导治疗和判断预后的角度，应对高血压患者进行心血管危险分层，将高血压患者分为低危、中危、高危和很高危。

七、治疗

原发性高血压目前尚无根治方法。降压治疗的最终目的是减低高血压患者心脑血管病的发生率和病死率。血压控制目标值：原则上应将血压降到患者能最大耐受的水平，目前一般主张血压控制目标值至少 < 140/90 mmHg；老年人血压控制目标值 < 150/90 mmHg；糖尿病或慢性肾病合并高血压患者，血压控制目标值 < 130/80 mmHg。原发性高血压是一组临床综合征，在血压升高以外的诸多因素中，性别、年龄、吸烟、血胆固醇水平、血肌酐水平、糖尿病和冠心病对心血管危险的影响最明显，目前强调多重心血管危险因素协同控制。

（一）改善生活行为

改善生活行为适用于所有高血压患者，包括使用抗高血压药治疗的患者。

1. **减轻体重** 尽量将体重指数（BMI）控制在 < 25。

2. **减少钠盐摄入** 每人每日食盐量以不超过 6 g 为宜。

3. **补充钙和钾盐** 每人每日吃新鲜蔬菜 400 ~ 500 g，喝牛奶 500 ml，可以补充钾 1 000 mg 和钙 400 mg。

4. **减少脂肪摄入** 膳食中脂肪量应控制在总热量的 25% 以下。

5. **戒烟、限制饮酒** 严格戒烟，限制酒精摄入（男性 ≤ 25 g/d，女性 ≤ 15 g/d）。

6. **增加运动** 运动有利于减轻体重，提高心血管适应调节能力，稳定血压水平，可根据年龄及身体状况参加有氧运动如慢跑或快步走，一般每周 3 ~ 5 次，每次至少 30 min。

（二）抗高血压药治疗

目前常用一线抗高血压药可归纳为六大类。这些药物可单用和联合使用。治疗应从小剂量开始，逐步增加剂量。推荐使用长效制剂平稳降压。临床实际使用时，患者心血管危险因素、靶器官损害、并发症、合并症、降压疗效的个体差异、不良反应以及药物费用等都可能影响抗高血压药的具体选择。

1. **利尿剂** 氢氯噻嗪等。

2. **β 受体阻滞剂** 美托洛尔、阿替洛尔、比索洛尔、卡维洛尔等。

3. **钙通道阻滞剂（CCB）** 氨氯地平、非洛地平、硝苯地平等。

4. **血管紧张素转化酶抑制剂（ACEI）** 卡托普利、依那普利、贝那普利、赖诺普利等。

5. **血管紧张素受体拮抗剂（ARB）** 氯沙坦、缬沙坦、厄贝沙坦、坎地沙坦等。

6. **血管紧张素受体脑啡肽酶抑制剂（ARNI）** 沙库巴曲缬沙坦钠片。

（周爱琴）

第三节　冠状动脉粥样硬化性心脏病

冠状动脉粥样硬化性心脏病指冠状动脉发生粥样硬化引起管腔狭窄或闭塞，导致心肌缺血、缺氧或坏死而引起的心脏病，简称冠心病，亦称缺血性心脏病。1979 年 WHO 曾将其分为 5 型：无症状型、心绞痛型、心肌梗死型、缺血性心肌病型和猝死型。近年趋向于根据发病特点和治疗原则不同分为两大类：慢性冠脉综合征和急性冠脉综合征。本节主要讨论慢性冠脉综合征类下的"稳定型心绞痛"和急性冠脉综合征类下的"急性 ST 段抬高型心肌梗死"。

一、稳定型心绞痛

稳定型心绞痛也称劳力性心绞痛，其特点为劳力负荷增加时前胸部压榨性疼痛，持续数分钟，休息或舌下含服硝酸酯制剂后疼痛迅速缓解，发作规律且在数月内无明显变化。

（一）发病机制

冠状动脉狭窄时，其血流量减少，休息时尚能维持心肌血流的供需平衡，患者可无症状。在劳力、情绪激动等情况下，心脏负荷突然增加，冠状动脉血流量不能满足心肌代谢的需要，引起心肌急剧的、暂时的缺血缺氧时，即可发生心绞痛。

（二）临床表现

1. 症状　心绞痛以发作性胸痛为主要临床表现，疼痛的特点如下。

（1）部位：主要在胸骨体中段或上段之后，可波及心前区，有手掌大小范围，甚至横贯前胸，界限可不明确。常放射至左肩、左臂内侧，可达环指或小指，或至颈、咽或下颌部。

（2）性质：胸痛常为压迫、发闷或紧缩性，也可表现为烧灼感，但不伴针刺或刀扎样的锐性痛，及濒死的恐惧感觉。有些患者仅觉胸闷不适而痛感不明显。

（3）诱因：常由体力劳动或情绪激动（如愤怒、焦急、过度兴奋等）所诱发。疼痛多发生于劳累或激动的当时，而不是在一天劳累之后。发作时，患者往往被迫停止正在进行的活动，直至症状缓解。

（4）持续时间：一般持续数分钟至 10 余分钟，多为 3 ~ 5 min，不超过 30 min。

（5）缓解方式：一般在停止诱发症状的活动后即可缓解，舌下含用硝酸甘油也能在几分钟内迅速缓解。

2. 体征　平时一般无异常体征。心绞痛发作时常见心率增快，血压升高，表情焦虑，皮肤湿冷或出汗。

（三）辅助检查

1. 心电图　是发现心肌缺血、诊断心绞痛最常用的检查方法。静息时心电图约半数患者在正常范围。心绞痛发作时绝大多数患者可出现暂时性心肌缺血引起的 ST 段移位心电图（图 3-2-1）。静息心电图正常时可以行心电图负荷试验，让患者在跑步机上运动，从而激发心肌缺血。

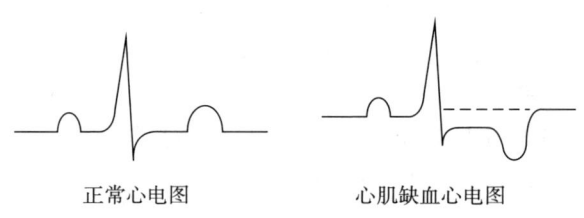

正常心电图　　　　心肌缺血心电图

图 3-2-1　正常心电图与心肌缺血心电图

2. 冠状动脉 CTA　进行冠状动脉二维或三维重建，用于判断冠状动脉管腔狭窄程度和管壁钙化情况（如图 3-2-2）。

3. 冠状动脉造影　是对冠状动脉的直接成像，是目前诊断冠心病的金标准。经导管直接往冠状动脉开口注入少量含碘对比剂，使冠状动脉得到清楚显影，可以发现血管狭窄部位并估计其程度（图 3-2-2）。一般认为管腔直径减少 70% ~ 75% 以上会严重影响血供。

（四）诊断

根据典型心绞痛的发作特点，结合年龄和存在冠心病危险因素，除外其他原因所致的心绞痛，一

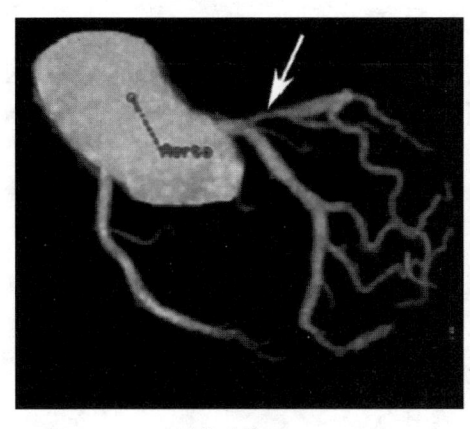
冠状动脉CTA

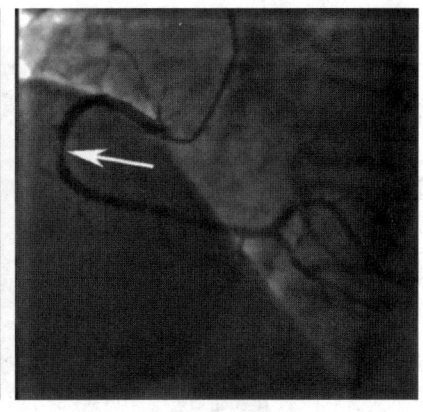
冠状动脉造影

图 3-2-2 冠状动脉 CTA 与冠状动脉造影

般即可建立诊断。发作时心电图检查可辅助诊断。冠状动脉 CTA 有助于无创性评价冠状动脉管腔狭窄程度。发作不典型者，可考虑行选择性冠状动脉造影。

（五）治疗

1. 发作时的治疗

（1）休息：发作时立刻休息，一般在停止活动后症状即可消除。

（2）药物治疗：较重的发作，可使用作用较快的硝酸酯制剂，如硝酸甘油片，0.5 mg 舌下含服，1～2 min 即开始起效。

2. 缓解期的治疗

（1）避免诱发因素：应避免各种诱发因素。清淡饮食，进食不应过饱，戒烟限酒，减轻精神负担，保障睡眠，调整日常生活与工作量，保持适当体力活动，以不致发生疼痛症状为度。

（2）改善心肌缺血药物：使用作用持久的抗心绞痛药，以防心绞痛发作。可单独选用、交替应用或联合应用。常用药物有三大类。①硝酸酯制剂：如单硝酸异山梨酯片 20 mg，每日 2 次；②β 受体阻滞剂：如美托洛尔缓释片 47.5 mg，每日 1 次；③钙通道阻滞剂：如维拉帕米缓释片 240 mg，每日 1 次。

（3）改善预后药物：①抗血小板药，如阿司匹林片 100 mg，每日 1 次；②调血脂药，如阿托伐他汀片 20 mg，每晚 1 次；③血管紧张素转化酶抑制剂（ACEI），如贝那普利片 10 mg，每日 1 次。

（4）血运重建治疗：当药物治疗效果不明显或者冠状动脉病变较严重时可以考虑介入治疗或外科手术治疗。

二、急性 ST 段抬高型心肌梗死

心肌梗死是心肌缺血性坏死，是在冠状动脉粥样硬化基础上一支或多支血管管腔急性闭塞，若持续时间达到 20～30 min 以上，即可发生急性心肌梗死（AMI）。绝大多数的 AMI 是由于不稳定的粥样斑块溃破，继发出血和管腔内血栓形成，最终管腔闭塞；少数情况下是血管持续痉挛。临床表现有持久的胸骨后剧烈疼痛、发热、白细胞计数和心肌酶增高及心电图进行性改变，可发生心律失常、休克或心力衰竭，属于冠心病的严重类型。

（一）临床表现

1. 先兆 部分患者在发病前数日有乏力，胸部不适，活动时心悸、气急、烦躁、心绞痛等前驱症状。

2. 症状

（1）疼痛：最先出现的症状，疼痛部位和性质与心绞痛相同，程度较重，持续时间较长，可达数小时或更长，休息和含用硝酸甘油片多不能缓解。患者常感烦躁不安、出汗、恐惧，胸闷或有濒死感。

（2）全身症状：有发热、心动过速等，一般在疼痛发生后 1～2 d 时出现，体温一般在 38℃ 左右，持续约 1 周。

（3）胃肠道症状：疼痛剧烈时常伴有频繁的恶心、呕吐和上腹胀痛。

（4）心律失常：多发生在起病 1～2 d，可伴乏力、头晕、晕厥等症状。

（5）低血压和休克：收缩压常低于 80 mmHg，有烦躁不安、面色苍白、皮肤湿冷、大汗淋漓、反应迟钝等休克表现，多在起病后数小时至数日内发生。

（6）心力衰竭：可在起病最初几天内发生，为梗死后心脏收缩力显著减弱或不协调所致。

3. 体征

（1）心脏体征：心脏浊音界可正常，也可轻度至中度增大；心率多增快，少数也可减慢；可有各种心律失常。

（2）血压：除极早期血压可增高外，几乎所有患者都有血压降低。

（二）实验室及其他辅助检查

1. 心电图　心电图常有进行性的改变。对心肌梗死的诊断、定位、定性、估计病情演变和预后都有帮助。ST 段抬高型心肌梗死患者的心电图有 ST 段呈弓背向上型抬高、宽而深的 Q 波（病理性 Q 波）、T 波倒置等特征性改变（图 3-2-3）。从起病数小时开始，到数周至数月，心电图常有进行性动态演变。

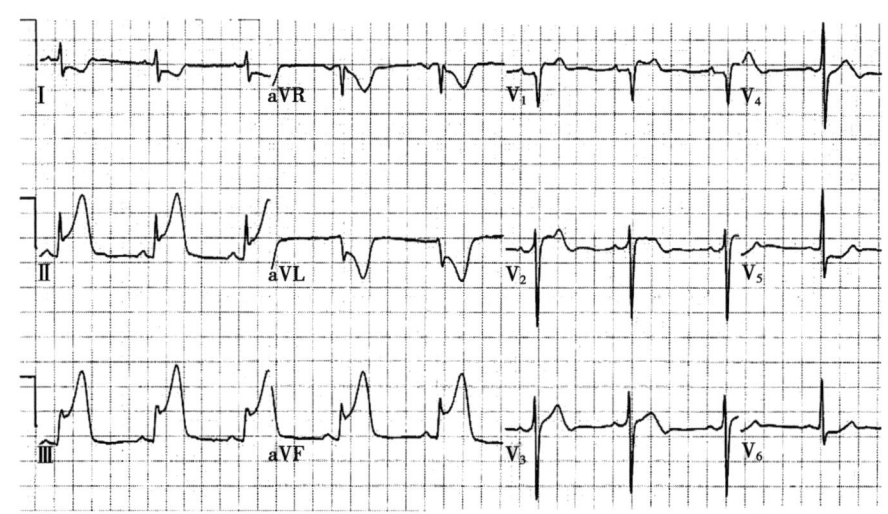

图 3-2-3　急性下壁心肌梗死心电图表现

2. 实验室检查

（1）血常规检查：起病 24～48 h 后白细胞可增高，中性粒细胞增多；红细胞沉降率增快；C 反应蛋白（CRP）增高，均可持续 1～3 周。

（2）血清心肌坏死标志物：心肌梗死时血清心肌坏死标志物升高，如肌钙蛋白（cTnI 或 cTnT）、肌酸激酶同工酶（CK-MB）。这些心肌坏死标志物，在发病后升高，到一定时间达到高峰，随后恢复正常，呈动态演变过程。

（三）诊断

根据典型的临床表现，特征性的心电图改变及实验室检查发现，诊断本病并不困难。对老年患者，出现较重且持久的胸闷、胸痛或呼吸困难者，都应考虑本病的可能。宜先按 AMI 进行处理，并短期内进行心电图、血清心肌酶测定和肌钙蛋白测定等的动态观察以确定诊断。

（四）治疗

强调及早发现、及早住院、及早治疗。治疗原则是尽快恢复心肌的血液灌注以挽救濒死的心肌，防止梗死灶扩大，或缩小心肌缺血范围，保护和维持心脏功能。

1. 监护和一般治疗

（1）休息：急性期卧床休息，保持环境安静。减少探视，防止不良刺激，解除焦虑。

（2）监测：在冠心病监护室进行心电图、血压和呼吸的监测。

（3）吸氧：对有呼吸困难和血氧饱和度降低者，最初几日间断或持续通过鼻管或面罩吸氧。

（4）护理：急性期 12 h 卧床休息，鼓励患者逐步增加活动，从在床上进行肢体活动，到在病房内走动。

（5）建立静脉通道：保持给药途径畅通。

2. 解除疼痛 选用下列药物尽快解除疼痛：①吗啡 2~4 mg 静脉注射；②硝酸酯类药物；③β 受体拮抗剂，美托洛尔静脉推注，每次 5 mg。

3. 抗栓治疗 ①抗血小板治疗：联合应用阿司匹林（阿司匹林片 100 mg，每日 1 次）和 P_2Y_{12} 受体拮抗剂（如替格瑞洛 90 mg，每日 2 次）；②抗凝治疗：肝素或低分子量肝素。

4. 再灌注心肌治疗

（1）经皮冠状动脉介入术（PCI）：症状发作 12 h 以内，并且有持续新发的 ST 段抬高的 AMI 患者，到达具备介入治疗条件的医院，需要立即进行介入治疗（直接 PCI），力争在 90 min 内完成再灌注。介入治疗可以及时开通堵塞的血管，减少心肌的进一步坏死。急性心肌梗死的介入治疗包括冠状动脉支架植入术、微导管溶栓装置、血栓抽吸装置等。

（2）溶栓疗法：如果预计直接 PCI 时间 > 120 min，则首选溶栓策略，力争在心电图诊断明确后 10 分钟内给予病人溶栓药物，如尿激酶（UK）150 万 U 溶于 100 ml 生理盐水，30 min 内静脉滴注。

5. 恢复期的处理 如病情稳定，体力增进，可考虑出院。进行康复治疗，逐步进行适当的体育锻炼，有利于体力和工作能力的增进。经 2~4 个月的体力活动锻炼后，酌情恢复部分或轻工作，以后部分患者可恢复全天工作，但应避免过重体力劳动或精神过度紧张。

（周爱琴）

第四节 心 房 颤 动

心房颤动简称房颤，是最常见的持续性心律失常，指快速无序的心房颤动波代替了规则有序的心房电活动，是严重的心房电活动紊乱。房颤显著增加了患者的死亡、卒中、心力衰竭、痴呆风险，严重影响生活质量。根据流行病学调查及人口普查估计，我国有 1 200 多万例房颤患者，因房颤知晓率低及无症状房颤的存在，实际患病人数可能更高。

一、病因及发病机制

（一）病因
房颤发病机制复杂，多种因素均可导致房颤的发生与维持。

1. **年龄因素**　增龄是房颤发生的独立危险因素。

2. **原发疾病**　心血管疾病如冠心病、高血压、瓣膜性心脏病、心肌病等；非心血管疾病，如甲状腺功能亢进症、慢性阻塞性肺疾病、睡眠呼吸暂停综合征、自身免疫病、肿瘤等。

3. **不健康生活方式**　超重 / 肥胖、饮酒、吸烟、体力活动过量 / 不足等。

4. **其他**　遗传、严重疾病状态或手术等。

（二）发病机制

房颤的发作和维持受到触发灶和基质的共同影响。有理论认为，房颤早期由触发灶驱动或者诱发，进而引起心房电重构、结构重构及神经重构。而"重构"使房颤更趋恶化，并得以持续发作。目前主要的机制学说包括心房重构、神经调节机制、遗传影响及其他机制。

二、分类

1. **首诊房颤**　首次确诊（首次发作或首次发现）。

2. **阵发性房颤**　持续时间≤7 d（常≤48 h），能自行终止或干预终止。

3. **持续性房颤**　持续时间 > 7 d，非自限或不能被干预终止。

4. **长期持续性房颤**　持续时间≥1 年，患者有转复愿望。

5. **永久性房颤**　持续时间 > 1 年，不能终止或终止后又复发。

三、临床表现

1. **症状**　房颤症状的轻重主要受心室率快慢的影响，且个体差异明显。心悸是房颤的主要症状，其他常见症状还有胸闷、头晕、乏力、运动耐量下降等，部分患者有可能表现为血栓栓塞或心力衰竭等并发症的症状。若心室率不快，患者可无症状。

2. **体征**　房颤患者的主要体征包括心律绝对不齐、第一心音强弱不等、脉搏短绌（脉率 < 心率）等。

四、辅助检查

（一）基本项目

常规的项目是血细胞、凝血分析、电解质、肝肾功能、甲状腺功能、糖化血红蛋白、脑钠肽或 N 端脑钠肽前体、肌钙蛋白、超声心动图等，这些检查有助于房颤患者明确病因、指导用药及评估预后。

（二）推荐项目

1. **心电图**　房颤心电图特征：①P 波消失，代之以小而不规则的基线波动，形态与振幅均变化不定，称为 f 波；频率为 350 ~ 600 次 / 分；②心室率极不规则；③ QRS 波形态通常正常，当心室率过快导致室内差异性传导，QRS 波可增宽变形。

2. **长程心电图**　24 h 动态心电图或其他长程心电图有助于发现阵发性房颤及无症状性房颤，并对房颤的负荷进行评估。

五、诊断

单导联心电图（≥30 s）或 12 导联心电图（≥10 s）提示 P 波消失，代之以大小、形态及时限均不规则的颤动波（f 波），且 R-R 间期绝对不规则，即可诊断为房颤。

六、治疗

房颤的治疗需长期综合管理，基本原则是在治疗原发疾病和诱发因素基础上，积极预防血栓栓塞、转复并维持窦性心律及控制心室率。

（一）抗凝治疗

血栓栓塞是房颤患者致死致残的主要原因，而规范有效的抗凝可有效改善预后。因此，我们应根据患者特征进行卒中风险、出血风险等的评估，以指导进行合理的抗凝治疗。

1. 抗凝策略　合并心脏瓣膜病（接受心脏机械瓣膜置换的或合并中重度二尖瓣狭窄）的患者，均需应用华法林抗凝治疗。

对于非心脏瓣膜病的房颤患者，根据 $CHA_2DS_2-VAS_C-60$ 评分（表 3-2-2）进行评估。评分 ≥2 分的男性或 ≥3 分的女性患者，需要使用口服抗凝血药（OAC）；评分为 1 分的男性和 2 分的女性，在权衡血栓形成风险、出血风险和患者的意愿后，可考虑使用 OAC。

表 3-2-2　$CHA_2DS_2-VAS_C-60$ 评分

项目	说明	分值
充血性心衰（C）	HFrEF、HFmrEF、HFpEF 及左心室收缩功能障碍	1
高血压（H）	高血压病史，或目前血压≥140/90 mmHg	1
年龄≥65 岁（A_2）	亚洲房颤患者年龄≥65 岁	2
糖尿病（D）	包括 1 型、2 型糖尿病	1
卒中（S_2）	既往卒中、短暂性脑缺血发作（TIA）或体循环栓塞；包括缺血性和出血性脑卒中	2
血管疾病（V）	冠心病或心肌梗死病史、外周动脉疾病、主动脉斑块	1
年龄 60~64 岁（A）	亚洲房颤患者年龄 60~64 岁	1
女性（S_C）	卒中的修正因素，非独立危险因素	1

2. 出血风险　在抗凝治疗启动前和治疗过程中需要进行出血风险评估（表 3-2-3），HAS-BLED 评分 ≥3 分为高出血风险。但高出血风险患者不能作为使用抗凝血药的禁忌，其意义在于提醒医生关注并纠正患者的可改变危险因素。

表 3-2-3　HAS-BLED 评分

项目	说明	分值
未控制的高血压（H）	收缩压 >160 mmHg	1
肝肾功能异常（各 1 分）（A）	肝功能异常定义为肝硬化或胆红素 > 2 倍正常上限，AST/ALT/ALP > 3 倍正常上限；肾功能异常定义为透析或肾移植或血清肌酐 > 200 μmol/L	1 或 2
卒中（S）	缺血性脑卒中 / 出血性脑卒中	1
出血（B）	出血史或出血倾向	1
INR 值易波动（L）	INR 不稳定 / 过高，或在治疗窗内的时间 <60%	1
老年（E）	年龄 >65 岁	1
药物或过量饮酒（各 1 分）（D）	药物指合并应用抗血小板药或非甾体抗炎药；过量饮酒是指酒精摄入量 >112 g/ 周	1 或 2

3. 复律相关抗凝　发作持续时间≥48 h 的患者如未行经食管超声心动图（TEE）检查，应在有效抗凝治疗至少 3 周后再进行复律，复律后至少继续抗凝 4 周；TEE 证实左心房或左心耳无血栓者可在有效抗凝下尽早复律，替代复律前 3 周抗凝方案。

发作持续时间 < 12 h 且不合并近期卒中 /TIA 病史者，或持续时间 12～48 h 且栓塞低危者，可直接复律，同时启动 OAC；反之则复律前应有效抗凝治疗至少 3 周或行 TEE 检查排除心房血栓。

对于快心室率房颤伴血流动力学不稳定的患者，无论持续时间长短，均需紧急复律并同时启动抗凝治疗。

4. 左心耳封堵术　对于以下三类患者可考虑行经导管的左心耳封堵术（LAAC）：长期抗凝绝对禁忌证、长期抗凝相对禁忌证的卒中高风险、充分抗凝仍发生卒中并排除明确脑血管狭窄相关卒中。

（二）节律控制策略

早期节律控制策略可有效减少心房重构，降低高危人群的房颤相关死亡、心衰、卒中风险，并且可有效延缓房颤进展、减少房颤相关症状。

1. 药物复律　常用抗心律失常药（AAD）为胺碘酮、决奈达隆、索他洛尔、氟卡尼、普罗帕酮等。长期应用 AAD 需强调安全第一、个体化原则。

2. 电复律　常用为 100～200 J 的同步直流电复律。血流动力学不稳定房颤患者首选紧急电复律；存在洋地黄中毒、严重低钾血症或明确病态窦房结综合征时为电复律禁忌证。

3. 导管消融　对于有症状的阵发性房颤、AAD 不能耐受或效果欠佳者，建议行导管消融。

4. 外科治疗　可分为心脏外科手术同期行房颤外科治疗和单纯为治疗房颤行外科手术或内 - 外科联合治疗。根据手术方式的不同，又可分为迷宫Ⅲ型和迷宫Ⅳ型手术。

（三）心室率控制策略

心室率控制是房颤治疗的基本部分，可稳定患者的血流动力学状态，减轻或缓解症状。

1. 控制目标　房颤患者心室率控制应以血流动力学稳定和症状改善为目标。对患者进行全面评估后，初始可选择宽松的心室率控制（静息心率 < 110 次 / 分），若仍有症状，则建议进行更严格的心室率控制（静息心率 < 80 次 / 分，中等强度运动心率 < 110 次 / 分）。

2. 常用药物

（1）β 受体阻滞剂：作为控制心室率的一线用药，如美托洛尔、艾司洛尔、卡维地络、比索洛尔等。

（2）非二氢吡啶类钙通道阻滞剂（ND-CCB）：用于非射血分数降低性心衰（HFrEF）患者，如地尔硫卓、维拉帕米。

（3）洋地黄类：如地高辛、去乙酰毛花苷注射液等用于 β 受体阻滞剂效果不满意或不能使用时。

（4）部分 AAD：如胺碘酮用于上述药物均不能控制心室率时。

（刘　琪）

🌐 **数字资源详见　新形态教材网**

　📺 教学课件　　🎭 拓展阅读　　📑 自测题及参考答案

第三章

消化系统疾病

消化系统包括食管、胃、小肠、大肠、肝、胆囊、胰腺等器官，这些器官的疾病统称为消化系统疾病，其中胃肠病和肝病在临床上较为常见。掌握消化系统的结构功能、病理生理、临床特点，对于疾病的诊治十分重要。

第一节　慢　性　胃　炎

慢性胃炎是指多种病因引起的胃黏膜慢性炎症病变。其患病率与年龄呈正相关，多见于中老年人。

一、病因及发病机制

1. **幽门螺杆菌（Hp）感染**　是慢性胃炎最常见的病因。Hp 通过释放空泡毒素及氨、促进炎症介质的释放、引起自身免疫反应等作用，导致炎症反应加重迁延。

2. **自身免疫和年龄因素**　体内壁细胞抗体（PCA）和内因子抗体（IFA）可损伤胃壁细胞，引起胃体腺萎缩、胃酸及内因子分泌减少，进而导致维生素 B_{12} 吸收不良，出现巨幼细胞贫血。老年人可出现胃黏膜退行性改变，胃腺体萎缩。

3. **胃黏膜损害因素**　毒素、酒精、药物等均可损害胃黏膜屏障，引起黏膜炎症。常见的药物有非甾体抗炎药（NSAID）如阿司匹林、环氧合酶 –2（COX–2）选择性抑制剂等。

4. **消化液反流**　由于消化道远端梗阻或胃肠动力异常等原因，十二指肠液、胆汁、胰液等消化液反流入胃，在长时间的作用下，胃黏膜产生慢性炎症。

二、病理及胃镜下改变

慢性胃炎根据胃镜及病理组织学改变，分为非萎缩性胃炎和萎缩性胃炎。非萎缩性胃炎是指不伴有胃黏膜萎缩改变、胃黏膜层见以淋巴细胞和浆细胞为主的慢性炎症细胞浸润的慢性胃炎。萎缩性胃炎是指胃黏膜已发生萎缩性改变的慢性胃炎。胃镜下，慢性非萎缩性胃炎的黏膜可充血水肿或黏膜皱襞肿胀增粗；萎缩性胃炎的黏膜色泽变淡，皱襞细平，黏膜变薄可见血管。慢性胃炎损伤与修复过程中的组织学变化有炎症、萎缩、化生和异型增生，其中异型增生是胃癌的癌前病变。低级别上皮内瘤变包括轻度和中度异型增生，高级别上皮内瘤变包括重度异型增生和原位癌。

三、临床表现

多数患者可无明显症状，部分患者可有中上腹不适、钝痛或烧灼痛、腹胀、早饱、嗳气、恶心、纳差、反酸等症状表现。症状的轻重与胃镜下及病理改变不成比例。本病多无明显体征，少数有上腹轻压痛。出现恶性贫血时，可有明显食欲减退、乏力、体重下降等症状。

四、诊断及鉴别诊断

慢性胃炎的诊断不能仅依靠临床表现，主要通过胃镜及胃黏膜组织学检查确诊。相关实验室检查包括 Hp 检测、血清抗壁细胞抗体、抗内因子抗体及维生素 B_{12} 水平测定等。本病应与消化性溃疡、胃癌、胃神经症、慢性胆囊炎等相鉴别。

五、治疗

对无症状的轻度非萎缩性胃炎，如 Hp 阴性且胃镜下未见糜烂改变，可不予治疗。对活动性慢性胃炎或组织学见化生、萎缩、异型增生的胃炎患者，予以短期或长期间歇治疗。

1. **病因治疗**　避免进食刺激性食物，忌酒，避免暴饮暴食。给予药物促胃肠动力抗反流，补充复合维生素，根除 Hp 等。Hp 的根治目前提倡含有铋剂的四联方案：1 种质子泵抑制剂（PPI）+2 种抗生素 +1 种铋剂，疗程 10～14 d。常用的 PPI 有奥美拉唑、埃索美拉唑、雷贝拉唑、泮托拉唑、兰索拉唑、艾普拉唑等；常用抗菌药有阿莫西林、克拉霉素、甲硝唑、呋喃唑酮、喹诺酮类抗菌药、四环素等；铋剂：枸橼酸铋钾、果胶铋。

2. **对症治疗**　给予胃黏膜保护剂（如铝碳酸镁、硫糖铝等）、促胃肠动力药（如伊托必利、莫沙必利等）、消化酶制剂（如复方消化酶、复方阿嗪米特等）。

3. **癌前病变的处理**　根除 Hp 并补充复合维生素，酌情给予上述药物或中药，低级别上皮内瘤变可在积极治疗后定期随访。高级别上皮内瘤变，如果内科药物治疗无法逆转，应考虑行内镜下黏膜切除术（EMR）或内镜下黏膜剥离术（ESD），并定期复查随访。

（范　琳）

第二节　消化性溃疡

消化性溃疡（PU）是指发生在胃肠黏膜的炎性缺损，病变深度超过黏膜肌层，与胃酸 / 胃蛋白酶的消化作用有关。本病可发生于任何年龄，十二指肠溃疡（DU）多见于青壮年，胃溃疡（GU）多见于中老年。

一、病因及发病机制

正常情况下，胃和十二指肠有一系列防御和修复机制来抵御侵袭因素的损害，当侵袭因素与自身防御 / 修复机制失去平衡时，就可能发生溃疡。消化性溃疡的病因和发病机制是多方面的，主要与以下因素有关。

1. 幽门螺杆菌感染 是 PU 的重要致病因素。研究表明 Hp 阳性率高的人群，PU 的患病率也高，根除 Hp 有助于 PU 的愈合并显著降低溃疡复发。

2. 胃酸和胃蛋白酶 胃酸和胃蛋白酶对胃黏膜有侵袭作用，当其在体内增加时可导致 PU 产生。胃蛋白酶的活性依赖于胃液的 PH，因此胃酸是 PU 发生的决定性因素。DU 的发病机制以高胃酸分泌为主，GU 的发生机制主要为黏膜屏障防御功能降低。

3. 药物 长期服用非甾体抗炎药（NSAID）、糖皮质激素、氯吡格雷等药物的患者容易出现 PU，其中 NSAID 最为常见。NSAID 一方面可以直接对黏膜上皮细胞内产生细胞毒作用，另一方面使内源性前列腺素 E 的合成减少，降低黏膜屏障的保护作用。常用的 NSAID 有布洛芬、阿司匹林、吲哚美辛等。

4. 其他因素 ①遗传因素；②环境因素：PU 好发于秋冬季及冬春季之交；③胃十二指肠动力异常；④不良习惯：长期吸烟、大量饮酒、饮浓茶或咖啡等；⑤精神因素；⑥应激、放疗、感染等。

二、病理

PU 多为单发，少数可多发，大小形态不等，多数呈圆形或椭圆形，边缘较规整，周围黏膜常充血、水肿，底部由肉芽组织构成，渗出物形成白苔或黄苔覆盖于表面，部分溃疡可深达肌层或浆膜层。活动期溃疡的底部由表及深分为 4 层：①第一层为急性炎性渗出物，由坏死细胞、组织碎片和纤维蛋白样物组成；②第二层为以中性粒细胞为主的非特异性细胞浸润组成；③第三层为肉芽组织层；④第四层为纤维样或瘢痕组织层。

三、临床表现

1. 症状 典型症状为上腹痛，疼痛的特点是：①慢性经过。除少数发病后就医较早的患者外，多数病程已长达几年、十几年或更长时间。②周期性。发作期与缓解期互相交替，发作期可达数周甚至数月，缓解期可长至数月或几年，发作常有季节性，多在秋冬或冬春之交发病，也可因精神情绪不良或过度劳累而诱发。③节律性。GU 腹痛多在餐后 30 min 出现，持续 1~2 h，逐渐消失，直至下次进餐后重复上述规律；DU 腹痛一般在餐前、睡前或半夜出现，又称饥饿痛或夜间痛，进食或服用制酸剂后可缓解。疼痛的性质可为胀痛、钝痛、剧痛、烧灼样疼痛或饥饿样不适等。疼痛的部位：GU 多位于剑突下正中或偏左，DU 多位于上腹正中或偏右，若溃疡深达浆膜层或为穿透性溃疡，疼痛可放射至胸部、左上腹、右上腹或背部。部分患者可有消化不良症状，如反酸、嗳气、上腹饱胀、食欲减退、恶心等。极少数患者可无明显胃肠道症状，而以消化道出血、急性穿孔为其首发症状。

2. 体征 PU 缓解期可无明显体征，活动期部分患者有剑突下或上腹部局限性压痛。伴有慢性失血或营养不良者可有贫血体征。

3. 特殊溃疡 ①复合溃疡：DU 和 GU 同时发生，易出现幽门狭窄及梗阻；②幽门管溃疡：易出现幽门梗阻、出血及穿孔；③球后溃疡：发生在十二指肠降段或水平段；④巨大溃疡：直径 > 2 cm 的溃疡，溃疡大小与良恶性无明显相关；⑤老年人溃疡：常无明显症状；⑥儿童期溃疡：腹痛多在脐周，常伴恶心、呕吐；⑦难治性溃疡：经正规治疗但溃疡仍未愈合，注意去除诱因及有无误诊。

四、实验室及辅助检查

1. 胃镜检查及胃黏膜活组织检查 是确诊消化性溃疡首选检查方法。胃镜检查可以明确有无溃疡，观察溃疡的情况（部位、大小、形态、数目），GU 患者可取溃疡边缘黏膜行病理检查及幽门螺杆菌检测。

2. X 线钡餐及 CT 检查　当患者有胃镜检查禁忌或拒绝胃镜检查时，X 线钡餐检查可帮助诊断。龛影为溃疡的直接征象，具有确诊价值；而局部压痛、十二指肠球部激惹和球部变形、胃大弯侧痉挛性切迹均为间接征象，仅提示可能有溃疡的存在。CT 可发现溃疡穿孔及周围的炎症包块、积液等。

3. 幽门螺杆菌检测　侵入性检查包括组织切片染色镜检、快速脲酶试验、细菌培养等；非侵入性检查包括 $^{13}C-$ 或 $^{14}C-$ 尿素呼气试验、粪便 HP 抗原检测及血清学检查等。快速脲酶检测是一种简便、快捷、价廉的诊断 HP 感染的首选方法；$^{13}C-$ 或 $^{14}C-$ 尿素呼气试验敏感性和特异性高，并为非侵入性，可作为根除治疗后复查的首选方法；血清学检测幽门螺杆菌常用于流行病学调查。

五、诊断及鉴别诊断

（一）诊断要点

当患者出现慢性、周期性、节律性上腹痛，一般可初步考虑 PU，注意有无服药物史及饮酒史等。确诊主要依靠胃镜检查，对无法行胃镜检查的患者，如 X 线钡餐检查发现龛影也可以诊断为 PU。

（二）鉴别诊断

1. 功能性消化不良　有消化不良症状而无溃疡或其他器质性疾病，常表现为上腹隐痛、恶心、呕吐、嗳气、烧心、上腹饱胀、食欲减退等，可通过胃镜检查鉴别。

2. 慢性肝胆胰疾病　如慢性胆囊炎、胆石症、慢性胰腺炎、慢性肝炎等。可通过 B 超、CT、MRCP 或 ERCP（内镜逆行胆胰管造影）等检查鉴别。

3. 促胃液素瘤（Zolinger-Ellison 综合征）　是一种胃肠胰神经内分泌肿瘤，溃疡呈多发性，部位不典型，易出现并发症，抗酸治疗效果差，血中促胃液素增高，高胃酸分泌，可出现腹泻。肿瘤往往很小（< 1 cm），生长慢，50% 以上的促胃液素瘤为恶性。可通过 CT 或 MRI、检测血促胃液素水平进行鉴别。

4. 胃癌　胃恶性溃疡形态多不规则，常 > 2 cm，底部凹凸不平，覆污秽苔，边缘呈结节状隆起。可通过胃镜及活检鉴别。

六、并发症

1. 出血　是消化性溃疡最常见的并发症，也是上消化道出血的最常见病因。由溃疡侵蚀周围血管引起，DU 较 GU 更常见，尤其是十二指肠球部后壁溃疡和球后溃疡。10% ~ 20% 患者以出血作为首发症状。临床表现为解黑便，出血量大时可有呕血、便血，严重者可出现周围循环衰竭。

2. 穿孔　即溃疡穿透胃十二指肠壁。溃疡穿孔后胃内容物漏入腹腔可引起急性腹膜炎，表现为突发剧烈腹痛，伴恶心、呕吐，查体有板状腹、压痛及反跳痛，腹部 CT 或 X 线检查可见膈下游离气体。溃疡也可穿破入空腔器官形成瘘，如胆瘘、肠瘘。十二指肠后壁及胃后壁溃疡穿透至浆膜层，与邻近器官、组织发生粘连，穿孔时胃内容物不流入腹腔而在局部形成包裹性积液，称为穿透性溃疡。

3. 幽门梗阻　多由 DU、幽门管溃疡或幽门前区溃疡所致。临床表现为上腹部胀痛、恶心、呕吐、食欲减退，呕吐物含发酵宿食，呕吐严重者可出现失水及低钾低氯性碱中毒，并出现消瘦及营养不良。因炎性水肿、幽门平滑肌痉挛所致的梗阻可通过药物治疗缓解；由溃疡瘢痕组织收缩、粘连或恶变引起幽门梗阻多为永久性，需手术治疗。

4. 癌变　DU 一般不会发生癌变，GU 可发生癌变，对反复发作及病程较长的 GU 应注意复查随访。

七、治疗

治疗的目的在于去除病因，控制症状，促进溃疡愈合，预防复发及避免并发症。治疗原则需注意整体治疗与局部治疗相结合，发作期治疗与巩固治疗相结合。

（一）一般治疗

避免精神紧张及不良精神刺激，规律饮食，少食多餐，避免进食辛辣刺激性食物，避免饮浓茶、烈酒、浓咖啡等。症状严重者或急性活动期患者，宜从流质或半流质饮食逐步过渡到正常饮食。

（二）药物治疗

1. **抑制胃酸** ①H_2受体拮抗剂：可选择性竞争结合壁细胞H_2受体，使壁细胞胃酸分泌减少，主要有西米替丁、雷尼替丁、法莫替丁和尼扎替丁等。②质子泵抑制剂（PPI）：通过作用于H^+K^+-ATP酶，使壁细胞减少胃酸分泌，是消化性溃疡的首选药物，主要有奥美拉唑、埃索美拉唑、兰索拉唑、泮托拉唑、雷贝拉唑、艾普拉唑等。PPI的疗程为4~8周，推荐DU疗程4周，GU疗程为6~8周。溃疡愈合后大多数患者可停药，对多次复发的溃疡，应给予较长时间的抗酸治疗。

2. **根除幽门螺杆菌治疗** 根除Hp可显著降低溃疡的复发率。目前提倡四联方案：1种质子泵抑制剂（PPI）+2种抗生素（餐后口服）+1种铋剂（餐前30 min口服），疗程10~14 d。停药4周后可选择^{13}C-或^{14}C-尿素呼气试验复检Hp追踪疗效（表3-3-1）。

表3-3-1 根除Hp四联方案

PPI	抗生素	铋剂
奥美拉唑20 mg	克拉霉素500 mg每日2次	枸橼酸铋钾220 mg每日2次
兰索拉唑30 mg	阿莫西林1 000 mg每日2次	
泮托拉唑40 mg	甲硝唑400 mg（每日3~4次）	
雷贝拉唑10 mg	四环素500 mg（每日3~4次）	
埃索美拉唑20 mg	呋喃唑酮100 mg每日2次	
艾普拉唑5 mg	左氧氟沙星200 mg每日2次（初治不推荐）	

注：任选1种PPI+2种抗生素+1种铋剂，按上述剂量，每日2次，疗程10~14 d

3. **胃黏膜保护剂** ①铋剂：与溃疡底部的蛋白形成蛋白-铋复合物，覆盖于溃疡表面保护胃黏膜。主要经肾代谢，服药后舌苔和粪便变黑。②弱碱性抗酸药：可中和胃酸并促进前列腺素合成，常用的有铝碳酸镁、硫糖铝、磷酸铝等。③米索前列醇：能增加胃十二指肠黏膜黏液/碳酸氢盐分泌、增加黏膜血流量及抑制胃酸分泌，常见不良反应是腹泻，孕妇忌服。

（三）胃镜治疗

PU伴出血的患者除药物治疗外，还可以选择胃镜下治疗：溃疡表面喷洒蛋白胶、出血部位注射1:10 000肾上腺素、钛夹夹闭出血点及热凝固术。PU伴幽门狭窄的患者可行胃镜下球囊扩张术。

（四）外科手术

适应证：①大量出血经内科积极治疗无效；②急性穿孔、慢性穿透性溃疡；③瘢痕性幽门梗阻，内镜治疗无效；④胃溃疡癌变或疑似癌变者；⑤内科治疗无效的难治性溃疡。并发症有术后出血、十二指肠残端破裂、胆汁反流、术后梗阻、吻合口溃疡、缺铁性贫血等。

八、预后

消化性溃疡经有效治疗，愈合率较高，目前主要的死亡原因是大出血和急性穿孔，以老年人和有其他严重疾病者多见。

（范　琳）

第三节　肝　硬　化

肝硬化是由多种病因引起的肝慢性进行性疾病，以慢性炎症、弥漫性纤维化、假小叶及再生结节形成、肝内外血管增殖为病理特征。临床上分为代偿期和失代偿期两个阶段，前者可无明显症状，后者主要表现为门静脉高压及肝功能减退。患者常因合并严重的并发症而死亡，如食管胃静脉曲张破裂出血、感染、肝性脑病等。

一、病因及发病机制

（一）病因

1. 病毒性肝炎　乙型肝炎病毒感染是引起肝硬化最常见的病因，病程由数月至数十年不等。甲型和戊型病毒性肝炎一般不发展为肝硬化。

2. 慢性酒精中毒　长期大量饮酒可引起肝细胞损害、肝脂肪沉积及肝纤维化，进而发展为肝硬化。

3. 胆汁淤积　持续性肝内或肝外胆管阻塞可导致肝细胞缺血、坏死、纤维组织增生而形成肝硬化。

4. 药物及毒物　可引起药物性或中毒性肝炎，进而发展为肝硬化。如异烟肼、四环素等药物，四氯化碳、磷、砷、氯仿等化学毒物。

5. 循环障碍　慢性充血性心力衰竭、缩窄性心包炎、肝静脉或下腔静脉阻塞等均可致肝长期淤血，肝细胞变性及纤维化，进而发展为肝硬化。

6. 遗传和代谢性疾病　如肝豆状核变性（铜代谢紊乱）、血色病（铁沉积）、α_1抗胰蛋白酶缺乏症等。

7. 营养障碍　营养失衡可导致脂肪肝，进而发展为肝硬化。

8. 自身免疫　自身免疫性肝炎可发展为肝硬化。

9. 寄生虫病　血吸虫虫卵在门静脉分支附近堆积，造成门静脉高压；华支睾吸虫阻塞肝内外胆管，引起胆道梗阻及炎症。

10. 原因不明　又称为隐源性肝硬化。诊断隐源性肝硬化需慎重，部分肝硬化可能与隐匿型无黄疸型肝炎有关。

（二）发病机制

肝硬化演变过程包括慢性炎症、脂肪变性、肝细胞减少、弥漫性纤维化及肝内外血管增殖。慢性炎症可导致受损的肝细胞难以再生；使肝星形细胞合成胶原增加，并沉积于 Diss 间隙导致间隙增宽；门管区和肝被膜有大量纤维结缔组织增生，形成纤维束，包绕再生结节或将残存肝小叶重新分割，形成假小叶。肝内血管增殖一方面导致肝窦毛细血管化，肝细胞缺氧，功能减退，数目减少；另一方面导致门静脉压力升高。肝外血管增殖可使门静脉属支血容量增加，导致门静脉高压。肝内门静脉、肝静脉和肝动脉系三者失去正常关系，并出现交通支。

二、病理

病理特点是在肝细胞坏死基础上，肝小叶结构塌陷，弥漫性纤维化及肝结构的破坏，代之以纤维包绕的异常的肝细胞结构（假小叶）。按结构形态可以分为小结节性、大结节性和混合性肝硬化三类。

三、临床表现

肝硬化起病隐匿，病程发展较缓慢，可分为肝功能代偿期与失代偿期，两期分界并不明显或有重叠现象。

（一）肝功能代偿期

多无明显症状或仅有轻微症状，如乏力、食欲减退、腹部不适、腹泻和消化不良。多因劳累、精神紧张或伴发病而出现，休息或适当治疗后可缓解。脾呈轻度或中度增大，肝功能检查结果可正常或轻度异常。

（二）肝功能失代偿期

有显著症状，主要为肝功能减退和门静脉高压。

1. 肝功能减退

（1）全身症状：营养不良表现，如消瘦、乏力、精神不振、皮肤干枯、水肿等。皮肤巩膜黄染、尿色深，常有贫血、舌炎、口角炎、夜盲、多发性神经炎等。

（2）消化道症状：食欲减退、恶心、进食后腹胀，进油腻食物后腹泻等。

（3）出血倾向及贫血：常见出血部位有鼻腔、牙龈、皮肤黏膜和消化道等。与肝合成凝血因子不足、脾功能亢进致血小板减少及毛细血管脆性增加有关。

（4）内分泌失调：①激素异常。雌激素增多，雄激素减少，抗利尿激素增多，血清总 T_3 和游离 T_3 降低。可出现肝掌、蜘蛛痣、腹水，男性有性欲减退、睾丸萎缩、毛发脱落及乳腺发育等，女性有月经不调、闭经、不孕等。②肾上腺皮质功能减退，导致皮肤色素沉着、面色晦暗呈肝病面容。③不规则低热，致热因子灭活降低。④低蛋白血症。

2. 门静脉高压　常与多种并发症有关，如食管胃静脉曲张破裂出血、肝肾综合征、肝肺综合征等。

（1）脾大和脾功能亢进：脾大常于早期出现，因脾静脉回流受阻导致脾淤血性增大，脾内纤维组织增生，脾功能亢进，表现为外周血中血小板、白细胞和红细胞不同程度降低。

（2）门静脉 - 腔静脉侧支循环：表现为食管胃底静脉曲张、痔静脉曲张、腹壁静脉曲张、腹膜后吻合支曲张、脾肾分流等，食管胃静脉曲张破裂出血是门静脉高压最常见的并发症。

（3）腹水：是肝硬化失代偿期最突出的表现之一。腹水的形成机制有：门静脉高压导致内脏血管静水压增高，有效循环血量不足导致肾小球滤过率降低，低蛋白血症，肝淋巴液生成增多。

四、并发症

1. 消化道出血　为本病最常见的并发症，常见于食管胃静脉曲张破裂出血、消化性溃疡、门静脉高压性胃肠病，表现为突发大量呕血、解黑便或红色血便，重者可出现失血性休克。

2. 肝性脑病　见于严重肝病患者，是以代谢紊乱为基础的中枢神经系统功能失调综合征，是肝硬化最常见的死亡原因。与肝功能不全及门 - 体分流有关，以性格改变、行为异常、意识障碍和昏

迷为主要临床表现

3. 感染　与代谢异常、门静脉高压、免疫功能下降有关，表现为自发性细菌性腹膜炎、胆道感染、肺部感染、肠道及尿路感染等。

4. 原发性肝癌　当肝硬化患者在短期内出现肝进行性增大、持续性肝区疼痛、肝发现肿块、腹水转变为血性等，特别是甲胎蛋白异常增高，应注意是否合并原发性肝癌。

5. 肝肾综合征　肾无实质性病变，因肝硬化引起肾血流减少、肾皮质灌注不足，出现功能性肾衰竭。表现为少尿、无尿及氮质血症等。

6. 电解质和酸碱平衡紊乱　常见原因为大量放腹水、利尿、腹泻、钠摄入不足、腹泻、继发性醛固酮增多等，低钾低氯血症与代谢性碱中毒易诱发肝性脑病。

7. 肝肺综合征　排除原发心肺疾病，肝硬化导致的肺血管扩张和低氧血症，表现为呼吸困难、发绀和杵状指。内科治疗多无效，预后差。

8. 胆石症　胆囊及肝外胆管结石多见。

9. 血栓形成　与门静脉血流淤滞有关，部位可累及门静脉主干，肠系膜上、下静脉，脾静脉。门静脉血栓患者可无明显症状，部分可出现明显腹部胀痛、难治性腹水、难治性食管胃静脉曲张破裂出血、肠坏死等。

五、诊断及鉴别诊断

（一）诊断要点

1. 明确有无肝硬化　如同时有肝功能减退和门静脉高压，可临床诊断肝硬化，影像学检查也有助于诊断。如肝功能减退和门静脉高压诊断依据不足，且影像学征象不明确时，可通过肝活检诊断。

（1）明确有无肝功能减退：肝功能可见血清转氨酶及胆红素不同程度升高，血清胆固醇脂降低，血清白蛋白降低，球蛋白增高，A/G 倒置。血常规可见不同程度的贫血，白细胞和血小板计数降低。黄疸时尿常规可见尿胆原增加，也可出现胆红素，有时可见蛋白及管型。

（2）明确有无门静脉高压：查体有无腹壁静脉曲张，胃镜检查判断有无食管胃底静脉曲张，B 超及腹部增强 CT 检查可判断是否有门静脉高压征象。B 超、CT 及 MRI 均可观察肝形态、脾大小及有无腹水。有腹水的患者可完善腹水相关检查，血清腹水白蛋白梯度（SAAG）≥11 提示门静脉高压性腹水。

（3）肝穿刺活检：观察有无假小叶等病理改变。

2. 明确肝硬化的病因并进行肝功能评估　通过询问病史及相关检查，了解是否有长期大量饮酒、营养失调、血吸虫病史、服药史及毒物接触史，有无病毒性肝炎、免疫性疾病和遗传代谢性疾病等。常用的检查有病毒性肝炎检测、免疫指标检测（如抗核抗体、抗平滑肌抗体、抗线粒体抗体和抗肝细胞特异性脂蛋白抗体等）、血清铁及铜测定，α_1 抗胰蛋白检测等。临床上多采用 Child-Pugh 评分进行肝功能评估，观测指标有肝性脑病、腹水、血清总胆红素、血清白蛋白、PT。

3. 判断有无并发症　食管胃底静脉曲张、胆石症、门静脉血栓形成等可通过胃镜及腹部影像学检查诊断。自发性细菌性腹膜炎有腹痛症状及腹膜炎体征，腹水呈渗出液，腹水细菌培养阳性。肝硬化患者在排除脑血管及颅内病变时，有精神症状、肝功能异常、血氨升高等，应考虑肝性脑病。肝肾综合征需排除肾实质性病变、服用肾毒性药物或血管扩张药。

（二）鉴别诊断

1. 引起肝脾大的疾病　如慢性肝炎、肝癌、血液病等。

2. 有肝硬化并发症表现的疾病　上消化道出血者应与消化性溃疡、急慢性胃黏膜病变、胃癌、食管癌及胆道出血等相鉴别；肝性脑病应与低血糖、糖尿病、尿毒症和脑血管意外等所致的昏迷相鉴别；功能性肾衰竭者应与慢性肾炎、慢性肾盂肾炎等相鉴别。

3. 有腹水或腹部隆起的疾病　缩窄性心包炎、结核性腹膜炎、腹腔内肿瘤、巨大卵巢囊肿等。

六、治疗

肝硬化多采取综合性治疗，旨在改善肝功能，延缓病情进展，防治并发症。

（一）一般治疗

注意休息，适当减少活动。调整饮食，进食易消化食物，保证足够的碳水化合物和蛋白质的摄入，补充维生素，酌情给予消化酶促消化，肝衰竭或肝性脑病患者需限制蛋白摄入，无法进食的患者需给予肠外营养。注意维持水、电解质和酸碱平衡。

（二）病因治疗

慎用或停用肝损害药物，对于病毒性肝炎患者给予抗病毒治疗，针对其他病因给予相应治疗。

（三）对症治疗

腹水的治疗有限制水钠的摄入、利尿、腹腔穿刺放腹水、静脉输注血浆或白蛋白、经颈静脉肝内门腔分流术（TIPS）。食管胃静脉曲张出血的治疗有药物治疗（抗酸、止血、降门静脉压、抗感染等）、胃镜治疗（食管静脉曲张内镜套扎或组织胶封堵）、三腔二囊管压迫止血、TIPS。脾大及脾功能亢进者可选择部分脾动脉栓塞术、TIPS，脾切除术因术后易出现感染、血栓形成等，已不被提倡。

（四）并发症的治疗

1. 感染　尽早根据经验选择广谱、足量、肝肾毒性小的抗生素，首选第三代头孢菌素类，后期可根据药敏结果调整用药。

2. 门静脉血栓形成　新近形成的血栓应早期静脉给予肝素抗凝，后期口服抗凝血药维持治疗；陈旧性血栓可选择 TIPS。

3. 胆石症　以内科保守治疗为主。

4. 肝肾综合征　血液透析、使用血管加压素、补充血清白蛋白、人工肝、肝移植等。

5. 肝肺综合征　吸氧及高压氧舱治疗、肝移植。

（五）外科手术及中医治疗

各种分流、断流术已较少应用，肝移植术是对晚期肝硬化治疗的最佳选择。中医学对慢性肝病的诊治有独特的见解，中西医结合治疗往往能收到较好的效果。

（范　琳）

数字资源详见　**新形态教材网**

教学课件　　拓展阅读　　自测题及参考答案

第 四 章
泌尿系统疾病

泌尿系统对维持人体内环境稳定至关重要，肾作为人体的重要泌尿系统器官，不仅负责清除体内代谢产物，还参与调节体液平衡及多种生理活动。然而，肾疾病却日益成为威胁人类健康的一大隐患，包括肾炎、肾衰竭等，这些疾病严重影响患者的生活质量，甚至危及生命。本章节将详细阐述各类肾病的成因、临床表现、诊断方法及治疗措施。通过本章的学习，读者将能够全面深入地了解肾病，提高临床诊疗水平。

第一节　尿　路　感　染

尿路感染，作为常见的泌尿系统疾病，主要由细菌侵入引发。本章将详细解析尿路感染的发病机制、临床表现、诊断方法及有效治疗措施。通过学习，读者将全面掌握尿路感染的诊疗知识，为提升患者康复速度及生活质量提供有力支持。

一、定义

尿路感染是指各种病原微生物直接侵袭尿路引起的尿路感染性疾病。根据感染部位，尿路感染可分为上尿路感染和下尿路感染，前者为肾盂肾炎，后者主要为膀胱炎、尿道炎。

二、病因及发病机制

（一）致病菌
常见致病菌为革兰阴性杆菌，其中大肠埃希杆菌最多见。其次是变形杆菌、克雷伯菌等革兰阴性杆菌。少数尿路感染由粪肠球菌、腐生葡萄球菌等革兰阳性球菌引起。

（二）感染途径
1. **上行感染**　指致病菌由尿道口上行至膀胱、输尿管、肾盂引起的感染。此种感染途径最常见。
2. **血行感染**　指致病菌通过血流到肾乳头、肾盏及肾盂或尿路其他部位的感染。此种感染途径少见。
3. **直接感染**　指致病菌在泌尿系统周围组织、器官发生感染，此时直接侵犯泌尿系统而致病。此种感染途径很少见。

4. **淋巴道感染**　指致病菌经淋巴管进入肾而致病。此种途径极少见。

（三）机体易感因素

1. **尿路梗阻**　任何原因如结石、肿瘤、前列腺增生等引起的尿路梗阻，尿液排出不畅，细菌易在局部繁殖引起感染。

2. **膀胱输尿管反流**　生理情况下膀胱输尿管结合处有单向瓣膜功能，能阻止尿液上行，若丧失此功能，可使膀胱的尿液反流到输尿管、肾并导致感染。

3. **机体免疫力下降**　患者如长期使用糖皮质激素、免疫抑制药及糖尿病、晚期癌症、重症肝病等患者容易引起感染。

4. **医源性因素**　留置导尿管、膀胱镜和输尿管镜检查等易致尿路感染。

5. **其他易感因素**　如妊娠、性别（女性）、性活动、肾发育不良等易导致感染。

三、流行病学

尿路感染多见于女性。65 岁以后男性因前列腺增生发生率高，尿路感染发生率也增加。

四、临床表现

（一）膀胱炎和尿道炎

膀胱炎和尿道炎即下尿路感染。主要表现为尿频、尿急、尿痛，也可有肉眼血尿，膀胱区不适。一般无明显的全身感染症状，但少数患者可有腰痛，低热，血白细胞计数常不增高。

（二）急性肾盂肾炎

1. **泌尿系统症状**　表现为尿频、尿急、尿痛、腰痛等。腰痛多表现为钝痛或酸痛。有的患者无尿路刺激征或不典型。体检可发现肾区叩击痛、输尿管点压痛等。

2. **全身症状**　常伴有寒战、发热、恶心、呕吐、食欲减退等。严重时可表现为败血症。一般无高血压和氮质血症。

3. **尿液变化**　重者表现为尿液混浊、脓尿或血尿。

（三）慢性肾盂肾炎

慢性肾盂肾炎临床表现多种多样，大多数患者有急性肾盂肾炎病史，之后出现反复低热、尿频、排尿不适等，随着病变的进展，逐渐出现肾小管功能受损，表现为夜尿多、低比重尿等，若病情未得到控制，最终出现肾衰竭，发展至尿毒症。

（四）无症状细菌尿

无症状细菌尿指患者无尿路感染的症状，但尿培养有真性菌尿，致病菌多为大肠埃希菌，少数患者在病程中出现尿频、尿急等症状。

（五）复杂性尿路感染

复杂性尿路感染指泌尿系统结构或功能异常及合并其他基础疾病的患者合并尿路感染，治疗效果差，严重者可发展为全身性重症感染。

五、辅助检查

（一）尿液检查

1. **尿常规检查**　新鲜中段尿外观多正常，可有尿液混浊，重者呈米汤样。尿沉渣镜检白细胞＞5 个／高倍视野（HPF），可有白细胞尿、血尿、蛋白尿。极少数患者有肉眼血尿。部分患者见白细胞管型。

2. 尿细菌检查　未用抗生素前或停抗生素 7 d 后，充分清洗外阴，消毒尿道口后留取早晨中段尿，1 小时内送检。

（1）尿沉渣涂片：直接涂片找细菌，平均每高倍视野有 1 个以上的细菌为阳性，提示尿路感染。

（2）尿细菌培养 + 菌落计数：临床常采用清洁中段尿细菌培养，也可以采用导尿或膀胱穿刺尿做细菌培养。符合下列指标之一者，即为真性细菌尿：①清洁中段尿沉渣涂片细菌数 >1 个 /HPF；②膀胱穿刺尿细菌培养阳性；③清洁中段尿细菌培养计数 ≥ 10^5 CFU/ml（CFU 为菌落形成单位）。

3. 尿亚硝酸盐还原试验　大肠埃希菌、变形杆菌等革兰阴性菌可使硝酸盐还原为亚硝酸盐，一般无假阳性。球菌感染时阴性，有助于鉴别杆菌还是球菌。

（二）血液检查

1. 血常规　急性期出现白细胞升高，中性粒细胞比例增加，核左移。

2. 肾功能　慢性肾盂肾炎晚期出现肾功能异常，肌酐及尿素氮升高。

（三）影像学检查

检查方法有 B 超、腹部平片、静脉肾盂造影等，有助于及时发现泌尿系统结石、梗阻、反流、畸形等。

六、并发症

1. 肾乳头坏死　指肾乳头及其周围肾髓质区缺血性坏死，患者在发病过程中出现寒战、高热、剧烈腰痛或出现腹痛、肉眼血尿。严重时出现败血症、急性肾衰竭。

2. 肾周围脓肿　多见于糖尿病、尿路梗阻的患者，为感染控制不良直接扩散所致，除原有的症状外，出现患侧腰痛明显，向健侧弯腰时疼痛加重。

3. 尿源性脓毒血症　尿路感染引起的脓毒血症，主要临床表现为高热、寒战、多器官功能衰竭等，严重者可危及生命。

七、诊断及鉴别诊断

（一）诊断要点

根据尿路刺激征、感染中毒症状，结合实验室检查，特别是细菌学检查，尿路感染诊断不难。只要有真性细菌尿，都可做出诊断。但需鉴别出上、下尿路感染，因它们的治疗及预后均不同。上尿路感染常有全身中毒症状如畏寒、发热，伴腰痛、输尿管点压痛或肾区叩击痛，而下尿路感染以膀胱刺激征为主要表现，较少出现全身中毒症状。

（二）鉴别诊断

1. 肾结核　本病膀胱刺激征更突出，一般抗菌药物治疗无效，早晨中段尿培养结核分枝杆菌阳性，尿沉渣可找到抗酸杆菌，而普通细菌培养为阴性。结核菌素试验阳性。静脉肾盂造影可发现肾结核病灶 X 线征特点，但肾结核常可与尿路感染并存。尿路感染经抗菌药物治疗后，仍残留有尿路感染症状或尿沉渣异常时注意肾结核的可能性。

2. 尿道综合征　患者有尿频、尿急、尿痛，但多次检查均无真性细菌尿。尿道综合征分为：①感染性尿道综合征。患者有白细胞尿，是由致病的微生物引起，如衣原体、支原体感染等。②非感染性尿道综合征。无白细胞尿，病原体检查阴性，病因未明，可能由于逼尿肌与膀胱括约肌功能不协调、妇科或肛周疾病、神经焦虑等引起。

八、治疗

（一）一般治疗

血尿、膀胱刺激征症状重或全身中毒症状重者注意休息，多饮水，进食丰富的维生素和高热量的易消化食物。

（二）抗生素治疗

1. 急性膀胱炎治疗　一般用药时间 3～5 d，可选择复方磺胺甲基异噁唑、左氧氟沙星、呋喃妥因及第二代头孢菌素等治疗。妊娠女性、老年、糖尿病及免疫力低下患者可延长抗感染治疗时间。

2. 急性肾盂肾炎治疗　应在留取尿标本后即开始治疗。

（1）病情较轻者：可门诊口服抗生素 10～14 d，可选用的抗生素有青霉素类、氨基糖苷类、喹诺酮类和头孢菌素类等，但对肾功能损害的患者应避免使用肾毒性药物如氨基糖苷类。

（2）病情较重者：需住院治疗，并静脉给药。也可选用上述药物，必要时联合用药。发热者可于退热后 3 d 改口服抗生素，疗程 14 d。尿源性脓毒血症病死率高，应立即予以广谱抗生素静脉滴注及早期液体复苏，根据尿细菌培养及药敏试验结果调整用药。

3. 慢性肾盂肾炎

（1）在炎症活动期间同急性肾盂肾炎的治疗，但需排除一些不利因素如尿路梗阻、畸形或肾功能不全等因素，积极寻找病因，治疗并发症。

（2）抗生素的选用与急性肾盂肾炎相同，但需结合药敏试验，延长疗程。

4. 无症状性细菌尿　一般无须治疗，但下列情况需治疗。

（1）尿路复杂情况者。

（2）学龄前儿童。

（3）妊娠期。

（4）曾出现有症状的尿路感染。

5. 导尿管相关的尿路感染　导管相关性无症状性细菌尿不需要使用抗生素治疗；拔除导尿管后 48 h 仍有无症状性细菌尿的女性患者，则应该根据尿培养结果使用敏感抗生素治疗 14 d。

（雷向宏）

第二节　肾病综合征

本节将深入探讨肾病综合征，通过解析其发病机制、临床表现及治疗策略，旨在帮助医疗工作者更全面地理解此病症，提高诊断准确性与治疗效果，从而改善患者生活质量。

一、定义

肾病综合征是一临床综合征，而不是独立疾病，其临床特点是大量蛋白尿（> 3.5 g/d）、低蛋白血症（血浆白蛋白 < 30 g/L）、高脂血症和高度水肿。

二、病因及病理

（一）病因

病因较多，可分为原发性和继发性两大类。原发性多见于急性、慢性或 IgA 肾病等，而继发性肾病综合征见于乙肝相关性肾炎、紫癜性肾炎、狼疮性肾炎、淀粉样肾病、糖尿病肾病、肿瘤相关性肾病等。

（二）病理

常见 5 种不同的病理类型。即微小病变型肾病、系膜增生性肾小球肾炎、系膜毛细血管性肾小球肾炎、膜性肾病、局灶节段性肾小球硬化。不同病理类型治疗方案及预后各不相同。

三、临床表现

（1）起病前常有上呼吸道感染、皮肤感染等病史。
（2）水肿：不同程度的水肿，呈凹陷性，常为肾病综合征的首发症状，严重者常有浆膜腔积液。
（3）尿少：严重时少尿，甚至无尿。
（4）常有疲倦、厌食、面色苍白、精神萎靡等症状。
（5）血压多数正常，少数患者有轻中度高血压。

四、并发症

（一）感染

由于患者免疫球蛋白的丢失、补体的下降、糖皮质激素或免疫抑制药的使用，使患者容易发生感染，可表现为上呼吸道感染、皮肤感染和腹膜炎等。

（二）血栓、栓塞并发症

由于有效血容量减少、高脂血症、应用利尿药或糖皮质激素等使血液黏稠度增加，易发生血栓形成或栓塞，以肾静脉血栓形成最常见，其次为下肢静脉血栓形成、脑血栓形成等。

（三）急性肾衰竭

急性肾衰竭可表现为肾前性氮质血症、急性肾小管坏死和特发性急性肾衰竭。其中肾前性氮质血症因有效血容量不足导致肾血流量下降而诱发，经扩容、利尿后可恢复。肾小管坏死多见于中老年人，与肾小动脉透明样病有关。特发性急性肾衰竭病因未明。

五、诊断及鉴别诊断

（一）诊断要点

1. **临床诊断标准**　包括：①大量蛋白尿（> 3.5 g/d）；②低蛋白血症（血浆白蛋白 < 30 g/L）；③高脂血症；④高度水肿。其中前两项为诊断所必需。

2. **病理诊断**　首先排除继发性肾病综合征，才能诊断原发性肾病综合征，同时可行肾活检术明确病理。

3. **并发症的诊断**　确定是否存在并发症。

（二）鉴别诊断

1. **过敏性紫癜肾炎**　好发于青少年，有关节痛、腹痛及黑便等表现，见典型的皮肤紫癜，除蛋白尿外，可有血尿，典型皮疹有助于鉴别。

2. 系统性红斑狼疮　好发于育龄女性，表现为全身多器官功能损害，发热、皮疹、关节痛等，免疫学检查抗核抗体、抗双链 DNA 抗体等滴度升高可确诊。

3. 乙肝相关性肾炎　好发于儿童及青少年，以蛋白尿为主要临床表现。目前国内依据以下 3 点进行诊断：①血清 HBV 抗原阳性；②肾损害，并可除外继发性肾小球肾炎；③肾活检切片中找到 HBV 抗原。

4. 糖尿病肾病　好发于中老年人，糖尿病病史 10 年以上，早期出现尿微量白蛋白，逐渐发展成大量蛋白尿。特征性眼底改变可协助诊断。

5. 肾淀粉样变性　好发于中老年，可分为原发性和继发性。原发性淀粉样变性病因未明，主要累及心、肾、消化道、皮肤和神经。继发性淀粉样变性常继发于慢性化脓性感染、结核、恶性肿瘤等疾病。肾体积增大，需肾活检才能确诊。

六、治疗

治疗原则是去除病因和诱因，消除水肿，减少蛋白尿直至消失，保护肾功能，避免复发。

（一）一般治疗

低蛋白血症、高度水肿患者应卧床休息，同时限制水盐的摄入，补充足够的热量、维生素及微量元素。病情稳定后可增加活动量，注意预防感染。

（二）对症治疗

1. 水肿的治疗　可选择的药物有：①袢利尿药，如呋塞米（速尿）为强有力的利尿药。②噻嗪类利尿药，如氢氯噻嗪。③排钠潴钾利尿药，如螺内酯，单独使用此类药物效果较差，故常与排钾利尿药合用。④渗透性利尿药，如血浆或低分子右旋糖酐，注意肾功能损害患者慎用。此外，还可通过输注血浆或白蛋白以提高血浆胶体渗透压，促进组织中的水分回吸收并利尿，但要注意掌握好适应证。

2. 抗凝治疗　肾病综合征患者血液存在高凝状态，尤其当血浆白蛋白 < 20 ~ 25 g/L 时，即有血栓形成及栓塞可能。目前临床常用的抗凝血药有肝素、华法林等。对已有血栓形成患者则予尿激酶溶栓治疗。

3. 高脂血症治疗　可选用的降血脂药有：①氯贝丁酯类，如非诺贝特等。②羟甲戊二酸单酰辅酶 A 还原酶抑制剂，如洛伐他汀、辛伐他汀等。

4. 急性肾衰竭治疗　肾病综合征合并急性肾衰竭时如未及时治疗可危及生命。主要治疗原则包括合理使用利尿药、纠正低血容量和血液透析等。

（三）糖皮质激素（简称激素）及免疫抑制药的治疗

1. 激素治疗　糖皮质激素用于肾疾病，主要是其抗炎作用。糖皮质激素对肾病综合征的疗效反应在很大程度上取决于其病理类型。激素使用的原则是起始足量、缓慢减量、长期维持。长期应用激素可产生很多不良反应，如感染、高血压、高血糖、库欣综合征等，少数患者可能出现无菌性股骨头缺血性坏死。

2. 免疫抑制药　激素治疗无效，或反复发作者，可联合使用免疫抑制药治疗。目前使用的代表药物有环磷酰胺、盐酸氮芥、环孢素、吗替麦考酚酯等。此类药物共同的不良反应有胃肠道反应、性腺的抑制、肝损害、骨髓抑制、脱发、出血性膀胱炎等。

3. 生物制剂　利妥昔单抗是靶向 CD20 的生物制剂，目前在膜性肾病和激素依赖的微小病变型肾病等类型肾病综合征显示良好的疗效。

（四）中医中药治疗

如黄芪等。

（雷向宏）

第三节　肾小球肾炎

肾小球疾病是一组具有相似临床表现，如血尿、蛋白尿、水肿和高血压等，但发病机制、病因、病理、病程及预后不尽相同，主要累及肾小球的疾病。

一、急性肾小球肾炎

（一）定义

急性肾小球肾炎简称急性肾炎，是指一组临床特点为急性起病，伴有血尿、蛋白尿、水肿和高血压，并可有一过性氮质血症的疾病。本节重点介绍链球菌感染后肾小球肾炎。

（二）病因及发病机制

本病主要是由 β 溶血性链球菌 A 组感染引起的一种免疫复合物性肾小球肾炎。在 β 溶血性链球菌 A 组中，由呼吸道感染所致肾炎的菌株以 12 型为主，由皮肤感染引起的肾炎则以 49 型为主。其发病机制主要是因感染诱发免疫反应，形成免疫复合物而致病。

（三）病理

病变主要累及肾小球，肾体积较正常增大，病理类型为毛细血管内增生性肾小球肾炎。

（四）临床表现

急性肾炎多见于儿童，男性多于女性。通常于前驱链球菌感染后 1~3 周而急性起病，表现为水肿、血尿、高血压及不同程度的肾功能受损。典型临床表现如下。

1. **水肿**　水肿是最常见的症状，因肾小球滤过率下降引起水钠潴留。起初仅累及眼睑及颜面，晨起重；轻者仅体重增加，重者波及全身，少数可伴胸腔积液及腹水。

2. **尿异常**　几乎所有病例均有镜下血尿，约 30% 有肉眼血尿。肉眼血尿可表现为洗肉水样、棕红色或鲜红色等。通常肉眼血尿 1~2 周后转为镜下血尿，少数持续 3~4 周。镜下血尿持续 1~3 个月，少数延续半年或更久，但绝大多数可恢复。血尿可伴有蛋白尿，一般为轻至中度，少数有大量蛋白尿。

3. **高血压**　约 80% 患者出现一过性高血压，因水钠潴留所致。一般为轻或中度增高。大多于 1~2 周利尿后血压降至正常，若持续不降需考虑慢性肾炎急性发作的可能。少数患者出现严重高血压，甚至高血压脑病。

4. **一过性氮质血症**　起病早期因肾小球滤过率下降、水钠潴留而出现尿量减少，严重时出现无尿，并有一过性氮质血症。多于 1~2 周尿量增加，肾功能逐渐恢复。

5. **充血性心力衰竭**　临床表现为不能平卧、胸闷、咳嗽、肺底湿啰音、肝大压痛、奔马律等右心衰竭症状。需紧急处理，洋地黄类强心药效果不佳，而利尿药常能使其缓解。

6. **免疫学检查异常**　患者血清抗链球菌溶血素"O"（ASO）滴度可升高。起病初血清 C3 及总补体下降，8 周内逐渐恢复正常。

（五）诊断

起病前 1~3 周有链球菌感染病史，之后出现血尿、蛋白尿、水肿、高血压，甚至少尿及氮质血症等表现。同时伴有血清补体 C3 下降，血清 ASO 增高，可诊断本病。临床表现不典型者，需根据尿液检查及血清补体动态改变做出诊断。

（六）治疗

1. 一般治疗　急性期卧床休息，待肉眼血尿消失、血压恢复正常、水肿减退后可逐步下床活动。3 个月内宜避免剧烈体力活动。急性期宜低盐饮食。对有氮质血症者限制蛋白质摄入，以优质蛋白为主。

2. 治疗感染灶　关于青霉素的治疗现有争议。但如果病灶细菌培养阳性，应积极给予抗生素治疗，过敏者选用大环内酯类抗生素。一般不需要糖皮质激素和细胞毒药物。对反复发作的慢性扁桃体炎，待病情稳定后考虑做扁桃体摘除。

3. 对症治疗　包括利尿、降血压等，积极预防心脑并发症。凡经休息、限水盐、利尿而血压仍高者应给予抗高血压药。

4. 透析治疗　少数患者发生急性肾衰竭有透析指征时应及时行血液透析治疗，肾功能多可恢复，一般不需要长期维持透析。

（七）预后

绝大多数患者 1～4 周病情逐渐好转，血清补体 C3 在 8 周内逐渐恢复正常。病理检查亦大部分恢复正常，偶有遗留系膜增生。少量镜下血尿或微量白蛋白尿可迁延半年至 1 年才消失。大多数病例预后良好，可完全治愈。6%～18% 的患者遗留尿异常或多年后表现为慢性肾小球肾炎。

二、慢性肾小球肾炎

（一）定义

慢性肾小球肾炎简称慢性肾炎，本病起病方式和临床表现多样。多数起病隐袭，一般有血尿、蛋白尿、高血压、水肿，病程迁延，进展缓慢，有不同程度的肾功能损害，最终发展至尿毒症。

（二）病因及发病机制

慢性肾炎病因及发病机制不清，少数由急性肾炎发展而来，主要为免疫介导的炎症。

（三）病理

慢性肾炎有多种病理类型，常见有膜性肾病、局灶节段肾小球硬化、系膜增生性肾小球肾炎、系膜毛细血管性肾小球肾炎等。病变继续进展，上述病理转化为不同程度的肾小球硬化、肾小管萎缩、肾间质纤维化。病变后期，均可转化为硬化性肾小球肾炎。

（四）临床表现

临床表现各异，有的无明显症状，有的出现血尿、蛋白尿、水肿、高血压等，病情时轻时重，渐进性发展为慢性肾衰竭。由于病理改变各种各样，临床表现不一。

1. 水肿　水肿可有可无，轻者仅晨起后出现眼睑肿胀或午后踝部水肿，严重者可出现全身水肿。然而也有极少数患者，在整个病程中始终不出现水肿，往往易被忽视。

2. 高血压　多表现持续性高血压，眼底检查见视网膜动脉硬化、迂曲，严重者表现为视物模糊、眼底出血，血压持续升高可加速肾功能的恶化。

3. 尿异常　包括尿量变化和镜检的异常。可出现夜尿增多、尿量减少，有血尿、蛋白尿等，在尿沉渣中可以见到程度不等的红细胞、白细胞、颗粒管型和透明管型。

4. 全身症状　表现为腰膝酸软、头晕、食欲减退、乏力等，容易失眠，肾功能恶化时可出现恶心、呕吐。

（五）实验室及影像学检查

实验室检查有尿检异常，尿蛋白常在 1～3 g/d，尿沉渣镜检为肾小球源性血尿，可见管型。B 型超声波检查早期肾大小正常，晚期可出现双肾缩小，肾皮质变薄，肾结构不清。

（六）诊断及鉴别诊断

凡有尿检异常（血尿、蛋白尿、管型尿）、水肿及高血压病史，病程迁延，无论有无肾功能损害均应考虑此病，肾活检病理检查可确诊并有利于指导治疗和判断预后。

慢性肾炎主要与下列疾病相鉴别。

1. 无症状性血尿或（和）蛋白尿　轻型慢性肾小球肾炎应与无症状性血尿或（和）蛋白尿相鉴别，后者无水肿、高血压和肾功能减退。肾活检有助于鉴别。

2. 原发性高血压肾损害　多有高血压家族史，先有多年高血压，平素血压控制不良，后出现肾损害，远曲小管功能损伤多较肾小球功能损伤早，可有少量蛋白尿，常有高血压的其他靶器官（如心、脑、视网膜）并发症。

3. 遗传性肾炎（Alport 综合征）　常为青少年（多在 10 岁之前）起病，患者有阳性家族史，同时有眼、耳、肾异常。

4. 感染后急性肾小球肾炎　有前驱感染并以急性发作起病的慢性肾炎需与此病相鉴别。与感染后急性肾小球肾炎不同之处在于，慢性肾炎急性发作多在短期内病情急骤恶化，血清补体 C3 一般无动态变化。

5. 慢性肾盂肾炎　本病多有反复发作的尿路感染病史，尿沉渣中常有白细胞，严重者有白细胞管型，后期出现肾功能损害时首先损害肾小管功能，表现为夜尿多、低比重尿、糖尿等。静脉肾盂造影见肾盂肾盏变形，B 超发现双肾萎缩，大小不等，表面凹凸不平。

（七）治疗

治疗原则以保护肾功能，延缓肾功能进行性恶化，改善临床症状，预防并发症为主要目的。

1. 一般治疗　急性期注意卧床休息，水肿或高血压者低盐饮食，限制磷的摄入，慎用肾毒性药物，减少肾损害加重的危险因素如感染、低血容量、脱水、水电解质和酸碱平衡紊乱等。

2. 积极控制高血压及减少蛋白尿　可以防止肾功能减退或使已经受损的肾功能有所改善，减少心血管并发症，提高生活质量。ACEI 或 ARB 除有降压作用外，还有减少蛋白尿和延缓肾功能恶化的肾保护作用。钠 – 葡萄糖耦联转运体 2 抑制剂（SGLT2i）近年也开始应用于慢性肾炎患者，无论是否合并糖尿病，该药物都能改善肾小球高滤过状态，减少蛋白尿，延缓肾功能恶化的进展。

3. 糖皮质激素和细胞毒药物　由于慢性肾炎是包括多种疾病在内的临床综合征，其病因、病理类型及其程度、临床表现和肾功能等差异较大，故是否应用应根据病因及病理类型确定。

4. 其他　抗血小板聚集药、抗凝血药、他汀类降血脂药、中医中药也可以使用。

（雷向宏）

数字资源详见　新形态教材网

🎬 教学课件　　🎭 拓展阅读　　📝 自测题及参考答案

第 五 章
血液系统疾病

血液系统疾病是指原发或继发于血液、造血组织 / 造血器官的疾病。血液由血浆及血细胞组成。造血组织是生成血细胞的组织，是指骨髓、肝、脾、淋巴结、淋巴组织以及胚胎或胎儿时期的造血组织。

从胚胎期开始，人类造血经历过中胚叶造血期、肝脾造血期及骨髓造血期。骨髓是出生后主要的造血器官，当骨髓造血储备不足时，骨髓以外的器官（如肝、脾）可以重新恢复造血，即所谓髓外造血。血液细胞与免疫细胞均起源于共同的骨髓造血干细胞，骨髓造血干细胞具有自我更新与多向分化特征。支持造血干细胞周围的微血管系统、神经成分、网状细胞、基质及其他结缔组织，统称为造血微环境。

血液系统疾病按照细胞学分类，分为红细胞疾病、粒细胞疾病、单核 – 巨噬细胞疾病、淋巴和浆细胞疾病、造血干细胞疾病、脾功能亢进、出血及血栓性疾病七大类。

血液系统疾病与其他系统疾病有显著不同，往往是全身性疾病。随着基础医学的发展，细胞形态学、免疫学、细胞遗传学、分子生物学在血液病诊断与疗效判断等方面的应用，造血干细胞移植的进步、基因治疗及细胞免疫治疗在血液病治疗的应用，使血液病的诊治取得了长足的进步。

第一节　缺铁性贫血

缺铁性贫血（IDA）是由于人体内贮存铁的缺乏，使红细胞内血红蛋白合成减少导致的一类贫血。IDA 是最多见的一种贫血，多见于育龄期妇女、婴幼儿及儿童。典型表现是红细胞呈小细胞低色素表现，即小细胞低色素性贫血。

一、铁的代谢

（一）铁的分布

正常人体内含铁量为 3 ~ 4.5 g，主要分布在血红蛋白，约占 65%，其次为贮存铁，约 35%，其余的分布在肌红蛋白、细胞色素及人体的含铁酶中，铁分布于人体几乎所有组织。

（二）铁的来源

人体不能合成铁，主要来源于食物，动物性食物如动物血、动物肝、肌肉含铁量高，易于吸收；植物性食物如海带、紫菜、香菇及木耳含铁量较高，吸收率较动物性食品低。红细胞生存期 120 天左右，每天有 1/120 的红细胞生成和破坏。成人每天用于生成红细胞及含铁酶等约需铁 21 mg，绝大部分来源于衰老红细胞破坏后的再利用，仅 0.5～1 mg 来源于食物，用以补充从胃肠道、泌尿道及皮肤上皮细胞排泄的铁。

（三）铁的吸收

十二指肠和空肠上段是铁吸收的主要部位。人体对铁的吸收量是由人体铁的贮存量和人体对铁的需求量决定的，当缺铁时及红细胞生成增多时铁吸收增多。食物中的铁必须在胃酸的环境下还原成二价铁才能更好地吸收，维生素 C 能将三价铁还原成二价铁，有利于铁的吸收。

（四）铁的转运

铁元素被肠上皮细胞吸收后，进入血液后与血浆中的转铁蛋白结合，骨髓中的幼红细胞通过细胞膜上的转铁蛋白受体将铁转入幼红细胞，在线粒体中与原卟啉形成血红素，血红素与珠蛋白结合形成血红蛋白。

（五）铁的贮存

未被利用的铁以铁蛋白和含铁血黄素的形式存在人体中，铁蛋白溶于水，能通过血浆检测，含铁血黄素不溶于水，存在于肝细胞及单核巨噬细胞中，人体缺铁时能被利用。

二、病因及发病机制

（一）病因

1. 慢性失血　是导致缺铁性贫血的主要原因，如妇女月经过多、痔出血、消化性溃疡、肿瘤、钩虫病、血尿、血红蛋白尿及咯血等均可引发缺铁。

2. 摄入不足　婴幼儿生长发育，妊娠、哺乳等生理状况对铁的需要量增多，如未能摄入更多的铁剂来满足人体需要，易引起缺铁性贫血。

3. 吸收障碍　胃肠疾病或手术，胃酸缺乏及慢性腹泻可导致缺铁，饮食不当如偏食、素食、嗜饮浓茶影响铁的吸收。

（二）发病机制

人体内的铁主要分为功能状态铁与储存铁，正常功能状态铁约占 2/3，主要分为红细胞内铁与组织内铁，红细胞内铁占功能状态铁绝大部分，在红细胞内原卟啉与铁结合形成血红素，再与珠蛋白结合形成血红蛋白；组织内铁是细胞中含铁酶和铁依赖酶的组成成分，当人体储存铁缺乏时，红细胞合成血红蛋白减少，组织含铁酶减少，导致贫血及含铁酶减少相关症状。

三、临床表现

缺铁性贫血的临床表现包括贫血的表现和组织缺铁的表现，一般发展较缓慢，早期症状轻，贫血发展到一定程度症状较突出才会就诊，或体检时发现。

1. 一般表现　疲乏无力、头晕、活动后气促、心悸、面色苍白等一般的贫血表现。

2. 组织缺铁的表现　由于缺铁，导致人体含铁酶合成减少或酶活性下降引发的一些特殊表现。①黏膜组织改变：口角炎、舌炎、吞咽困难及胃酸缺乏；②反甲、指甲扁平、皮肤干燥无光泽、毛发脱落等；③精神神经系统异常：头痛、呕吐、烦躁、易激动、异食癖等。

四、实验室检查

（一）血象

红细胞表现为小细胞低色素改变，$MCV < 80$ fl，$MCH < 27$ pg，$MCHC < 320$ g/L，血涂片可见红细

胞大小不均，中央淡染区扩大。网织红细胞计数正常或轻度增加。

（二）骨髓象

骨髓增生活跃或明显活跃，各期幼稚红细胞体积小，胞质量少。骨髓铁染色细胞外铁减少或消失，铁粒幼细胞比例下降（<15%）乃至消失。

（三）缺铁的实验室指标

1. **血清铁** 是与血浆中的转铁蛋白结合的铁，可以粗略地反映体内铁的多少，缺铁性贫血的患者血清铁<8.95 mol/L。

2. **总铁结合力** 血浆中能够与铁结合的转铁蛋白总量称为总铁结合力。正常状态下只有 1/3 左右的转铁蛋白与铁结合。

3. **转铁蛋白饱和度** 是血清铁与总铁结合力比值，正常为 20%～50%，缺铁时<15%。

4. **血清铁蛋白** 与组织中贮存铁呈正相关，因此是一项能正确反映体内贮存铁多少的敏感指标。正常值 20～200 ng/ml，低于 13 ng/ml 作为缺铁性贫血的诊断标准。

5. **红细胞游离原卟啉测定** 正常 0.27～0.63 μmol/L。缺铁时由于不能利用原卟啉合成血红素，而使红细胞内游离原卟啉含量增高，通常>0.9 μmol/L。

五、诊断及鉴别诊断

（一）诊断要点

缺铁性贫血的诊断要点：①有导致缺铁的病因；②小细胞低色素性贫血的特点；③铁缺乏的实验室检查依据，如血清铁、铁蛋白降低，总铁结合力、红细胞内游离原卟啉增高，骨髓铁染色细胞内、外铁减少或消失等；④铁剂治疗有效。需要强调的是为了有效防治缺铁性贫血，还必须做出病因诊断。

（二）鉴别诊断

1. **慢性疾病性贫血** 是慢性感染或慢性炎症所引起的小细胞低色素性贫血，由于慢性疾病时单核吞噬细胞系统对铁的摄取速度增加，而释放到血液循环的铁减少，故表现血清铁蛋白和骨髓细胞外铁增高，而血清铁减少，总铁结合力降低。

2. **铁粒幼细胞贫血** 是铁失利用而引起的小细胞低色素性贫血，由于铁不能被利用，血红素合成减少，非血红素铁在环幼红细胞核分布的线粒体内积存，骨髓铁染色时表现为环状铁粒幼细胞增多，血清铁升高，总铁结合力降低。

3. **珠蛋白生成障碍性贫血** 是珠蛋白合成障碍致使血红蛋白合成减少而出现的小细胞低色素性贫血，故没有铁缺乏的实验室指标，是由于异常血红蛋白引起的溶血性疾病，患者表现溶血性疾病的特点。血清铁、铁蛋白和骨髓可染铁均增加。此外，本病为遗传性疾病，有家族史，并有血红蛋白电泳异常等，不难鉴别。

六、治疗

由于缺铁性贫血可由多种病因引起，治疗包括病因治疗和铁剂治疗两个方面。

（一）病因治疗

病因治疗是缺铁性贫血治疗的关键所在，只有根治原发病才能取得满意的疗效和防止复发。

（二）铁剂治疗

缺铁性贫血在诊断明确后，去除病因，根治原发病，施以铁剂治疗均可获得满意疗效。铁剂治疗主要为口服铁剂，如硫酸亚铁、富马酸亚铁、琥珀酸亚铁等，如果口服不能吸收或有禁忌，可用注射铁剂，含肌内注射及静脉铁剂。注射用铁的总需要量（mg）=（需达到的血红蛋白浓度 – 患者的血红蛋白浓度）×0.33× 患者体重（kg）。

七、预后

缺铁性贫血的预后与发病病因相关联，如果是摄入不足，增加铁剂摄入量，预后良好，如果病因去除困难，则需要长期补充铁剂。

八、预防

加强婴幼儿、育龄期妇女及孕妇等重点人群铁缺乏的监测，纠正偏食的不良饮食习惯，加强胃肠疾病及肿瘤的筛查，注意月经过多、痔出血及钩虫病等慢性出血的血常规检测是预防缺铁性贫血的重要手段。

（李海亮）

第二节　急性白血病

急性白血病是起源于造血干祖细胞的恶性肿瘤，骨髓细胞中异常的原始细胞及幼稚细胞（即白血病细胞）大量增殖，表现为抑制正常造血，出现贫血、出血、感染和器官浸润等。急性白血病发病率为（2~3）/10 万，在儿童及 35 岁以下成年人恶性肿瘤发生率占首位，严重影响人们的健康。

一、病因及发病机制

急性白血病病因尚不明确，可能与下列因素有关。

1. **生物因素**　人类 T 淋巴细胞病毒 I 型（human T lymphocytotropic virus-I，HTLV-I）可导致成人 T 细胞白血病 / 淋巴瘤（ATL）。

2. **物理因素**　包括 X 射线、γ 射线等电离辐射。日本广岛、长崎在原子弹爆炸地区白血病发病率明显增高。

3. **化学因素**　较长时间接触苯及含有苯的有机溶剂的人群白血病发病率高于普通人群。

4. **遗传因素**　家族性白血病约占白血病的 0.7%。单卵孪生子，如果一个人发生白血病，另一个人的发病率为 1/5，比双卵孪生者高 12 倍。

5. **其他血液病**　某些血液病最终可能发展为白血病，如骨髓增生异常综合征（MDS）、PNH 等。

二、分型

临床常用的由法国、美国、英国协作组的（FAB）分型和世界卫生组织（WHO）分型。FAB 分型是最早的急性白血病分型，是基于骨髓细胞形态学和组织化学染色的细胞学分类，是白血病分型的基础；WHO 分型是综合了形态学、免疫学、遗传学、分子生物学特征的新的分型系统，分型更为精细化，提高了白血病诊断的客观性和精确性，为判断预后、选择治疗方式、观察疗效、监测微小残留病提供了依据。临床常两种分类并行使用。

三、临床表现

急性白血病临床表现主要表现为正常造血受抑制（正常血细胞减少导致的发热、贫血及出血的表现）及白血病细胞浸润其他组织器官的表现。

（一）造血抑制的表现

1. 贫血 红细胞生成减少，常为首发表现，并呈进行性加重，约 50% 患者就诊时已有重度贫血。

2. 发热 正常白细胞生成减少导致的感染，发热也可能是白血病本身的表现。

3. 出血 主要由于血小板减少所致，与血管壁损伤、凝血障碍和抗凝物质增多也有关系，约 1/3 以上患者早期即有出血表现，颅内出血最为严重，常为致死原因之一。

（二）组织和器官浸润

1. 肝、脾和淋巴结肿大 浅表淋巴结肿大多见于急性淋巴细胞白血病（ALL）、急性粒 – 单核细胞白血病（M_4）和急性单核细胞白血病（M_5），纵隔淋巴结肿大常见于 T 细胞 ALL。肝脾大以 ALL 最为显著。

2. 骨和关节疼痛 骨或关节疼痛在儿童多为四肢骨，在成人以胸骨和肋骨多见。胸骨压痛有助于白血病的诊断。

3. 中枢神经系统白血病 多见于 ALL 治疗的缓解期，尤其是儿童。临床上呈典型脑膜炎表现或颅内压增高征象，脑脊液压力增高。脑神经受侵犯出现相应脑神经麻痹症状，如视觉障碍、面瘫等。

4. 其他部位浸润 ①口腔和皮肤表现为牙龈增生、肿胀和溃疡；皮肤结节、皮疹、斑块、溃烂和坏死等，多见于 M_4 和 M_5 型白血病。②眼眶部位的骨膜受累时形成绿色瘤或粒细胞肉瘤，可引起眼球突出、复视或失明，视网膜受侵可出现盲点，多见于粒细胞白血病。③睾丸表现为单侧无痛性肿大，多见于 ALL 缓解期的儿童和青年。④心肌、心包、肺、肾、胃肠、甲状腺、胰腺、下丘脑和垂体等均可受累，临床表现多不典型。

四、实验室检查

（一）血象

多数患者白细胞计数增多，$> 10 \times 10^9/L$ 者称高白细胞性白血病；也有 $< 1.0 \times 10^9/L$ 者，白细胞过高或过低均疗效不佳。分类计数中原始和（或）幼稚细胞易见。红细胞和血红蛋白减少，呈正细胞性贫血。血小板计数减少。

（二）骨髓象

骨髓增生极度活跃或明显活跃，出现大量白血病性原始和（或）幼稚细胞，占非红系细胞的 30% 以上，正常造血细胞受抑制。约 10% 急性粒细胞白血病（AML）骨髓增生低下，称低增生性急性白血病。根据骨髓细胞的形态学特征可进行白血病的分型。细胞化学染色技术可辅助进行白血病的形态学分型诊断，包括过氧化物酶染色，糖原染色，非特异性酯酶染色等。

（三）免疫学分型

根据白血病细胞表面的免疫学标志物，对急性白血病（AL）进行免疫学分型有重要的临床价值，造血祖细胞表达 CD34、HLA–DR、TdT、CD45，B 细胞表达 CD10、CD19、CD20、CD22、CD79a，T 细胞表达 CD7、CD5、CD3、CD2，粒系细胞表达 CD33、CD13、CD15、CD117、MPO，巨核细胞表达 CD41、CD42、CD61，红系细胞表达抗血型糖蛋白 A。

（四）细胞遗传学及分子生物学检查

白血病常伴有特异性染色体和基因的异常，例如 t（15；17）见于急性早幼粒细胞白血病（M_3）；

t（8；21）见于急性粒细胞白血病 M$_2$ 型；t（8；14）见于 B 细胞 ALL 等。也可以采用分子生物学技术检测相关的融合基因，如 t（15；17）形成的 PML/RARa 融合基因等。

（五）其他检查

①血液生化检查：血清尿酸和乳酸脱氢酶增高。血清和尿溶菌酶明显增高见于 M$_4$ 和 M$_5$ 型白血病，而急性粒细胞白血病 M$_1$ 和 M$_2$ 型不增高，ALL 常降低。②脑脊液检查：中枢神经系统白血病时脑脊液白细胞数增多，蛋白增多，糖减少，涂片中可找到白血病细胞。

五、诊断及鉴别诊断

（一）诊断要点

根据临床特点，结合血象和骨髓象检查，诊断一般不难。进一步准确 MICM 分型有助于选择治疗方案和判断预后。

（二）鉴别诊断

急性白血病应与再生障碍性贫血、巨幼细胞贫血、急性粒细胞缺乏症恢复期相鉴别；以出血为主要表现的应与特发性血小板减少性紫癜、过敏性紫癜等疾病相鉴别。结合病史及骨髓检查（MICM 分型），一般不难。

六、治疗

急性白血病的治疗包括支持治疗、化学药物治疗、造血干细胞移植和中医中药治疗等综合措施，联合化疗为最主要的治疗手段。

（一）支持治疗

1. **防治感染**　感染是白血病的主要并发症，也是导致死亡的主要原因，化疗过程中加强防治尤为重要。有条件时患者应安置在无菌层流病房或经过消毒的单人病室；加强无菌护理，注意口、眼、鼻、皮肤和肛门周围的清洁卫生，口服肠道不吸收的抗菌药物以净化肠道细菌。当出现感染征象时，抗感染前必须仔细检查并进行细菌培养和药敏试验，尽早开始经验性抗菌治疗，待阳性培养报告后再调整用药。

2. **控制出血**　因血小板减少而引起的出血可输血小板；由于弥散性血管内凝血所致出血，应给予抗凝治疗。鼻及牙龈出血可用填塞或吸收性明胶海绵局部止血，并适当选用有效的止血药。

3. **纠正贫血**　贫血严重可输浓缩红细胞，使血红蛋白浓度 >60 ~ 80 g/L。

4. **尿酸性肾病的防治**　白血病细胞大量破坏易导致血清与尿中尿酸增高，引起少尿或急性肾衰竭，应鼓励患者多饮水，并给予静脉补液，碱化尿液。

（二）化学治疗

急性白血病一经确诊即应按照早期、足量、联合及个体化的原则积极采用联合化疗，尽快杀灭白血病细胞以尽早达到完全缓解，并进行缓解后强化治疗。强化治疗后有条件地选择造血干细胞移植，防止复发，延长无病生存期，争取治愈；无条件移植的进行巩固和维持治疗。

1. **急性淋巴细胞白血病的治疗**　包括：①诱导缓解治疗，常用药物为长春新碱，每周第 1 天静脉注射；泼尼松 40 ~ 60 mg/d 口服 3 周并逐渐减量，称 VP 方案。目前临床常用的多种方案均在 VP 基础上加用其他药，如加用门冬酰胺酶即 VLP 方案；加用柔红霉素即 VDP 方案；联合应用门冬酰胺酶和柔红霉素即 VLDP，为作用更强的常用方案。②缓解后治疗，取得完全缓解后，立即进行巩固强化治疗，可用原诱导缓解的方案 2 ~ 4 疗程，也可采用更强的化疗方案。巩固强化期间应积极进行中枢神经系统白血病的防治：鞘内注射甲氨喋呤。巩固强化间歇期采用甲氨蝶呤 20 mg/m^2 口服，1 次/

周；巯嘌呤 75 mg/ 日口服，1 次 / 天，进行维持治疗。上述治疗需维持 3 年。

2. 急性粒细胞白血病的治疗

（1）诱导缓解治疗：根据具体情况可以选用下列化疗方案，疗程 5~7 天，休息 2~3 周。① DA 方案：柔红霉素静脉滴注，1 次 / 天，第 1~3 天；阿糖胞苷静脉滴注，1 次 /12 小时，第 1~7 天（柔红霉素还可用其他蒽环类药物代替，如米托蒽醌）；② HA 方案：高三尖杉酯碱和阿糖胞苷均为静脉滴注，1 次 / 天，连用 7 天；③三药联合治疗：为提高完全缓解率，也可采用三药联合，如上述方案中加入依托泊苷（E）即为 DAE 或 HAE。化疗不可避免地造成骨髓抑制，停药后应加强支持治疗。白血病治疗失败的重要原因之一是多药耐药。

（2）缓解后治疗：缓解后治疗的目的是消灭残存的白血病细胞，减少复发，延长生存期，甚至达到治愈。应缓解后立即开始，并有足够强烈的巩固强化治疗 4~6 疗程。方案有：①用诱导缓解的原方案；②中剂量阿糖胞苷 0.5~1.0 g/m², 1 次 /12 小时，共 3 天，也可与任何一种蒽环类药物联合应用；③采用诱导缓解治疗中未使用过的药物，如依托泊苷、安吖啶等组成联合方案。

（三）造血干细胞移植

造血干细胞移植是急性白血病完全缓解后避免复发、达到根治的措施，对有预后不良因素者是唯一可望获得根治的措施；对难治、复发白血病可能是唯一的挽救性治疗措施。移植方式大多采用异基因造血干细胞移植。常用来源于外周血和（或）骨髓的造血干细胞，脐带血干细胞也可使用。供者首选同胞兄弟姐妹中人白细胞抗原（HLA）配型完全相合者，如无供者可选用无亲缘关系的 HLA 配型完全相合的志愿者；父母或兄弟姐妹中 HLA 配型半相合者同样可以作为供者。造血干细胞移植应在第 1 次完全缓解期内进行，移植后 5 年无病存活率为 50% 左右。移植前未达完全缓解则复发率高。

（四）其他治疗

Ph⁺ ALL 诱导缓解化疗可联用酪氨酸激酶抑制剂（TKI，如伊马替尼或达沙替尼）进行靶向治疗。急性早幼粒细胞白血病可使用全反式维 A 酸及砷剂治疗；靶向 CD19 的嵌合抗原受体 T 细胞（CAR-T）治疗可使约 90 % CD19 阳性的复发 ALL 患者获得完全缓解（CR）。

（李海亮）

🌐 **数字资源详见　新形态教材网**

▶ 教学课件　　🎦 拓展阅读　　📝 自测题及参考答案

第 六 章
内分泌与代谢系统疾病

内分泌系统的主要功能是调节机体的诸多生理活动和生命过程，包括物质代谢、器官功能、生长发育、生殖与衰老等过程，维持人体内环境的稳态和适应体内外复杂的变化。尤以糖尿病、甲状腺功能亢进症发病率较高。本章从发病机制、临床表现、诊断与治疗等方面对这两类疾病逐一介绍，供大家学习参考。

第一节　糖　尿　病

糖尿病是一组以慢性高血糖为特征的代谢性疾病，是由于胰岛素分泌和（或）作用缺陷所引起。该疾病可引起多系统损害，导致眼、肾、神经、心脏、血管等多组织器官的慢性进行性病变、功能减退及衰竭；病情严重或应激时可能发生急性严重代谢紊乱。本病可使患者生活质量降低，寿命缩短，病死率升高，应当得到积极防治。

一、糖尿病分型

2019 年 WHO 糖尿病专家委员会更新的糖尿病分型标准如下。

1. **1 型糖尿病（type 1 diabetes mellitus，T1DM）**　主要是免疫介导的胰岛 B 细胞破坏，可导致胰岛素绝对缺乏。

2. **2 型糖尿病（type 2 diabetes mellitus，T2DM）**　从以胰岛素抵抗为主伴胰岛素进行性分泌不足，逐渐到以胰岛素进行性分泌不足为主伴胰岛素抵抗。

3. **混合型糖尿病**　①缓慢进展的免疫介导成人糖尿病：与成人缓慢进展的 T1DM 相似，其差异是前者具有代谢综合征的特征，保留更多的胰岛 B 细胞功能，表达单一自身抗体（特别是 GAD65 抗体）和携带 *TCF7L2* 基因多态性。②酮症倾向的 2 型糖尿病：是一种非免疫介导的酮症倾向糖尿病，可有酮症并有严重胰岛素缺乏表现，随后进入缓解期，并不依赖胰岛素治疗。

4. **其他特殊类型糖尿病**　是在不同水平（从环境因素到遗传因素或两者间的相互作用）病因学相对明确的一类高血糖状态。

5. **未分类糖尿病**　对于不能明确归类的新诊断糖尿病可暂时归为该类别。

6. **妊娠期首次发现高血糖**　指妊娠期间首次发现的高血糖状态。

二、病因及发病机制

糖尿病的病因及发病机制极为复杂，至今尚未完全阐明。不同类型糖尿病的病因不尽相同。总的来说，遗传因素及环境因素等共同参与其发病过程。

（一）1型糖尿病

绝大多数 T1DM 是自身免疫病，遗传因素和环境因素共同参与其发病过程。某些外界因素作用于有遗传易感性的个体，激活 T 淋巴细胞介导的一系列自身免疫反应，从而引起选择性胰岛 B 细胞破坏和功能衰竭，导致体内胰岛素分泌不足进行性加重，最终导致糖尿病。

（二）2型糖尿病

T2DM 也是复杂的遗传因素和环境因素共同作用的结果。

1. 遗传因素与环境因素　T2DM 是由多个基因及环境因素综合引起的复杂疾病。环境因素包括人口老龄化、现代生活方式、营养过剩、体力活动不足等。

2. 胰岛素抵抗和 B 细胞功能缺陷　胰岛素抵抗和胰岛素分泌缺陷是 T2DM 发病机制的两个重要因素。

在遗传因素和上述环境因素共同作用下引起的肥胖，特别是向心性肥胖，与胰岛素抵抗和 T2DM 的发生有密切关系。

三、临床表现

1. 基本临床表现　糖尿病的临床表现常被描述为"三多一少"，即多尿、多饮、多食和体重减轻。可有皮肤瘙痒，尤其是外阴瘙痒。血糖升高较快时可致视物模糊。许多患者无任何症状，仅于健康检查或因其他疾病就诊化验时发现高血糖。

2. 并发症和（或）伴发病　①急性严重代谢紊乱：包括糖尿病酮症酸中毒和高血糖高渗状态。②感染性并发症：皮肤化脓性感染，如疖、痈可反复发生，有时可引起败血症或脓毒血症。皮肤真菌感染，如足癣、体癣也常见。糖尿病易并发肺结核，结核病灶多呈渗出干酪性，易扩展播散形成空洞。③慢性并发症：大血管病变可引起冠心病、脑血管病、肾动脉硬化、肢体动脉硬化等。微血管病变可引起糖尿病肾病、糖尿病性视网膜病变、糖尿病心肌病等。神经系统病变可引起神志改变、肢端感觉异常、肌力减弱，甚至肌萎缩和瘫痪、胃轻瘫、尿潴留等。周围血管病变还可引起糖尿病足等。

四、辅助检查

1. 尿糖测定　多数采用葡萄糖氧化酶法，测定的是尿葡萄糖，尿糖阳性是诊断糖尿病的重要线索。

2. 血糖测定和口服葡萄糖耐量试验（OGTT）　血糖升高是诊断糖尿病的主要依据，常用葡萄糖氧化酶法测定。当血糖高于正常范围而又未达到糖尿病诊断标准时，需进行 OGTT 试验。OGTT 应在清晨空腹进行，成人口服 75 g 无水葡萄糖或 82.5 g 含 1 分子水的葡萄糖，溶于 250～300 ml 水中，5 min 内饮完，空腹开始饮葡萄糖水后 2 h 测静脉血浆葡萄糖。儿童服糖量按每千克体重 1.75 g 计算，总量不超过 75 g。

3. 糖化血红蛋白和糖化血浆白蛋白测定　前者反映患者近 8～12 周总的血糖水平，为糖尿病控制情况的主要监测指标之一。后者反映患者近 2～3 周总的血糖水平，为糖尿病患者近期病情监测的指标。

4. 并发症检查　根据病情需要选用血脂、肝肾功能等常规检查，急性严重代谢紊乱时，进行酮体、电解质、酸碱平衡检查，心、肝、肾、脑、眼科及神经系统的各项辅助检查等。

五、诊断及鉴别诊断

1. 诊断线索　①"三多一少"症状。②以糖尿病的并发症或伴发病首诊的患者；原因不明的酸中毒、失水、昏迷、休克；反复发作的皮肤疖或痈、真菌性阴道炎、结核病等；血脂异常、高血压、冠心病、脑卒中、肾病、视网膜病、周围神经炎、下肢坏疽及代谢综合征等。③高危人群：如有葡萄糖调节受损（IGR）史、年龄超过 45 岁、肥胖或超重、2 型糖尿病的一级亲属、有巨大儿生产史或妊娠糖尿病（GDM）史、多囊卵巢综合征、长期接受抗抑郁药治疗等。

2. 诊断标准　目前国际上通用世界卫生组织糖尿病专家委员会提出的诊断标准（1999）：糖尿病症状加任意时间血浆葡萄糖 $\geq$ 11.1 mmol/L（200 mg/dl），或空腹血浆葡萄糖 $\geq$ 7.0 mmol/L（126 mg/dl），或 OGTT 餐后 2 h 血浆葡萄糖 $\geq$ 11.1 mmol/L（200 mg/dl）。若无典型糖尿病症状需重复一次确认，诊断才能成立。儿童糖尿病诊断标准与成人相同。

3. 鉴别诊断　注意鉴别其他原因所致尿糖阳性。例如：肾性糖尿因肾糖阈降低所致，尿糖阳性，但血糖及 OGTT 正常。某些非葡萄糖的糖尿如果糖、乳糖、半乳糖尿，用班氏试剂（硫酸铜）检测呈阳性反应，用葡萄糖氧化酶试剂检测呈阴性反应。

六、治疗

1. 糖尿病健康教育　健康教育包括糖尿病防治专业人员的培训，医务人员的继续医学教育，患者及其家属和公众的卫生保健教育。

2. 医学营养治疗　①计算总热量：成年人休息状态下每日每千克理想体重给予热量 105 ～ 125.5 kJ（25 ～ 30 kcal），轻体力劳动 125.5 ～ 146 kJ（30 ～ 35 kcal），中度体力劳动 146 ～ 167 kJ（35 ～ 40 kcal），重体力劳动 167 kJ（40 kcal）以上。②营养物质含量：碳水化合物占饮食总热量 50% ～ 60%，提倡用粗制米、面或一定量杂粮，忌食用葡萄糖、蔗糖、蜜糖及其制品（各种糖果、甜糕点、饼干、冰淇淋、含糖饮料等）。肾功能正常的糖尿病个体，蛋白质摄入量占供能比的 10% ～ 15%。脂肪提供的能量不超过总热量的 30%。③合理分配：按每克糖类、蛋白质产热 16.7 kJ（4 kcal），每克脂肪产热 37.7 kJ（9 kcal），将热量换算为食品后制订食谱，并根据生活习惯、病情和配合药物治疗需要进行合理安排。可按每日三餐分配为 1/5、2/5、2/5 或 1/3、1/3、1/3。

3. 体育锻炼　应进行有规律的适宜运动。根据年龄、性别、体力、病情及有无并发症等个体情况，循序渐进并长期坚持。血糖 > 14 ～ 16 mmol/L，明显低血糖症或者血糖波动较大、有糖尿病急性并发症和严重心、脑、眼、肾等慢性并发症者暂不适宜运动。

4. 病情监测　定期监测血糖，并建议患者应用便携式血糖仪进行自我监测血糖。每年 1 ～ 2 次全面复查，了解血脂以及心、肾、神经和眼底情况，尽早发现相关并发症，给予相应治疗。

5. 高血糖的药物治疗

（1）口服降血糖药

1）磺脲类：属于促胰岛素分泌剂，主要作用是刺激 B 细胞分泌胰岛素，如格列本脲、格列吡嗪、格列齐特、格列喹酮和格列美脲等。

2）格列奈类：非磺脲类促泌剂，瑞格列奈等。

3）双胍类：常用二甲双胍，是 2 型糖尿病治疗的一线用药。

4）噻唑烷二酮类（格列酮类）：通过增加胰岛素的敏感性而降低血糖。

5）α- 葡糖苷酶抑制药：通过延缓碳水化合物的吸收降低餐后血糖。

6）DPP-Ⅳ抑制剂：抑制 DPP-Ⅳ活性而减少 GLP-1 失活，提高内源性 GLP-1 水平。

7）葡糖激酶激活剂（GKA）：GKA 作用于胰岛、肠道内分泌细胞以及肝等的葡糖激酶靶点，改善葡萄糖刺激的胰岛素和 GLP-1 分泌，减轻胰岛素抵抗。

（2）胰岛素治疗

1）适应证：1 型糖尿病、各种严重的糖尿病急性或慢性并发症；手术、妊娠和分娩；初发且与 1 型糖尿病鉴别困难的消瘦糖尿病患者、新诊断的 2 型糖尿病伴有明显高血糖、糖尿病病程中无明显诱因出现体重明显下降者、2 型糖尿病 B 细胞功能明显减退者；某些特殊类型糖尿病。

2）胰岛素治疗方案：① 1 型糖尿病。初始剂量为 0.5 ~ 1.0 U/（kg・d）。维持昼夜基础胰岛素水平约需全天胰岛素剂量的 40% ~ 50%，剩余部分胰岛素分配于每餐前。② 2 型糖尿病。可视患者情况采用中或长效胰岛素联合口服降血糖药、每日 1 ~ 3 次预混胰岛素注射等方案。

3）胰岛素的主要不良反应：主要是低血糖反应，与剂量过大和（或）饮食失调有关，多见于接受强化胰岛素治疗者。胰岛素治疗初期可因钠潴留而发生轻度水肿，可自行缓解；部分患者出现视物模糊，为晶状体屈光改变，常在数周内自然恢复。

（3）GLP-1 受体激动剂：通过激动 GLP-1 受体发挥降糖作用，需皮下注射，有胰腺炎病史者禁用。常见胃肠道不良反应。

（郭　莉）

第二节　甲状腺功能亢进症

甲状腺毒症是指血液循环中甲状腺激素过多，引起以神经、循环、消化等系统兴奋性增高和代谢亢进为主要表现的一组临床综合征。甲状腺功能亢进症（简称甲亢）是指甲状腺腺体本身产生过多甲状腺激素而引起的甲状腺毒症。其病因包括弥漫性毒性甲状腺肿（Graves 病）、结节性毒性甲状腺肿和甲状腺自主高功能腺瘤。Graves 病（简称 GD）是甲状腺功能亢进症的最常见病因，占全部甲亢的 80% 以上。本病在我国的患病率为 1.2%，女性显著高发 [女：男 =（4 ~ 6）∶ 1]，高发年龄为 20 ~ 50 岁。

一、病因及发病机制

1. **遗传**　本病有显著的遗传倾向。

2. **自身免疫**　GD 患者的血清中存在针对甲状腺细胞 TSH 受体的特异性自身抗体，称为 TSH 受体抗体。

3. **环境因素**　环境因素可能参与了 GD 的发生，如细菌感染、碘摄入量、环境毒素、妊娠、应激等，都对本病的发生和发展有一定影响。

二、临床表现

（一）甲状腺毒症表现

1. **高代谢综合征**　甲状腺激素分泌增多导致交感神经兴奋性增高，加快新陈代谢，患者常有疲乏无力、怕热多汗、皮肤潮湿、多食善饥、体重显著下降等症状。

2. **精神神经系统**　多言好动、紧张焦虑、焦躁易怒、失眠不安、思想不集中、记忆力减退、手和眼球震颤等。

3. 心血管系统　心悸、气短、心动过速、第一心音亢进。收缩压升高、舒张压降低，脉压增大。合并甲状腺毒症心脏病时，出现心动过速、心律失常、心脏增大和心力衰竭。以心房颤动等房性心律失常多见，偶见房室传导阻滞。

4. 消化系统　稀便、排便次数增加。重者可有肝大、肝功能异常，偶有黄疸。

5. 肌肉骨骼系统　主要是甲状腺毒症性周期性瘫痪。发病诱因包括剧烈运动、高碳水化合物饮食、注射胰岛素等，病变主要累及下肢，常有低钾血症。病程呈自限性，甲亢控制后可自愈。

6. 造血系统　循环血淋巴细胞比例增加，单核细胞增加，但是白细胞总数减低。可伴发血小板减少性紫癜。

7. 生殖系统　女性月经减少或闭经。男性阳痿，偶有乳腺增生（男性乳腺发育）。

（二）甲状腺肿

甲状腺肿为弥漫性、对称性，质地不等，无压痛。甲状腺上、下极可触及震颤，闻及血管杂音。大多数患者有不同程度的甲状腺肿大，少数病例甲状腺可不肿大。

（三）眼征

GD 的眼部表现分为两类：一类为单纯性突眼，包括以下表现：睑裂增宽，少瞬和凝视，眼球内聚不良，下视露白，眼向上看时，前额皮肤不能皱起。另一类为浸润性眼征，较少见，多发于成年患者，预后较差。除上述眼征更明显外，往往伴有眼睑肿胀肥厚，结膜充血水肿。患者常诉眼内异物感、眼部胀痛、畏光、流泪、复视、斜视、视野缩小及视力下降等。

三、实验室及其他辅助检查

1. 血清总甲状腺素（TT_4）: T_4 全部由甲状腺产生，是诊断甲亢的主要指标之一。

2. 血清总三碘甲腺原氨酸（TT_3）: 20％ T_3 由甲状腺产生，80％ T_3 在外周组织由 T_4 转换而来。大多数 TT_3 与 TT_4 同时升高。T_3 型甲状腺毒症时仅有 TT_3 增高。

3. 血清游离甲状腺素（FT_4）、游离三碘甲腺原氨酸（FT_3）: 游离甲状腺激素是实现该激素生物效应的主要部分，是诊断临床甲亢的首选指标。

4. 促甲状腺激素（TSH） 血清 TSH 浓度的变化是反映甲状腺功能最敏感的指标。

5. ^{131}I 摄取率　是诊断甲亢的传统方法。

6. TSH 受体抗体（TRAb）　是鉴别甲亢病因、诊断 GD 的指标之一。

7. TSH 受体刺激抗体（TSAb）　是诊断 GD 的重要指标之一。与 TRAb 相比，TSAb 反映了这种抗体不仅与 TSH 受体结合，而且这种抗体产生了对甲状腺细胞的刺激功能。

8. CT 和 MRI　眼部 CT 和 MRI 可以排除其他原因所致的突眼，评估眼外肌受累的情况。

9. 甲状腺放射性核素扫描　对于诊断甲状腺自主高功能腺瘤有意义。肿瘤区浓聚大量核素，肿瘤区外甲状腺组织和对侧甲状腺无核素吸收。

四、诊断

临床甲亢的诊断：①临床高代谢的症状和体征。②甲状腺体征，甲状腺肿和（或）甲状腺结节。少数病例无甲状腺体征。③血清激素：TT_4、FT_4、TT_3、FT_3 增高，TSH 降低。

Graves 病的诊断标准：①甲亢诊断成立；②甲状腺弥漫性肿大（触诊和彩超证实），少数病例可以无甲状腺肿大；③眼球突出和其他浸润性眼征；④胫前黏液性水肿；⑤ TRAb、TSAb、TPOAb 阳性。以上标准中，①②项为诊断必备条件，③④⑤项为诊断辅助条件。

五、治疗

目前尚不能对 GD 进行病因治疗。针对甲亢有 3 种疗法，即抗甲状腺药（ATD）、^{131}I 治疗和手术治疗。ATD 的作用是抑制甲状腺合成甲状腺激素，^{131}I 和手术则是通过破坏甲状腺组织、减少甲状腺激素的产生来达到治疗目的。

（一）抗甲状腺药

ATD 治疗是甲亢的基础治疗，也可用于手术和 ^{131}I 治疗前的准备阶段。常用的 ATD 分为硫脲类和咪唑类两类，硫脲类包括丙硫氧嘧啶和甲硫氧嘧啶等；咪唑类包括甲巯咪唑和卡比马唑等。目前普遍使用的是甲巯咪唑（MMI）和丙硫氧嘧啶（PTU）。

1. 适应证 ①病情轻、中度患者；②甲状腺轻、中度肿大；③孕妇、高龄或由于其他严重疾病不适宜手术者；④术前和 ^{131}I 治疗前的准备；⑤术后复发且不适宜 ^{131}I 治疗者。

2. 剂量与疗程 ①治疗期：每次 MMI 10～20 mg，每日 1 次口服；PTU 每次 50～150 mg，每日 2～3 次口服，每 4 周复查血清甲状腺激素水平。②维持期：当甲状腺激素达到正常后逐渐减量，维持剂量 MMI 5～10 mg/d，或者 PTU 50 mg，每日 2～3 次，维持时间 1～1.5 年，每 2 个月复查血清甲状腺激素。

3. 药物不良反应 粒细胞缺乏症，皮疹，中毒性肝病，血管炎等。

4. 甲亢缓解的定义 停药 1 年，血清 TSH 和甲状腺激素正常。

（二）^{131}I 治疗

1. 治疗效果和不良反应的评价 治疗机制是甲状腺摄取 ^{131}I 后释放出 β 射线，破坏甲状腺组织细胞。现已明确：①此法安全简便，费用低廉，效益高；②没有增加患者甲状腺癌和白血病等癌症的发病率；③没有影响患者的生育能力和遗传缺陷的发生率；④^{131}I 在体内主要蓄积在甲状腺内，对甲状腺以外的器官不会造成急性辐射损伤。

2. 适应证和禁忌证 适应证：①甲状腺肿大Ⅱ度以上；②ATD 过敏；③ATD 治疗或甲亢手术后复发；④甲亢合并心脏病；⑤甲亢合并白细胞和（或）血小板减少或全血细胞减少；⑥甲亢合并肝、肾等器官功能损害；⑦拒绝手术或有手术禁忌证；⑧浸润性突眼。禁忌证：妊娠期和哺乳期妇女。

3. 并发症 放射性甲状腺炎；诱发甲状腺危象；加重活动性 GO（Graves 眼病）。

4. 治疗效果 ^{131}I 治疗甲亢的治愈率达到 85% 以上，甲减是难以避免的结果。

（三）手术治疗

1. 适应证 ①中、重度甲亢，长期服药无效，或停药复发，或不能坚持服药者；②甲状腺肿大显著，有压迫症状；③胸骨后甲状腺肿；④细针穿刺细胞学检查怀疑恶变；⑤ATD 治疗无效或过敏的妊娠患者，手术在 T2 期（4～6 个月）施行。

2. 禁忌证 ①重度活动性 GO；②合并较重心脏、肝、肾疾病，不能耐受手术；③妊娠初 3 个月和第 6 个月以后。

3. 手术方式 通常为甲状腺次全切除术，两侧各留下 2～3 g 甲状腺组织。主要并发症是手术损伤导致甲状旁腺功能减退症和喉返神经损伤，有经验的医生操作时发生率为 2%，缺乏经验的医生操作时的发生率达到 10%～15%。

（郭 莉）

数字资源详见 新形态教材网

教学课件　　拓展阅读　　自测题及参考答案

第 七 章
神经病学疾病

神经系统疾病作为医学领域的一大挑战，不仅深刻影响着患者的身心健康，也给患者家庭和社会带来了沉重的负担。本章节将聚焦脑卒中、阿尔茨海默病及帕金森病这三种具有代表性的神经系统疾病，深入探讨其病理生理机制、临床表现及其诊治措施。脑卒中，作为脑血管疾病的急性表现，以其高发病率、高致残率及高病死率而备受关注。其复杂的病理过程涉及血管破裂或堵塞，导致脑组织出血或缺血，进而引发一系列神经功能缺损症状。阿尔茨海默病是痴呆症中最常见的一种类型，以持续性记忆丧失和认知功能下降为主要特征。其病理基础是大脑内神经元的广泛死亡和突触结构的破坏，使得患者逐渐失去独立生活的能力。帕金森病是一种慢性进展性的神经退行性疾病，主要影响患者的运动系统。多巴胺能神经元的逐渐丧失，导致患者出现震颤、肌强直、运动迟缓等典型症状，严重影响其生活质量。通过综合分析这些疾病的最新研究成果和临床实践经验，为临床医生提供有价值的参考，提高对神经系统疾病的认知与关注。

第一节　脑　卒　中

脑卒中，俗称"中风"，是一种急性脑血管事件，由于脑部血管突然破裂或因血管阻塞导致血液不能流入大脑而引起脑组织损伤。作为全球范围内导致死亡和残疾的主要原因之一，脑卒中不仅严重威胁着人类的生命健康，也给家庭和社会带来了沉重的经济负担。脑卒中通常分为缺血性脑卒中（包括短暂性脑缺血发作和脑梗死）和出血性脑卒中（包括脑出血和蛛网膜下腔出血），每种类型都有其特定的病理生理机制和临床表现。本节将全面深入地探讨各脑卒中类型的定义、分类、危险因素、临床表现、诊断标准以及治疗和康复策略。同时在本节中，我们将详细介绍脑卒中的危险因素，以帮助读者理解预防脑卒中的重要性。脑血管病的危险因素分为不可干预的危险因素和可干预的危险因素。前者包括年龄、性别、家族史、种族；后者包括高血压、心脏病、糖尿病、血脂异常、吸烟、饮酒、肥胖等。同时，我们还将强调脑卒中急性期早期干预治疗的重要性。

一、短暂性脑缺血发作

（一）定义

短暂性脑缺血发作（transient ischemic attack，TIA）是指历时短暂的、局部的脑供血不足，导致供血区出现局限性的神经功能障碍，从而引起相应的症状和体征。每次发作持续数分钟至数小时，

24 h 内可完全恢复，可反复发作，一般不遗留神经功能缺损症状。

（二）病因及发病机制

TIA 的病因尚不完全清楚，目前有以下几种学说。

1. 微栓塞学说　微栓子主要来源于颈内动脉系统狭窄处的附壁血栓和动脉粥样硬化斑块的脱落、胆固醇结晶等，微栓子脱落引起脑部小动脉发生微栓塞，出现脑局部缺血的症状和体征。当栓子破碎或溶解移向远端时，栓塞的血管血流恢复，症状消失。动脉粥样硬化附壁血栓的脱落是引起 TIA 的主要病因。

2. 脑血管痉挛学说　脑动脉硬化后在狭窄部形成涡流，刺激血管壁发生血管痉挛，使所支配的脑组织发生缺血。

3. 血液成分及血流动力学改变　某些血液系统疾病（如真性红细胞增多症、血小板增多）的血液高凝状态、颈椎病导致的颈动脉受压等均可引起短暂性脑缺血发作。

（三）临床表现

1. 临床特点　突发脑或视网膜局灶性缺血症状，持续时间短暂，每次发作持续数分钟至数小时，24 h 内可完全恢复，常反复发作，每次发病的症状相对固定。

2. 颈内动脉系统 TIA 和椎基底动脉系统 TIA 表现不同

（1）颈内动脉系统 TIA：主要表现为对侧单肢体无力或轻度偏瘫、对侧感觉障碍、失语、一过性黑矇等。

（2）椎基底动脉系统 TIA：以眩晕为最常见症状，常伴有恶心、呕吐、复视、共济失调、平衡障碍、吞咽困难等。脑干受累的特征性症状是交叉性瘫痪。少数患者有跌倒发作。有些患者可出现短暂性全面遗忘，持续数小时可恢复。

（四）辅助检查

发病 1 周内的患者建议就诊当天进行急诊脑 CT 平扫或 MRI 检查。脑 CT 平扫或 MRI 可以排除小量脑出血及其他可能存在的脑部病变，是最重要的初始诊断性检查。脑 CT 平扫或普通 MRI（T1 加权、T2 加权及质子相）检查基本正常。初始检查内容：血常规（包括血小板计数），凝血功能，血糖，血脂，血电解质，肝肾功能，心电图，经胸超声心动图，头颅 CT 或 MRI，以及无创性颅内、外血管病变检查［颈部血管超声、经颅多普勒超声（TCD）、CTA 或 MRA］。初始检查项目一般要求在 48 h 内完成，最好 24 h 内完成。

为进行鉴别诊断和排除需要特殊治疗的 TIA 病因，以及评估预后，还可能需要动态心电图监测、经食管超声心动图、DSA 等检查，以及蛋白 C、蛋白 S、抗凝血酶Ⅲ等易栓状态的筛查。对于多次发生单眼一过性黑矇的老年高血压患者，应该直接关注同侧颈动脉；而对于有自然流产、静脉血栓形成和多次 TIA 发作史的年轻女性，则应该评估抗磷脂抗体（抗磷脂抗体综合征）。

（五）诊断及鉴别诊断

中老年人突发局灶性脑损害症状，符合颈内动脉系统或椎基底动脉系统及其分支缺血的表现，持续数分钟或数小时后完全恢复，应高度怀疑 TIA。如头颅 MRI 未发现新发梗死责任病灶，在排除其他疾病后，即可诊断 TIA。但需注意容易与 TIA 混淆的疾病有局灶性癫痫、复杂性偏头痛、晕厥、梅尼埃综合征、良性阵发性位置性眩晕、脑肿瘤、硬膜下血肿、低血糖、低血压等。

临床诊断步骤：①是否为 TIA；②哪个系统的 TIA；③病因、发病机制分类；④ TIA 危险因素评估。

诊断 TIA 后，应积极寻找 TIA 的病因和危险因素，必须完善下列检查：①测双上肢血压，除外血流动力学病因；②完善血管评估，行头颅 MRA、头颈 CTA、TCD、颈动脉+椎动脉彩超等检查；③心电图和超声心动图，除外心源性原因；④凝血及纤溶功能检查。

危险分层：TIA 患者发生脑卒中风险高，一些临床特征如年龄、症状持续时间及高血压、糖尿病等危险因素等与其脑卒中风险密切相关。根据以上特征制订的相应评分可对 TIA 患者的脑卒中发生风险进行分层，其中最常用的是 ABCD2 评分（表 3-7-1）。

表 3-7-1　ABCD2 评分　　　　　　　　　　　　　　（单位：分）

年龄（A）	≥60 岁	1
血压（B）	血压≥140/90 mmHg	1
临床症状（C）	单侧肢体无力	2
	不伴肢体无力的语言障碍	1
症状持续时间（D）	≥60 min	2
	10～59 min	1
糖尿病（D）	有	1

评价：6～7 分，高度危险组；4～5 分，中度危险组；0～3 分，低度危险组。

（六）治疗

TIA 是急症，是急性缺血性脑卒中的高危因素，应给予足够重视，积极筛查病因及危险因素，全面评估，积极给予相应治疗，同时应遵循个体化原则。

1. 病因治疗　尽可能查找原发病因，针对可能存在的脑血管病危险因素进行积极有效的干预治疗，如调整血压、控制血糖、治疗心律失常或心肌病变、纠正血液成分异常等。同时应建立健康的生活饮食方式，合理运动，戒烟，避免酗酒，适度降低体重等。

2. 药物治疗

（1）抗血小板聚集药：对非心源性 TIA 患者，建议给予抗血小板治疗而非抗凝治疗。常用抗血小板聚集药包括阿司匹林、氯吡格雷片。应注意氯吡格雷抵抗，对于此两种药物不能耐受或存在氯吡格雷抵抗的患者，也可尝试其他种类的抗血小板聚集药如替格瑞洛、西洛他唑、吲哚布芬等。对于发病 24 h 且 ABCD2 评分≥4 分的非心源性 TIA 患者，可给予阿司匹林联合氯吡格雷的双联抗血小板治疗，双抗时间为 21 d，双抗结束后，应单一抗血小板聚集药长期使用作为二级预防用药。

（2）抗凝治疗：对于伴有心房颤动、风湿性心脏病及人工机械瓣膜术后等的 TIA 患者，建议给予华法林抗凝治疗，维持国际标准化比值为 2.0～3.0。非瓣膜性心房颤动患者也可选择新型口服抗凝血药，如利伐沙班、达比加群酯等。

（3）其他：可应用传统中医疗法，改善循环药物，降纤药物如巴曲酶、降纤酶、蚓激酶等，但上述疗法循证证据尚不充分，应根据需要个体化治疗。

3. 外科治疗　经检查明确 TIA 是由颈部大动脉病变如动脉硬化斑块明显狭窄（狭窄程度在 70%～90%）或闭塞引起者，可考虑行颈动脉内膜剥脱术、颈内动脉支架成形术等手术治疗。

（七）预后

TIA 患者发生急性缺血性脑卒中的风险明显高于一般人群。TIA 患者短期脑卒中风险很高，TIA 发生后第 2 天、第 7 天、第 30 天和第 90 天内急性脑梗死复发风险分别为 3.5%、5.2%、8% 和 9.2%。因此 TIA 是急性脑梗死的前驱危险信号，需要及时的治疗和干预以最大程度地降低致残致死风险。

二、脑梗死

（一）定义

脑梗死是指各种原因所致脑部血液供应障碍，导致脑组织缺血、缺氧性坏死，出现相应神经功能缺损。脑梗死是脑血管病的最常见类型（约占全部脑血管病的 70%）。依脑梗死的发病机制和临床表现不同，脑梗死分为脑血栓形成、脑栓塞、腔隙性脑梗死。目前国内外广泛使用脑梗死的 TOAST 分型。将脑梗死按病因的不同分为 5 型：大动脉粥样硬化型、心源性栓塞型、小动脉闭塞型、其他明确病因型和不明原因型。

（二）病因

脑血栓形成最常见的病因为动脉粥样硬化和动脉炎；脑栓塞最常见的病因为心源性和非心源性栓子；腔隙性脑梗死最常见的病因为高血压、动脉粥样硬化和微栓子。

（三）临床表现

脑梗死的临床表现包括一般特点和特殊的临床综合征。

1. 一般特点

（1）多见于中老年人。

（2）常在安静或睡眠中发病。

（3）部分病例有 TIA 前驱症状如肢体麻木、无力等。

（4）局灶体征常在发病后几小时至数日内达高峰。

2. 颅内不同血管闭塞产生不同的局灶神经功能缺损　比如基底动脉脑桥分支双侧闭塞产生的症状体征（闭锁综合征）有意识清醒、言语理解无障碍，除眼球能上下运动示意外，其他动作如讲话、伸舌、吞咽、转颈耸肩、四肢活动均无法完成；大脑中动脉主干支闭塞时将出现"三偏征"，即病灶对侧偏瘫、偏身感觉障碍及偏盲。如上所述由颅内血管闭塞引起的特定的症状体征组合多达几十个，临床上可依据这些组合进行定位诊断。

（四）辅助检查

1. 影像学检查　尽快行头颅 CT 平扫，显示为低密度病灶（图 3-7-1），CT 显示不清的病灶须行头颅 MRI 检查（图 3-7-2）。

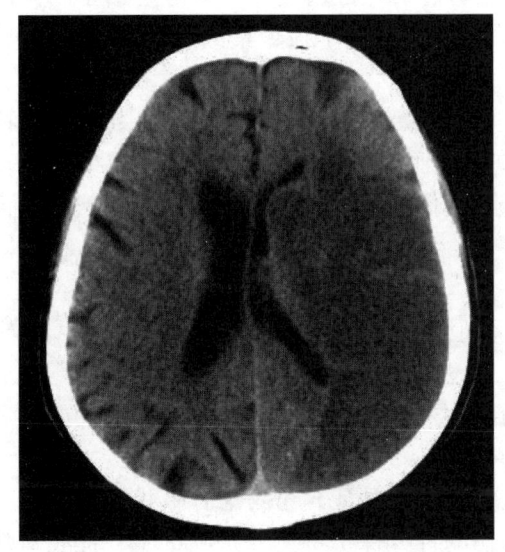

图 3-7-1　脑梗死

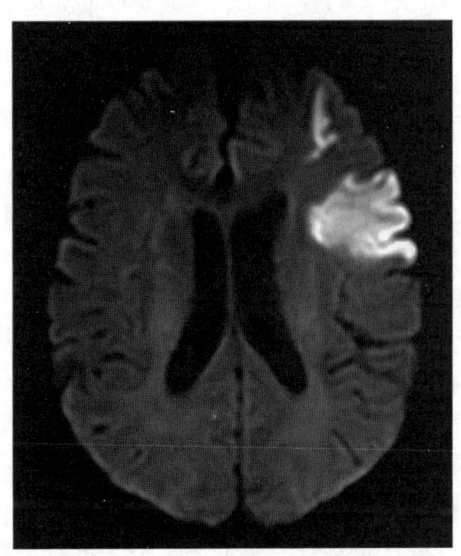

图 3-7-2　脑梗死

2. 评估从心脏到颅内的血管及栓子情况　应行心脏彩超、双侧颈动脉及椎动脉彩超、头颅 MRA 或 DSA、TCD、心电图等检查。

3. 查找危险因素　应抽血查血糖、血脂、凝血功能、同型半胱氨酸、抗心磷脂抗体、梅毒、血管炎相关抗体等。

（五）诊断及鉴别诊断

1. 诊断要点　中年以上高血压及动脉粥样硬化患者，休息状态下或睡眠中急性起病，一至数日内出现局灶性脑损害的症状和体征，并能用某一动脉供血区功能损害来解释，考虑急性脑梗死可能；CT 或 MRI 检查发现梗死灶可明确诊断。

2. 鉴别诊断

（1）脑出血：对于活动中或情绪激动时起病，一般多伴有高血压病史，突发头痛、恶心、呕吐多见，常出现意识障碍、偏瘫和其他神经系统局灶性症状，头颅 CT 或 MRI 检查有助于明确诊断。

（2）颅内占位性病变：颅内肿瘤（特别是瘤卒中）或脑脓肿也可急性发作，引起局灶性神经功能缺损，类似于脑梗死。头颅 CT 及 MRI 检查，特别是增强 MRI 检查有助于明确诊断。

（六）治疗

1. 一般治疗　保持呼吸道通畅；控制血压、血糖；积极抗感染及预防深静脉血栓形成、压疮、营养不良等各种并发症。

2. 特殊治疗

（1）溶栓治疗：静脉溶栓治疗是目前最重要的再灌注措施，重组组织型纤溶酶原激活剂（rt-PA）和尿激酶（UK）是目前使用的主要溶栓药物。替奈普酶近年为研究热点，且应用逐渐增多，多国指南均有提及。目前认为有效抢救缺血半暗带组织的组织窗为：使用 rt-PA 溶栓时间窗为发病 4.5 h 内或使用尿激酶溶栓应在发病 6 h 内，但两者均有相应的溶栓适应证和禁忌证。

（2）血管内介入治疗：包括血管内机械取栓、动脉溶栓和血管成形术。

（3）抗血小板治疗：多数无禁忌证且未能溶栓患者在脑卒中后应尽早开始使用抗血小板聚集药。常用的抗血小板聚集药有阿司匹林和氯吡格雷，其他抗血小板聚集药还用西洛他唑、替格瑞洛、吲哚布芬等。针对发病时间 24 h 内且无禁忌证的非心源性轻型脑梗死（NIHSS 评分≤3 分），应尽早给予阿司匹林联合氯吡格雷双重抗血小板治疗 21 d，以预防脑卒中复发。对于存在颅内大动脉粥样硬化性严重狭窄（70%~99%）的非心源性脑梗死患者，且无明显禁忌证情况下，可考虑给予阿司匹林联合氯吡格雷双重抗血小板聚集治疗 3 个月。针对溶栓治疗者，抗血小板聚集药应在溶栓 24 h 后复查头颅 CT 检查，视情况后使用。

（4）抗凝治疗：非心源性脑梗死患者，一般不推荐脑梗死急性期立即使用抗凝血药。特殊情况下，如心源性病因（房颤、心肌梗死伴附壁血栓、左心房血栓形成）、颅外动脉夹层或高度动脉狭窄的脑梗死患者、为防止深静脉血栓形成等根据出血风险高低使用抗凝治疗，可选用华法林、低分子量肝素钙等抗凝血药。

3. 其他治疗

（1）他汀类药物：发病后应尽早对动脉粥样硬化型脑梗死患者使用他汀类药物调脂、稳定斑块治疗，使用种类和治疗强度需个体化治疗。

（2）降纤治疗：对不适合溶栓并经过严格筛选的脑梗死，特别是高纤维蛋白原血症的患者，可考虑选用巴曲酶、降纤酶等。

（3）扩容治疗：针对低血压或脑血流低灌注所致的分水岭梗死，可考虑补液扩容治疗。

（4）神经保护治疗：针对缺血或再灌注后细胞损伤的神经保护剂可保护脑细胞，提高对缺血缺氧的耐受性。目前常用的有依达拉奉、依达拉奉右莰醇、胞磷胆碱等。

（5）改善循环治疗：目前循证依据较充分的有丁苯酞、人尿激肽原酶，均属于近年国内开发的 I 类新药。

（6）高压氧和亚低温的疗效和安全性还需要开展更高质量的随机对照试验证实。

（7）中医中药治疗：多种药物如地龙、丹红、血塞通、银杏叶制剂等均是国内常用的中成药。但疗效尚需要更多高质量的随机对照试验进一步证实，可根据具体情况结合患者意愿决定是否应用。

4. 外科手术治疗　颈动脉狭窄达 70% 以上者可在脑梗死稳定后进行颈动脉内膜切除术、颈动脉血管成形术；颅内压增高发生脑疝时可行急诊去骨瓣减压术。

5. 康复治疗　病情稳定后应尽早进行康复治疗，减轻脑卒中引起的功能缺损，提高患者的生活质量。应制订短期和长期康复治疗计划，分阶段、因地制宜选择治疗方法。应重视语言、运动和心理等多方面的康复训练，常规进行卒中后抑郁的筛查。

（七）预后

脑梗死急性期的病死率为 5% ~ 15%。存活的患者中致残率较高，影响预后的因素较多，主要有神经功能缺损的严重程度、发病年龄及卒中的病因。积极控制脑卒中危险因素，同时应用脑血管二级预防药物，可降低脑卒中复发的危险性。

三、脑出血

（一）定义

脑出血是指原发性非外伤性脑实质内出血。在我国，脑出血占急性脑血管病的 30% 左右。

（二）病因

高血压合并小动脉硬化最常见（60%），其他病因有动脉瘤或动 - 静脉血管畸形破裂（30%）、脑动脉粥样硬化、血液病（如白血病、再生障碍性贫血、血小板减少性紫癜、血友病、红细胞增多症和镰状细胞贫血等）、脑淀粉样血管病、抗凝或溶栓治疗等。

（三）临床表现

脑出血的临床表现包括一般特点和局灶性定位表现。

1. 一般特点

（1）多见于中老年人，男性稍多于女性，冬春两季发病率较高。

（2）多有高血压病史。

（3）多在情绪激动或活动中突然发病。

（4）发病后症状常于数分钟至数小时内达到高峰。

2. 局灶性定位表现　取决于出血部位和出血量，如壳核出血常出现"三偏征"，还可出现双眼球向病灶对侧同向凝视不能，优势半球受累可有失语。壳核出血量少，患者神志清楚，如出血量大，患者可出现昏迷。中脑出血量达 5 ml 时即可出现深昏迷、四肢弛缓性瘫痪，可迅速死亡。

（四）辅助检查

1. 头颅 CT　尽快行头颅 CT 平扫（图 3-7-3）显示为高密度病灶，它可以准确、清晰地显示出血部位、出血量、是否有占位效应及破入脑室、中线是否移位等情况，还可以根据 CT 用多田公式计算出血量。

2. 头颅 MRI+MRA　能更准确地显示血肿的演变过程，且能较好地与瘤卒中、脑脓肿、动静脉畸形、动脉瘤等相鉴别。

（五）诊断及鉴别诊断

1. 诊断要点　中老年患者在活动中或情绪激动时发病，迅速出现局灶性神经功能缺损症状及头痛、呕吐等颅内压增高症状应考虑脑出血可能，结合头颅 CT 检查，可以迅速明确诊断。

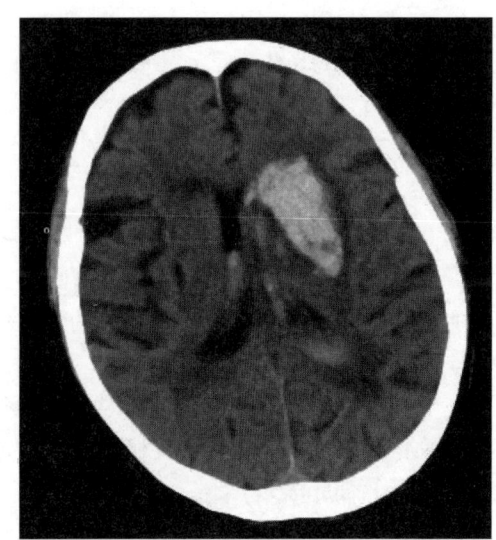

图 3-7-3　脑出血

2. 鉴别诊断

（1）脑梗死：老年人多见，且多有动脉粥样硬化的危险因素，前驱可有 TIA 病史，头痛、恶心、呕吐少见，头颅 CT 检查有助于鉴别。

（2）蛛网膜下腔出血：一般以青壮年多见，多在活动情况下起病，病情进展迅速，头痛剧烈，多伴有恶心、呕吐，多无局灶性神经功能缺损症状和体征，头颅 CT 或 MRI 及腰椎穿刺检查有助于明确诊断。

（3）外伤性颅内血肿：这类出血以颅内压增高的症状为主，一般均有明确的头部外伤史，头颅 CT 检查有助于明确诊断。

（4）与其他昏迷患者相鉴别：对于发病突然，迅速昏迷，局灶性神经系统体征不明显的患者，应与引起昏迷的全身性疾病相鉴别，如与 CO 中毒、酒精中毒和某些系统性疾病（如低血糖、肝性脑病、肺性脑病等）相鉴别。应仔细询问病史包括既往史、用药史和认真查体，并进行相应的实验室检查，头颅 CT 检查能除外明显脑出血。

（六）治疗

1. 一般治疗　一般应卧床休息 2～4 周，保持情绪平稳，避免情绪激动和血压升高；保持呼吸道通畅及循环功能稳定；控制血压、血糖；抗感染；营养支持等。

2. 脱水降低颅内压　积极控制脑水肿、降低颅内压是脑出血急性期治疗的重要环节。可选用甘露醇、呋塞米、白蛋白、甘油果糖等，具体药物及频次选择根据患者出血部位、出血量、脑水肿及肾功能情况个体化决策。

3. 病因治疗

（1）使用抗血栓药发生脑出血时，应立即停药。

（2）华法林相关脑出血患者，可静脉应用维生素 K 拮抗，同时输注新鲜冷冻血浆。

（3）对普通肝素相关脑出血，推荐使用硫酸鱼精蛋白治疗。

（4）对溶血栓药相关脑出血，可输注凝血因子和血小板治疗。

4. 外科手术治疗　视出血量及部位可选择微创穿刺血肿清除术、小骨窗开颅血肿清除术、去骨瓣减压等。

5. 康复治疗　早期将患肢置于功能位，病情平稳后应尽早进行肢体功能、言语障碍、吞咽功能及心理等康复治疗。

（七）预后

脑出血总体预后较差，脑水肿、颅内压增高甚至脑疝形成是致死的主要原因。预后与出血量、出血部位、意识状态及有无并发症高度相关。脑干、丘脑和大量脑室出血预后较差。

四、蛛网膜下腔出血

（一）定义

蛛网膜下腔出血（SAH）指脑底部或脑表面的病变血管破裂，血液直接流入蛛网膜下腔引起的一种临床综合征，约占急性脑卒中的 10%。

（二）病因

颅内动脉瘤是最常见的病因，其他病因有血管畸形、烟雾病、颅内肿瘤、垂体卒中、血液系统疾病、颅内静脉系统血栓形成和抗凝治疗并发症等。

（三）临床表现

蛛网膜下腔出血的临床表现主要取决于出血量、积血部位、脑脊液循环受损程度等。

1. 起病形式　多在情绪激动或用力等情况下急骤发病。

2. 主要症状 突发剧烈头痛，持续不能缓解或进行性加重；多伴有恶心、呕吐；可有短暂的意识障碍及烦躁、谵妄等精神症状；少数出现癫痫发作。

3. 主要体征 脑膜刺激征明显；眼底可见玻璃膜下出血；少数可有局灶性神经功能缺损的征象，如轻偏瘫、失语、动眼神经麻痹等。

（四）辅助检查

1. 头颅 CT 检查 为首选的辅助检查。可发现蛛网膜下腔有高密度影（图 3-7-4）。一般在 12 h 内只做头颅 CT 检查。

2. 腰椎穿刺送检脑脊液 通常头颅 CT 检查已确诊者，不做腰椎穿刺。发病超过 12 h，如果头颅 CT 阴性，必须行腰椎穿刺送检脑脊液，如脑脊液为均匀一致血性则可确诊。行腰椎穿刺时应注意防止出现脑疝。

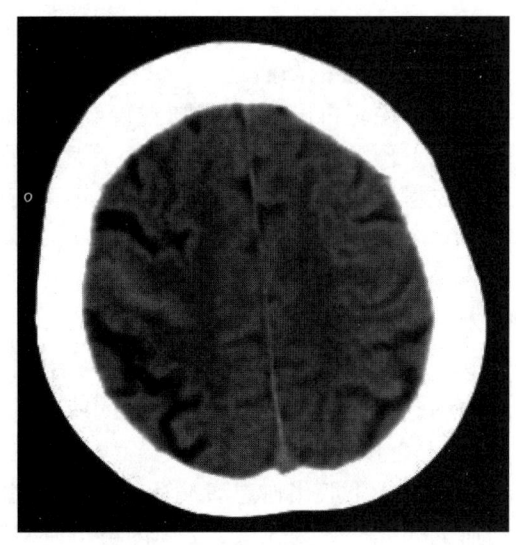

图 3-7-4 蛛网膜下腔出血

3. 脑血管影像学检查 有助于发现颅内的异常血管。

（1）数字减影血管造影（DSA）：是诊断颅内动脉瘤最有价值的方法，阳性率达 95%，条件具备、病情许可时应争取尽早行全脑 DSA 检查，以确定出血原因和决定治疗方法、判断预后。

（2）磁共振血管成像（MRA）：是无创性的脑血管显影方法，主要用于有动脉瘤家族史或破裂先兆者的筛查。此方法不能取代 DSA。

（3）经颅多普勒超声（TCD）：可以动态检测颅内主要动脉流速，是及时发现脑血管痉挛倾向和痉挛程度最敏感的方法，局部脑血流测定用以检测局部脑组织血流量的变化，可用于继发脑缺血的检测。

（五）诊断及鉴别诊断

1. 诊断要点 突发剧烈头痛、呕吐、脑膜刺激征阳性，查体无局灶性神经系统阳性体征，应高度怀疑蛛网膜下腔出血。如头颅 CT 发现脑池和蛛网膜下腔高密度影或腰椎穿刺出现血性脑脊液可临床确诊。

2. 鉴别诊断

（1）脑膜炎：病毒性、细菌性、结核性或真菌性脑膜炎均可出现头痛、呕吐和脑膜刺激征。尤其是 SAH 发病后 1~2 周，脑脊液黄变，白细胞增多，且出现吸收热，体温可达 37~38℃，更应注意与脑膜炎相鉴别。脑膜炎发病一般不如 SAH 迅速，病初先有发热，脑脊液有相应的感染性表现，且头颅 CT 无蛛网膜下腔出血等特点可以鉴别。

（2）其他：蛛网膜下腔出血应与其他脑卒中相鉴别，每种脑卒中均有相应的发病特点及临床表现，头颅影像学检查有助于鉴别诊断。

（六）治疗

1. 一般治疗 蛛网膜下腔出血数小时内进行一般治疗，包括以下方面。

（1）安静卧床休息，保持情绪平稳，避免用力（包括剧烈咳嗽或用力排便等）；保持呼吸道通畅；高热者可给予物理降温；注意维持水、电解质平衡等，维持内环境平衡。

（2）既往血压正常的患者，蛛网膜下腔出血后血压应激升高，应控制血压，保持收缩压 < 160 mmHg 和平均动脉压 > 90 mmHg。

（3）若有癫痫发作，应抗癫痫治疗，可短期给予足量的抗癫痫药。

（4）必要时给予镇痛药和镇静药。

（5）有颅内压增高，应给予脱水治疗。有脑疝形成趋势者可行颞下减压术和脑室引流以挽救患者生命。

2. 并发症的防治

（1）预防再出血：可进行抗纤治疗，最常用的抗纤溶剂是氨基己酸，但肾功能障碍患者慎用。

（2）预防脑血管痉挛：脑血管痉挛是在 SAH 后颅底容量大血管迟发性收缩所致，可发展为脑梗死，应尽早应用尼莫地平。此外，还可行脑脊液置换疗法。

（3）防治脑积水：蛛网膜下腔出血常于 4～20 d 出现脑积水。轻度的急、慢性脑积水都应进行药物治疗，可选用乙酰唑胺、甘露醇、呋塞米等；严重脑积水伴有意识障碍者可行脑室穿刺外引流术。

3. 外科手术治疗及血管内介入治疗　临床状况良好的患者应尽早行脑血管造影明确病因，如确诊为动脉瘤，应尽早外科手术夹闭或介入栓塞。

（七）预后

蛛网膜下腔出血患者病死率较高，约 12% 的患者在入院前死亡。30 d 内病死率为 25% 以上。再出血的病死率约为 50%，2 周内再出血率为 20%～25%，半年后的年复发率为 2%～4%。

（明　敏）

第二节　阿尔茨海默病

随着人口老龄化，痴呆已成为老年人的常见病，其中阿尔茨海默病（Alzheimer's disease，AD）占 60%～80%，是老年人失能和死亡的主要原因。根据全球疾病负担研究数据，2019 年全球 AD 及相关痴呆的患病人数达到 5 162 万，总体患病率为 667.2/10 万；同年，我国 AD 及相关痴呆总人数为 1 314 万，约占全球 AD 患者总人数的 25.5%，我国 AD 及相关痴呆总体患病率为 924.1/10 万。阿尔茨海默病作为一种慢性、进行性的神经退行性疾病，不仅严重影响患者的记忆、思维、行为和日常生活能力，也给患者家庭和社会带来了沉重的负担。

本节将深入探讨阿尔茨海默病的定义、临床表现、发病机制、诊断标准及当前的治疗策略。通过本节的学习，读者将能够全面了解这一疾病的全貌，包括其起病隐袭、病因未明的特点，以及随着病情进展所表现出的认知和记忆功能不断恶化、失语、失用、失认等核心症状。

一、定义

阿尔茨海默病是一种中枢神经系统原发性退行性变性疾病，起病隐匿，病程呈慢性进行性发展，是老年期痴呆最常见的一种类型。主要表现为渐进性记忆障碍、认知功能障碍、人格改变及语言障碍等神经精神症状，严重影响社交、职业与日常生活功能。AD 的病因及发病机制尚未阐明，特征性病理改变为 β 淀粉样蛋白沉积形成的细胞外老年斑和 tau 蛋白过度磷酸化形成的神经细胞内神经原纤维缠绕，以及神经元丢失伴胶质细胞增生等。

二、病因及发病机制

AD 可分为家族性 AD（早发型 AD）和散发性 AD（晚发型 AD）。家族性 AD 呈常染色体显性遗传，多于 65 岁前起病，最为常见的是位于 21 号染色体的淀粉样前体蛋白（*APP*）基因、位于 14 号染色体的早老素 1（*PSEN1*）基因及位于 1 号染色体的早老素 2（*PSEN2*）基因突变。携带有 *APP* 和 *PSEN1* 基因突变的人群几乎 100% 会发展为 AD，而携带有 *PSEN2* 基因突变的人群，发展为 AD 的概率约为95%。对于占90%以上的散发性AD，尽管候选基因众多，目前认为载脂蛋白E（*APOE*）基因最有关。*APOE* 携带者是散发性AD的高危人群，研究显示携带一个 *APOEε4* 等位基因的人群，其罹患AD的风险约为正常人的3.2倍，而携带有两个 *APOEε4* 等位基因的人群，其罹患AD的风险为正常人的8~12倍。

有关AD的发病机制，现有多种学说，其中影响较广的有β-淀粉样蛋白（Aβ）瀑布假说，认为Aβ的生成与清除失衡是导致神经元变性和痴呆发生的起始事件。家族性AD的三种基因突变均可导致Aβ的过度生成，是该学说的有力佐证。而Down综合征患者因体内多了一个 *APP* 基因，在早年就出现Aβ沉积斑块，也从侧面证明了该学说。另一重要的学说为tau蛋白学说，认为过度磷酸化的tau蛋白影响了神经元骨架微管蛋白的稳定性，从而导致神经元纤维缠结形成，进而破坏了神经元及突触的正常功能。

近年来，也有学者提出了神经血管假说，提出脑血管功能的失常导致神经元细胞功能障碍，并且Aβ清除能力下降，导致认知功能损害。除此之外，尚有细胞周期调节蛋白障碍、氧化应激、炎性机制、线粒体功能障碍等多种假说。

AD发病的危险因素有低教育程度、膳食因素、吸烟、女性雌激素水平降低、高血压、高血糖、高胆固醇、高同型半胱氨酸、血管因素等。

三、临床表现

AD通常隐匿起病，持续进行性发展，主要表现为认知功能减退和非认知性神经精神症状。按照最新分期，AD包括两个阶段：痴呆前阶段和痴呆阶段。

1. 痴呆前阶段　此阶段分为轻度认知功能障碍发生前期（pre-MCI）和轻度认知功能障碍期（MCI）。AD的pre-MCI期没有任何认知障碍的临床表现或者仅有极轻微的记忆力减退主诉，这个概念目前主要用于临床研究。AD的MCI期，即AD源性MCI，是引起非痴呆性认知损害的多种原因中的一种，主要表现为记忆力轻度受损，学习和保存新知识的能力下降，其他认知域，如注意力、执行能力、语言能力和视空间能力也可出现轻度受损，但不影响基本日常生活能力，达不到痴呆的程度。

2. 痴呆阶段　即传统意义上的AD，此阶段患者认知功能损害导致了日常生活能力下降，根据认知损害的程度大致可以分为轻、中、重3度。

（1）轻度痴呆：主要表现是记忆障碍。首先出现的是近事记忆减退，常将日常所做的事和常用的一些物品遗忘。随着病情的发展，可出现远期记忆减退，即对发生已久的事情和人物的遗忘。部分患者出现视空间障碍，外出后找不到回家的路，不能精确地临摹立体图。面对生疏和复杂的事物容易出现疲乏、焦虑和消极情绪，还会表现出人格方面的障碍，如不爱清洁、不修边幅、暴躁、易怒、自私多疑。

（2）中度痴呆：除记忆障碍继续加重外，工作、学习新知识和社会接触能力减退，特别是原已掌握的知识和技巧出现明显的衰退，出现逻辑思维、综合分析能力减退，言语重复，计算力下降，明显的视空间障碍，如在家中找不到自己的房间，还可出现失语、失用、失认等，有些患者可出现癫痫、强直-少动综合征。此时患者常有较明显的行为和精神异常，性格内向的患者变得易激惹、兴奋欣快、言语增多，而原来性格外向的患者则可变得沉默寡言，对任何事情提不起兴趣，出现明显的人格改变，甚至做出一些丧失羞耻感（如随地大小便等）的行为。

（3）重度痴呆：此期的患者除上述各项症状逐渐加重外，还有情感淡漠、哭笑无常、言语能力丧失，不能完成日常简单的生活事项如穿衣、进食。终日无语而卧床，与外界（包括亲友）逐渐丧失接触能力。四肢出现强直或屈曲瘫痪，括约肌功能障碍。此外，此期患者常可并发全身系统疾病的症状，如肺部及尿路感染、压疮及全身性衰竭症状等，最终因并发症而死亡。

四、辅助检查

1. **实验室检查**　血、尿常规，血生化检查均正常。CSF 检查可发现 $A\beta_{1-42}$ 及 $A\beta_{42}/A\beta_{40}$ 水平降低，总 tau 蛋白和磷酸化 tau 蛋白增高。

2. **脑电图检查**　AD 的早期脑电图改变主要是波幅降低和 α 节律减慢。少数患者早期就有脑电图 α 波明显减少，甚至完全消失，随病情进展，可逐渐出现较广泛的 θ 活动，以额、顶叶明显。晚期则表现为弥漫性慢波。

3. **影像学检查**　CT 检查见脑萎缩、脑室扩大；头颅 MRI 检查显示双侧颞叶、海马萎缩。SPECT 灌注成像和氟脱氧葡萄糖 PET 成像可见顶叶、颞叶和额叶，尤其是双侧颞叶的海马区血流和代谢降低。使用各种配体的 PET 成像技术（如 PIB-PET、AV45-PET）可见脑内的 $A\beta$ 沉积。

4. **神经心理学检查**　对 AD 的认知评估应包括记忆功能、言语功能、定向力、应用能力、注意力、知觉（视、听、感知）和执行功能 7 个领域。临床上常用的工具可分为：①大体评定量表，如简易精神状况检查量表（MMSE）、蒙特利尔认知测验（MoCA）、阿尔茨海默病认知功能评价量表（ADAS-cog）、长谷川痴呆量表（HDS）、Mattis 痴呆量表、认知能力筛查量表（CAS1）等；②分级量表，如临床痴呆评定量表（CDR）和总体衰退量表（GDS）；③精神行为评定量表，如汉密尔顿抑郁量表（HAMD）、神经精神问卷（NPI）；④用于鉴别的量表，Hachinski 缺血量表。还应指出的是，选用何种量表，如何评价测验结果，必须结合临床表现和其他辅助检查结果综合得出判断。

5. **基因检查**　有明确家族史的患者可进行 *APP*、*PSEN1*、*PSEN2* 和 *APOE4* 基因检测，突变的发现有助于确诊和疾病的提前预防。

五、诊断及鉴别诊断

（一）诊断要点
应用最广泛的 AD 诊断标准是由美国国立神经病语言障碍卒中研究所和阿尔茨海默病及相关疾病学会（NINCDS-ADRDA）1984 年制定的，2011 年美国国立老化研究所和阿尔茨海默协会对此标准进行了修订，制定了 AD 不同阶段的诊断标准（NIA-AA），并推荐 AD 痴呆阶段和 MCI 期的诊断标准用于临床。

1. AD 痴呆阶段的临床诊断标准

（1）很可能的 AD 痴呆

1）核心临床标准：①符合痴呆诊断标准；②起病隐袭，症状在数月至数年中逐渐出现；③有明确的认知损害病史；④表现为遗忘综合征（学习和近记忆下降，伴 1 个或 1 个以上其他认知域损害）或者非遗忘综合征（语言、视空间或执行功能三者之一损害，伴 1 个或 1 个以上其他认知域损害）。

2）排除标准：有与认知障碍发生或恶化相关的卒中史，或存在多发或广泛脑梗死，或存在严重的白质病变；②有路易体痴呆的核心症状；③有额颞叶痴呆的显著特征；④有原发性进行性失语的显著性特征；⑤有其他引起进行性记忆和认知功能损害的神经系统疾病，或非神经系统疾病，或药物过量或滥用证据。

3）支持标准：①在以知情人提供和正规神经心理测验得到的信息为基础的评估中，发现进行性认知下降的证据；②找到致病基因（*APP*、*PSEN1* 或 *PSEN2*）突变的证据。

（2）可能的 AD 痴呆：有以下任一情况时，即可诊断。

1）非典型过程：符合很可能的 AD 痴呆诊断标准中的第 1 条和第 4 条，但认知障碍突然发生，或病史不详，或认知进行性下降的客观证据不足。

2）满足 AD 痴呆的所有核心临床标准，但具有以下证据：①伴有与认知障碍发生或恶化相关的卒中史，或存在多发或广泛脑梗死，或存在严重的白质病变；②有其他疾病引起的痴呆特征，或痴呆症状可用其他疾病和原因解释。

2. AD 源性 MCI 的临床诊断标准

（1）符合 MCI 的临床表现：①患者主诉，或者知情者、医生发现的认知功能改变；②一个或多个认知领域受损的客观证据，尤其是记忆受损；③日常生活能力基本正常；④未达痴呆标准。

（2）发病机制符合 AD 的病理生理过程：①排除血管性、创伤性、医源性引起的认知功能；②有纵向随访发现认知功能持续下降的证据；③有与 AD 遗传因素相关的病史。

在临床研究中，MCI 和 Pre-MCI 期的诊断标准还采纳了两大类 AD 的生物标志物。一类反映 Aβ 沉积，包括脑脊液 Aβ 水平和 PET 淀粉样蛋白成像；另一类反映神经元损伤，包括脑脊液总 tau 蛋白和磷酸化 tau 蛋白水平、结构 MRI 显示海马体积缩小或内侧颞叶萎缩、氟脱氧葡萄糖 PET 成像、SPECT 灌注成像等。目前对这些生物标志物的理解有限，其临床应用还有待进一步改进和完善。

（二）鉴别诊断

1. 血管性痴呆（vascular dementia，VaD）　包括缺血性或出血性脑血管病，或者是心脏和循环障碍引起的低血流灌注所致的各种临床痴呆，是痴呆的常见类型之一。VaD 常常相对突然起病（以天或周计），呈波动性进程，阶梯样发展，这在反复发生的皮质或皮质下损害的患者（多发梗死性痴呆）中常见。然而，需要注意的是，皮质下小血管性痴呆起病相对隐匿，发展进程较缓慢。反映执行功能和语言功能的神经心理学测验有 Stroop 色词测验、言语流畅性测验。数字符号转换测验、结构模仿、迷宫测验等有助于两者的鉴别。Hachinski 缺血评分量表≥7 分提示 VaD，≤4 分提示 AD，5 分或 6 分提示为混合性痴呆。这一评分标准简明易行，应用广，但缺点是未包含影像学指标。

2. 额颞叶痴呆（frontotemporal dementia，FTD）　FTD 的形态学特征是额极和颞极的萎缩。但疾病早期，这些改变并不明显，随着疾病的进展，MRI、SPECT 等检查才可见典型的局限性脑萎缩和代谢低下。FTD 认知功能受损的模式属于"额叶型"，在视空间短时记忆、词语的即刻、延迟、线索回忆和再认、内隐记忆、注意持续性测验中，FTD 患者的表现比 AD 患者要好，而 Wisconsin 卡片分类测验、Stroop 测验、连线测验 B 等执行功能检测中表现比 AD 患者差。此外，非认知症状，如社会意识和自知力缺失、失抑制、人际交往失范、反社会行为、淡漠、意志缺失等，是鉴别 FTD 与 AD 的重要依据。

3. 路易体痴呆（DLB）　DLB 患者与 AD 相比，回忆及再认功能均相对保留，而言语流畅性、视觉感知及执行功能等方面损害更为严重。在认知水平相当的情况下，DLB 患者较 AD 患者功能损害更为严重，运动及神经精神障碍更为严重，生活自理能力更差。DLB 患者特征性的临床表现，即波动性认知障碍、帕金森综合征和反复出现的视幻觉有助于与 AD 的鉴别。

4. 帕金森病痴呆（PDD）　指帕金森患者的认知损害达到痴呆的程度。相对于其他认知领域的损害，PDD 患者的执行能力受损尤其严重。视空间功能缺陷也是常见的表现，其程度较 AD 重。PDD 患者的短时记忆、长时记忆能力均有下降，但严重度比 AD 轻。

六、治疗

AD 患者认知功能衰退目前治疗困难，综合治疗和护理有可能减轻病情和延缓发展。

1. 生活护理　有效的护理能延长患者的生命及改善患者的生活质量，并能防止摔伤、外出不归等意外的发生。

2. 非药物治疗　包括职业训练、音乐治疗等。

3. 药物治疗

（1）改善认知功能：①乙酰胆碱酯酶抑制剂（ChEI），包括多奈哌齐、卡巴拉汀、石杉碱甲等，主要提高脑内乙酰胆碱的水平，加强突触传递。② NMDA 受体拮抗剂，美金刚能够拮抗 $N-$ 甲基 $-D-$ 天冬氨酸（NMDA）受体，具有调节谷氨酸活性的作用，现已用于中重度 AD 患者的治疗。③临床上有时还使用脑代谢赋活剂如奥拉西坦等。

（2）控制精神症状：很多患者在疾病的某一阶段出现精神症状，如幻觉、妄想、抑郁、焦虑、激越、睡眠紊乱等，ChEI 和 NMDA 受体拮抗剂在改善认知功能的同时可缓解 AD 患者精神症状。当上述疗效不佳时，可给予抗抑郁药和抗精神病药，前者常用选择性 5-HT 再摄取抑制剂，如氟西汀、帕罗西汀、西酞普兰、舍曲林等，后者常用不典型抗精神病药，如利培酮、奥氮平、喹硫平等。这些药物的使用原则是：①低剂量起始；②缓慢增量；③增量间隔时间稍长；④尽量使用最小有效剂量；⑤治疗个体化；⑥注意药物间的相互作用。

4. 支持治疗　重度患者自身生活能力严重减退，常导致营养不良、肺部感染、尿路感染、压疮等并发症，应加强支持治疗和对症治疗。

目前，还没有确定的能有效逆转认知缺损的药物，针对 AD 发病机制不同靶点的药物开发尚处于试验阶段。处于 AD 痴呆前阶段的患者，宜饮食调整（地中海饮食）、体力锻炼和认知训练结合起来延缓认知功能下降。

七、预后

AD 病程为 5 ~ 10 年，少数患者可存活 10 年或更长的时间，多死于肺部感染、尿路感染及压疮等并发症。

（明　敏）

第三节　帕 金 森 病

帕金森病（Parkinson's disease，PD），作为一种慢性、进行性神经系统退行性疾病，随着人口老龄化趋势的加剧，帕金森病的发病率不断上升，给患者、家庭及社会带来了沉重的负担。本节将全面而深入地探讨帕金森病的定义、临床表现、发病机制、诊断标准及当前的治疗和康复策略。

一、定义

帕金森病又名震颤麻痹，1817 年由英国医生 James Parkinson 首先系统描述。帕金森病是一种常见于中老年的神经系统变性疾病，核心病变是脑内多巴胺能神经元变性、丢失导致脑内多巴胺递质减少。该病的临床特征是运动迟缓、静止性震颤、肌强直和姿势步态障碍。

二、病因及发病机制

（一）病因

目前病因尚未完全明了，可能与下列因素有关。

1. 遗传因素　大多数帕金森病患者为散发，约 10% 的患者有家族史。

2. 环境因素　环境中与 1- 甲基 -4- 苯基 -1,2,3,6- 四氢吡啶（MPTP，一种嗜神经毒）结构类似的化学物质（如目前广泛使用的某些杀虫药）可能是帕金森病的病因之一。

3. **神经系统老化**　帕金森病主要发生于 40 岁以上的中老年人，提示该病与衰老有关。

（二）目前认为帕金森病的发病系多因素交互作用

在遗传因素、环境因素及衰老的共同作用下，脑内黑质多巴胺能神经元大量（50% 以上）变性、丢失，黑质 – 纹状体多巴胺能通路中多巴胺递质浓度显著降低，与多巴胺递质拮抗的另一种递质乙酰胆碱相对增多，从而产生相应症状、体征。

三、临床表现

大部分于 60 岁以后发病，隐匿起病，进展缓慢，常呈 "N" 字形进展，即症状常始于一侧上肢，逐渐波及同侧下肢，再波及对侧上肢及下肢。

1. **运动迟缓**　患者随意动作减少，动作缓慢、笨拙。早期常表现为手指的精细动作（如解纽扣、系鞋带）缓慢，逐渐波及全身的随意运动，晚期常合并肌张力增高，导致起床、翻身均有困难。体检时可有下列特征性的体征。① "面具脸"：面容呆板，双眼凝视，瞬目减少；② "写字过小征"：书写时字越写越小；③语速变慢，语音低调。

2. **肌强直**　指被动运动关节时阻力增加。体检时可发现患者出现特殊的屈曲体姿：头部前倾，躯干俯屈，上肢肘关节屈曲，腕关节伸直，前臂内收，下肢髋及膝关节均略弯曲。

3. **静止性震颤**　常为首发症状，多始于一侧上肢远端。典型表现为拇指与屈曲的示指间呈 "搓丸样" 或 "点钞样" 动作。

4. **姿势步态障碍**　指平衡功能减退、姿势反射消失引起的姿势步态不稳、易跌跤。早期表现为走路时患侧下肢拖曳，上肢摆臂幅度减小甚至消失；手部的姿势比较特殊，指间关节伸直，手指内收，拇指对掌，形成 "路标手"。随着病情的进展，步伐逐渐变小变慢，启动、转弯、跨越障碍时步态障碍尤为明显：由坐位、卧位起立困难；患者起步后，以极小的步伐越走越快，不能及时止步，称为 "前冲步态" 或 "慌张步态"；有时行走中全身僵住，不能动弹，称为 "冻结" 现象。

5. **其他**　还有精神症状如抑郁和（或）睡眠障碍、痴呆、自主神经症状（如脂溢性皮炎、出汗异常、便秘、性功能减退等）。

四、辅助检查

1. **功能性脑成像（PET 或 SPECT）**　可以发现多巴胺递质合成减少。

2. **基因检测**　在少数家族性帕金森患者中进行基因检测可以发现基因突变。

3. **其他**　嗅棒测试可发现早期患者的嗅觉减退。经颅超声可以发现大多数 PD 患者的黑质回声增强。

五、诊断及鉴别诊断

（一）诊断要点

目前中国帕金森病的临床诊断依据是：中老年发病，缓慢进展性病程，必备运动迟缓及至少具备静止性震颤、肌强直或姿势步态障碍中的一项，以及对左旋多巴治疗敏感，同时排除帕金森综合征。

（二）鉴别诊断

主要与其他原因引起的帕金森综合征相鉴别。

1. **继发性（后天性、症状性）帕金森综合征**　如继发于感染（如脑炎）、药物（如氟桂利嗪）中毒、毒物（如酒精）中毒、血管性疾病（如多发性脑梗死）、外伤（拳击性脑病）。

　　2. 遗传变性性帕金森综合征　如亨廷顿病、肝豆状核变性、橄榄体脑桥小脑萎缩等。

　　3. 多系统萎缩（帕金森叠加综合征）　如 Shy-Drager 综合征、进行性核上性麻痹等。

六、治疗

　　目前，帕金森病的所有治疗方法只能改善症状，不能阻止病情的发展，更无法治愈。临床上对帕金森病的治疗采取综合措施，包括 4 个方面，即药物治疗、手术治疗、康复治疗、心理治疗等。药物治疗是首选且主要的治疗手段。

　　1. 药物治疗　应从小剂量开始，缓慢递增，以较小剂量达到较满意疗效。帕金森病的药物治疗极其复杂，晚期帕金森病的药物治疗更是如此。下面列出了常用的几种药物名称及其常见的不良反应。

　　（1）保护性治疗：一旦诊断为帕金森病就应尽早进行保护性治疗。常用的方案是单胺氧化酶 B 型（MAO-B）抑制剂司来吉兰 + 维生素 E。

　　（2）症状性治疗：改善帕金森病的症状。根据患者是否大于 65 岁及是否伴有智能减退选用不同的药物组合。①左旋多巴替代剂：即复方左旋多巴（如多巴丝肼、卡美双多巴等），是治疗帕金森病最基本、最有效的药物。②抗胆碱能药：常用的药物如苯海索，老年患者慎用，闭角型青光眼及前列腺肥大患者禁用。③多巴胺受体激动剂：如溴隐亭、卡麦角林、普拉克索、罗匹尼罗、吡贝地尔等。④单胺氧化酶 B（MAO-B）抑制剂：目前国内有司来吉兰，常见的不良反应有失眠，胃溃疡患者慎用；⑤儿茶酚 -O- 甲基转移酶（COMT）抑制剂：常用的有恩他卡朋和托卡朋等；⑥促多巴胺合成和释放剂：常用的有金刚烷胺。

　　2. 手术及干细胞移植　长期药物治疗后疗效明显减退，同时出现异动症的帕金森病患者可考虑手术治疗。目前推崇的是脑深部电刺激术（DBS），该术式微创、安全、可控性高。

　　3. 中医中药、康复及心理治疗　为治疗帕金森病的辅助手段。

七、预后

　　帕金森病是一种慢性进行性恶化的神经系统变性疾病，无法治愈。多数患者在数年后逐渐丧失工作能力。至疾病晚期，由于全身僵硬、活动困难，终至不能起床，最后常死于营养不良、肺炎等各种并发症。

　　　　　　　　　　　　　　　　　　　　　　　　　　　　　　　　　　　　　　　（明　敏）

　　数字资源详见　新形态教材网

　　　教学课件　　　　拓展阅读　　　　自测题及参考答案

第 八 章

理化因素所致疾病

人类生产生活过程中，可能会遇到各种物理因素（高温、低温、高气压、低气压、电击等）、化学因素（农药、醇类、其他化学溶剂等）危害身体，甚至造成生命危险，本章主要列举几种常见的可能危害身体的物理化学因素及其主要防治原则，并单独论述几种常见理化因素所致的急性疾病。

第一节　概　　述

随着科技的进步，人类所接触的物理化学因素的种类日益增多，部分情况也会对人体造成不同程度的伤害。

一、物理因素

1. **高温**　中暑或烧伤。
2. **低温**　冻僵。
3. **高气压**　高气压环境时减压过快常易发生减压病，此时血液和组织中溶解的氮气释放形成气泡，发生栓塞。
4. **低气压**　常见于高山或高原地区，由于空气中氧分压较低，短时间停留出现急性缺氧，发生急性高原病。
5. **电流**　电击。
6. **其他**　淹溺、晕车、晕船和晕机。

二、化学因素

1. **农药**　如有机磷杀虫药、氨基甲酸酯类杀虫药、灭鼠药及除草剂中毒。
2. **药物**　麻醉镇痛药、镇静催眠药和精神兴奋药过量使用可引起中毒。镇静催眠药或麻醉镇痛药长期滥用产生依赖，突然停药或减量会发生戒断综合征。
3. **醇类**　急性乙醇中毒。误饮甲醇可导致中枢神经系统和视神经损害、代谢性酸中毒，严重可致死。
4. **其他**　清洁剂或有机溶剂等中毒；一氧化碳、氰化物和硫化氢中毒；强酸或强碱致组织损伤；

工业"三废"长期接触会发生慢性中毒；汞和砷中毒；有毒化学物品意外泄露；毒蜂螫伤、毒蛇咬伤中毒；河豚毒素和鱼胆等动物毒素中毒；毒蕈、乌头、夹竹桃等有毒植物中毒等。

三、理化因素所致疾病防治研究进展

毒理学从器官到分子水平乃至基因水平深入研究中毒发病机制，药理学对特效解毒药的研究及急诊医学血液净化技术、器官支持技术的发展，都已大大提高了中毒的诊治水平并改善预后。

四、理化因素所致疾病的诊断原则

结合环境因素、接触史、临床表现和实验室检查，并与其他类似临床表现的疾病鉴别，综合分析判断。

五、理化因素所致疾病的防治原则

1. 迅速脱离有害环境和危害因素。急性中毒时尽快脱离毒物接触和清除体内或皮肤上的毒物，如处理局部污染、洗胃、对吸收入血的毒物采用血液净化治疗，发现中暑或电击伤患者，立即转移到安全环境，再施行急救措施。
2. 稳定患者生命体征。
3. 针对病因和发病机制治疗。
4. 对症治疗。

（周丽程）

第二节　急性有机磷杀虫药中毒

农药是指用来杀灭害虫、啮齿动物、真菌和莠草等为防治农业病虫害的药品。农药常用的包括杀虫药（有机磷类、氨基甲酸酯类、拟除虫菊酯类和甲脒类等）、灭鼠药和除草剂等，其中有机磷杀虫药（OPI）中毒较为常见。

急性有机磷杀虫药中毒（AOPIP）是指 OPI 进入体内抑制乙酰胆碱酯酶（AChE）活性，引起体内生理效应部位 ACh 大量蓄积，出现毒蕈碱样、烟碱样和中枢神经系统等中毒症状和体征，患者常死于呼吸衰竭。

一、OPI 分类

各种 OPI 毒性相差很大，可分为 4 类。
1. **剧毒类**　甲拌磷、内吸磷、对硫磷、速灭磷和特普等。
2. **高毒类**　甲基对硫磷、甲胺磷、氧乐果、敌敌畏、磷胺、久效磷、水胺硫磷等。
3. **中度毒类**　乐果、倍硫磷、除线磷、碘依可酯、乙硫磷、敌百虫、乙酰甲胺磷等。
4. **低毒类**　马拉硫磷、辛硫磷、甲基乙酯磷、碘硫磷和溴硫磷等。

二、病因

1. **生产中毒** 在生产过程中引起的中毒，OPI 污染手、皮肤或吸入中毒。
2. **使用中毒** 在使用过程中，药液污染皮肤或湿透衣服由皮肤吸收，以及吸入空气中 OPI 所致。
3. **生活性中毒** 故意吞服、误服，摄入被 OPI 污染的水或食品；滥用 OPI 治疗皮肤病或驱虫而中毒。

三、毒物代谢

OPI 主要经过胃肠道、呼吸道及皮肤黏膜吸收。吸收后迅速分布至全身各器官，其中以肝内浓度最高。主要在肝内进行生物转化和代谢。有的 OPI 氧化后毒性增强，如对硫磷氧化为对氧磷；内吸磷氧化后首先形成亚砜，经水解后毒性降低。OPI 吸收后 6 ~ 12 h 血中浓度达高峰，24 h 内通过肾由尿排泄，48 h 后完全排出体外。

四、中毒机制

OPI 能抑制 AChE，AChE 主要存在于脑灰质、红细胞、交感神经节和运动终板中。OPI 的毒性作用是与 AChE 酯解部位结合成稳定的磷酰化胆碱酯酶，使 ChE 丧失分解 ACh 能力，ACh 大量积聚引起一系列毒蕈碱、烟碱样和中枢神经系统症状，严重者常死于呼吸衰竭。

五、临床表现

（一）急性中毒

1. **毒蕈碱样症状** 又称 M 样症状。主要是副交感神经末梢过度兴奋。①平滑肌痉挛表现：瞳孔缩小、腹痛、腹泻；②括约肌松弛表现：大小便失禁；③腺体分泌增加表现：大汗、流泪和流涎；④气道分泌物明显增多表现：咳嗽、气促、呼吸困难、双肺干啰音或湿啰音，严重者发生肺水肿。

2. **烟碱样症状** 又称 N 样症状。在横纹肌神经肌肉接头处 ACh 蓄积过多，出现肌纤维颤动，全身肌肉强直性痉挛，也可出现肌力减退或瘫痪，呼吸肌麻痹引起呼吸衰竭或停止。

3. **中枢神经系统症状** 脑 AChE 浓度 < 60% 时，出现头晕、头痛、烦躁不安、谵妄、抽搐和昏迷，有的发生呼吸、循环衰竭死亡。

4. **局部损害** 有些 OPI 接触皮肤后发生过敏性皮炎、皮肤水疱或剥脱性皮炎；污染眼部时，出现结膜充血和瞳孔缩小。

（二）迟发性多发神经病

急性重度和中度 OPI（如甲胺磷、敌敌畏、乐果和敌百虫等）中毒患者症状消失后 2 ~ 3 周出现迟发性多发神经病，表现为感觉、运动型多发性神经病变，主要累及肢体末端，发生下肢瘫痪、四肢肌肉萎缩等。神经肌电图检查提示神经源性损害。

（三）中间型综合征

中间型综合征多发生在重度 OPI（如甲胺磷、敌敌畏、乐果、久效磷）中毒后 24 ~ 96 h 及复能药用量不足患者，经治疗胆碱能危象消失、意识清醒或未恢复和迟发性多发神经病发生前，出现上睑下垂、眼外展障碍、面瘫和呼吸肌麻痹，引起通气障碍性呼吸困难或衰竭，可导致死亡。全血或红细胞 ChE 活性在 30% 以下。高频重复刺激周围神经的肌电图检查，肌诱发电位波幅进行性递减。

六、实验室检查

（一）血 ChE 活力测定

急性 OPI 中毒时，ChE 活力值在 70% ～ 50% 为轻度中毒；50% ～ 30% 为中度中毒；30% 以下为重度中毒。

（二）毒物检测

患者血、尿、粪便或胃内容物中可检测到 OPI 或其特异性代谢产物成分。对硫磷和甲基对硫磷中毒患者尿中可检测出对硝基酚；敌百虫中毒患者尿中可检测出三氯乙醇。可动态监测 OPI 血药浓度以指导病情评估及治疗。

七、诊断及鉴别诊断

（一）诊断

OPI 暴露史；OPI 中毒症状及体征；全血 ChE 活力降低；血、胃内容物 OPI 及其代谢物检测。

此外，诊断时注意：乐果和马拉硫磷中毒患者，病情好转后，在数日至 1 周后突然恶化，可再次出现 OPI 急性中毒症状或突然死亡。此种临床"反跳"现象可能与残留在体内的 OPI 重吸收或解毒药停用过早有关。

（二）鉴别诊断

OPI 中毒应与中暑、急性胃肠炎、脑炎、拟除虫菊酯类中毒相鉴别。

八、急性中毒诊断分级

1. **轻度中毒**　仅有 M 样症状，ChE 活力 70% ～ 50%。
2. **中度中毒**　M 样症状加重，出现 N 样症状，ChE 活力 50% ～ 30%。
3. **重度中毒**　具有 M、N 样症状，并伴有肺水肿、抽搐、昏迷，呼吸肌麻痹和脑水肿，ChE 活力在 30% 以下。

九、治疗

（一）迅速清除毒物

脱去污染衣物，用肥皂水清洗皮肤、毛发，口服中毒者及早洗胃，直至洗出液变清亮。

（二）紧急复苏

OPI 中毒常死于肺水肿、呼吸肌麻痹、呼吸中枢衰竭，对上述患者要紧急复苏，清除呼吸道分泌物，保持气道通畅，给氧，必要时机械通气；肺水肿应用阿托品，不能用氨茶碱和吗啡。

（三）解毒药

ChE 复能药和胆碱受体拮抗药治疗。

1. **用药原则**　早期、足量、联合和重复应用解毒药。

2. **ChE 复能药**　肟类化合物能使被抑制的 ChE 恢复活性。ChE 复能药还能有效解除烟碱样毒性作用，对 M 样症状和中枢性呼吸抑制作用无明显影响。氯解磷定是临床上首选的解毒药。首次给药要足量，指征为外周 N 样症状（如肌颤）消失。中毒表现消失，血 ChE 活性在 50% ～ 60% 以上，即可停药。其他次选药物有碘解磷定、双复磷，见表 3-8-1。

3. 胆碱受体拮抗药

（1）M 胆碱受体拮抗药：又称外周性抗胆碱药。阿托品能缓解 M 样症状，对 N 样症状无明显作用。根据病情，阿托品每 10 ~ 30 min 或每 1 ~ 2 h 给药 1 次，直到患者 M 样症状消失或出现"阿托品化"。阿托品化指征为口干、皮肤干燥、心率增快（90 ~ 100 次 / 分）和肺湿啰音消失。此时，应减少阿托品剂量或停用。如出现瞳孔明显扩大、神志模糊、烦躁不安、抽搐、昏迷和尿潴留等为阿托品中毒，立即停用阿托品。

（2）N 胆碱受体拮抗药：又称中枢性抗胆碱药。对中枢 M 和 N 受体作用强，对外周 M 受体作用弱。盐酸戊乙奎醚对外周 M 受体及中枢 M、N 受体均有作用，选择性高，对心率影响小，抗胆碱作用强，尚能改善毒蕈碱症状，不良反应少，首次用药需与氯解磷定合用。

根据 OPI 中毒程度选用药物（表 3-8-1）：轻度患者单用胆碱酯酶复能药；中、重度患者可联合应用 ChE 复能药与胆碱受体拮抗药。两药合用时，应减少胆碱受体拮抗药（阿托品）的用量，以免发生中毒。

表 3-8-1 OPI 中毒患者用药

治疗药	轻度中毒	中度中毒	重度中毒
ChE 复能药			
氯解磷定	0.5 ~ 0.75 g	0.75 ~ 1.5 g	1.5 ~ 2.0 g
碘解磷定	0.4 g	0.8 ~ 1.2 g	1.0 ~ 1.6 g
双复磷	0.125 ~ 0.25 g	0.5 g	0.5 ~ 0.75 g
胆碱受体拮抗药			
阿托品	2 ~ 4 mg	5 ~ 10 mg	10 ~ 20 mg
盐酸戊乙奎醚	1 ~ 2 mg	2 ~ 4 mg	4 ~ 6 mg

（四）对症治疗

重度 OPI 中毒患者常伴有多种并发症，如酸中毒、低钾血症、严重心律失常、脑水肿等。

（五）中间型综合征治疗

立即给予人工机械通气，同时应用氯解磷定，积极对症治疗。

十、预防

进行宣传、普及防治中毒常识；在生产和加工 OPI 的过程中，严格执行安全生产制度和操作规程；搬运和应用农药时应做好安全防护。

（周丽程）

第三节 急性一氧化碳中毒

在生产和生活环境中，含碳物质不完全燃烧可产生一氧化碳（CO）。CO 是无色、无臭和无味气体。吸入过量 CO 引起的中毒称急性一氧化碳中毒。

一、病因及发病机制

（一）病因

工业生产、失火现场、生活中产生一氧化碳中毒。

（二）发病机制

一氧化碳中毒主要引起组织缺氧：CO 与血红蛋白的亲和力比氧与血红蛋白的亲和力大 240 倍，COHb 是氧合血红蛋白解离速度的 1/3 600。COHb 还能使氧解离曲线左移，血氧不易释放给组织。CO 与还原型细胞色素氧化酶二价铁结合，抑制细胞色素氧化酶活性，阻碍氧的利用。

体内血管吻合支少且代谢旺盛的器官如大脑和心脏最易遭受损害。缺氧时，脑细胞内水肿，脑细胞间质水肿。脑血液循环障碍可致脑血栓形成，脑皮质和基底核局灶性缺血坏死及广泛脱髓鞘病变，可发生迟发性脑病。

二、病理

各器官充血、水肿和点状出血，脑充血、水肿，心肌可见缺血性损害或心内膜下多发性梗死。

三、临床表现

（一）急性中毒

按中毒程度可为 3 级。

1. 轻度中毒　血液 COHb 浓度为 10% ~ 20%。患者有不同程度的头痛、头晕、恶心、呕吐、心悸和四肢无力等。脱离中毒环境吸入新鲜空气或氧疗，症状很快消失。

2. 中度中毒　血液 COHb 浓度为 30% ~ 40%。患者出现胸闷、气短、呼吸困难、幻觉、视物不清、判断力降低、运动失调、嗜睡、意识模糊或浅昏迷。口唇黏膜可呈樱桃红色，临床罕见。氧疗后患者可恢复正常，无明显并发症。

3. 重度中毒　血液 COHb 浓度达 40% ~ 60%。迅速出现昏迷、呼吸抑制、肺水肿、心律失常或心力衰竭。患者可呈去皮质综合征状态，部分患者合并吸入性肺炎，受压部位皮肤可出现红肿和水疱。眼底检查可发现视盘水肿。

（二）急性一氧化碳中毒迟发性脑病（神经精神后发症）

急性一氧化碳中毒患者在意识障碍恢复后，经过 2 ~ 60 d 的"假愈期"，可出现下列临床表现之一。①精神意识障碍：呈现痴呆木僵、谵妄状态或去皮质状态；②锥体外系神经障碍：由于基底核和苍白球损害出现帕金森综合征（表情淡漠、四肢肌张力增强、静止性震颤、前冲步态）；③锥体系神经损害：如偏瘫、病理反射阳性或小便失禁等；④大脑皮质局灶性功能障碍：如失语、失明、不能站立及继发性癫痫；⑤脑神经及周围神经损害：如视神经萎缩、听神经损害及周围神经病变等。

四、实验室检查

血液 COHb 测定、脑电图检查、头颅 CT 或 MRI 检查。

五、诊断及鉴别诊断

根据接触史，急性发生的中枢神经损害的症状和体征，结合及时血液 COHb 测定结果（在脱离中毒现场 8 小时内采血），可作出急性一氧化碳中毒诊断。

急性一氧化碳中毒应与脑血管意外、脑震荡、脑膜炎、糖尿病酮症酸中毒及其他中毒引起的昏迷相鉴别。

六、治疗

（1）终止 CO 吸入：迅速将患者转移到空气新鲜处，保持呼吸道畅通。

（2）氧疗：包括常压氧治疗和高压氧治疗。①常压氧治疗：适用于现场急救、转运过程、急诊抢救。常压吸氧方式可采用鼻导管、鼻塞、面罩（简易面罩、贮氧袋面罩等），以高流量为宜。如有常压吸纯氧设备，最好给予吸 100% 氧治疗。如是呼吸机辅助呼吸，可调高呼吸机氧浓度，尽快并最大限度地排出体内过多的一氧化碳。②高压氧治疗：是目前临床上加速和促进一氧化碳与血红蛋白解离的有效方法。在常压不吸氧的情况下，一氧化碳的半清除时间为 4～5 h，总清除时间以 6 个半清除时间计算，为 24～30 h。给予 0.24 MPa 高压氧治疗，一氧化碳的半清除时间可缩短为 20～40 min，总清除时间为 2～4 h。

目前尚无高压氧统一治疗指征，部分医生把患者出现昏迷、意识短暂丧失、心电图心肌缺血表现、局灶神经功能缺陷、孕妇 COHb 浓度超过 20% 或出现胎儿窘迫作为高压氧治疗的标准。

国内外高压氧治疗的压力、单次吸氧时间、每日治疗次数、总疗程和具体方案等差别大，国际上也无完全统一的高压氧治疗方案。急性一氧化碳中毒的高压氧治疗分为两个阶段：脱离一氧化碳中毒后 24 h 内为第一阶段，超过 24 h 为第二阶段。第一阶段高压氧治疗的目的是尽早一次性清除体内的一氧化碳。第二阶段高压氧治疗的目的是保护组织与器官功能，预防一氧化碳中毒迟发性脑病。

（3）重要器官功能支持。

（4）防治脑水肿：在积极纠正缺氧同时给予脱水治疗。频繁抽搐者，首选地西泮。

（5）防治并发症和后遗症：防治压疮和肺炎等并发症。

七、预防

加强预防一氧化碳中毒的宣传。

（周丽程）

第四节　淹溺、电击、中暑

生产生活环境中，引起人体伤害的常见物理致病因素有淹溺、电击、中暑，严重情况下可致命，下面对上述三类疾病进行简要论述。

一、淹溺

人体浸没于水或其他液体后，反射性引起喉痉挛和（或）呼吸障碍，发生窒息性缺氧的临床死亡状态称淹溺。

（一）病因及发生机制

1. **病因**　见于水上运动或潜水员因疾病发作引起的神志丧失者；也可见于水灾、交通意外或投水自杀者。

2. **发生机制**　大多数淹溺者猝死的原因是严重心律失常。冰水淹没迅速致死原因常为寒冷刺激迷走神经，引起心动过缓或心搏骤停和意识丧失。

（二）病理

双侧肺含水量多，并伴有出血、水肿、肺泡壁破裂。约 70% 溺死者呼吸道有误吸的呕吐物、泥沙或水生植物。

（三）临床表现

1. **症状**　近乎淹溺者可有头痛或视觉障碍、剧烈咳嗽、胸痛、呼吸困难和咳粉红色泡沫样痰。溺入海水者，口渴感明显，最初数小时可有寒战和发热。

2. **体征**　淹溺者口腔和鼻腔内充满泡沫或泥污、皮肤发绀、颜面肿胀、球结膜充血和肌张力增加；烦躁不安、抽搐、昏睡和昏迷；呼吸表浅、急促或停止，肺部可闻及干、湿啰音；心律失常、心音微弱或心搏停止；腹部膨隆，四肢厥冷。跳水或潜水淹溺者可伴有头部或颈椎损伤。

（四）实验室及其他辅助检查

1. **血和尿液检查**　外周血白细胞轻度增高。淡水淹溺者，血和尿液中能检测出游离血红蛋白，血钾升高。海水淹溺者，有轻度高钠或高氯血症。严重者，出现 DIC 的实验室表现。

2. **心电图检查**　窦性心动过速、非特异性 ST 段和 T 波改变。

3. **动脉血气检查**　混合性酸中毒及低氧血症。

4. **X 线检查**　X 线胸片常显示斑片状浸润，有时出现典型肺水肿征象。

（五）治疗

1. **院前急救**

（1）现场急救：尽快将溺水者从水中救出；迅速清除口鼻腔中的污水、污物、分泌物及其他异物，保持气道通畅；用 5～10 s 观察胸腹部是否有呼吸起伏，如没有呼吸或仅有濒死呼吸应尽快给予 2～5 次人工通气，每次吹气 1 s，确保能看到胸廓有效的起伏运动。

（2）心肺复苏：心搏呼吸停止者，立即现场行心肺复苏，由于淹溺患者的核心病理是缺氧，尽早开放气道和人工呼吸优先于胸外按压。成人按压深度 5～6 cm，在初始按压时要根据胸骨弹性调节到胸壁可完全回弹的最大可接受深度，避免肋骨骨折。如患者出现呕吐应立即将其翻转至一侧，用手指、吸引器等清除呕吐物防止窒息。怀疑脊椎损伤者应整体翻转。

2. **院内处理**

（1）供氧：吸入高浓度氧或高压氧治疗，根据病情采用机械通气。

（2）复温：采用体外或体内复温措施。

（3）脑复苏：有颅内压增高者，应用呼吸机增加通气，使 $PaCO_2$ 保持在 25～30 mmHg。同时，静脉输注甘露醇降低颅内压，缓解脑水肿。

（4）抗生素治疗。

（5）处理并发症：对合并惊厥、低血压、心律失常、肺水肿、急性呼吸窘迫综合征（ARDS）、应激性溃疡伴出血、电解质紊乱和酸碱平衡失调者进行相应处理。

（六）预后

从水中救出后到自主呼吸恢复时间越短预后越好。

（七）预防

经常进行游泳、水上自救互救知识和技能训练；水上作业者应备有救生器材；下水前要做好充分准备活动；避免在情况复杂的自然水域游泳，或在浅水区跳水或潜泳。

二、电击

一定量电流通过人体引起不同程度的组织损伤或器官功能障碍或猝死称为电击。

（一）病因及发生机制

1. **病因**　电击常见原因是人体直接接触电源。

2. **发生机制**　皮肤及皮下组织不同程度的烧伤；肌肉、脂肪和肌腱等局部水肿，压迫营养血管，发生缺血和坏死；组织"炭化"。电流通过中枢神经系统会立即引起呼吸、心搏停止，导致死亡。高压电击致死者，中枢神经系统和全身组织器官均有充血、水肿、出血及坏死。

（二）临床表现

1. **全身表现**　轻度电击者，出现惊恐、心悸、头晕、头痛、痛性肌肉收缩和面色苍白等。高压电击特别是雷击时，发生意识丧失、心搏和呼吸骤停。幸存者遗有定向力丧失和抽搐发作，部分患者有心肌和心脏传导系统损伤。

2. **局部表现**　触电部位皮肤组织损伤最严重，电流通过途经的组织和器官常发生隐匿性损伤。高压电击的严重烧伤常见于电流进出躯体的部位，烧伤部位组织炭化或坏死成洞，常发生前臂腔隙综合征。

3. **并发症和后遗症**　电击后 24 ~ 48 h 常出现并发症和后遗症，如心肌损伤、严重心律失常、吸入性肺炎、消化道出血或穿孔；DIC 或溶血、急性肾衰竭；骨折、肩关节脱位或无菌性骨坏死；约 50% 电击者有单或双侧鼓膜破裂、听力丧失；烧伤处继发细菌感染。

（三）治疗

1. **切断电源**　立即切断电源，注意用绝缘物将患者与电源隔离。

2. **心肺脑复苏**　对心搏骤停和呼吸停止者，立即进行心肺复苏。

3. **急性肾衰竭**　静脉输液，迅速恢复循环容量，维持尿量 50 ~ 70 ml/h。出现肌球蛋白尿时，维持尿量翻倍，同时静脉输注碳酸氢钠碱化尿液。

4. **外科问题处理**　坏死组织应进行清创术，预防注射破伤风抗毒素（3 000 U）。有继发感染者，给予抗生素治疗。对腔隙综合征患者，如果腔隙压力超过 30 ~ 40 mmHg，需要行筋膜切开减压术。

（四）预防

普及宣传用电常识。

三、中暑

中暑是在暑热天气、湿度大及无风环境中，患者因体温调节中枢功能障碍、汗腺功能衰竭和水电解质丧失过多而出现相关临床表现的疾病。

（一）病因及发生机制

1. **病因**　在大气温度升高（> 32℃）、湿度较大（> 60%）和无风的环境中，对高温环境不能充分适应，长时间工作或强体力劳动，又无充分防暑降温措施时极易发生中暑。

2. **发病机制**　中暑损伤主要是由于体温过高（> 42℃）对细胞直接损伤作用，引起酶变性、线粒体功能障碍、细胞膜稳定性丧失和有氧代谢途径中断，导致多器官功能障碍或衰竭。

（二）病理

小脑和大脑皮质神经细胞坏死，特别是 Purkinje 细胞病变较为突出。心脏有局灶性心肌细胞出血、坏死和溶解，心外膜、心内膜和瓣膜组织出血；不同程度肝细胞坏死和胆汁淤积；肾上腺皮质出血。劳力性热射病病死后病理检查可见肌肉组织变性和坏死。

（三）临床表现

中暑可分为热痉挛、热衰竭和热（日）射病。

1. **热痉挛** 在高温环境下进行剧烈运动大量出汗，活动停止后常发生肌肉痉挛，无明显体温升高。

2. **热衰竭** 常发生于老年人、儿童和慢性疾病患者。患者表现为多汗、疲乏、无力、头晕、头痛、恶心、呕吐和肌痉挛，可有明显脱水征：心动过速、直立性低血压或晕厥。中心体温升高不超过40℃，无神志障碍。检查可见血细胞比容增高、高钠血症、轻度氮质血症和肝功能异常。

3. **热（日）射病** 高热（中心体温＞40℃）伴意识障碍。临床上分为两种类型：劳力性和非劳力性热射病。

（1）劳力性热射病：多发生在青壮年人群，从事体力劳动或剧烈运动后数小时发病。约50%患者大量出汗，心率可达160～180次/分，脉压增大。此种患者可发生横纹肌溶解、急性肾衰竭、肝衰竭、DIC或多器官功能衰竭，病死率高。

（2）非劳力性热射病：多见于居住拥挤和通风不良的城市老年体衰居民，其他高危人群包括精神分裂症、帕金森病、慢性酒精中毒及偏瘫或截瘫患者。患者表现为皮肤干热和发红，病初表现行为异常或癫痫发作，继而出现谵妄、昏迷和瞳孔对称缩小，严重者可出现低血压、休克、心律失常及心力衰竭、肺水肿和脑水肿。约5%病例发生急性肾衰竭，可有轻、中度DIC，常在发病后24 h左右死亡。

（四）实验室检查

应进行紧急生化和动脉血气分析、凝血功能检查。

（五）诊断与鉴别诊断

炎热夏季，遇有以上热痉挛、热衰竭相关临床表现者，均需考虑中暑，而高热伴有昏迷者首先考虑重型中暑——热射病。2021年中暑专家共识建议热射病诊断标准具体如下。

病史信息：①暴露于高温、高湿环境；②高强度运动。

临床表现：①中枢神经系统功能障碍表现（如昏迷、抽搐、谵妄、行为异常等）；②核心温度超过40℃；③多器官（≥2个）功能损伤表现（肝、肾、横纹肌、胃肠等）；④严重凝血功能障碍或弥散性血管内凝血（disseminated intravascular coagulation，DIC）。

病史信息中任意一条加上临床表现中的任意一条，且不能用其他原因解释时，应考虑热射病的诊断。

其中温度以直肠温度为标准。如果在紧急诊治过程中因各种原因不能第一时间测量直肠温度，而采取其他测量体内温度的方法，测出的体内温度应换算为直肠温度。通常情况下，直肠温度较腋温高0.8～1.0℃。

另外，热射病应与脑炎、脑膜炎、伤寒、斑疹伤寒、甲状腺危象、震颤性谵妄及下丘脑出血、抗胆碱能药物中毒或抗精神病药恶性综合征相鉴别。

（六）治疗

虽然中暑类型和病因不同，但基本治疗措施相同。

1. **降温治疗** 快速降温决定预后。

（1）体外降温：将患者转移到通风良好的低温环境，脱去衣服，同时进行皮肤肌肉按摩，促进散热。有条件可行水浴或温水擦浴、铺电子冰毯、戴冰帽。

（2）体内降温：体外降温无效者，用冰盐水进行胃或直肠灌洗，也可用无菌生理盐水进行腹膜腔灌洗或血液透析，或将自体血液体外冷却后回输体内降温（CRRT技术）。

（3）药物降温：热射病患者，不提倡用解热镇痛药降温，并可能有害。迅速降温出现寒战时可应用氯丙嗪 25 ~ 50 mg 加入生理盐水 500 ml 中静脉输注，应监测血压。

2. 快速液体复苏 在热射病救治现场，应快速建立至少两条静脉通道，在现场第 1 小时输液量为 30 ml/kg 或总量 1 500 ~ 2 000 ml，维持患者尿量为 100 ~ 200 ml/h。

3. 并发症治疗 针对颅内压增高、癫痫发作、低血压、心律失常、心力衰竭、肝衰竭、肾衰竭和代谢性酸中毒等，应予相应治疗。

4. 监测 监测体温、尿量及有关 DIC 实验参数。

（七）预后

热射病病死率介于 20% ~ 70%，50 岁以上患者可高达 80%。发病 30 min 内快速降温格外重要。血中乳酸浓度可作为判断预后的指标。

（八）预防

暑热季节要加强防暑卫生宣传教育，改善居住环境，改善劳动及工作条件。在高温环境中停留时，应饮用防暑饮料。

（周丽程）

数字资源详见 **新形态教材网**

📺 教学课件 　　　 🎬 拓展阅读 　　　 📝 自测题及参考答案

第 九 章
风湿免疫系统疾病

风湿病是临床常见病，是一种累及骨关节及其周围软组织，同时可能造成全身相关组织和多器官受累的慢性疾病。风湿性疾病临床表现复杂，发病机制多数与自身免疫反应密切相关。风湿性疾病可以表现为某一局部的病理损伤，也可以是造成全身多器官受累的全身性疾病，如果不及时诊治，这些疾病中大多数都有致残甚至致死的风险。随着医学的进步，许多新的风湿病不断被认识，同时许多新的治疗药物不断涌现，风湿病学的发展显示出更广阔的前景。

第一节　类风湿关节炎

类风湿关节炎是一种全身性自身免疫病，主要表现为侵蚀性关节炎。以小关节受累为主，全身关节均可受累，呈对称性、持续性多关节炎。此外，部分患者可有发热、贫血、皮下结节及淋巴结肿大等关节外表现。可发生于任何年龄，以 30～50 岁为发病高峰。女性多发，男女患病比例为 1∶3。我国患病率为 0.2%～0.4%。

一、病因及病理

目前认为类风湿关节炎的发病为遗传因素、感染、环境等多因素相互作用，导致免疫系统紊乱，从而产生自身抗体，最终导致炎性关节炎的改变。类风湿关节炎的病理是滑膜炎和血管炎。

二、临床表现

类风湿关节炎的临床表现包括关节表现和关节外表现。

（一）关节表现

1. **晨僵**　指在静止不动后出现关节发紧、僵硬、活动不灵或受限。晨起明显，活动后减轻。一般持续时间 >1 h 意义较大。90% 患者有晨僵。

2. **疼痛与压痛**　是最早的症状，最常见的部位是腕关节、掌指关节、近端指间关节，足趾、肘、肩、踝等关节也可受累。多呈对称性、持续性。

3. **关节肿胀**　系关节腔积液、滑膜增生及关节周围水肿所致。

4. **关节畸形**　为类风湿关节炎的晚期改变，滑膜炎的血管翳破坏软骨及软骨下的骨质导致纤维性强直或骨性强直，关节周围肌腱韧带损伤，可出现天鹅颈畸形、纽扣花畸形、尺侧偏斜。

（二）关节外表现

1. 类风湿结节　多位于前臂伸面、肘鹰嘴突附近、枕部、跟腱等处，质地硬，通常无压痛。

2. 类风湿血管炎　可累及大中小血管。严重者可见单发或多发的指端坏疽。在眼部造成巩膜炎，严重者因巩膜软化而影响视力。

3. 胸膜和肺　可出现胸膜炎、间质性肺炎、肺间质纤维化、肺类风湿结节、肺血管炎和肺动脉高压。

4. 心脏　可出现心包炎，小部分患者可见心瓣膜受累、心肌损害、冠状动脉病变。

5. 胃肠道　部分患者可有上腹部不适、恶心、呕吐、解黑便，与抗风湿药有关，尤其是与非甾体抗炎药相关。

6. 肾　肾受累少见，若出现尿异常需考虑抗风湿药引起的肾损害。

7. 神经病变　部分患者出现周围神经病变，小部分患者因类风湿关节炎累及颈椎导致脊髓受压所致神经病变。

8. 血液系统　慢性炎症所致小细胞低色素性贫血，或者服用非甾体抗炎药所致胃肠道长期少量出血所致。血小板增多常见。部分患者可出现淋巴结肿大、脾大。

9. 继发干燥综合征　30%~40%患者继发干燥综合征。口干、眼干症状多不明显。

三、辅助检查及实验室检查

（1）血常规。

（2）血沉。

（3）C反应蛋白。

（4）自身抗体，包括类风湿因子、抗环瓜氨酸肽抗体、抗角蛋白抗体、抗RA33抗体。

（5）免疫复合物和补体。

（6）关节滑液。

（7）X线检查：可见软组织肿胀、骨质疏松及病情进展后的关节面囊性变、侵袭性骨破坏、关节面模糊、关节间隙狭窄、关节融合及脱位。X线分期：①Ⅰ期，正常或骨质疏松；②Ⅱ期，骨质疏松，有轻度关节面下骨质侵袭或破坏，关节间隙轻度狭窄；③Ⅲ期，关节面下明显的骨质侵袭和破坏，关节间隙明显狭窄，关节半脱位畸形；④Ⅳ期，上述改变合并有关节纤维性或骨性强直。X线胸片可见肺间质病变、胸腔积液等。

（8）CT：胸部CT可进一步提示肺部病变，尤其是高分辨率CT对肺间质病变更敏感。

（9）MRI检查：手关节及腕关节MRI检查可提示早期的滑膜炎病变，对发现类风湿关节炎患者的早期关节破坏很有帮助。

（10）超声：关节超声是简易的无创性检查，对于滑膜炎、关节积液及关节破坏有鉴别意义。研究认为其与MRI有较好的一致性。

四、诊断及鉴别诊断

（一）诊断要点

美国风湿病学会（ACR）1987年修订的RA分类标准如下。≥4条并排除其他关节炎可以确诊RA：①晨僵至少1h（≥6周）；②3个或3个以上的关节受累（≥6周）；③手关节（腕、MCP或PIP关节）受累（≥6周）；④对称性关节炎（≥6周）；⑤有类风湿皮下结节；⑥X线片改变；⑦血清类风湿因子阳性。

2010 年 ACR 和欧洲抗风湿联盟（EULAR）联合提出了新的 RA 分类标准和评分系统（表 3-9-1）。该标准包括关节受累情况、血清学指标、滑膜炎持续时间和急性时相反应物 4 部分，总分 6 分以上可确诊。

表 3-9-1　ACR/EULAR 2010 年 RA 分类标准

关节受累（0~5 分）		血清学（0~3 分）		滑膜炎持续时间（0~1 分）		急性时相反应物（0~1 分）	
1 个大关节	0 分	RF 和 ACPA 均阴性	0 分	<6 周	0 分	CRP 和 ESR 均正常	0 分
2~10 个大关节	1 分	≥1 项低滴度阳性	2 分	≥6 周	1 分	≥1 项异常	1 分
1~3 个小关节	2 分	≥1 项高滴度阳性	3 分				
4~10 个小关节	3 分						
>10 个关节（包含 1 个及 1 个以上小关节）	5 分						

（二）鉴别诊断

1. **骨关节炎**　多见于中老年人，起病过程大多缓慢。手、膝、髋及脊柱关节易受累，而掌指、腕及其他关节较少受累。病情通常随活动而加重，或因休息而减轻。晨僵时间多小于 30 min。双手受累时查体可见 Heberden 和 Bouchard 结节，膝关节可触及摩擦感。不伴有皮下结节及血管炎等关节外表现。类风湿因子阴性。

2. **银屑病关节炎**　银屑病关节炎的多关节炎型和类风湿关节炎很相似。但本病患者有特征性银屑疹或指甲病变，或伴有银屑病家族史。常累及远端指间关节，早期多为非对称性分布，血清类风湿因子等抗体为阴性。

3. **强直性脊柱炎**　本病以青年男性多发，以中轴关节如骶髂及脊柱关节受累为主，虽有外周关节病变，但多表现为下肢大关节，为非对称性肿胀和疼痛，可伴有棘突、大转子、跟腱、脊肋关节等肌腱和韧带附着点疼痛。关节外表现多为虹膜睫状体炎、心脏传导阻滞障碍及主动脉瓣关闭不全等。X 线片可见骶髂关节侵袭、破坏或融合，患者类风湿因子阴性，并且多为 HLA-B27 抗原阳性。本病有更为明显的家族发病倾向。

4. **系统性红斑狼疮**　本病患者在病程早期可出现双手或腕关节的关节炎表现，但患者常伴有发热、疲乏、口腔溃疡、皮疹、血细胞减少、蛋白尿或抗核抗体阳性等狼疮特异性、多系统表现，而关节炎较类风湿关节炎患者程度轻，不出现关节畸形。实验室检查可发现多种自身抗体。

五、治疗

类风湿关节炎治疗的主要目的为减轻关节炎症反应，抑制病变发展及不可逆骨质破坏，尽可能保护关节和肌肉的功能，最终达到病情完全缓解或降低疾病活动度的目标。治疗原则包括患者教育、早期治疗、联合用药、个体化治疗方案及功能锻炼。

1. **患者教育**　使患者正确认识疾病，树立信心和耐心，能够配合医生治疗。

2. **一般治疗**　关节肿痛明显者应强调休息及关节制动，而在关节肿痛缓解后应注意早期开始关节的功能锻炼。此外，理疗、外用药等辅助治疗可快速缓解关节症状。

3. **药物治疗**　方案应个体化，药物治疗主要包括非甾体抗炎药、慢作用抗风湿药、免疫抑制药、生物制剂及植物药等。

（1）非甾体抗炎药有抗炎、镇痛、解热作用，是类风湿关节炎最为常用的治疗药物，适用于包括活动期等各时期的患者。常用药物有双氯芬酸、依托考昔、美洛昔康、塞来昔布等。

（2）改善病情抗风湿药（DMARD）又称慢作用抗风湿药。常用药物有甲氨蝶呤，口服或静脉注射；另外还有来氟米特、柳氮磺吡啶及羟氯喹、艾拉莫德、环孢素、硫唑嘌呤、环磷酰胺、雷公藤、白芍总苷、青藤碱等，也是常用药物。

（3）糖皮质激素不作为治疗类风湿关节炎的首选药物。但在下述 4 种情况可选用激素：①伴随类风湿血管炎包括多发性单神经炎、类风湿肺及浆膜炎、虹膜炎等。②重症类风湿关节炎患者的过渡治疗中，可用小量激素快速缓解病情，一旦病情控制，应首先减少或缓慢停用激素。③经正规慢作用抗风湿药治疗无效的患者可加用小剂量激素。④局部应用如关节腔内注射可有效缓解关节的炎症。总原则为短期小剂量（泼尼松剂量 < 10 mg/d 以下）应用。

（4）生物制剂：包括 TNF-α 拮抗药，如依那西普、阿达木单抗、莫夫利西单抗，以及 IL-1 拮抗药、IL-6 拮抗药、抗 CD20 单抗、CTLA-4Ig（阿巴西普）。

（5）小分子靶向药：托法替尼、巴瑞替尼、乌帕替尼等是近几年新研发的治疗类风湿关节炎药物，对传统改善病情抗风湿药物治疗疗效不佳的患者可选用。

（6）锝 [^{99}Tc] 亚甲基二磷酸盐注射液，为中国原研药物，在国内具有治疗 RA 适应证，联合 csDMARD 治疗 RA 的疗效可能优于单独使用 csDMARD。

4. 功能锻炼　功能锻炼是类风湿关节炎患者关节功能得以恢复及维持的重要方法。一般说来，在关节肿痛明显的急性期，应适当限制关节活动。但是，一旦肿痛改善，应在不增加患者痛苦的前提下进行功能活动。对无明显关节肿痛，但伴有可逆性关节活动受限者，应鼓励其进行正规的功能锻炼。在有条件的医院，应在风湿病专科及康复专科医生的指导下进行。

5. 外科治疗　经内科治疗不能控制及严重关节功能障碍的类风湿关节炎患者，外科手术是有效的治疗手段。外科治疗的范围从腕管综合征的松解术、肌腱撕裂后修补术到滑膜切除及关节置换术。

（居艳娟）

第二节　强直性脊柱炎

强直性脊柱炎（AS）是一类以累及脊柱、关节韧带和肌腱为主要表现的慢性炎症性风湿病的总称。其特点是病变通常从骶髂关节开始逐渐向上蔓延至脊柱，导致纤维性或骨性强直和畸形。主要病变部位为骶髂关节、脊柱及外周关节，并伴发不同程度的眼、肺、肠道、心血管病变等关节外表现，严重者可发生脊柱畸形和脊柱强直。病理为骶髂关节炎、附着点炎和外周关节滑膜炎。

一、病因

遗传因素在 AS 的发病中起作用，AS 的 HLA-B27 阳性率高达 96%。本病是遗传和环境因素共同作用引发的多基因遗传病。AS 可能还与泌尿生殖道沙眼衣原体、志贺菌、沙门菌和结肠耶尔森菌等某些肠道病原菌感染有关，这些病原体激发了机体炎症和免疫应答，造成组织损伤而参与疾病的发生。

二、临床表现

AS 起病缓慢且隐匿，早期症状通常是在腰骶部出现钝痛和晨僵，半夜痛醒翻身困难，活动后减轻。随病情进展，由腰椎向胸、颈部脊椎发展，出现相应部位疼痛或脊柱畸形。

本病好发于青少年男性，起病年龄多为 20 ~ 30 岁。多为缓慢起病，早期表现为单侧、双侧或交替性臀部、腹股沟向下肢放射的酸痛。症状在夜间休息或久坐时较重，活动后可以减轻，病变继续向上发展，累及胸椎及肋椎关节时，可有吸气性胸痛，因咳嗽、喷嚏加重，累及颈椎时，早期表现为脊椎炎，后期可发生颈胸椎后凸畸形，表现为前屈位，颈部旋转受限，随着病情进展，整个脊柱常自下而上发生强直。急性期可伴有全身不适如乏力、低热、体重下降、贫血等表现。可伴有附着点炎，多见于足跟、足跖部，也可见于膝关节、胸肋关节等部位。

AS 还可影响多系统，多数在 AS 发病后出现，少数在病变前出现。30% 左右的患者可出现反复发作的葡萄膜炎或虹膜炎。小部分患者可出现主动脉瓣关闭不全、肺上叶纤维化、肾功能异常、淀粉样变性、马尾神经受损。

三、辅助检查及实验室检查

临床常规拍摄骨盆正位片，不但可以观察骶髂关节，还便于了解髋关节、坐骨、耻骨联合等部位的病变。骶髂关节 CT 对关节面的细微变化更易发现，骶髂关节 MRI 比 CT 更早发现骶髂关节炎，对于早期诊断更有价值。疾病活动期可有血沉和 C 反应蛋白升高，90% 患者 HLA-B27 阳性。

四、诊断标准

1. **修订的纽约标准（1984 年）**　①下腰背痛的病程至少持续 3 个月，疼痛随活动改善，但休息后不减轻；②腰椎在前后和侧屈方向活动受限；③胸廓扩展范围小于同年龄和性别的正常值；④双侧骶髂关节炎 Ⅱ ~ Ⅳ 级，或单侧骶髂关节 Ⅲ ~ Ⅳ 级。如果患者具备④并分别附加①~③条中的任何一条可确诊为 AS。

2. **欧洲脊柱关节病研究组标准**　炎性脊柱痛或非对称性以下肢关节为主的滑膜炎，并附加以下项目中的任何一项，即：①阳性家族史；②银屑病；③炎性肠病；④关节炎前 1 个月内的尿道炎、宫颈炎或急性腹泻；⑤双侧臀部交替疼痛；⑥肌腱末端病；⑦骶髂关节炎。

五、治疗

治疗的目的是解除疼痛，防止畸形和改善功能。非甾体抗炎药和生物制剂如抗 TNF 拮抗剂及 IL-17A 抑制剂是治疗 AS 患者的一线用药。症状缓解后，鼓励患者行脊柱功能锻炼，保持适当姿势，防止胸椎后凸。有严重胸椎后凸而影响生活时，可行胸椎腰椎截骨矫形。髋关节强直者可行全髋关节置换术。

（居艳娟）

第三节　痛　风

痛风是一种单钠尿酸盐（monosodium urate，MSU）沉积所致的晶体相关性关节病，与嘌呤代谢紊乱和（或）尿酸排泄减少所致的高尿酸血症直接相关，属于代谢性风湿病范畴。痛风特指急性关节炎和慢性痛风石疾病，可并发肾病变，重者可出现关节破坏、肾功能受损，也常伴发代谢综合征的其他组，如向心性肥胖、高脂血症、高血压、2 型糖尿病及心血管疾病。痛风分为原发性痛风和继发性痛风。临床常见的为原发性痛风。继发性痛风发生在其他疾病（如肾疾病、血液病等）过程中，或因服用某些药物、肿瘤放射治疗、化学治疗等引起尿酸升高所致。

一、病因及发病机制

（一）病因

原发性痛风由遗传因素和环境因素共同致病。具有一定的家族易感性，但除 1% 左右由先天性嘌呤代谢酶缺陷引起外，绝大多数病因未明。

（二）发病机制

（1）血尿酸急剧波动。

（2）血尿酸突然升高：尿酸结晶在滑液中沉淀形成尿酸盐。

（3）血尿酸突然下降：痛风石溶解，释放出不溶性针状结晶。

（4）尿酸盐结晶：趋化白细胞，吞噬后释放炎性因子和水解酶诱发炎症导致急性发作。

二、临床表现

痛风患者中 95% 为男性，初次发作年龄一般为 40 岁以后，但随着生活水平的提高，近年来有年轻化趋势；女性患者大多出现在绝经期后。按照痛风的自然病程可分为无症状高尿酸血症期、急性关节炎期、间歇期、痛风石及慢性关节炎期。

1. **无症状高尿酸血症期** 表现为血尿酸持续性或波动性增高，并无尿酸盐沉积和关节炎发作。此期可长达数年甚至数十年，部分患者终身无临床症状。

2. **急性关节炎期** 60%～70% 首发于第一跖趾关节，反复发作逐渐影响多个关节，大关节受累时可有关节积液，最终造成关节畸形。夜间或清晨，通常在几小时内达到顶峰，常不能被触及，皮肤发红发亮，并会导致脱屑，足背、足跟、踝、膝、肘、腕、指关节等均可受累，持续数天，可自行缓解。随着病程的延长，后期无法自然缓解，疼痛持续时间较长。

3. **间歇期** 无明显症状，仅表现为血尿酸水平增高，如间歇期不降低血尿酸浓度（298～357 μmol/L），随着时间的推移，痛风发作会愈加频繁，且持续时间更长，症状更重，受累关节逐渐增多。

4. **痛风石及慢性关节炎期（约 10 年）** 痛风石为尿酸盐结晶沉积在软骨、滑膜、肌腱、腱鞘及皮下组织形成的结节。常发生在耳郭和跖趾，指间、掌指关节也比较常见。痛风石多呈黄白色，可小如米粒，大如鸡蛋。可破溃，排出白色豆渣样尿酸盐结晶。慢性关节炎期：长期未规范降尿酸治疗，关节炎反复发作导致关节组织被破坏，骨质侵蚀缺损破坏，从而导致关节僵硬、畸形、活动受限。

5. **肾病变** 痛风患者如不规范治疗，可出现肾损害，严重者可发展为尿毒症。

三、实验室检查

1. **血尿酸检查** 一般男性或绝经后女性血尿酸 > 420 μmol/L，绝经前女性 > 360 μmol/L。

2. **尿尿酸测定** 低嘌呤饮食 5 d 后，24 h 尿尿酸排出量应 < 600 mg，常规饮食时 24 h 尿尿酸应 < 1 000 mg，否则为尿酸生成过多。

3. **偏振光显微镜镜检**　滑液、痛风结节抽吸物进行偏振光显微镜检查,可发现有负性双折光的针状或杆状尿酸钠结晶。

4. **X线检查**　急性关节炎期有软组织肿胀;慢性反复发作性痛风性关节炎可见关节软骨缘破坏、骨质凿蚀样缺损,严重者可出现关节半脱位或脱位,甚至病理性骨折。

5. **超声检查**　可见暴风雪征或双轨征。

6. **双能CT**　可以直接通过颜色显示尿酸盐晶体在关节内的沉积,而且快速、无创、敏感性高。

四、诊断及鉴别诊断

1. **诊断**　具备以下三项中一项者可以确诊。

(1)关节液内有尿酸盐结晶。

(2)痛风结节针吸或活检有尿酸盐结晶。

(3)具有美国风湿病协会关于急性痛风性关节炎诊断标准12项中6项以上者:①1次以上的急性关节炎发作;②炎症表象在1 d内达到高峰;③单关节炎发作;④观察到关节发红;⑤第一跖趾关节疼痛或肿胀;⑥单侧发作累及第一跖趾关节;⑦单侧发作累及跗骨关节;⑧可疑的痛风石;⑨高尿酸血症;⑩关节内非对称;⑪骨皮质下囊肿不伴有骨质侵蚀(X线);⑫关节炎症发作时关节液微生物培养阴性。

2. **鉴别诊断**　需要与急性风湿性关节炎、假性痛风、化脓性关节炎、反应性关节炎、外伤性关节炎相鉴别。

五、治疗

1. **迅速有效的缓解急性关节炎症状**　可选择非甾体抗炎药如依托考昔、塞来昔布等、秋水仙碱或糖皮质激素。

2. **降尿酸治疗**　包括抑制尿酸生成药物:别嘌醇、非布司他;促进尿酸排泄药物:苯溴马隆。

六、预防

保持良好的生活方式,长期治疗,坚持降尿酸治疗,控制尿酸在360 μmol/L以内。

(居艳娟)

第四节　系统性红斑狼疮

系统性红斑狼疮(SLE)是一种临床表现有多系统损害症状的慢性系统性自身免疫病,血清中出现多种自身抗体,其中抗Sm抗体和抗ds-DNA抗体最为特异。育龄期女性多见。临床上可以造成全身多个系统和器官损伤。肾衰竭、感染、中枢神经系统损伤是主要死亡原因。

一、病因及病理

(一)病因

1. **遗传**　流行病学调查家系调查提示具有家族聚集性,临床上SLE患者的家族中也常有患其他结缔组织病的亲属。SLE 易感基因（HLA-DR$_2$，DR$_3$）发生频率高于正常人。

2. 环境 ①阳光，紫外线使皮肤上皮细胞出现凋亡，新抗原暴露而成为自身抗原；②药物、化学试剂可以使 DNA 甲基化程度降低，从而诱发药物相关的狼疮；③一些病原微生物也可诱发 SLE。

3. 雌激素 女性患病率明显高于男性，在更年期前阶段为 9∶1，儿童及老年人为 3∶1。遗传 + 环境 + 雌激素共同作用导致自身免疫反应。抗原引起人体 T、B 细胞活化，产生大量致病性自身抗体（抗 ds-DNA 抗体、抗血小板抗体、抗 SSA 抗体、抗磷脂抗体等）和致病性免疫复合物，造成大量组织器官损伤。

（二）病理

主要病理改变为炎症反应和血管异常，可以出现在身体的任何器官。中小血管因免疫复合物沉积或抗体直接侵袭而出现管壁的炎症和坏死，继发的血栓使管腔变窄，导致局部组织缺血和功能障碍。

受损器官的特征性病理改变如下。

1. 苏木紫小体：细胞核变性为嗜酸性团块。
2. "洋葱皮样"病变：动脉周围有显著的向心性纤维增生。
3. 疣状心内膜炎。

二、临床表现

1. 全身症状 发热，多为低热或中度热。可有疲倦、乏力、食欲缺乏、肌痛、体重下降。

2. 皮肤与黏膜病变 蝶形红斑、盘状红斑、指掌部和甲周红斑、指端缺血、面部及躯干皮疹、口腔鼻黏膜无痛性溃疡和脱发常见，常提示疾病活动。

3. 关节和肌肉病变 关节痛为多关节性、非对称性及阵发性，不伴有骨质侵蚀、软骨破坏及关节畸形。有小部分患者病程中出现无菌性坏死。长期用糖皮质激素者 5%~8% 发生股骨头或肱骨头无菌性坏死；未用激素者可能由小血管炎或脂肪栓塞所致。部分患者有肌痛和肌炎。

4. 浆膜炎 ①胸膜炎：1/3 患者出现，单或双侧，少量至中等量，急性期中性粒细胞占优势，以后淋巴细胞占优势；胸腔积液中可查到狼疮细胞，ANA 升高，C$_3$、C$_4$ 下降；②心包炎：30% 患者可有心包炎；③腹膜炎：较少见。

5. 狼疮肾炎 临床表现轻重不一，从单纯的尿液检查异常到典型的肾炎或肾病综合征，直到终末期肾衰竭。狼疮肾炎主要临床表现为蛋白尿、血尿、管型尿、白细胞尿、低比重尿、水肿、血压增高、血尿素氮和肌酐增高等，最主要的表现是不同程度的蛋白尿，镜下血尿也常见，肉眼血尿则少见。肾小管也常受损，表现为小管功能异常或间质性肾炎。小管间质改变包括间质炎症细胞浸润，小管萎缩和间质纤维化。小管间质累及的严重程度和肾预后相关。50%~70% 的 SLE 患者病程中临床肾受累，肾活检显示几乎所有 SLE 均有肾病理学改变。LN 对 SLE 预后影响甚大，肾衰竭是 SLE 的主要死亡原因之一。2003 年国际肾脏病学会和肾脏病理学会（ISN/RPS）将 LN 病理分为 6 型：Ⅰ型为系膜轻微病变性 LN；Ⅱ型为系膜增生性 LN；Ⅲ型为局灶性 LN；Ⅳ型为弥漫性 LN；Ⅴ型为膜性 LN；Ⅵ型为终末硬化性 LN。病理分型对于估计预后和指导治疗有积极的意义，通常Ⅰ型和Ⅱ型预后较好，Ⅳ型和Ⅵ型预后较差。肾病理还可提供 LN 活动性的指标，如肾小球细胞增生性改变、纤维素坏死、核碎裂、细胞性新月体、透明栓子、金属环、炎症细胞浸润、肾小管间质的炎症等均提示 LN 活动；而肾小球硬化、纤维性新月体、肾小管萎缩和间质纤维化则是 LN 慢性指标。

6. 心血管表现 SLE 常出现心包炎，表现为心包积液，但心脏压塞少见。可有心肌炎、心律失常，重症 SLE 可伴有心功能不全，提示预后不良。SLE 可出现疣状心内膜炎（Libmam-Sack 心内膜炎），目前临床少见。可有冠状动脉受累，表现为心绞痛和心电图 ST-T 改变，甚至出现急性心肌梗死。除冠状动脉炎可能参与了发病外，长期使用糖皮质激素加速了动脉粥样硬化和抗磷脂抗体导致动脉血栓形成，可能是冠状动脉病变的另两个主要原因。

7. 肺部表现　肺方面常出现胸膜炎，如合并胸腔积液其性质多为渗出液。狼疮肺炎的放射学特征是阴影分布较广、易变；SLE 所引起的肺间质性病变主要是处于急性和亚急性期的肺间质磨玻璃样改变和慢性肺间质纤维化，表现为活动后气促、干咳、低氧血症，肺功能检查常显示弥散功能下降。肺动脉高压和弥漫性肺泡出血综合征是 SLE 重症表现。

8. 消化系统表现　可表现为食欲减退、腹痛、呕吐、腹泻等，部分患者以上述症状为首发。少数患者可并发急腹症，如胰腺炎、肠坏死、肠梗阻，这些往往与 SLE 活动性相关。消化系统症状与肠壁和肠系膜血管炎有关。SLE 还可出现失蛋白肠病和肝病变，早期使用糖皮质激素后这些表现通常很快得到改善。

9. 神经系统表现　又称"狼疮脑病"，中枢神经系统和外周神经系统均可累及。轻者仅有偏头痛、记忆减退、性格改变、焦虑状态或轻度认知障碍，重者可表现为脑血管意外、昏迷、癫痫持续状态、精神病等。外周神经系统受累可表现为吉兰 - 巴雷综合征、自主神经病、单神经病、重症肌无力、脑神经病变、神经丛病及多发性神经病等。

10. 血液系统表现　活动性系统性红斑狼疮贫血和（或）白细胞减少和（或）血小板减少常见。贫血可能为慢性病贫血、肾性贫血或自身免疫性溶血性贫血。溶血患者 Coombs 试验阳性。SLE 可出现白细胞减少，需与治疗 SLE 的细胞毒药物也常引起白细胞减少进行鉴别。血小板减少与血清中存在抗血小板抗体、抗磷脂抗体及骨髓巨核细胞成熟障碍有关。部分患者在起病初期或疾病活动期伴有淋巴结肿大和（或）脾大。

11. 眼部表现　约 15% 患者有眼底病变，可表现为眼底出血、视盘水肿、视网膜渗出等。可以影响视力，严重者可致盲。

12. 继发性干燥综合征　约 30% 的 SLE 患者有继发性干燥综合征，多见于抗 SS-A，抗 SS-B 抗体阳性者。

13. 抗磷脂综合征　活动期 SLE 患者可合并抗磷脂综合征，表现为动脉和（或）静脉血栓形成，反复的自发流产、血小板减少、血清抗磷脂抗体阳性。

三、实验室检查

1. 一般检查　血液系统受累患者可出现血常规异常，如白细胞下降、贫血、血小板减少。消化系统受累患者可出现肝功能异常；狼疮肾炎患者可出现肾功能异常、血清白蛋白下降。活动期患者可出现血沉升高。狼疮脑病患者常有脑脊液压力及蛋白含量的升高，但葡萄糖水平、氯化物、细胞数大多正常。

2. 免疫学检查

（1）抗核抗体谱：①抗核抗体（ANA）：阳性率 95%，是 SLE 的标准筛选试验。但特异性差，也见于其他结缔组织病。②抗 dsDNA 抗体：阳性率 70%，特异性 95%，是 SLE 特异抗体，抗体效价随病情缓解而下降，阳性者常有肾损害。③抗 Sm 抗体：阳性率 25%，特异性 99%，与活动性无关。④抗 RNP 抗体：常伴随抗 Sm 抗体出现，往往与雷诺现象及肺动脉高压有关。⑤抗 SS-A、抗 SS-B 抗体：与继发性干燥有关。⑥抗 rRNP 抗体：往往提示有神经精神狼疮或其他重要器官损害。

（2）抗磷脂抗体：包括抗心磷脂抗体、狼疮抗凝物、抗 β_2 糖蛋白抗体、梅毒血清试验假阳性等针对自身不同磷脂成分的自身抗体。

（3）其他自身抗体：抗红细胞抗体、抗血小板抗体、类风湿因子、抗神经元抗体等。

（4）补体：血补体低下常提示有 SLE 病情活动。

3. 肾穿刺活组织检查　对狼疮肾炎的诊断、治疗和预后判断有价值，尤其对指导狼疮肾炎治疗有重要意义。

四、诊断及鉴别诊断

目前普遍采用美国风湿病学会 1997 年推荐的 SLE 分类标准（表 3-9-2）。该分类标准的 11 项中，符合 4 项或 4 项以上者，在除外感染、肿瘤和其他结缔组织病后，可诊断 SLE。其敏感性和特异性分别为 95% 和 85%。需要强调的是，患者病情的初始或许不具备分类标准中的 4 条，随着病情的进展方出现其他项目的表现。11 条分类标准中，免疫学异常和高滴度抗核抗体更具有诊断意义。一旦患者免疫学异常，即使临床诊断不够条件，也应密切随访，以便尽早做出诊断和及时治疗。

表 3-9-2　美国风湿病学会（ACR）1997 年推荐的 SLE 分类标准

颊部红斑	固定红斑，扁平或隆起，在两颧突出部位
盘状红斑	片状隆起于皮肤的红斑，黏附有角质鳞屑和毛囊角栓；陈旧病变可发生萎缩性瘢痕
光过敏	对日光有明显的反应，引起皮疹，从病史中得知或医生观察到
口腔溃疡	经医生观察到的口腔或鼻咽部溃疡，一般为无痛性
关节炎	非侵蚀性关节炎，累及 2 个或更多的外周关节，有压痛、肿胀或积液
浆膜炎	胸膜炎或心包炎
肾病变	尿蛋白 > 0.5 g/24 h 或 +++，或管型（红细胞、血红蛋白、颗粒或混合管型）
神经病变	癫痫发作或精神病，除外药物或已知的代谢紊乱
血液学疾病	溶血性贫血，或白细胞减少，或淋巴细胞减少，或血小板减少
免疫学异常	抗 ds-DNA 抗体阳性，或抗 Sm 抗体阳性，或抗磷脂抗体阳性（抗心磷脂抗体、狼疮抗凝物、至少持续 6 个月的梅毒血清试验假阳性三者中具备一项阳性）
抗核抗体	在任何时候和未用药物诱发"药物性狼疮"的情况下，抗核抗体滴度异常

五、治疗

系统性红斑狼疮目前无根治药物。根据器官受累情况和病情轻重进行个体化治疗，经过合理治疗可达到长期缓解。免疫抑制药加糖皮质激素是主要的治疗方案。治疗原则是急性期积极用药，尽快控制病情，缓解后调整药物，长期维持治疗使其保持长期缓解状态，保护重要器官，同时注意减少药物不良反应，尽量避免感染。

1. 一般治疗　心理治疗，树立乐观情绪；注意休息，避免劳累；对合并的感染早发现、早治疗；避免服用可能诱发 SLE 活动的药物如避孕药、抗癫痫药，避免服用可引起光敏感的食物如无花果、豆荚等；避免紫外线及阳光照射；缓解期才可注射疫苗，但尽可能不用活疫苗。

2. 药物治疗

（1）糖皮质激素（简称激素）：在诱导缓解期，根据病情泼尼松剂量为每日 0.5～1 mg/kg，病情稳定后 2 周或 6 周后缓慢减量。缓解后，以小剂量（< 10 mg/d）长期维持。在病情高度活动，危及生命时应进行冲击治疗，即甲泼尼松 500～1 000 mg 每日 1 次静脉滴注，连用 3～5 d 为 1 个疗程。

（2）免疫抑制药：大部分 SLE 患者，在病情活动时需要使用免疫抑制药治疗控制病情，保护重要器官功能，减少复发，同时可减少激素的使用剂量。在合并重要器官受累的 SLE 患者中，诱导缓解期免疫抑制药可选用环磷酰胺或吗替麦考酚酯，足量使用 6 个月，缓解后减量维持治疗。目前普遍认为硫酸羟氯喹应作为 SLE 的基本治疗药物，在诱导缓解及维持治疗中均应长期使用。此外，环孢素、他克莫司、甲氨蝶呤、硫唑嘌呤、来氟米特、雷公藤多苷也是临床上经常使用的免疫抑制药，根据患者的不同器官受累可选用不同免疫抑制药治疗。使用免疫抑制药时应定期监测不良反应。近几年，生物制剂也逐渐应用到系统性红斑狼疮治疗中，目前主要有贝利木单抗和泰它西普、利妥昔单抗。但费用较高。此外对于重症患者或治疗困难患者，可选择静脉注射丙种球蛋白或血浆置换、造血干细胞移植或间充质干细胞移植治疗。

六、SLE 与妊娠

对于大多数 SLE 患者来说，病情控制后可以妊娠生育。妊娠时机选择：一般来说．在无重要器官损害、病情稳定 1 年或 1 年以上，细胞毒免疫抑制药（环磷酰胺、甲氨蝶呤等）停药半年，激素仅用小剂量维持时（≤10 mg/d）方可妊娠。非缓解期的 SLE 妊娠生育，存在流产、早产、死胎和诱发母体病情恶化的危险。因此病情不稳定时不应妊娠。SLE 患者妊娠后，需要产科和风湿科医生双方共同随访诊治。部分 SLE 患者妊娠期间可能出现病情活动，根据病情加用激素或免疫抑制药。分娩后根据服用药物情况决定是否哺乳。

七、预后

随着早期诊断及治疗水平的提高及各种新型治疗药物的应用，系统性红斑狼疮患者的预后已明显改善。目前 SLE 患者的 15 年生存率已提高至 80%；10 年存活率达 90%。多器官损害、严重感染、肺动脉高压、急进性狼疮肾炎、慢性肾功能不全、严重神经精神狼疮、冠心病是 SLE 远期死亡的主要原因。

（居艳娟）

🌐 数字资源详见　新形态教材网

　　📽 教学课件　　　👥 拓展阅读　　　📝 自测题及参考答案

第 十 章

肿 瘤

恶性肿瘤是 21 世纪全球面临的一项重要的社会、经济和公共卫生问题，因恶性肿瘤导致全球近 1/6（16.8%）的死亡病例数，以及约 1/4（22.8%）非传染性疾病死亡病例数。尽管在肿瘤防治方面我国已出台很多相关政策文件，也取得了长足的进步，肿瘤仍然是我国的主要公共卫生问题之一，我国癌症谱特点是发达国家和发展中国家癌症谱并存。据估计，2022 年我国有超过 480 万余例新发癌症病例数和 257 万余例癌症死亡病例数。尽管面临如此严峻的形势，随着研发技术的发展，在过去的几十年里，早期诊断技术的提高、新药研发的快速推进以及更加个体化的综合治疗方式使癌症患者的生存率显著提高。本章节从肿瘤的定义、分类、病因、发病机制、流行病学、预防及诊断、治疗等方面，系统阐述肿瘤相关内容，对肿瘤疾病有较全面的认识。本篇学习重点是肿瘤的定义及分类，对恶性肿瘤的发生发展机制有初步认识，同时能知道恶性肿瘤的主要的诊治原则。

第一节 概 述

在学习肿瘤学前，要先了解肿瘤的概念。甲骨文中已有关于"瘤"字的记载。恶性肿瘤是严重危害人类生命健康的一大类疾病。它是机体在各种致瘤因素作用下，局部组织细胞发生异常增殖而形成的新生物。

一、定义及分类

（一）定义

肿瘤是指机体在各种致瘤因子作用下，局部组织细胞异常增殖，并且其生长不受生理性调控而形成的新生物。

（二）分类

根据形成新生物的细胞特性及其对机体的危害程度，将肿瘤分为良性肿瘤和恶性肿瘤两大类。良性肿瘤是指细胞可以分化成熟，但增殖过度，一般生长缓慢，不浸润组织和器官，不发生转移，手术切除就能解决的肿瘤。而恶性肿瘤是指在各种致癌因素的作用下，基因突变，从而失去对某种细胞的控制，细胞不能正常分化成熟，而无限制的增殖，多形成肿块并转移身体他处，以致压迫、浸润、破坏正常组织和器官，同时消耗大量能量，产生一系列症状，最终导致死亡。根据其细胞起源不同，分为癌和肉瘤。癌是指来源于上皮组织的恶性肿瘤，如胃癌、肠癌、肺癌等；肉瘤是指来源于间叶组织，包括纤维结缔组织、脂肪、肌肉、脉管、骨和软骨组织等发生的恶性肿瘤，如骨肉瘤、脂肪肉瘤等。另外还有一类交界性肿瘤，是一种组织形态和生物学行为介于良性与恶性之间的肿瘤，往往具有低度恶性潜能，可同时具有良性及恶性肿瘤的一些特征，如生长缓慢，不易复发，但又可以发生转移，只不过转移率较低，如卵巢交界性浆液性肿瘤、卵巢交界性黏液性肿瘤等。如无特别说明，本章节所讨论的内容均为恶性肿瘤。

（三）其他

若就诊时医生提到肿瘤，则可能该患者患有良性肿瘤，也可能是恶性肿瘤；但如果说患胃癌，则是患有恶性肿瘤，而且是来源于胃黏膜上皮的腺癌，若说患胃肉瘤，则表明恶性肿瘤来源于胃平滑肌细胞恶变，从专业术语上则描述为"部位＋恶性肿瘤"，因恶性肿瘤中肉瘤相对少见，而癌占了绝大多数（90%～95%），所以恶性肿瘤俗称"癌症"。

还有一些特殊名称的恶性肿瘤，如白血病是起源于造血干细胞及造血祖细胞的血液系统恶性肿瘤，俗称血癌；淋巴瘤又称恶性淋巴瘤，是原发于淋巴结及结外淋巴器官的造血系统恶性肿瘤；黑色素瘤又称恶性黑色素瘤，是皮肤、黏膜、内脏黑色素细胞起源的恶性肿瘤等。

二、致癌因素

肿瘤的病因及发病机制还没有完全搞清楚，恶性肿瘤的形成是一个多因素、多步骤过程，其中某些致癌因素发挥了关键作用。致癌因素是指能使人群或实验动物群体中恶性肿瘤发病率显著增加的物质或因素。目前普遍认为，绝大多数恶性肿瘤是外源性环境因素与内源性细胞遗传因素相互作用引起的。找出致癌病因被认为是一种潜在的有效预防恶性肿瘤的方法。

致癌因素可分为外源性致癌因素及内源性致癌因素两大类。现就这两类进行分述。

（一）外源性致癌因素

1. 化学因素 WHO 估计，人类恶性肿瘤 80%～90% 与环境因素有关，其中最主要的是环境中的化学致癌物。目前明确的环境化学致癌因素主要来源于烟草、酒精、饮用水、某些食物、某些药物及特殊职业暴露等。根据化学致癌物的作用方式可分为直接致癌物、间接致癌物、促癌物三大类。

直接致癌物，是指这类化学物质进入体内后能与体内细胞直接作用，不需代谢就能诱导正常细胞癌变的化学致癌物。这类化学致癌物的致癌力较强、致癌作用快速，常用于体外细胞的恶性转化研究，如各种致癌性烷化剂、亚硝酸胺类致癌物等。

间接致癌物，是指这类化学物质进入体内后须经体内微粒体混合功能氧化酶活化，代谢为化学性质活泼的形式方具有致癌作用的化学致癌物。这类化学致癌物广泛存在于外界环境，常见的有致癌性多环芳烃、芳香胺类、亚硝胺及黄曲霉毒素等。

促癌物又称为肿瘤促进剂，促癌物单独作用于机体内无致癌作用，但它能促进其他致癌物诱发肿瘤形成。常见的促癌物有巴豆油、糖精及苯巴比妥等。

2. 生物因素 生物致癌因素在肿瘤病因学方面的作用已有近百年的研究历史。尽管生物因素与人类恶性肿瘤的病因学关系仍未完全阐明，但有部分实验证据表明某些生物病原体确实与人类某些恶性肿瘤有关，目前已知与恶性肿瘤发生相关的常见生物感染源如表 3-10-1 所列。

表 3-10-1 常见致癌生物因素与肿瘤部位

常见的生物感染源	常见肿瘤发生部位
幽门螺杆菌（*H. pylori*）	胃（胃腺癌、MALT 淋巴瘤）
人乳头瘤病毒（HPV）	子宫颈（宫颈鳞状细胞癌）

常见的生物感染源	常见肿瘤发生部位
乙型和丙型肝炎病毒（HBV 和 HCV）	肝（肝细胞癌）
Epstein-Barr 病毒 (EBV)	淋巴瘤和鼻咽癌
人疱疹病毒 –8（HHV-8）	卡波西（Kaposi）肉瘤
人 T 细胞白血病病毒 –1（HTLV-1）	白血病（T 细胞白血病）

3. 物理因素 物理致癌因素主要包括电离辐射和紫外线两种，其致癌效应的潜伏期很长。

（1）电离辐射：包括以短波和高频为特征的电磁波辐射，以及电子、质子、中子、α 粒子等的辐射。与电离辐射致癌相关的恶性肿瘤主要以皮肤、肺、乳腺、骨、甲状腺肿瘤及白血病为主。

（2）紫外线（ultraviolet, UV）：人们生活中接触到的紫外线大部分来自日光照射；引起皮肤癌的紫外线主要是波长为 280 ~ 320 nm 的 UVB。研究资料表明，经常暴露于紫外线辐射下，主要引起皮肤基底细胞癌和鳞状细胞癌，而恶性黑色素瘤与紫外线的关系不十分明确。

（二）内源性致癌因素

关于内源性致癌因素的研究主要对遗传因素的研究，目前已知部分恶性肿瘤有一定的家族聚集性和种族差异性。与遗传相关的恶性肿瘤常由单个或少数几个高外显率的突变基因决定的，如家族性乳腺癌患者携带有 *BRCA1/BRCA2* 突变基因型，遗传性非息肉病结肠癌（hereditary nonpolyposis colon cancer，HNPCC）患者其肿瘤 DNA 显现出高度的微卫星不稳定性（microsatellite instability），此种表型与 DNA 错配修复缺陷有关，导致其在 50 岁前罹患结肠癌、子宫内膜癌及其他胃肠道、泌尿生殖道恶性肿瘤的风险显著高于正常人群。但我们知道，人群中大部分肿瘤是散发性的，而暴露于同样的致癌环境下，不同的个体其患癌风险也不尽相同，这就可能与肿瘤易感因素有关。除此之外，年龄、性别、种族、地域、免疫等也认为与机体内源性致癌因素有关，如有研究发现在免疫缺陷病患者和接受免疫抑制治疗的患者中，其恶性肿瘤的发病率明显升高；不同年龄段、不同性别、不同种族、不同地域其肿瘤疾病谱存在着或多或少的差异。

综上所述，肿瘤的发生是在外源性和（或）内源性致癌因素的作用下，经多步骤多阶段协同完成。

三、肿瘤的生长与转移

肿瘤的生长有膨胀性生长、外生性生长和浸润性生长。良性肿瘤多数为膨胀性生长，形态表现为结节状，界限清楚，有完整包膜，不侵袭破坏周围正常组织，生长相对缓慢。但可能因对局部组织造成压迫或管腔阻塞，间接影响器官功能。

恶性肿瘤可通过直接蔓延或远处播散影响机体正常功能，直接蔓延是指随着肿瘤细胞增多，体积增大，肿瘤细胞可沿着周围组织器官间隙、淋巴管、血管或神经束浸润并破坏邻近正常组织或器官，并继续生长。

远处播散又称转移，是指肿瘤细胞从原发部位通过入侵周围淋巴管、血管或体腔，迁徙到他处继续生长，形成与原发肿瘤同类型的继发性肿瘤。常见转移途径包括淋巴转移、血道转移、种植转移，其中淋巴转移是恶性肿瘤最常见的转移途径，血道转移常见转移部位包括肺、肝、骨、脑等。

（黄 莉）

第二节 肿瘤的流行病学与预防

肿瘤流行病学专注于研究肿瘤在人群中的分布规律、流行原因及预防措施，对肿瘤防控意义重大。通过描述性研究，如分析发病率、死亡率等指标，可掌握肿瘤发病情况与分布特征；借助分析性研究，对比病例与对照，能探寻肿瘤的病因及发病条件。

肿瘤的预防可从多方面着手。一级预防即病因预防，如戒烟限酒、调整饮食结构、避免接触致癌物质等；二级预防强调早期发现、早期诊断与早期治疗；三级预防则侧重于预防癌症复发，坚持规范综合治疗与定期复查。了解肿瘤流行病学知识并积极预防，能有效降低肿瘤的发生风险，守护大众健康。

一、肿瘤流行病学

（一）概念

肿瘤流行病学是将流行病学研究方法和理论运用于肿瘤研究的一门学科；恶性肿瘤目前是全球第二大死亡原因，2018 年估计造成 960 万人死亡，其中肺癌、前列腺癌、结直肠癌、胃癌和肝癌是男性中最常见的癌症，而乳腺癌、结直肠癌、肺癌、宫颈癌和甲状腺癌是女性中最常见的癌症。同样的，恶性肿瘤已成为危害中国居民健康的主要原因。根据 GLOBOCAN2018 显示，全球恶性肿瘤新发病例约 1 808 万例，死亡病例接近 960 万例，中国分别约占 23.7% 和 30%，发病率和死亡率均高于全球平均水平。

（二）我国恶性肿瘤流行病学特点

由于人口老龄化、工业化、城市化进程的加剧，生活方式的改变等原因，我国恶性肿瘤负担日益增加。全国肿瘤登记中心数据显示，2014 年中国恶性肿瘤新发病例数 380.4 万例（其中男性约 211.4 万，女性约 169.0 万），平均每天有超过 1 万人诊断为恶性肿瘤。其中城市地区新发病例数为 226.4 万例，农村地区 154.0 万例。2014 年全国恶性肿瘤发病率为 278.1/10 万，城市和农村相比，城市发病率较高，分别 302.1/10 万、248.9/10 万。调整年龄结构后，发病率显著下降，且两者差异缩小，但趋势未改变。根据 2014 年恶性肿瘤发病数得出发病前十位的恶性肿瘤依次是肺癌、胃癌、结直肠癌、肝癌、乳腺癌、食管癌、甲状腺癌、宫颈癌、脑瘤、胰腺癌，占全部恶性肿瘤发病的 77%。2014 年肺癌和女性乳腺癌新发例数分别为 78.1 万例和 27.9 万例。

（三）常用肿瘤流行病学统计指标

1. 发病率 表示在一定时期、一定人群新发某种疾病的频率。肿瘤发病率常用 10 万分率表示。肿瘤发病按照不同的特征，如年龄、性别、地区、民族和婚姻状态等分别计算，为肿瘤的发病率。

肿瘤发病率 = 某时期内某肿瘤的新发病例数 / 该时期平均人口（或人 / 年）数 × 10 万（/10 万）

2. 患病率 是指某特定时间内、一定人群内某疾病的新、旧病例数所占的比例。流行病学中患病率分为时点患病率和期间患病率。

肿瘤患病率 = 某时期内某种肿瘤新旧病例数 / 该时间平均人数 × 10 万（/10 万）

3. 死亡率 是测量人群死亡风险最常用指标。肿瘤流行病学中，比较不同人群的肿瘤死亡率，可以帮助确定其可能的病因。肿瘤死亡率也可按年龄、性别、地区、民族等分别计算。

肿瘤死亡率 = 某时期内肿瘤死亡总数 / 该时期平均人口（或人 / 年）数 × 10 万（/10 万）

二、肿瘤的预防

国际癌症研究机构 IARC 在《世界癌症报告 2020》中指出，至少 40% 的恶性肿瘤病例可以通过针对个人或人群的风险预防行为来达到预防恶性肿瘤发生的目的。预防为恶性肿瘤控制提供了最具成本效益的长期战略。恶性肿瘤预防分 3 级，一级预防也称病因预防，即在问题未发生前便采取干预措施，降低恶性肿瘤发生的风险；二级预防是对患恶性肿瘤的高危人群进行筛查，做到早期发现、早期诊断及早期治疗；三级预防则是肿瘤的诊断与治疗，以及治疗后的康复，其目的是提高患者的生存质量、延长寿命。其中又以一级病因预防和二级恶性肿瘤筛查为预防重点。

（一）一级预防

一级预防即病因预防，多采取全人群 +/ 高危人群干预相结合的策略。根据持续更新的研究结果，世界癌症研究基金（WCRF）及美国癌症研究所（AICR）系统性证据审查制定的建议是，通过食物、营养和体力活动预防癌症，强调通过适当的体育活动和均衡的饮食、控制体重等来保持健康体重的重要性，主要以植物性食品为主，肉类和奶制品的摄入量不超过适量，并限制加工肉、盐和酒精及高脂肪的高能量食品的量及糖（所谓的快餐）。众所周知，吸烟是恶性肿瘤最主要的发病危险因素之一，也是开展研究最早、最多、最肯定的一个危险因素；另外，根据已有的研究证明，饮酒与口腔、咽、喉、食管、大肠，尤其直肠恶性肿瘤发生明显相关，且有剂量效应关系；因此戒烟限酒是降低恶性肿瘤危害最主要的预防措施之一。

当然，目前最显著且直接有效的肿瘤预防方法是疫苗接种，已经在临床应用并被证实有效的疫苗包括 HBV 疫苗，HPV 疫苗。全球估计有 2.57 亿人感染乙型肝炎病毒（HBV）。HBV 每年导致近 900 000 例死亡，包括超过 30 万例肝细胞癌（HCC）死亡。HCC 可由慢性 HBV 感染引起的，如果在出生或幼儿时期发生传播，则慢性感染的风险最大。HBV 疫苗自 1982 年以来以三剂系列提供，可预防慢性感染和后遗症，包括肝硬化和 HCC。截至 2017 年，已有 186 个国家实施了 HBV 疫苗接种，全球三剂儿童疫苗接种覆盖率达到 84%。研究显示，1984 年针对婴儿进行乙肝疫苗接种后，中国台湾地区儿童的原发性肝癌减少了多达 75%。

人乳头瘤病毒（HPV）是每年导致 63 万例癌症的原因，其中 83% 为宫颈癌，10.9% 为其他肛门生殖器癌，4.6% 为口咽癌。自 2006 年以来已提供了两种 HPV 疫苗（二价和四价疫苗）。自 2015 年以来已提供了第三种疫苗（九价疫苗）。这些疫苗与筛查相结合，具有避免数百万宫颈癌的潜力。通过扩大 HPV 疫苗的接种和筛查，在未来几十年内，尤其是在 HDI（人类发展指数水平）较低的国家，可以避免数百万例宫颈癌病例的发生。

（二）二级预防

二级预防即恶性肿瘤的早期筛查，是通过简便、有效的检查方法和诊断方法，从表面健康的无症状人群中发现癌前病变者或早期肿瘤患者的方法，多采取针对高危人群策略。研究表明，约 1/3 的恶性肿瘤是可以通过早期诊断、早期治疗而降低死亡风险。

WHO 提出应警惕的癌症十大危险信号，有助于提高公众和各级医疗卫生医务人员识别癌前病变和早期肿瘤症状的能力，具体如下：①身体任何部位的肿块，尤其是逐渐增大的肿块；②身体任何部位的非外伤性溃疡，特别是经久不愈溃疡；③不正常的出血或分泌物；④进食后胸骨后闷胀、灼痛、异物感和进行性吞咽困难；⑤长久不愈的干咳、声音嘶哑和痰中带血；⑥长期消化不良，进行性食欲减退、消瘦等原因不明者；⑦大便习惯改变或有便血；⑧鼻塞、鼻出血、单侧头痛或伴有复视者；⑨黑痣突然增大或有破溃出血者；⑩无痛性血尿。要强调的是，以上"报警信号"只是针对常见恶性肿瘤的症状预警，并没有也不可能涵盖所有恶性肿瘤相关可识别症状，在临床实际工作中要注意非典型症状的判断。针对我国一些常见恶性肿瘤也开展了肿瘤筛查，如用乳腺 X 线筛查乳腺癌、宫颈细胞学涂片筛查宫颈癌、EB 病毒抗体检测初筛鼻咽癌、电子肠镜筛查肠癌等。

（三）三级预防

三级预防是患者确诊恶性肿瘤后的所有医疗行为，包括手术、化学治疗、放射治疗、分子靶向治疗、生物免疫治疗、姑息对症治疗等，该阶段是由患者、医疗机构、社会及家庭等多方面参与，目的在于通过综合治疗手段以达到提高患者的生存质量，延长生存寿命为目标。为了给患者提供合理有效的综合治疗手段，要求由专业机构针对肿瘤规范治疗的原则，制定相关诊疗规范和或指南，有条件的医疗机构要积极成立多学科诊疗团队（MDT），针对不同的患者、不同的肿瘤分期给予个体化诊疗策略。

（黄　莉）

第三节　肿瘤的诊断

肿瘤的诊断在癌症治疗中扮演着举足轻重的角色，它如同精准导航，为后续治疗指明方向。准确的诊断不仅能判定肿瘤的良恶性质，还能进一步明确其具体类型与发展阶段。

一、诊断

只有正确的诊断才能施行正确的治疗，由于恶性肿瘤的临床表现多种多样，往往无特异性，要求临床医生在熟悉不同类型肿瘤的临床表现的同时，还应熟悉其诊断的内容及其相应的诊断手段和方法。肿瘤的诊断包括临床诊断及病理诊断；其中临床诊断又包括病史询问、体格检查、生化检查及特殊检查（包括影像学、内镜等）；病理诊断是诊断恶性肿瘤的金标准，病理标本来源包括原发或转移的细胞学检查标本及组织学检查标本，在病灶及患者病情允许的情况下，应尽量取得病灶的组织学标本诊断恶性肿瘤。

（一）临床诊断

1. 症状及体征　临床诊断中采集病史与其他临床学科一样，具体内容可以参考诊断学相关内容学习。由于肿瘤的临床表现与肿瘤原发灶、淋巴结转移灶及远处转移灶的部位、大小、范围、数量以及与周围器官关系等密切相关，因此不同部位、不同分期肿瘤其临床表现各异。

以胃癌为例，病灶位于胃食管结合部患者往往以吞咽梗阻感为首发症状，而病灶位于胃窦部则患者往往以腹胀、腹痛为主要表现，病灶发展至幽门附近，则患者往往腹胀伴延迟性呕吐。由于目前恶性肿瘤的临床表现均无特异性，往往出现明显症状时已不是早期，甚至有患者因远处转移病灶的症状才就医。

大体可将肿瘤患者的临床症状分为局部病灶浸润所致症状、对邻近器官影响所致症状及远处转移相关症状。另外，部分肿瘤可能由于肿瘤产生的异常生物学活性物质引起患者的全身临床表现，统称为肿瘤伴随综合征或副肿瘤综合征，此类症状如能及时发现，可助原发肿瘤的早期诊断。如皮肌炎，是以对称性进行性近端肌肉软弱和典型的皮肤损伤为特征的炎症性肌病，多见与乳腺癌、肺癌伴发，也可与鼻咽癌并存；高钙血症：临床表现为厌食、恶心、呕吐、便秘、嗜睡和精神错乱，最常见于肺癌、肾癌和乳腺肿瘤，也可见于肝癌和结肠癌，是恶性肿瘤患者常见的并发症之一；其他常见的肿瘤伴随综合征还有周围神经炎、多发性肌炎、肺性肥大性骨关节病、低血糖症、高血糖症等。

体格检查是肿瘤诊断的最重要部分。对患者进行全身系统检查的同时，通常还要根据患者主诉某些症状的特点，有针对性地对某一或多个器官组织进行细致、有目的检查。采用视诊、触诊、叩诊、听诊和嗅诊进行全身检查和局部检查。这一部分内容可参考诊断学进行学习，本章节不另述。

2. 辅助检查 除了通过临床症状及体征的方法进行肿瘤的初步诊断外，其他辅助性检查也可以协助诊断，常规化验如血、大小便三大常规检查，肝肾功能等生化检查等，这对于肿瘤的确诊、治疗相关不良反应监测、并发症判断等有相当大的帮助。如大便有黏液、红细胞，应考虑是低位肠道肿瘤；隐血试验长期阳性提示慢性失血，往往伴有血常规中血红蛋白下降，要考虑胃肠道肿瘤可能；化疗患者血常规中白细胞下降，要考虑化疗相关骨髓抑制；肝功能中总胆红素升高，且以直接胆红素升高为主，要考虑胆道梗阻可能。目前最常用于恶性肿瘤诊断的辅助性检查手段包括肿瘤标志物、影像学检查、电子内镜检查等。影像学检查又包括 X 线检查、CT 影像学检查、磁共振成像、PET-CT 检查等，具体根据肿瘤原发部位、分期等的不同，其选择的检查手段也有所差异。

（1）肿瘤标志物（tumor marker, TM）：是指特征性存在于恶性肿瘤细胞，或由肿瘤细胞异常产生，或是宿主对肿瘤反应产生的物质。这些物质存在于肿瘤细胞和组织中，也可进入血液和其他体液。当肿瘤发生发展时，这些物质明显异常，提肿瘤存在或进展，可用于肿瘤疗效观察、复发监测、预后评估等。但是在一些良性疾病时一些 TM 的含量也会改变，而且恶性肿瘤时 TM 的含量也可能正常，因此不可单独依赖 TM 做出恶性肿瘤的诊断、复发转移依据，而只能用于辅助判断。常见肿瘤相关标志物如表 3-10-2。

表 3-10-2 常见肿瘤相关标志物

恶性肿瘤	常见肿瘤标志物
前列腺癌	前列腺特异性抗原（PSA）
乳腺癌	糖类抗原 153（CA15-3）
宫颈癌	人乳头瘤病毒（HPV）、鳞状细胞癌抗原（SCCA）
卵巢癌	糖类抗原 125（CA125）、人附睾蛋白 4（HE4）
结直肠癌	癌胚抗原（CEA）、糖类抗原 19-9（CA19-9）
胃癌	糖类抗原 72-4（CEA、CA72-4）
原发性肝癌	甲胎蛋白（AFP）
肺癌	CEA、SCCA、神经元特异性烯醇化酶（NSE）
	细胞角质蛋白 19 片段抗原 21-1（CYFRA21-1）、胃泌素释放肽前体（ProGRP）
食管癌	CEA、SCCA
胰腺癌	CA19-9

（2）影像学检查

1）X 线检查：在 CT、MRI 检查广泛使用前，X 线检查在肿瘤的诊断等方面发挥了重要的作用，尽管目前 X 线的应用较其他检查要少，但对于一些部位如乳腺、胸部、胃肠道及骨骼系统仍发挥其独特的应用价值。如肿块是乳腺癌最常见、最基本的 X 线征象，密度较高，边缘不光滑，可见明显分叶和毛刺；另外，钙化是乳腺癌的一个重要 X 线征象，常呈线样或线样分枝状，或多形性细小砂粒状、大小不等、密度不均、数量较多、密集；次要征象包括皮肤增厚和局限凹陷、乳头回缩、肿块周围见增粗增多、迂曲的异常血管影等。

2）计算机体层成像（computed tomography, CT）检查：随着 1969 年 CT 问世，大大促进了医学影像学的发展。CT 用高度准确的 X 线束围绕身体的某一部位做断面扫描得出图像。CT 的肿瘤疾病临床应用主要包括以下几个方面：①可疑占位性病变的诊断与鉴别诊断；②肿瘤的临床分期，包括原发及转移部位的判断等；③肿瘤治疗后的疗效评价与随访；④介入性穿刺诊断及治疗等。由于 CT 可通过使用静脉内注射对比剂，显示平扫检查不能显示结构及病变，如肌肉、筋膜、软骨、淋巴组织及血管等，更有利于病变性质的判断，因此如无对比剂过敏或因病情危急无法耐受较长时间的检查外，肿瘤患者尽可能进行 CT 增强扫描。

3）磁共振成像（magnetic resonance imaging，MRI）检查：是利用原子核在磁场中共振产生信号、重建成像的一种技术。MRI 检查在临床上的应用大致与 CT 类似，可以用于病灶的定位、定性诊断。另外 MRI 还可以进行功能成像，由于它的良好的软组织分辨、多参数、任意方向成像等优点，目前已为临床广泛应用，尤其针对中枢神经系统脑、脊髓解剖结构的显示，对病变的显示比其他影像学检查具有明显的优势。MRI 可以通过不同的扫描序列、不同的参数显示病变的范围、瘤周水肿，准确地判断肿瘤范围；对软组织肿瘤、头颈部肿瘤、骨肿瘤的临床分期较 CT 更加准确。但是对于体内有金属异物或幽闭恐惧症患者是 MRI 检查的禁忌证，由于 MRI 成像速度较慢一般也不作为急诊检查。

4）其他：目前临床应用的检查项目还有超声检查、发射型计算机断层成像（emission computed tomography，ECT）、PET-CT、电子内镜等，作为医务工作者应该在了解各种检查方法的适应证、禁忌证和优缺点的基础上，根据疾病的临床初步诊断，并且按照选择安全、准确、简便而又经济的方法的原则，应先简单后复杂，诊断一经确定，则无需再做多种检查。

（二）病理诊断

病理学上根据肿瘤细胞的分化方向及分化水平，可进行分类及分级。良性肿瘤细胞往往分化成熟，与相应的正常细胞比较相似。恶性肿瘤细胞则与相应的正常细胞有较大的差异，一般将不同分化程度的恶性肿瘤分为分化好（Ⅰ级，低分化）、分化中等（Ⅱ级，中分化）、分化差（Ⅲ级，高分化）3 个级别，如无法分级则分为未分化。肿瘤分化越差，分级越高，其恶性程度越大。

近年来随着分子遗传与基因检测技术的发展，使对肿瘤的本质有了更深入的了解，越来越多的肿瘤分子分类也应运而生。例如由基因表达谱决定乳腺癌的分子亚型，用于预测患者的治疗反应及预后等。例如肺腺癌的 *EGFR*、*K-ras* 基因突变的检测均与靶向药物选择有关。胃肠道间质瘤 *c-Kit* 基因在不同位点的突变与靶向药物的剂量及疗效相关等。

二、分期

目前，国际通用的是国际抗癌联盟（UICC）和美国癌症联合会（AJCC）制定的 TNM 分期法，其中 T（tumor）表示原发肿瘤，T0 表示未见原发肿瘤，Tis 表示原位癌，T1、T2、T3 和 T4 表示肿瘤大小、局部浸润范围，随着数字的增大表示局部浸润越深，Tx 表示无法判断；N（node）表示区域淋巴结（regional lymph node），N0 表示无淋巴结转移，N1、N2、N3 表示区域淋巴结转移范围或数量，根据不同原发肿瘤随着数字的增大，或表示转移数目的增多，或表示转移部位范围越广，Nx 表示区域淋巴结无法评估，非区域淋巴结转移不用 N 表示，往往提示远处转移；M（metastasis）表示远处转移，M0 表示无远处转移，M1 表示有远处转移，Mx 表示远处转移无法评估；根据诊断治疗的不同阶段及方法，可分为临床分期（cTNM）、病理分期（pTNM）、新辅助治疗后的分期（yTNM），ypTNM 则表示新辅助治疗后的病理分期。有些肿瘤采用特殊的分期系统，如淋巴瘤 Ann Arbor 分期、宫颈癌 FIGO 分期等。

（黄　莉）

第四节　肿瘤的治疗

肿瘤的治疗需要认真考虑疾病本身、患者因素（包括经济、家庭、个人喜好等）、循证方案、不良反应、疗效等各方因素共同决策。在可能的情况下，应以多学科的方式协调各学科之间的综合治疗方案，以确保及时有效的治疗，力求达到最佳治疗效果，延长患者生命，提升生活质量。

一、具体治疗手段

恶性肿瘤的治疗手段包括外科手术及微创治疗、化学药物治疗、放射治疗、分子靶向治疗、生物免疫治疗等，除外科和放射治疗外，涉及药物治疗的手段可以统称为肿瘤内科治疗。

（一）外科手术治疗

外科手术治疗是目前治疗实体肿瘤的最重要手段。大部分的早期实体肿瘤如乳腺癌、食管癌、胃癌、结直肠癌、甲状腺癌等术后 5 年生存率可达 90% 以上；即使中期或局部晚期实体肿瘤也可通过手术治疗（或合并其他疗法）达到长期生存的目的；而少数晚期转移性恶性肿瘤通过姑息性手术切除或减症手术，改善生存质量延长生存时间。在选择外科手术治疗前，首先要明确治疗的目的，再根据患者状况、并发症等选择合适的手术方式，并在手术过程中严格遵循无瘤原则进行手术操作。

但是，由于肿瘤一方面具有易复发、可转移的生物学特性；另一方面，临床上有部分恶性肿瘤患者确诊时，因病灶范围等原因导致初始无法行根治性手术，因此为降低复发转移风险或增加根治性手术切除机会，在许多情况下外科手术治疗与放疗和内科治疗、生物免疫治疗等方法联合应用，通过综合治疗提高生存率、延长生存时间、改善生存质量。

（二）内科治疗

区别于手术、放疗的局部治疗，肿瘤内科治疗是全身性抗肿瘤治疗手段。根据肿瘤的病理类型、遗传及细胞分子生物学特征、临床分期、病变范围、发展趋势和患者机体状况等因素的综合特点，在综合治疗的合适时机采取内科治疗，以达到最好的治疗效果。内科治疗在综合治疗中的作用和应用阶段包括：根治性治疗、术前新辅助治疗、术后辅助治疗、与放疗联合的同步治疗，以及晚期患者的姑息性治疗等。肿瘤内科治疗包括联合用药、多周期用药、合适的给药剂量、注意药物不良反应等，在给患者实施药物治疗前要全面评估患者一般状况，包括主要器官功能等，以了解治疗的获益与风险的关系。

（三）放射治疗

根据 2002 年 WHO 统计，用目前的三大治疗方法治疗患者，在全部恶性肿瘤患者中，有 45% 的患者能被治愈，其中 22% 由手术治疗为主达到治愈，18% 由放疗治愈，仅 5% 由化疗治愈，在不能被治愈的 55% 患者中，放疗对大部分患者可起到姑息治疗作用。总的估计，约 2/3 的肿瘤患者在其病程的某一阶段将有可能接受放疗，或用于根治，或姑息治疗，放疗已成为肿瘤治疗的主要手段。用于临床肿瘤放疗的射线分为两大类，即光子射线（千伏 X 线、兆伏 X 线、γ 射线）和粒子射线（电子、α 粒子、中子、质子、碳粒子）。电子线由直线加速器产生，其他粒子由回旋加速器或同步加速器产生。电子线在组织内达到最高剂量后，剂量迅速下降，临床可按肿瘤靶区深度选择不同能量电子线，可保护靶区深部的正常组织。虽然电子线也有皮肤减免作用，但比高能 X 线差，而且能量升高时皮肤表面剂量也逐渐升高。另外，当能量较高时其深部剂量迅速下降的特点会消失。质子射线和其他粒子射线进入一定深度组织后，由于其能量骤然传递给所在物质而致深部剂量突然上升，形成剂量的"布拉格（Bragg）峰"。临床可按肿瘤深度选用不同种类和能量的射线。

二、疗效判断

肿瘤治疗后疗效判断可通过患者症状改善、阳性体征消失等主观判断，更重要的是通过影像学等相关检查进行评估，目前通用的国际实体肿瘤临床疗效评估普遍采用免疫实体瘤疗效评价标准改良版，即 RECIST（response evaluation criteria in solid tumors）标准，该标准主要针对有可评价病灶的实体瘤，不适用于根治性手术及血液系统肿瘤患者的评估。

三、治疗相关不良反应

外科手术治疗根据手术部位、不同的术式、患者一般状况、并发症等其不良反应各异。恶性肿瘤化学药物治疗的毒性反应包括近期毒性反应和远期毒性反应；近期毒性反应包括骨髓抑制、胃肠道反应、肝功能损害、肾功能损害、心脏毒性、肺毒性、神经毒性等；远期毒性反应包括致癌、不育等。放射治疗相关不良反应按时间可以分为急性和后期，急性放射性损伤是指从放疗开始到其后 90 d 内发生的不良反应，90 d 以后的则为后期放射性损伤；按部位可以分为全身和局部，全身反应包括放疗期间出现的乏力、食欲减退、骨髓抑制、辐射诱发的第二原发肿瘤等，局部反应是指照射范围内正常组织器官受到照射后产生的毒副反应，如照射部位的皮肤反应、放射性膀胱炎、放射性肠炎等。

（黄　莉）

数字资源详见　新形态教材网

教学课件　　　拓展阅读　　　自测题及参考答案

第四篇

外科疾病

第 一 章
外科学基础

外科学是一门研究外科疾病的发生、发展规律及其诊治方法的科学，其主要治疗手段为手术。这门学科的特点在于实践性强，要求医生具备扎实的理论基础和丰富的实践经验。随着医学科技的进步，外科学的理论和技术也在不断更新和发展；外科学基础是学习和掌握外科学的关键，它涵盖了外科学的基本概念、基本技术和基本操作。这些基础知识和技能是每一位外科医生必须熟练掌握的，它们构成了外科医生日常工作的基石。通过对外科学基础的学习，医学生和年轻医生能够更好地理解和执行外科治疗的各种程序，从而提高治疗效果，减少手术风险，改善患者的整体医疗质量。综上所述，外科学基础不仅是外科学教育的重要组成部分，也是每位外科医生职业生涯中不可或缺的一部分。通过对基础概念的理解和实践技能的掌握，外科医生能够更有效地诊断和治疗各种外科疾病，为患者提供高质量的医疗服务。

第一节　无　菌　术

无菌术（asepsis）指针对微生物及感染途径采取的一系列操作规范，主要包括灭菌（sterilization）和消毒（disinfection）。在手术、穿刺、插管、注射及换药等操作过程中，通过采取一系列严格措施，防止微生物通过接触、空气或飞沫进入伤口或组织，降低感染的风险。灭菌是指杀灭一切活的微生物，包括芽孢。消毒则是指杀灭病原微生物和其他有害微生物，但并不要求清除或杀灭所有微生物。从临床方面讲，无论灭菌或消毒，都必须杀灭所有致病微生物，达到临床无菌术的要求。医务人员在医疗护理操作过程中，需遵循一定的操作规程，保证无菌物品、无菌区域不被污染，防止病原微生物侵入人体。所有医护人员都必须自觉遵守、严格执行这些规则及制度，确保无菌术的实施。

一、手术器械、物品的灭菌、消毒法

1. **高压蒸汽灭菌法**　是目前医院内应用最多的灭菌法。高压蒸汽灭菌器分为下排气式和预真空式两种。下排气式灭菌器由一个有两层壁的耐高压的锅炉构成。蒸汽进入灭菌室内，积聚而使压力增高，室内温度也随之升高。高压蒸汽达到一定的温度和时间，即可以杀灭所有的微生物。大多数医院现已采用更为先进的预真空式蒸汽灭菌器。先抽吸灭菌器内的空气使其呈真空状态，然后由中心供气系统将蒸汽直接输入灭菌室，这样可以保证灭菌室内的蒸汽分布均匀，可缩短整个灭菌过程所需要的时间，对物品的损害也更轻微。

　　高压蒸汽灭菌法适用于大多数的医用物品，包括手术器械、衣巾及布类敷料等的灭菌。为保证高压灭菌的效果，使用过程有严格的规定：①灭菌包裹体积的上限为长 40 cm、宽 30 cm、高 30 cm；②包扎不能过紧，不用绳扎；③灭菌室内不宜排得过密；④预置专用的包内及包外灭菌指示卡，当压力及温度均达到灭菌要求时，包内指示卡由无色变为黑色，包外指示卡出现黑色均匀条纹；⑤已灭菌的物品应注明有效日期，通常为 2 周。

　　2. 化学气体灭菌法　此方法适用于不耐高温、湿热的医疗材料的灭菌，如电子仪器、光学仪器、内镜及其专用器械、导管、引流管及其他橡胶制品等物品。目前主要采用环氧乙烷气体灭菌法、过氧化氢等离子体低温灭菌法和甲醛蒸汽灭菌法等，使用方法如下。

　　（1）环氧乙烷气体灭菌法：气体有效浓度为 450～1 200 mg/L，灭菌室内温度为 37～63℃，需持续 1～6 h 才能达到灭菌要求。灭菌的有效期为 6 个月。环氧乙烷气体灭菌法处理后残留气体的排放，不能采用自然挥发，而应设置专用的排气系统排放。

　　（2）过氧化氢等离子体低温灭菌法：此方法的原理是在灭菌设备内激发产生辉光放电，以过氧化氢为介质，形成低温等离子体，发挥灭菌作用。过氧化氢作用浓度 > 6 mg/L，温度 45～65℃，时间 28～75 min。灭菌前物品应充分干燥。

　　（3）煮沸法：此法适用于金属器械、玻璃制品及橡胶类物品。在水中煮沸至 100℃并持续 15～20 min，一般细菌即可被杀灭，但有芽孢的细菌至少需煮沸 1 h 才能被杀灭。该方法简单易行，效果确切，可在部分基层医疗单位或急救场合使用。为节省时间和保证灭菌质量，高原地区可使用压力锅进行煮沸灭菌。压力锅内的蒸汽压力可达到 127.5 kPa，锅内最高温度为 124℃左右，10 min 就可达到灭菌效果。

　　（4）药液浸泡法：锐利手术器械、内镜等还可以采用化学药液浸泡来达到消毒目的。目前临床上大多采用 2% 中性戊二醛作为浸泡液，30 min 达到消毒效果，灭菌时间为 10 h。用于消毒的其他品种浸泡液包括 10% 甲醛、70% 乙醇、1∶1 000 苯扎溴铵和 1∶1 000 氯己定等。

　　（5）干热灭菌法：适用于耐热、不耐湿，蒸汽或气体不能穿透物品的灭菌，如玻璃、粉剂、油剂等物品的灭菌。干热温度达到 160℃，最短灭菌时间为 2 h；170℃时为 1 h；180℃时为 30 min。

　　（6）电离辐射法：属于工业化灭菌法，主要应用于无菌医疗耗材（如一次性注射器、丝线）和某些药品，常利用 ^{60}Co 释放的 γ 射线或加速器产生的电子射线起到灭菌作用。

二、手术人员和患者手术区域的准备

　　1. 手术人员的术前准备　手术人员必须按照一定的规章流程进行术前准备，以保证手术在无菌条件下进行。

　　（1）一般准备：手术人员进入手术室后，先要换穿手术室准备的清洁鞋和衣裤，戴好帽子和口罩。帽子要盖住全部头发，口罩要盖住鼻孔。剪短指甲，并去除甲缘下的积垢。手或臂部有破损或有化脓性感染时，不能参加手术。

　　（2）外科手消毒：人体皮肤表面存在着微生物群落：一部分存在于皮肤皱褶和毛孔等深部，称为常居菌落；另一部分为皮肤表面的暂居菌，多来自环境，松散附着于皮肤表面。手臂消毒法能清除皮肤表面几乎所有暂居菌和小部分常居细菌。在手术过程中，深藏的常居菌可能逐渐移到皮肤表面。所以在手臂消毒后，还要戴无菌手套和穿无菌手术衣，以防止这些细菌污染伤口。

　　手臂的消毒包括清洁和消毒两个步骤：先用皂液或洗手液，按"六步洗手法"彻底清洗手臂，去除表面各种污渍，然后用消毒剂作皮肤消毒。目前常用的手消毒剂有乙醇、异丙醇、氯己定、聚维酮碘等。消毒方法有刷洗法、冲洗法和免冲洗法。外科手消毒最常用的是刷洗法，按一定顺序刷洗手臂 3 min，可达到外科手消毒标准。新型手消毒剂的出现使消毒过程逐渐简化。

（3）穿无菌手术衣和戴手套的方法：手臂消毒完成后，需要按无菌术的要求，穿无菌手术衣，戴无菌手套。

2. 患者手术区的准备　患者皮肤表面也存在着暂居菌和常居菌。这些细菌进入切开的组织，可能会导致感染。患者手术区准备的目的是清除手术切口处及其周围皮肤上的暂居菌，并抑制常居菌的移动，最大限度地减少手术部位相关感染。

手术区域附近皮肤如果毛发浓密，可能影响显露和操作时，应于术前去除。手术前一日，健康状况允许的患者应沐浴。

除局部麻醉外，手术前皮肤消毒应在麻醉后进行，传统的皮肤消毒法是用 2.5%~3% 碘酊涂擦手术区，待其干燥后以 70% 乙醇涂擦两遍，脱去碘酊。近年来，含活性碘或活性氯的专用皮肤消毒剂陆续问世并广泛用于临床。

三、手术进行中的无菌原则

在手术开始之际，手术器械物品均已灭菌消毒，手术人员完成手臂消毒、穿无菌手术衣、戴无菌手套，患者手术区也已消毒并覆盖无菌布单。这一切已为手术提供了一个无菌操作的环境。但是在手术过程中，如果没有一定的规章制度来保持这种无菌环境，则已经灭菌和消毒的物品或手术区域很有可能受到污染，以致引发伤口甚至深部感染。所有参加手术的人员都应该认真执行以下无菌操作规则。

（1）手术人员穿无菌手术衣和戴无菌手套之后，个人的无菌空间为肩部以下、腰部以上的身前区（至腋中线）、双侧手臂。手术台及器械推车铺设无菌单后，台面范围也是无菌区。手不能接触背部、腰部以下和肩部以上部位，这些区域属于有菌地带；同样，也不要接触手术台边缘以下的布单。如发生意外污染，需要立即更换或重新消毒。

（2）不可在手术人员的背后传递手术器械或物品。坠落到无菌巾或手术台以外的器械物品，按污染处理。

（3）手术中如果手套破损或接触到有菌地方，应更换无菌手套。如果前臂或肘部触碰到有菌地方，应更换无菌手术衣或加套无菌袖套。如果无菌巾、布单等已被浸湿，其无菌隔离作用已不再完整，应加盖干的无菌布单。

（4）手术开始前要清点器械、敷料。手术结束时，检查胸、腹等体腔，待核对器械、敷料数无误后，才能关闭切口，以免异物遗留腔内，产生严重后果。

（5）做皮肤切口及缝合皮肤之前，需用 70% 乙醇再涂擦消毒皮肤一次。

（6）切口边缘应以无菌大纱布垫遮盖。例如腹部手术在进腹后将无菌巾与腹膜缝合，保护腹壁切口。现已有工业化生产的切口保护装置问世，开腹后将切口保护器置入腹腔，其无菌薄膜外翻后即可覆盖整个切口，对切口有良好的保护作用。

（7）切开空腔器官之前，要先用纱布垫保护周围组织，以防止或减少污染。

（8）在手术过程中，同侧手术人员如需调换位置，一人应先退一步，背对背地转身到达另一位置，以防触及对方背部非无菌区。

（9）参观手术的人员不能太多，应与手术人员和无菌器械台保持 30 cm 以上的距离，尽量减少在手术间的走动。

（10）手术进行时不应开窗通风或用电扇，室内空调机风口不能吹向手术台。

（11）所有参加手术人员必须严格遵守无菌制度，人人应对无菌原则保持高度的责任感。对于可疑被污染的物品，一概按污染处理。

四、手术室的管理

手术室需要有严格的管理制度以保证其环境洁净。相关制度包括消毒、卫生制度，灭菌消毒物品的保存和监测，以及特殊感染患者所用器械物品的处理等。相关的规定及制度归纳如下。

（1）手术室的建筑布局应当遵循医院感染预防与控制的原则，做到布局合理。

（2）进入手术室的工作人员严格遵守手术室各项制度，如更衣更鞋制度、参观制度、患者安全管理制度、查对制度、仪器设备使用制度等。

（3）现代化的层流手术室采用空气洁净技术从而对微生物污染采取程度不同的处理，不仅提供洁净的空气，而且能控制气流的流通方向，手术室内形成正压环境，使气流从洁净度高的手术区域流向洁净度低的区域，形成一个密闭的洁净环境。开门使室内的正压降低，会有少量门外的空气进入室内，影响室内空气的洁净度。手术过程中尽量减少手术间的开门次数，严禁开门进行手术。

（4）一天内同一手术间有多个手术的，安排时要遵循先做无菌手术后做污染手术的原则。乙型肝炎、梅毒、艾滋病等特殊传染病患者的手术应安排在无传染病患者之后。

（5）手术室的工作区域，应当每 24 小时清洁消毒一次。连台手术之间、当天手术全部完毕后，应当对手术间及时进行清洁消毒处理。每周要对手术间进行彻底清扫一次，包括地面、墙面、顶部、仪器设备表面等。每月对参加手术者洗手后作手指细菌培养、手术室空气细菌培养，以及消毒物品的细菌培养。

（6）特殊感染患者所用器械物品的消毒处理。气性坏疽、铜绿假单胞菌感染者术后，用 40% 甲醛 + 高锰酸钾熏蒸（每 100 ml 用 40% 甲醛 200 ml+ 高锰酸钾 100 g）。乙型肝炎、铜绿假单胞菌感染、开放性结核病患者，所用手术器械先在 2 000 mg/L 有效氯溶液中浸泡 60 min，然后清洗、高压蒸汽灭菌。引流物及引流瓶用 2 000 mg/L 有效氯溶液浸泡 60 min 后倒入指定容器，由医院统一处理。用过的敷料打包后集中送洗衣房专缸处理。

（余年发）

第二节　外科感染

感染是病原体入侵机体引起的局部或全身炎症反应，在外科领域中十分常见。外科感染（surgical infection）通常指需要外科处理的感染，包括与创伤、烧伤、手术相关的感染。

一、分类

1. **常规分类**　①非特异性感染：常见致病菌有葡萄球菌、链球菌、大肠埃希菌等，由单一或几种病菌共同致病；②特异性感染：此类感染的病菌各有不同的致病作用，引起比较独特的病变。

2. **按病程分类**　①急性：病程在 3 周以内者；②慢性：病程超过 2 个月者；③亚急性：介于两者之间者。

3. **其他分类**　①条件性感染：在人体局部或全身的抗感染能力降低的条件下，本来栖居于人体但未致病的菌群可以变成致病微生物，所引起的感染称为条件性或机会性感染；②二重感染：在使用广谱抗生素或联合使用抗菌药物治疗感染过程中，原来的致病菌被抑制，但耐药菌株如金黄色葡萄球菌、难辨梭菌或白念珠菌等大量繁殖，致使病情加重。这种情况称为二重感染或菌群交替症；③医院内感染：住院患者在医院内获得的感染，包括在住院期间发生的和在医院内获得出院后发生的感染。

医院工作人员在院内获得的感染也属此类。

二、常见致病菌的致病特点

常见致病菌的致病特点见表 4-1-1。

表 4-1-1　常见致病菌的致病特点

致病菌	感染特点	脓液性质	常见感染
金黄色葡萄球菌	局限性组织坏死，常有转移性脓肿	黄稠，无味	疖，痈，脓肿，骨髓炎
溶血性链球菌	容易扩散，不易局限，转移性脓肿	稀薄，淡红色，量多	急性蜂窝织炎，丹毒
大肠埃希菌	单独致病力不大，常为混合感染	稠厚，有粪臭味（合并粪链球菌）	尿道、胆道、腹膜炎
铜绿假单胞菌	多为继发感染，伤口难以愈合	淡绿色，有甜腥臭味	烧伤创面，尿路感染

三、诊断

1. **局部症状**　红、肿、热、痛和功能障碍是化脓性感染的 5 个典型症状。
2. **全身症状**　感染轻微的可无全身症状，感染较重的常有发热、头痛、食欲减退等，甚至出现代谢紊乱、感染性休克。
3. **辅助检查**　①血常规：白细胞升高或降低，出现中毒颗粒等；②尿常规；③脓液：涂片检菌，细菌培养 + 药敏试验；④血液细菌培养 + 药敏试验；⑤影像学检查：超声、X 线检查、放射性核素检查、CT、MRI 等。

四、治疗

1. **局部疗法**　患部休息、固定，有利于炎症局限；外用药、热敷有改善局部血液循环、散瘀消肿、加速感染局限化之功效；脓肿需切开引流。
2. **抗菌药物的应用**　最好能根据细菌培养及药敏试验结果指导用药。
3. **改善全身状态**　目的是改善患者全身情况和增加抵抗力，使各种疗法可以通过人体防御功能而发挥作用。

五、常见外科感染

（一）浅部组织细菌性感染
1. **疖与痈**　疖（furuncle）与痈（carbuncle）都是毛囊及其周围组织的急性化脓性感染。致病菌以金黄色葡萄球菌为主。
（1）疖只累及单个毛囊和周围组织，表现为局部红、肿、痛的小结节，数日后出现黄白色小脓栓。"危险三角区"的上唇周围和鼻部疖，如被挤压或挑刺，感染容易沿内眦静脉和眼静脉进入颅内引起化脓性海绵状静脉窦炎。多个疖同时或反复发生在身体各部，称为疖病。
（2）痈是多个相邻的毛囊及其周围组织的急性化脓性感染。致病菌以金黄色葡萄球菌为主。痈呈一片稍隆起的紫红色浸润区，质韧，界限不清，中央部的表面有多个脓栓，破溃后呈蜂窝状。延误治疗易导致脓毒症。

治疗：及早应用抗菌药物，已出现多个脓点、表面呈紫褐色或已破溃流脓，需及时切开引流，一般用"+"字或"++"字形切口，切口的长度要超出炎症范围少许。

2. 急性蜂窝织炎　皮下急性蜂窝织炎是发生在皮下疏松结缔组织的急性感染，致病菌主要是乙型溶血性链球菌。其特点是弥漫性炎症，病变不易局限，扩散迅速，与正常组织无明显界限。

（1）一般性皮下急性蜂窝织炎：可由皮肤或软组织损伤后感染引起，局部明显红肿、剧痛，边界不清，全身症状剧烈，有时易引起脓毒症。

（2）下颌下急性蜂窝织炎：可发生喉头水肿和压迫气管，引起呼吸困难，甚至窒息。

（3）产气性皮下蜂窝织炎：由厌氧菌或产气荚膜梭菌引起，特点是扩展快，局部可检出捻发音，脓液恶臭，全身症状严重。

（4）新生儿皮下坏疽：新生儿的皮肤薄嫩，局部皮肤在冬季又易受压、受潮，不易保持清洁，故细菌容易从皮肤受损处侵入，引起感染。常由金黄色葡萄球菌引起，好发于背部、臀部。表现为皮肤发红，坏死时变成灰褐色或黑色。

治疗：应用抗生素；早期局部用热敷、中药外敷；病变进展时应及时切开引流；同时改善患者全身状态。

3. 丹毒　丹毒（erysipelas）是皮内淋巴管网的急性炎症，由乙型溶血性链球菌从皮肤、黏膜的细小伤口入侵所致。

（1）临床表现：丹毒的好发部位为下肢和面部。起病急，患者常有头痛、畏寒、发热。局部表现为片状红疹，颜色鲜红，中间较淡，边缘清楚，并略隆起。手指轻压可使红色消退，但在压力除去后，红色即很快恢复。有烧灼样痛，不化脓，但可反复发作，导致淋巴水肿，甚至发展为象皮肿。

（2）治疗：休息，抬高患处；以抗菌药物为主，疗程要长；局部可用50%硫酸镁湿热敷，涂金黄散等。

4. 浅部急性淋巴结炎和淋巴管炎　多继发于皮肤或黏膜的损伤或其他感染性病灶。急性淋巴结炎（acute lymphadenitis）轻者仅有局部淋巴结肿大和略有压痛，并常能自愈。较重者，局部有红、肿、热、痛，并伴有全身症状。急性淋巴管炎（acute lymphangitis）如发生在浅层，表皮可呈现红色线条，有压痛。皮下深层淋巴管炎不出现表皮红线，只可能有条行触痛区。治疗主要是对原发病灶的处理，急性淋巴结炎形成脓肿时，应作切开引流。

（二）手部急性化脓性细菌感染

1. 甲沟炎和化脓性指头炎　多因微小刺伤、挫伤、倒刺（逆剥）或剪指甲过深等损伤而引起，致病菌多为金黄色葡萄球菌。

（1）甲沟炎（paronychia）：是甲沟及其周围组织的感染。表现为指甲一侧的皮下组织红、肿、痛，有的可自行消退，有的却迅速化脓，还可向深层蔓延形成指头炎。已有脓液的，可在甲沟处作纵向切开引流。

（2）化脓性指头炎（bond felon）：是手指末节皮下组织化脓性感染。初起，指尖有针刺样疼痛。当指动脉受压，疼痛转为剧烈。到了晚期，组织缺血坏死，神经末梢麻痹，疼痛反而减轻。出现搏动性跳痛时，即应切开引流。

2. 急性化脓性腱鞘炎和化脓性滑囊炎

（1）多为局部刺伤后继发细菌感染，亦可由掌部感染蔓延所致。致病菌多为金黄色葡萄球菌。

（2）病情发展迅速，可出现明显的局部与全身症状，患指疼痛非常剧烈，多伴有发热、头痛、不适，白细胞计数增高等急性炎症表现。

（3）强调手的卫生与保护，有手部外伤时应及时消毒与包扎，以防细菌继发感染。

（4）治疗方法与化脓性指头炎相同，如经治疗仍无好转且局部肿痛明显，需尽早行切开引流减压，以防指肌腱受压坏死。化脓性腱鞘炎时可在肿胀腱鞘之一侧做切口减压或行双侧切口做对口引流，注意切口不能做在手指掌面正中，要选在中、近两指节侧面，纵行打开整个腱鞘。

3. 掌深间隙急性细菌性感染

（1）可以由腱鞘炎蔓延引起，也可因直接刺伤所致。致病菌多为金黄色葡萄球菌。

（2）均有发热、头痛、脉搏增快、白细胞计数增加等全身症状。还可继发肘内或腋窝淋巴结肿大、触痛。

（3）掌中间隙感染可见掌心隆起，正常凹陷消失，皮肤紧张、发白、压痛明显，手背部水肿严重；中指、环指和小指处于半屈位，被动伸指可引起剧痛。

（4）鱼际间隙感染时掌心凹陷仍存在，鱼际和拇指指蹼处肿胀并有压痛。示指半屈，拇指外展略屈，活动受限不能对掌。

（5）掌深间隙感染可用大剂量抗生素静脉滴注。局部早期处理同化脓性腱鞘炎，如无好转应及时切开引流。掌中间隙感染时纵行切开中指与环指间的指蹼掌面，切口不应超过手掌远侧横纹，以免损伤掌浅动脉弓。

（三）脓毒症

脓毒症（sepsis）是有全身性炎症反应表现，如体温、循环、呼吸等明显改变的外科感染的总称。菌血症（bacteremia）是脓毒症的一种，即血培养检出病原菌者，多有明显的感染症状。导致全身性外科感染的原因是病菌数量多、毒力强和（或）机体抗感染能力低下，它常继发于严重创伤后的感染和各种化脓性感染，其他一些潜在感染途径如静脉导管相关感染（catheter-related infection）、肠源性感染（gut derived infection）亦值得注意。目前革兰阴性杆菌感染已超过革兰阳性杆菌感染，外科真菌感染（fungal infection）也已不少见。

脓毒症的主要临床表现：①骤起寒战、高热，体温可达 40～41℃；②头痛、呕吐、腹胀、腹泻、贫血。神志淡漠、烦躁、谵妄和昏迷；③脉搏细速、呼吸急促或困难。肝、脾可增大。严重者出现黄疸、皮下淤血，感染性休克；④白细胞计数一般在（20～30）×10⁹/L 以上，核左移、幼稚型增多，出现中毒颗粒；⑤代谢失调和肝、肾损害，尿中常出现蛋白、管型和酮体；⑥寒战、高热时抽血做培养较易发现细菌。

1. 革兰染色阳性细菌脓毒症 稽留热或弛张热，患者面色潮红，四肢温暖，多呈谵妄和昏迷，可出现转移性脓肿。发生休克的时间较晚，血压下降也慢。

2. 革兰染色阴性杆菌脓毒症 间歇热，患者四肢厥冷，发绀，少尿或无尿，有时白细胞计数增加不明显或反见减少，休克发生早，持续时间长。

3. 真菌性脓毒症 常见致病菌是白念珠菌。多发生在原有细菌感染经广谱抗生素治疗的基础上。其临床表现酷似革兰染色阴性杆菌脓毒症。

脓毒症的治疗包括原发感染病灶的处理、联合应用抗生素、支持疗法及对症治疗。

（四）有氧芽孢厌氧菌感染

1. 破伤风 破伤风（tetanus）是由破伤风梭菌（厌氧菌）侵入伤口，在无氧的环境下生长繁殖，产生外毒素，引起的急性特异性感染。

（1）临床表现：①潜伏期通常是 6～12 d；②发作期典型的症状为张口困难、苦笑面容、颈项强直、角弓反张、屈膝弯肘半握拳、呼吸困难或窒息。在上述持续性收缩的基础上，任何轻微的刺激：如声、光、震动、饮水、注射等均可诱发阵发性痉挛，发作时患者大汗淋漓，面唇发绀，呼吸急促，表情十分痛苦，口吐白沫、磨牙、头频频后仰、手足抽搐不止，发作可持续数秒或数分钟不等，病情严重时发作频繁，持续时间长，间歇期短；③患者神志始终清楚，感觉也无异常，一般无高热。

病程一般 3～4 周，可出现肺部感染、骨折、尿潴留等并发症。死亡的主要原因是窒息。

（2）预防：①主动免疫。注射破伤风类毒素。②被动免疫。伤后皮下注射破伤风抗毒素（TAT）

1 500 ~ 3 000 U。③对所有伤口及时彻底清创是预防破伤风发生的关键。

（3）治疗：包括消除毒素来源，中和游离毒素，控制和解除痉挛，保持呼吸道通畅和防治并发症等。

2. 气性坏疽　梭状芽孢杆菌所致的肌坏死或肌炎。引起本病主要的有产气荚膜梭菌、诺维梭菌、败毒梭菌、溶组织梭菌等。感染发生时，往往不是单一细菌，而是几种细菌的混合。这类细菌可产生外毒素与酶。

（1）临床表现：创伤后并发此症的时间最早为伤后 8 ~ 10 h，最迟为 5 ~ 6 d，通常在伤后 1 ~ 4 d。临床特点是病情急剧恶化，烦躁不安，夹有恐惧或欣快感；皮肤、口唇变白，大量出汗，脉搏快速、体温逐步上升。

（2）预防：对疑有气性坏疽的伤口，可用 3% 过氧化氢或 1∶1 000 高锰酸钾等溶液冲洗、湿敷。应早期使用大剂量的青霉素和甲硝唑。

（3）治疗：一经诊断，需立即开始积极治疗。越早越好，可以挽救患者的生命，减少组织的坏死，降低截肢率。主要措施有急症清创；应用抗生素，首选青霉素；高压氧治疗。

六、外科应用抗菌药的原则

1. 适应证　①较严重的感染；②潜在继发感染率高者，如严重创伤，结肠手术。有效合理的用药应在术前 1 h 或麻醉开始时自静脉滴入。

2. 药物的选择　①结合感染部位判断细菌的种类；②根据局部情况分析；③结合病情分析；④根据药敏试验选用有效抗生素。

（余年发）

数字资源详见　**新形态教材网**

📱 教学课件　　　🎞 拓展阅读　　　📝 自测题及参考答案

第 二 章

腹部外科学疾病

腹部外科疾病在医学领域占据着极为重要的地位。腹部包含众多关键器官，如胃、肠、肝、胆、胰腺、脾等，这些器官在人体的消化、代谢等生理过程中发挥着不可或缺的作用。在日常生活中，腹部外科疾病相当普遍。无论是阑尾炎这种相对常见的疾病，还是像结直肠癌这类严重威胁健康的病症，都给患者的生活带来极大影响。它们的发病率随着人们生活方式的改变、环境因素的影响等呈现出不同的趋势，这使得对腹部外科疾病的研究和治疗显得愈发重要。

第一节　急性阑尾炎

急性阑尾炎（acute appendicitis）是外科常见病，是最多见的急腹症。Fitz（1886 年）首先正确描述了本病的病史、临床表现和病理所见，并提出阑尾切除术是本病的合理治疗方法。目前，由于外科技术、麻醉、抗生素的应用及护理等方面的进步，绝大多数患者能够得到早期确诊、恰当处置，取得良好的治疗效果。然而，部分病例的诊断或处理情况复杂，临床医生在诊治中要认真对待每一个具体的病例，不可忽视。

一、解剖生理概要

1. **阑尾的解剖位置**　阑尾位于右髂窝，起于盲肠根部，位于 3 条结肠带的会合点，一般长度为 6 ~ 8 cm，直径 0.5 ~ 0.7 cm。其常见尖端指向有 6 种类型：回肠前位、盆位、盲肠后位、盲肠下位、盲肠外侧位和回肠后位。

2. **麦氏点（mcburney point）**　阑尾的体表投影点，即脐与右髂前上棘连线中外 1/3 交界处，是阑尾切除术最常用的手术切口的标记点。

3. **阑尾的血管**　位于阑尾系膜内，阑尾动脉是回结肠动脉的终末支，故急性阑尾炎时该血管闭塞极易导致阑尾坏疽穿孔。阑尾静脉与动脉伴行，其回流途径为阑尾静脉→回结肠静脉→肠系膜上静脉→门静脉→肝，因此阑尾炎可循此途径波及门静脉引起门静脉炎甚至肝脓肿。阑尾系膜中还有淋巴管与静脉血管伴行。

4. **阑尾的神经支配**　由交感神经纤维的腹腔丛和内脏小神经传入，其传入的脊髓节段 T_{10} ~ T_{11}，因此在急性阑尾炎时常表现为脐周牵涉痛，经过一段时间（6 ~ 8 h）后，阑尾炎症刺激壁腹膜引起右下腹痛，这是急性阑尾炎典型的转移性右下腹痛的发病机制。

5. **阑尾的组织结构**　与结肠相似，是一个淋巴器官，参与 B 淋巴细胞的产生和成熟，具有一定的免疫功能。阑尾的淋巴组织在 12～20 岁时最多约 200 个淋巴滤泡，以后逐步减少，60 岁后完全消失，故 60 岁后发生急性阑尾炎的患者不多见。阑尾黏膜深层有嗜银细胞是发生阑尾类癌的组织学基础。

二、病因

急性阑尾炎是最常见的外科急腹症，该病症的发生由其自身的解剖特点所决定，一般认为由以下综合因素造成。

1. **阑尾管腔堵塞**　是急性阑尾炎最常见的病因。阻塞的原因为淋巴滤泡细胞明显增生（60%）、阑尾粪石（35%）、异物、炎性狭窄、食物残渣、蛔虫、肿瘤等。

2. **细菌入侵**　阑尾管腔堵塞后，其内细菌（主要为革兰阴性杆菌和厌氧菌）大量繁殖，分泌内、外毒素损伤黏膜上皮并形成溃疡，细菌逐步向外侵犯肌层，血运发生障碍导致坏疽穿孔。

3. **其他**　阑尾的先天畸形如过长、扭曲等也可诱发炎症。

三、临床病理分型

可理解为阑尾炎的以下 4 个临床进展病理过程。

1. **急性单纯性阑尾炎**　为炎症病变早期，多只限于黏膜和黏膜下层。阑尾外观轻度肿胀，浆膜充血，表面少量纤维素性渗出物。

2. **急性化脓性阑尾炎**　亦称为急性蜂窝织炎性阑尾炎，常由单纯性阑尾炎发展而来。阑尾外观肿胀明显，浆膜高度充血，表面覆以纤维素性（脓性）渗出物，周围有稀薄脓液形成局限性腹膜炎。

3. **坏疽性及穿孔性阑尾炎**　阑尾炎症继续进展，阑尾壁出现血运障碍，管壁坏死呈暗紫色或黑色，腔内积脓并压力增高而穿孔，遂引起急性弥漫性腹膜炎。

4. **阑尾周围脓肿**　如阑尾化脓坏疽或穿孔过程缓慢，大网膜可迁移至阑尾处并将其包裹而形成粘连，局部形成炎性肿块或阑尾周围脓肿。

急性阑尾炎的 4 种转归：炎症消退、炎症局限化和炎症扩散。

四、临床表现

1. **典型症状为转移性右下腹痛**　见于 70%～80% 患者（注意：并非所有患者都有该典型症状）。部分病例发病始即表现为右下腹痛，不同病理类型的腹痛表现也有差异。

2. **消化道症状**　如早期可能有食欲减退，恶心、呕吐，腹泻、里急后重症状等。

3. **全身症状**　早期乏力，炎症重时可出现中毒症状如发热、心率增快等。

4. **右下腹压痛、反跳痛**　是急性阑尾炎最常见的重要体征，压痛点常位于麦氏点（注意：因阑尾具体指向位置而定）。当发病早期腹痛尚未转移至右下腹时，右下腹可出现固定点压痛，这同样具有诊断意义。病情进展出现化脓、坏疽或穿孔时，可出现反跳痛、腹肌紧张及肠鸣音减弱或消失等腹膜刺激征象。儿童和老年人压痛、反跳痛可能并不明显。

5. **右下腹肿块**　扪及患部固定压痛性肿块且边界不清时，考虑为阑尾周围脓肿形成。

6. **几种辅助诊断的其他体征**

（1）结肠充气试验（Rovsing 征）：急性阑尾炎时可阳性，但阴性并不能排除诊断。

（2）腰大肌试验（psoas 征）：提示阑尾位置较深，位于腰大肌前方、盲肠后位或腹膜后位。

（3）闭孔内肌试验（obturator 征）：提示阑尾位置较低，靠近闭孔内肌。

（4）经肛门直肠指检：指检时可引起直肠右前方压痛。

7. 实验室检查　大多数患者的血分析检查提示白细胞计数和中性粒细胞比例增高，当炎性阑尾与输尿管或膀胱接近时还可在尿中出现少量红细胞。

8. 影像学检查　超声检查有时可发现肿大的阑尾或脓肿，CT 扫描优于超声检查，尤其有助于阑尾周围脓肿、阑尾粪石的诊断。

五、鉴别诊断

大多急腹症的临床表现与急性阑尾炎很相似，且 20% 阑尾炎表现不典型。需与急性阑尾炎相鉴别的常见急腹症有以下几种。

1. 胃十二指肠溃疡穿孔　患者多有消化性溃疡病史，表现为突发性上腹部剧烈疼痛，随即出现腹膜炎刺激征象。需特别指出的是穿孔溢出的消化液可随右结肠旁沟流至右下腹部，易误诊为急性阑尾炎的转移性右下腹痛。

2. 右侧输尿管结石　多呈突发的右下腹阵发性剧烈绞痛，且可向会阴部、外生殖器放射。尿中可查到红细胞，超声或 X 线平片有时可检及结石影。

3. 妇产科疾病　包括异位妊娠破裂、卵巢滤泡或黄体囊肿破裂、急性输卵管炎、急性盆腔炎和卵巢囊肿蒂扭转等。

4. 急性肠系膜淋巴结炎　多见于儿童，一般先有上呼吸道感染病史。

5. 其他　如急性胃肠炎、胆道系统感染、右侧肺炎、胸膜炎及回盲部肿瘤等。

六、治疗

1. 手术治疗　绝大多数患者一旦确诊，应早期实施阑尾切除术。术前和术后恰当应用抗生素有助于防止术后感染的发生。阑尾周围脓肿如病情尚平稳宜先采取保守治疗，如无局限趋势则可行手术切开引流术。

2. 非手术治疗　仅适用于单纯性阑尾炎及急性阑尾炎的早期阶段、患者不接受手术治疗、全身状况差或伴有其他严重器质性疾病有手术禁忌证者，主要措施为选择有效抗生素治疗。

七、并发症及其处理

1. 急性阑尾炎的并发症

（1）腹腔脓肿：常见部位有盆腔、膈下或肠间等处，是阑尾炎未经及时治疗的后果。一经诊断应在超声引导下穿刺抽脓冲洗或置管引流，必要时手术切开引流。

（2）内、外瘘形成：阑尾周围脓肿未及时引流，少数病例脓肿可向肠管、膀胱、阴道或腹壁穿破形成内、外瘘。先造影了解瘘管走行，选择相应治疗方法。

（3）门静脉炎：阑尾静脉中的感染性血栓进入门静脉诱发门静脉炎，可表现出胆道感染、细菌性肝脓肿等重症的临床表现。阑尾切除并加大剂量抗生素治疗。

2. 阑尾切除术后并发症

（1）出血：阑尾系膜血管结扎线松脱所致。立即输血补液，急诊再次手术止血。

（2）切口感染：最常见，术中注意加强切口保护、冲洗、彻底止血等可预防。加强切口换药处理。

（3）粘连性肠梗阻：与局部炎症重、手术损伤、切口异物、术后卧床等相关，一般采取保守治疗。

（4）阑尾残株炎：切除时阑尾残端保留 1 cm 以上，或粪石残留时残株可炎症复发。症状较重时应再次手术。

（5）粪瘘：很少见，原因有阑尾残端结扎线脱落或盲肠组织水肿质脆，术中缝合时撕裂等。一般非手术治疗粪瘘可闭合自愈。

（余年发）

第二节 胆 石 症

胆石症（cholelithiasis）包括发生在胆道系统任何部位的结石，是我国的常见病和多发病。随着人们生活水平的提高，我国胆囊结石的发病率逐渐增高，而胆管结石的发病率逐渐下降。

一、按来源分类

1. **胆固醇类结石** 包括混合性结石和纯胆固醇结石，胆固醇含量超过 70%，80% 以上胆囊结石属于此类。呈白黄色、灰黄色或黄色，形状和大小不一，小者如砂粒，大者直径达数厘米，呈多面体、圆形或椭圆形，质硬，表面多光滑，剖面呈放射性条纹状。X 线检查多不显影。

2. **胆色素类结石** 胆固醇含量低于 40%，分为胆色素钙结石和黑色素结石。前者为游离胆色素与钙等金属离子结合而成，并含有脂肪酸、胆汁酸、细菌、黏蛋白等成分，其质软易碎，呈棕色或褐色，故又称棕色石。主要发生在肝内外各级胆管。结石形状不一，呈颗粒状、长条状或铸管形，一般多发。黑色素石不含细菌，质较硬，由不溶性的黑色胆色素多聚体、各种钙盐和黏蛋白组成，几乎均发生在胆囊内。常见于溶血性贫血、肝硬化、心脏瓣膜置换术后。

3. **其他结石** 是指碳酸钙、磷酸钙或棕榈酸钙为主要成分的少见结石。如果结石钙盐含量较多，X 线检查常可显影。

胆石可发生在胆道系统的任何部位，在胆囊内的为胆囊结石，左、右肝管汇合部以下的为肝外胆管结石，汇合部以上的为肝内胆管结石。

二、按部位分类

（一）胆囊结石

胆囊结石（cholecystolithiasis）主要为胆固醇结石或以胆固醇为主的混合性结石和黑色素结石。常见于成人，发病率在 40 岁后随年龄增长而增加，女性多发。

1. **病因** 胆囊结石的形成与多种因素有关。任何影响胆固醇与胆汁酸磷脂浓度比例和造成胆汁淤积的因素都能导致结石形成，如女性激素、肥胖、妊娠、高脂饮食、长期肠外营养、糖尿病、高脂血症、胃切除术或胃肠吻合术后、回肠末端疾病和回肠切除术后、肝硬化、溶血性贫血等。在我国经济发达城市及西北地区，胆囊结石发病率相对较高，可能与饮食习惯有关。

2. **临床表现** 大多数患者无症状，称为无症状胆囊结石。随着健康检查的普及，无症状胆囊结石的发现明显增多。胆囊结石的典型症状为胆绞痛，仅少数患者出现，其他常见表现为急性或慢性胆囊炎。主要临床表现如下。

（1）胆绞痛：典型发作是在饱餐、进食油腻食物后或睡眠中体位改变时，由于胆囊收缩或胆石移位加上迷走神经兴奋，结石嵌顿在胆囊壶腹部或颈部，胆囊排空受阻，胆囊内压力升高，胆囊强力收缩而发生绞痛。疼痛位于右上腹或上腹部，呈阵发性，或持续疼痛阵发性加剧，可向右肩胛部和背部放射，部分患者因剧痛而不能准确说出疼痛部位，可伴有恶心、呕吐。首次胆绞痛出现后，约70%的患者一年内会再发作，随后发作更频繁。

（2）上腹部隐痛：多数患者仅在进食过多、进食油腻食物、工作紧张或休息不好时感到上腹部或右上腹部隐痛，或者有饱胀不适、嗳气、呃逆等，常被误诊为"胃病"。

（3）胆囊积液：胆囊结石长期嵌顿或阻塞胆囊管但未合并感染时，胆囊黏膜吸收胆汁中的胆色素，并分泌黏液性物质，导致胆囊积液。积液呈透明无色，称为"白胆汁"。

（4）其他：①极少引起黄疸，即使有黄疸也较轻；②小结石可通过胆囊管进入并停留于胆总管内成为胆总管结石；③进入胆总管的结石通过Oddi括约肌可引起损伤或嵌顿于壶腹部导致胰腺炎，称为胆源性胰腺炎；④因结石压迫引起胆囊炎症、慢性穿孔，可造成胆囊十二指肠瘘或胆囊结肠瘘，大的结石通过瘘管进入肠道偶尔可引起肠梗阻，称为胆石性肠梗阻；⑤结石及炎症的长期刺激可诱发胆囊癌。

（5）Mirizzi综合征：是指一类特殊类型的胆囊结石，其形成的解剖因素是胆囊管与肝总管伴行过长或者胆囊管与肝总管汇合位置过低，持续嵌顿于胆囊颈部的和较大的胆囊管结石压迫肝总管，引起肝总管狭窄，由此导致反复发作的胆囊炎、胆管炎。反复的炎症发作可导致胆囊肝总管瘘，胆囊管消失，结石部分或全部堵塞肝总管（图4-2-1）。临床特点是胆囊炎及胆管炎反复发作及黄疸。胆道影像学检查可见胆囊增大、肝总管扩张、胆总管正常。

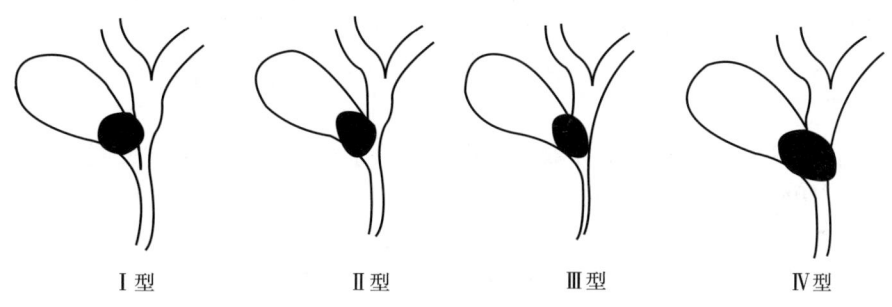

Ⅰ型　　　　　Ⅱ型　　　　　Ⅲ型　　　　　Ⅳ型

图4-2-1 Mirizzi综合征

Csendes分型：Ⅰ型，外压导致胆总管部分或全部梗阻，但没有瘘管形成；Ⅱ型，胆囊胆管瘘，累及周径不超过1/3；Ⅲ型，胆囊胆管瘘，累及周径超过1/3但不超过2/3；Ⅳ型，胆囊胆管瘘，累及周径超过2/3。

3. **诊断** 典型的胆绞痛病史是诊断的重要依据，影像学检查可帮助确诊。首选超声检查，其诊断准确率接近100%。超声显示胆囊内强回声团、随体位改变而移动、其后有声影，即可确诊为胆囊结石。有10%~15%的患者结石含钙超过10%，腹部X线也可显示，但要注意与右肾结石区别。CT、MRI也可显示胆囊结石，不作为常规检查。

4. **治疗** 对于有症状和（或）并发症的胆囊结石，首选胆囊切除术治疗。腹腔镜胆囊切除术（laparoscopic cholecystectomy）是常规手术，具有恢复快、损伤小、疼痛轻、瘢痕小等优点。对于病情复杂或没有腹腔镜设备的医院，也可行开腹胆囊切除。要强调的是，儿童胆囊结石及无症状的成人胆囊结石，一般不做预防性胆囊切除术，可观察和随诊。长期观察发现，约30%的患者会出现症状及并发症而需要手术。故下列情况应考虑手术治疗：①结石数量多及结石直径≥2 cm；②胆囊壁钙化或瓷样胆囊（porcelain gallbladder）；③伴有胆囊息肉直径≥1 cm；④胆囊壁增厚（>3 mm）即伴有慢性胆囊炎。

行胆囊切除术时，有下列情况应同时行胆总管探查术：①术前病史、临床表现或影像学检查提示胆总管有梗阻，包括梗阻性黄疸、胆总管结石，反复发作胆绞痛、胆管炎、胰腺炎；②术中证实胆总管有病变，如术中胆道造影证实或扪及胆总管内有结石、蛔虫、肿块；③胆总管扩张直径超过 1 cm，胆管壁明显增厚，发现胰腺炎或胰头肿物，胆管穿刺抽出脓性、血性胆汁或泥沙样胆色素颗粒；④胆囊结石小，有可能进入胆总管。术中应争取行胆道造影或胆道镜检查，避免使用金属胆道探子盲目探查造成不必要的并发症。胆总管探查术后一般需留置 T 管引流。

（二）肝外胆管结石

1. 病因及病理　肝外胆管结石分为原发性结石和继发性结石。原发性结石多为棕色胆色素类结石。其形成诱因有胆道感染、胆道狭窄、胆管节段性扩张、胆道异物（如蛔虫残体、华支睾吸虫、手术缝线线结）等。继发性结石主要是胆囊结石排进胆管并停留在胆管内，故多为胆固醇类结石或胆色素类结石。少数可能来源于肝内胆管结石。

结石停留于胆管内主要导致：①急性和慢性胆管炎。结石引起胆汁淤滞，容易引起感染，感染造成胆管壁黏膜充血、水肿，加重胆管梗阻；反复的胆管炎症使管壁纤维化并增厚、狭窄，近端胆管扩张。②全身感染。胆管梗阻后，胆道内压增加，感染胆汁可逆行经毛细胆管进入血液循环，引起脓毒症。③肝损害。梗阻并感染可引起肝细胞损害，甚至可发生肝细胞坏死及形成胆源性肝脓肿；反复感染和肝损害可导致胆汁性肝硬化。④胆源性胰腺炎。结石嵌顿于壶腹部时可引起胰腺的急性和（或）慢性炎症。

2. 临床表现　一般无症状或仅有上腹部不适，当结石造成胆管梗阻时可出现反复腹痛或黄疸；如继发胆管炎，可出现典型的 Charcot 三联征：腹痛、寒战高热和黄疸。

（1）腹痛：发生于剑突下或右上腹，多为绞痛，呈阵发性发作，或为持续性疼痛阵发性加剧，可向右肩或背部放射，常伴恶心、呕吐。这是结石下移嵌顿于胆总管下端或壶腹部，胆总管平滑肌或 Oddi 括约肌痉挛所致。若由于胆管扩张或平滑肌松弛而导致结石上浮，嵌顿解除，腹痛等症状可缓解。

（2）寒战高热：胆管梗阻继发感染导致胆管炎，胆管壁炎症水肿，加重梗阻致胆管内压升高，细菌及毒素逆行经毛细胆管进入血液循环，可引起全身感染。约 2/3 的患者可出现寒战高热，一般表现为弛张热，体温可高达 39～40℃。

（3）黄疸：胆管梗阻后可出现黄疸，其轻重程度、发生和持续时间取决于胆管梗阻的程度、部位和有无并发感染。胆管部分梗阻者，黄疸较轻；胆管完全梗阻者，黄疸较深；结石嵌顿在 Oddi 括约肌部位常导致胆管完全梗阻，黄疸呈进行性加深。合并胆管炎时，胆管黏膜与结石的间隙由于水肿而缩小甚至消失，黄疸逐渐明显，随着炎症的发作及控制，黄疸呈间歇性和波动性。出现黄疸时常伴有尿色加深、粪色变浅，完全梗阻时大便呈陶土样，患者可出现皮肤瘙痒。

体格检查：平日无发作时无阳性体征，或仅有剑突下和右上腹深压痛。合并胆管炎时，可有不同程度的腹膜炎征象，主要在右上腹。如有广泛渗出或穿孔，也可出现弥漫性腹膜炎体征。胆囊或可触及，有触痛。

3. 辅助检查

（1）实验室检查：血清总胆红素及结合胆红素升高，转氨酶和碱性磷酸酶升高；尿中胆红素升高，尿胆原降低或消失；粪中尿胆原减少。当合并胆管炎时，外周血白细胞及中性粒细胞升高。

（2）影像学检查：X 线平片仅能观察到含钙的结石。超声作为首选的检查方法，能发现结石并明确其大小和部位，如合并梗阻，可见肝内、外胆管扩张，但胆总管远端结石可因肥胖或肠气干扰而观察不清。超声内镜（EUS）检查可不受影响，对胆总管远端结石的诊断有重要价值。PTC 及 ERCP 为有创性检查，能清楚地显示结石及部位，但可诱发胆管炎及急性胰腺炎，也可导致出血、胆漏等并发症。ERCP 有时需做 Oddi 括约肌切开（EST），会损伤 Oddi 括约肌功能。CT 扫描能发现胆管扩张和结石的部位，但由于 CT 图像中胆道为负影，影响不含钙结石的观察。MRCP 是无损伤的检查方法，尽管观察结石不一定满意，但可以发现胆管梗阻的部位，有助于诊断。

4. 诊断及鉴别诊断　根据临床表现及影像学检查，一般不难诊断。腹痛应与下列疾病相鉴别。①右肾绞痛：始发于右腰或胁腹部，可向右股内侧或外生殖器放射，伴肉眼或镜下血尿，无发热，腹软，无腹膜刺激征，右肾区叩击痛或脐旁输尿管行程压痛。腹部 X 线平片可显示肾、输尿管区结石。②肠绞痛：以脐周为主。如为机械性肠梗阻，则伴恶心、呕吐、腹胀，无肛门排气排便。腹部可见肠型、肠鸣音亢进，或可闻及气过水声；可有不同程度和范围的腹部压痛和（或）腹膜刺激征。腹部 X 线平片显示有肠胀气和液气平面。③壶腹癌或胰头癌：出现黄疸者需进行鉴别，该病起病缓慢，黄疸呈进行性加深；可无腹痛或腹痛较轻，或仅有上腹部不适，一般不伴寒战高热。体格检查时腹软，无腹膜刺激征，肝大，常可触及肿大胆囊；晚期有腹水或恶病质表现。ERCP 或 MRCP 和 CT 检查有助于诊断。EUS 检查对鉴别诊断有较大帮助。

5. 治疗　肝外胆管结石仍以手术治疗为主。术中应尽量取尽结石，解除胆道梗阻，术后保持胆汁引流通畅。对单发或少发（2~3 枚）且直径 < 10 mm 的肝外胆管结石可采用经十二指肠内镜取石，可获得良好的治疗效果，但需要严格掌握治疗的适应证，对取石过程中行 Oddi 括约肌切开（EST）的利弊仍有争议。

（1）非手术治疗：也可作为术前准备。治疗措施包括以下方面。①应用抗生素：应根据药敏试验结果选择用药，经验治疗可选用在胆汁中浓度较高的，主要针对革兰阴性细菌的抗生素；②解痉；③利胆，包括中药或中成药；④纠正水、电解质紊乱及酸碱平衡失调；⑤加强营养支持和补充维生素，禁食患者必要时使用肠外营养；⑥护肝及纠正凝血功能异常。争取在胆道感染控制后再行择期手术治疗。

（2）手术治疗

1）胆总管切开取石、T 管引流术：可采用腹腔镜或开腹手术。适用于单纯胆总管结石，胆管上、下端通畅，无狭窄或其他病变者。若伴有胆囊结石和胆囊炎，应同时行胆囊切除术。为防止和减少结石遗留，术中应行胆道镜、胆道造影或超声检查。术中应尽量取尽结石，如条件不允许，也可在胆管内留置橡胶 T 管（不提倡应用硅胶管），术后行造影或胆道镜检查、取石术。术中应细致缝合胆总管壁并妥善固定 T 管，防止 T 管扭曲、松脱、受压。放置 T 管后应注意：①观察胆汁引流的量和性状，术后 T 管引流胆汁量 200~300 ml/d，较澄清。如 T 管无胆汁引出，应检查 T 管有无脱出或扭曲；如胆汁过多，应检查胆总管下端有无梗阻；如胆汁混浊，应注意有无结石遗留或胆管炎症未控制。②术后 10~14 d 可行 T 管造影，造影后应继续引流 24 h 以上，再试行闭管。如患者无明显不适，即可关闭 T 管。③如胆道通畅，无结石和其他病变，开腹手术可于手术后 4 周左右拔除 T 管，腹腔镜手术可适当延长拔管时间。④如造影发现有结石遗留，应在手术 4~8 周后待 T 管旁纤维窦道形成后再施行胆道镜检查和取石术。

2）胆肠吻合术：亦称胆汁内引流术。适应证：①胆总管远端炎症狭窄造成的梗阻无法解除，胆总管扩张；②胆胰管汇合部异常，胰液直接流入胆管；③胆管因病变而部分切除，无法再吻合。常用的吻合方式为胆管空肠 Roux-en-Y 吻合。为防止胆道逆行感染，Y 形吻合的引流肠襻应超过 40 cm。胆肠吻合术后，需注意：①胆囊已不能发挥其功能，故应同时切除；②吻合口无类似 Oddi 括约肌的功能，因此应严格把握手术适应证。另外，嵌顿在胆总管开口的结石不能取出时，可通过内镜或手术行 Oddi 括约肌切开取石术。

（三）肝内胆管结石

1. 病因及病理　肝内胆管结石（intrahepatic billiary stone）又称肝胆管结石，是我国常见且难治的胆道疾病。其病因复杂，主要与胆道感染、胆道寄生虫（蛔虫、华支睾吸虫）、胆汁淤滞、胆管解剖变异、营养不良等有关。结石绝大多数为含有细菌的棕色胆色素结石，常呈肝段、肝叶分布，多见于肝左外叶及右后叶（与此两肝叶的胆管与肝总管汇合的解剖关系致胆汁引流不畅有关）。肝内胆管结石易进入胆总管，成为继发的肝外胆管结石。其病理改变如下。①肝胆管梗阻：可由结石的阻塞或反复胆管感染引起的炎症性狭窄造成，阻塞近端的胆管扩张、充满结石，长时间的梗阻导致梗阻以上的肝段或肝叶纤维化或萎缩。②肝内胆管炎：结石导致胆汁引流不畅，容易引起胆管内感染，反复感染加重胆管的炎症狭窄；急性感染可发生化脓性胆管炎、肝脓肿、脓毒症、胆道出血等。③肝内胆管癌：肝胆管长期受结石、炎症及胆汁中致癌物质的刺激，可发生癌变。

2. 临床表现　可无症状或仅有上腹和胸背部胀痛不适。大多数患者以急性胆管炎就诊，主要表现为寒战、高热和腹痛，除合并肝外胆管结石或双侧肝胆管结石外，局限于某肝段、肝叶者可无黄疸。严重者出现急性梗阻性化脓性胆管炎、脓毒血症或感染性休克。反复胆管炎可导致多发肝脓肿，如形成较大的脓肿，可穿破膈肌和肺，形成胆管支气管瘘，咳出胆砂或胆汁样痰；长期梗阻甚至可导致肝硬化，表现为黄疸、腹水、门静脉高压和上消化道出血、肝衰竭。如果出现持续性腹痛、进行性消瘦、难以控制的感染，腹部出现肿物或腹壁瘘管流出黏液样液体，应考虑肝内胆管癌的可能。体格检查肝区有压痛和叩击痛，少数病例可触及肿大或不对称的肝叶。如有其他并发症，则出现相应的体征。

3. 实验室检查　急性胆管炎时白细胞升高、中性粒细胞比例增高并左移，肝药酶学检查异常。CA19-9 或 CEA 明显升高时应高度怀疑恶变。

4. 诊断　对反复腹痛、寒战高热者应进行影像学检查。超声检查可显示肝内胆管结石及部位，根据肝胆管扩张范围可判断狭窄的部位，但需与肝内钙化灶相鉴别，后者常无相应的胆管扩张。PTC、ERCP、MRCP 均能直接观察胆管树，可观察到胆管内结石负影、胆管狭窄及近端胆管扩张，或胆管树显示不全、某部分胆管不显影、左右胆管影呈不对称等。CT 或 MRI 对肝硬化或癌变者有重要诊断价值。

5. 治疗　无症状、小的肝内胆管结石可不治疗，定期观察、随访即可。有症状或影像学发现合并肝段萎缩、胆管狭窄者应手术治疗。手术原则为尽可能取净结石，解除胆道狭窄及梗阻，去除结石部位和感染病灶，恢复和建立通畅的胆汁引流，防止结石的复发。手术方法如下。

（1）胆管切开取石：是最基本的方法，应争取切开狭窄的部位，沿胆总管向上切开甚至可达 2 级胆管，直视下或通过术中胆道镜取出结石，直至取净。

（2）胆肠吻合术：不能作为对胆管狭窄、结石病灶处理的替代方法。当 Oddi 括约肌仍有功能时，应尽量避免行胆肠吻合手术。手术多采用肝管空肠 Roux-en-Y 吻合。适应证：①胆管狭窄充分切开后整形、肝内胆管扩张并肝内胆管结石不能取净者；②Oddi 括约肌功能丧失，肝内胆管结石伴扩张、无狭窄者；③为建立皮下空肠盲袢，术后需反复治疗胆管结石及其他胆道病变者。对胆肠吻合术后可能出现吻合口狭窄者，应在吻合口放置支架管支撑引流，支架管可采用经肠腔或肝面引出；或采用 U 形管，其两端分别经肠腔和肝面引出。为防止拔管后再狭窄，支撑时间应维持约 1 年。

（3）肝切除术：肝内胆管结石反复并发感染，可引起局部肝萎缩、纤维化和功能丧失。切除病变部分的肝段、肝叶，包括结石和感染的病灶、狭窄胆管，去除了结石的再发源地，并可防止病变肝段、肝叶的癌变，是治疗肝内胆管结石的积极方法。适应证：①肝内区域性的结石合并纤维化、萎缩、脓肿、胆瘘；②难以取净的肝段、肝叶结石并胆管扩张；③不易手术的高位胆管狭窄伴有近端胆管结石；④局限性的结石合并胆道出血；⑤结石合并胆管癌变。

（4）术中的辅助措施：术中胆道造影、超声等检查可帮助确定结石的数量和部位。胆道镜可用于术中诊断、碎石和取石。

（5）残留结石的处理：肝胆管结石手术后结石残留较常见，发生率 20% ~ 40%。因此，后续治疗对残留结石有重要的作用。治疗措施包括术后经引流管窦道行胆道镜取石术，激光、超声、等离子碎石等。

（余年发）

第三节　急性胰腺炎

急性胰腺炎（acute pancreatitis）是一种常见的急腹症，病情复杂多变，程度轻重不等。轻者仅表现为胰腺水肿，常呈自限性，预后良好。重者出现胰腺坏死，并发腹膜炎、休克，继发全身多器官功能衰竭，病死率高。

一、解剖生理概要

胰腺解剖结构：胰腺是腹膜后器官，位于第 1 ~ 2 腰椎的前方，分为胰头、颈、体、尾 4 部分。胰头经肠系膜上静脉后方向左突出至肠系膜上动脉右侧部分，称钩突。主胰管（Wirsung 管），直径 2 ~ 3 mm，横贯胰腺全长，下端膨大部分称 Vater 壶腹，开口于十二指肠大乳头，其内有 Oddi 括约肌。

胰头血供来源于胃十二指肠动脉和肠系膜上动脉的胰十二指肠前、后动脉弓。胰的静脉多与同名动脉伴行，最后汇入门静脉。胰腺的淋巴注入胰上、下淋巴结与脾淋巴结，然后注入腹腔淋巴结。

胰腺的生理功能：胰腺具有外分泌和内分泌两种功能。胰腺的外分泌为胰液，每日分泌 750 ~ 1 500 ml，主要成分为由腺泡细胞分泌的各种消化酶。胰腺的内分泌来源于胰岛，胰岛有多种细胞，以 B 细胞为主，分泌胰岛素。

二、病因

1. 胆道疾病　占 50% 以上，称胆源性胰腺炎。结石可阻塞胆总管末端，此时胆汁可经"共同通道"反流入胰管，胆盐可直接导致腺泡细胞质钙离子浓度增高，引起腺泡细胞坏死或胰管内高压，细小胰管破裂，胰液进入腺泡周围组织。胰蛋白酶原被胶原酶激活成为胰蛋白酶，后者又激活磷脂酶 A、弹性蛋白酶、糜蛋白酶。

2. 饮酒　是常见病因之一。乙醇能直接损伤胰腺，还可刺激胰液分泌，引起十二指肠大乳头水肿和 Oddi 括约肌痉挛，其结果造成胰管内压力增高，胰管破裂。

3. 代谢性疾病　高脂血症和高钙血症均可引起胰腺炎。随着人们生活水平的提高，我国高脂血症性胰腺炎发病率较前增高。

4. 十二指肠液反流　当十二指肠内压力增高时，十二指肠液可向胰管内反流，具体病因有十二指肠憩室、胆胰管汇合部解剖异常、环状胰腺、十二指肠大乳头或其下游十二指肠炎性狭窄、胃次全切除术后输入襻梗阻、Oddi 括约肌失弛张等。

5. 医源性因素　内镜逆行胰胆管造影（ERCP）可导致 2% ~ 10% 的患者发生胰腺炎，胰管空肠吻合口狭窄也可能导致胰腺炎。

6. 肿瘤　胰腺导管内乳头状黏液性肿瘤（IPMN）、胰腺癌等可导致胰管梗阻，从而诱发急性胰腺炎。

7. 药物　美沙拉秦（5- 氨基水杨酸）、硫唑嘌呤、巯嘌呤、阿糖胞苷、去羟肌苷（2′,3′- 双脱氧肌苷）、利尿药（如呋塞米、噻嗪类）、雌激素、甲硝唑、丙戊酸、对乙酰氨基酚等药物可导致急性胰腺炎。

8. 创伤　上腹部钝器伤、穿通伤、手术创伤等。

9. 胰腺血液循环障碍　低血压、心肺旁路、动脉栓塞、血管炎及血液黏滞度增高等因素均可造成胰腺血液循环障碍而发生急性胰腺炎。

10. 其他因素　包括感染、妊娠相关代谢紊乱、遗传和自身免疫病等。少数病因不明者，临床上称之为特发性急性胰腺炎。

三、发病机制及病理生理

腺泡内胰酶异常激活诱导胰腺实质的正常自身消化。

四、病理

基本病理改变是胰腺呈不同程度的水肿、充血、出血和坏死。

1. 急性水肿性胰腺炎　病变轻，镜下见间质充血、水肿并有炎症细胞浸润。

2. 急性出血坏死性胰腺炎　病变以胰腺实质出血、坏死为特征。镜下可见脂肪坏死和腺泡破坏，间质小血管壁也有坏死，呈现片状出血，炎症细胞浸润。

五、临床表现

1. 腹痛　是本病的主要症状。常于饱餐和饮酒后突然发作，腹痛剧烈，多位于左上腹，向左肩及左腰背部放射。

2. 腹胀　与腹痛同时存在。早期为反射性，继发感染后腹膜后炎症越严重，腹胀越明显。

3. 恶心、呕吐　该症状早期即可出现，呕吐往往剧烈而频繁，呕吐物为胃十二指肠内容物。

4. 腹膜炎体征　急性水肿性胰腺炎时压痛多只限于上腹部，常无明显肌紧张。急性出血坏死性胰腺炎压痛明显，并有肌紧张和反跳痛，范围较广或延及全腹。移动性浊音多为阳性。肠鸣音减弱或消失。

5. 其他　胆源性胰腺炎可出现黄疸、寒战、高热。胰腺坏死伴感染时，持续性高热为主要症状之一，可伴有脉搏细速、血压下降，乃至休克。伴急性肺功能衰竭时可有呼吸困难和发绀。少数严重患者胰腺的出血可经腹膜后途径渗入皮下，在腰部、季肋部和下腹部皮肤出现大片青紫色瘀斑，称 Grey-Turner 征；如出现在脐周，称 Cullen 征。胃肠出血时可有呕血和便血。血钙降低时，可出现手足抽搐。严重者可有 DIC 表现及中枢神经系统症状，如感觉迟钝、意识模糊乃至昏迷。

六、诊断

1. 实验室检查

（1）胰酶测定：血清淀粉酶在发病数小时开始升高，24 h 达高峰，4~5 d 后逐渐降至正常；尿淀粉酶在 24 h 才开始升高，48 h 到高峰下降缓慢，1~2 周后恢复正常。

（2）其他项目：包括白细胞增高、高血糖、肝功能异常、低钙血症、血气分析异常等。

2. 影像学诊断

（1）腹部超声：可发现胰腺肿大和胰周液体积聚。

（2）增强 CT 扫描：是最具诊断价值的影像学检查。

（3）MRI：可提供与 CT 类似的诊断信息。

3. 临床分型

（1）轻症急性胰腺炎（mild acute pancreatitis，MAP）：占急性胰腺炎的 60%，无器官功能衰竭和局部或全身并发症。主要表现为上腹痛、恶心、呕吐，可有腹膜炎，但多局限于上腹部，体征较轻。经及时的液体治疗，通常在 1~2 周恢复，病死率极低。

（2）中度重症急性胰腺炎（moderately severe acute pancreatitis，MSAP）：伴有一过性的器官功能衰竭（48 h内），约占急性胰腺炎的30%，伴有局部或全身并发症。早期病死率低，后期如坏死组织合并感染，病死率增高。

（3）重症急性胰腺炎（severe acute pancreatitis，SAP）：约占10%，伴有持续的器官功能衰竭（超过48 h），且不能自行恢复，易涉及的器官系统包括呼吸系统、心血管和肾。器官功能衰竭的评价标准通常采用改良的Marshall评分≥2分可判断为存在器官功能衰竭。SAP患者多为出血坏死性胰腺炎，除上述症状外，腹膜炎范围大，腹胀明显，肠鸣音减弱或消失，偶见腰肋部或脐周皮下瘀斑征。严重者发生休克，出现多器官功能衰竭，病死率高达30%。

4. 临床分期

（1）急性反应期：发病至2周左右，可有休克、呼吸衰竭、肾衰竭、中枢神经系统功能障碍。

（2）全身感染期：发病2周至2个月。以全身细菌感染和深部真菌感染及双重感染为主要并发症。

（3）残余感染期：发病至2~3个月后。如全身营养不良，存在腹腔及后腹膜腔残余脓肿，常常引流不畅，窦道经久不愈，有的伴有消化道瘘。

七、急性胰腺炎的局部并发症

1. 局部并发症　①急性胰周液体积聚。②胰腺假性囊肿。③急性坏死物积聚。④包裹性坏死。以上每种局部并发症均可分为感染性和无菌性两种情况，其中③和④继发感染又称为感染性坏死。⑤其他，包括胸腔积液、胃流出道梗阻、消化道瘘、腹腔或消化道出血、脾静脉或门静脉血栓形成等。

2. 全身并发症　包括SIRS、脓毒症、多器官功能障碍综合征及腹腔间室综合征等。

八、治疗

分非手术治疗和手术治疗。

1. 非手术治疗　适应于急性水肿性胰腺炎及尚无感染的出血坏死性胰腺炎。

（1）首选：禁食、胃肠减压。

（2）补液、防止休克：对重症患者应进行重症监护，吸氧，维持$SO_2 \geqslant 95\%$。

（3）镇痛解痉：常用药有山莨菪碱、哌替啶等。

（4）抗生素的应用：有感染证据时可经验性或针对性使用抗生素。

（5）抑制胰腺分泌：质子泵抑制剂或H_2受体阻滞剂及生长抑素等。

（6）营养支持：禁食期主要靠完全肠外营养（TPN），肠功能恢复后可早期给予肠内营养。

（7）中药治疗：常用复方清胰汤、生大黄等胃管注入。

2. 手术治疗

（1）手术适应证：①急性腹膜炎不能排除其他急腹症时；②胰腺和胰周坏死组织继发感染；③伴胆总管下端梗阻或胆道感染者；④合并肠穿孔、大出血或胰腺假性囊肿。

（2）手术方式：最常用的是坏死组织清除加引流术。

（3）胆源性胰腺炎的处理：手术目的是取出胆管结石、解除梗阻、畅通引流。单纯胆总管下段小结石可经纤维十二指肠镜行Oddi括约肌切开、取石及鼻胆管引流术。

（余年发）

第四节　腹　外　疝

体内器官或组织离开其正常解剖部位，通过先天或后天形成的薄弱点、缺损或孔隙进入另一部位，称为疝。疝多发生于腹部，以腹外疝为多见。腹外疝是由腹腔内的器官或组织连同壁腹膜，经腹壁薄弱点或孔隙，向体表突出而致。腹内疝是由器官或组织进入腹腔内的间隙囊内而形成，如网膜孔疝。

一、病因

两个主要原因：腹壁强度降低 + 腹内压力增高。

1. 腹壁强度降低　最常见的因素有：①某些组织穿过腹壁的部位；②腹白线因发育不全；③手术切口愈合不良、腹壁外伤及感染，腹壁神经损伤、老年、久病、肥胖所致肌萎缩等。

2. 腹内压力增高　慢性咳嗽、慢性便秘、排尿困难、搬运重物、举重、腹水、妊娠、婴儿经常啼哭等。

二、腹外疝的组成

典型的腹外疝 = 疝环 + 疝囊 + 疝内容物 + 疝外被盖。各种疝通常以疝门部位作为命名依据。

三、临床类型

1. 可复性疝　疝内容物很容易回纳入腹腔的疝。腹股沟区肿块常在站立、行走、咳嗽或劳动时出现，多呈带蒂柄的梨形，并可降至阴囊或大阴唇，偶有胀痛。用手按肿块并嘱患者咳嗽，可有膨胀性冲击感。如患者平卧休息或用手将肿块向腹腔推送，肿块可向腹腔回纳而消失。

2. 难复性疝　疝内容物不能回纳或不能完全回纳入腹腔内，疝的内容物无血运障碍，不引起严重症状。其中滑动疝是指盲肠（包括阑尾）、乙状结肠或膀胱随之下移而成为疝囊壁的一部分。

3. 嵌顿性疝　疝内容物不能回纳称为嵌顿性疝。若嵌顿的内容物仅为部分肠壁称为肠管壁疝或 Richter 疝。如嵌顿的小肠是小肠憩室（通常是 Meckel 憩室），则称 Littre 疝。嵌顿的内容物如为一段肠管，且包括几个肠袢，或呈 W 形，疝囊内各嵌顿肠袢之间的肠管可隐藏在腹腔内，称为逆行性嵌顿疝，也称为 Maydl 疝。通常发生在斜疝，表现为腹压骤增时肿块突然增大，并伴有明显疼痛，疝块不能回纳。多数患者的症状逐步加重。如不及时处理，将会发展成为绞窄性疝。嵌顿内容物如为大网膜，局部疼痛常较轻微；如为肠袢，不但局部疼痛明显，还可伴有机械性肠梗阻的临床表现。如果疝内容物为阑尾，则称为 Amyand 疝，因阑尾可并非炎症、坏死和化脓而影响修补。

4. 绞窄性疝　肠管嵌顿如不及时解除，肠壁及其系膜受压情况不断加重可使动脉血流减少，最后导致完全阻断，出现肠壁缺血坏死即为绞窄性疝。肠袢坏死穿孔时，疼痛可因疝块压力骤降而暂时有所缓解，但不可认为是病情好转。绞窄时间较长者可发生感染，严重者可发生脓毒症。嵌顿性疝和绞窄性疝实际上是一个病理过程的两个阶段，临床上很难截然区分。

5. 儿童疝　因疝环组织一般比较柔软，嵌顿后很少发生绞窄。

四、常见类型

（一）腹股沟疝

1. 腹股沟疝 发生于腹股沟区域（前外下腹壁一个三角形区域，其下界为腹股沟韧带，内界为腹直肌外侧缘，上界为髂前上棘至腹直肌外侧缘的一条水平线）的腹外疝。

（1）斜疝：疝囊经过腹壁下动脉外侧的腹股沟管深环（内环）突出，向内、向下、向前斜行经过腹股沟管，再穿出腹股沟管浅环（皮下环），并可进入阴囊。

（2）直疝：疝囊经腹壁下动脉内侧的直疝三角区直接由后向前突出，不经过内环，也不进入阴囊。

斜疝及直疝的鉴别要点见表4-2-1。

表 4-2-1 斜疝与直疝的鉴别要点

鉴别要点	斜疝	直疝
发病年龄	儿童及青少年	老年人
疝突出途径	经腹股沟管突出，可进阴囊	由直疝三角突出，不进阴囊
疝块外形	椭圆或梨形	半球形，基地较宽
回纳疝块后压住深环	疝块不再出现	疝块仍然突出
精索与疝囊的关系	精索在疝囊后方	精索在疝囊前外方
疝囊颈与腹壁下动脉的关系	疝囊颈在腹壁下动脉外侧	疝囊颈在腹壁下动脉内侧
嵌顿机会	较多	极少

斜疝占全部腹外疝的75%~90%；或占腹股沟疝的85%~95%。腹股沟疝发生于男性者占大多数，男女发病率之比约为15:1；右侧比左侧多见。疝内容物以小肠最为多见，其次是大网膜。

（3）腹外疝发病机制：包括先天性解剖异常及后天性腹壁薄弱或缺损。

2. 腹股沟管及股管 见表4-2-1。

表 4-2-2 腹股沟管与股管的区别

	腹股沟管		股管
长度	4~5 cm（成人）		1~1.5 cm（成人）
内容物	（男性）精索，（女性）子宫圆韧带		–
解剖组成	两口：内口（深环）、外口（浅环）		两口：上口（股环）、下口（卵圆窝）
	前壁：皮肤皮下组织 + 腹外斜肌腱膜 + 外 1/3 尚有腹内斜肌腱膜	前缘：腹股沟韧带	
	后壁：腹膜 + 腹横筋膜 + 内 1/3 尚有腹股沟镰（腹内及腹外斜肌联合腱）	后缘：耻骨梳韧带	
	上壁：腹内斜肌 + 腹横肌的弓状下缘	内缘：腔隙韧带	
	下壁：腹股沟韧带 + 腔隙韧带	外缘：股静脉	

3. 直疝三角 又称为海氏三角（Hesselbach三角），其外侧边是腹壁下动脉，内侧边为腹直肌外侧缘，底边为腹股沟韧带。

4. 鉴别诊断　腹股沟疝需与如下常见疾病相鉴别。

（1）睾丸鞘膜积液：肿块完全局限在阴囊内，上界清楚，肿块透光试验阳性。

（2）交通性鞘膜积液：肿块的外形与睾丸鞘膜积液相似。于每日起床后或站立活动时肿块缓慢地出现并增大。平卧或睡觉后肿块逐渐缩小，挤压肿块，其体积也可逐渐缩小。透光试验为阳性。

（3）精索鞘膜积液：肿块较小，在腹股沟管内，牵拉同侧睾丸可见肿块移动。

（4）隐睾：阴囊内睾丸缺如，肿块较小，挤压时可出现特有的胀痛感觉。

（5）急性肠梗阻：嵌顿疝内容物如为肠管可伴发急性肠梗阻表现。

（6）此外，还应注意与以下疾病相鉴别：肿大的淋巴结、动（静）脉瘤、软组织肿瘤、脓肿、圆韧带囊肿、子宫内膜异位症等。

5. 治疗　腹股沟疝一般均应尽早施行手术治疗。

（1）非手术治疗：1岁以下婴幼儿可暂不手术，可采用棉线束带或绷带压住腹股沟管深环。年老体弱或伴有其他严重疾病而禁忌手术者，待回纳疝内容物后，佩戴医用疝带。

（2）手术治疗：腹股沟疝最有效的治疗方法是手术修补，术前应积极处理好如慢性咳嗽、排尿困难、严重便秘、腹水等腹内压力增高病症及糖尿病等。

1）传统的疝修补术：基本原则是疝囊高位结扎、加强或修补腹股沟管管壁。依据加强或修补腹股沟管方法的不同分为以下5种方法，见表4-2-3。

表 4-2-3　传统的疝修补术

术式	加强部位	手术方法	适应证
Ferguson 法	前壁	在精索前方将腹内斜肌下缘和联合腱缝至腹股沟韧带上	腹横筋膜无显著缺损、腹股沟管后壁尚健全的患者
Bassini 法	后壁	在精索后方把腹外斜肌下缘和联合腱缝至腹股沟韧带上，精索于腹内斜肌与腹外斜肌腱膜之间	腹横筋膜松弛、腹股沟管壁薄弱者。临床应用最广泛
Halsted 法	后壁	与 Bassini 法相似，将腹外斜肌腱膜也在精索后方缝合，把精索移至腹壁下层与腹外斜肌腱膜间	腹横筋膜松弛、腹股沟管壁薄弱者
Shouldice 法	后壁	将腹横筋膜自耻骨结节处向上切开，直至内环，切开的两叶予以重叠缝合，内上叶的边缘缝于髂耻梳韧带上，再造合适的内环	较大的腹股沟斜疝和直疝
McVay 法	后壁	在精索后方把腹内斜肌下缘和联合腱缝至耻骨梳韧带上	后壁薄弱严重，股疝修补

2）无张力疝修补术：在无张力情况下，利用人工高分子材料网片进行修补。常用的无张力疝修补术有平片无张力疝修补术、疝环充填式无张力疝修补术（Rutkow 手术）及巨大补片加强内脏囊手术（Stoppa 手术）3种，应注意人工高分子修补材料潜在的排斥和感染的危险。

3）经腹腔镜疝修补术（LIHR）：分为经腹腔的腹膜前修补（TAPP）、完全经腹膜外路径的修补（TEP）、腹腔内的补片修补（IPOM）及单纯疝环缝合法4种。前三种方法的基本原理是从后方用网片加强腹壁的缺损；最后一种方法是用钉或缝线使内环缩小，只用于较小儿童斜疝。

6. 嵌顿性和绞窄性疝的处理原则

（1）手法复位适应证：①嵌顿时间在3~4h，局部压痛不明显，也无腹部压痛或腹肌紧张等腹膜刺激征者；②年老体弱或伴有其他较严重疾病而估计肠襻尚未绞窄坏死者。手法复位有一定危险性，且因大部分患者之后仍需手术修补，应严格掌握指征。

（2）术前术中注意事项：原则上需要紧急手术治疗，以防止疝内容物坏死并解除伴发的肠梗阻。

术前应尽量纠正脱水和电解质紊乱。术中关键在于判断疝内容物的活力，如肠管已坏死予切除该段肠管并进行一期吻合；如患者情况不允许肠切除吻合时，可将坏死或活力可疑的肠管外置 7~14 d 后，待全身情况好转，再施行肠切除吻合术。手术中注意事项：①如嵌顿的肠袢较多，应警惕逆行性嵌顿的可能；②不把活力可疑的肠管送回腹腔；③如术中疝内容物自行回纳腹内，须仔细探查肠管，以免遗漏坏死肠袢于腹腔内；④凡施行肠切除吻合术的患者高位结扎疝囊后，一般不宜做疝修补术。

7. 复发性腹股沟疝的处理原则

（1）真性复发疝：与初次手术的疝相同。

（2）遗留疝：初次疝手术遗漏未处理的伴发疝，再次手术处理。

（3）新发疝：疝的类型与初次手术的疝相同或不相同，依情况再次手术。

二、股疝

1. 概念　疝囊通过股环、经股管向卵圆窝突出的疝，称为股疝。发病率占腹外疝的 3%~5%，多见于 40 岁以上妇女，女性骨盆较宽大、联合肌腱和腔隙韧带较薄弱，以致鼓管上口宽大松弛而易发病。妊娠是腹压增高的主要原因。在腹外疝中，股疝嵌顿者最多，高达 60%。股疝极易发生嵌顿，一旦嵌顿，可迅速发展为绞窄性疝。

2. 股管解剖概要　见本章第二节。

3. 临床表现　腹股沟韧带下方卵圆窝处半球形的突起不大，伴局部胀痛感，平卧回纳内容物后，疝块有时消失不完全。

4. 鉴别诊断　股疝应与腹股沟斜疝、脂肪瘤、肿大的淋巴结、大隐静脉曲张结节样膨大及髂腰部结核性脓肿相鉴别。大隐静脉曲张结节在压迫股静脉近心端结节样膨大可增大，髂腰部结核性脓肿多位于腹股沟的外侧部、偏髂窝处，且有波动感。

5. 治疗　诊断确定后，及时手术治疗。最常用的手术是 McVay 修补法，也可采用无张力疝修补法或经腹腔镜疝修补术。

三、其他腹外疝

1. 切口疝　发生于腹壁手术切口处的疝。在各种常用的腹部切口中，最常发生切口疝的是经腹直肌切口；下腹部因腹直肌后鞘不完整，切口疝更多见。其次为正中切口和旁正中切口。主要症状是腹壁切口处逐渐膨隆，有肿块出现，站立或用力时更为明显，平卧休息则缩小或消失。

2. 脐疝　疝囊通过脐环突出的疝称脐疝。疝囊颈一般不大，但极少发生嵌顿和绞窄。

3. 白线疝　发生于腹壁正中线（白线）处的疝，绝大多数在脐上，故也称上腹疝。早期肿块小而无症状。如出现腹膜受牵拉则可出现明显的上腹痛，以及消化不良、恶心、呕吐等症状。疝块较小而无明显症状者，可不必治疗，疝囊大、症状明显者可行手术。

（余年发）

第五节　结　直　肠　癌

结直肠癌是我国常见的恶性肿瘤之一。近年来，我国结直肠癌发病率和病死率均保持上升趋势。2020 年中国癌症统计报告显示，我国结直肠癌发病率和病死率在全部恶性肿瘤中分别位居第二和第五位，其中新发病例55.5万例，死亡病例28.6万例。中国已成为全球结直肠癌每年新发病例数和死亡病例数最多的国家，结直肠癌严重影响和威胁我国居民身体健康。

一、结、直肠的解剖及生理

　　结肠包括盲肠、升结肠、横结肠、降结肠和乙状结肠，下接直肠，成人结肠全长约150 cm（120～200 cm），主要作用是吸收食物残渣的水分、葡萄糖和部分胆汁酸，储存、转运粪便。结肠有3个解剖标志，即结肠袋、结肠带和肠脂垂，对术中辨识结肠及寻找阑尾有重要的临床意义。结肠起始部为盲肠，以回盲瓣为界与回肠相连接，于3条结肠带的会合点处可见阑尾开口。

　　直肠位于盆腔，延续于乙状结肠，长12～15 cm，沿骶骨、尾骨前面下行，至尾骨平面穿过盆膈移行于肛管，为间位器官。齿状线位于肛管皮肤与直肠黏膜的交界处，距肛门缘2～3 cm，是直肠的重要标志。外科临床工作中，亦有将齿状线上5 cm以内、5～10 cm和10～15 cm，划为下段直肠、中段直肠和上段直肠。直肠可吸收少量的水和一部分药物，分泌黏液，储存、排泄粪便。

　　盲肠至降结肠的中远段由肠系膜上动脉所供应，分出回结肠动脉、右结肠和中结肠动脉；降结肠远段由肠系膜下动脉所供应，分出左结肠动脉和数支乙状结肠动脉。同名静脉伴行动脉，经肠系膜上静脉和肠系膜下静脉而汇入门静脉。齿状线以上直肠的动脉主要有3支：肠系膜下动脉的终末支——直肠上动脉，髂内动脉分出的直肠下动脉和骶正中动脉。齿状线以下的血液供应来自肛管动脉。齿状线上方数支小静脉汇集成直肠上静脉，经肠系膜下静脉回流入门静脉。齿状线下方，直肠、肛管的外侧汇集成直肠下静脉和肛管静脉，分别通过髂内静脉和阴部内静脉回流到下腔静脉。

　　结肠的淋巴结分为结肠上淋巴结、结肠旁淋巴结、中间淋巴结和中央淋巴结四组，中央淋巴结位于结肠动脉根部及肠系膜上、下动脉的周围，再引流至腹主动脉周围淋巴结。直肠肛管的淋巴引流以齿状线为界，齿状线以上有3个引流方向：向上沿直肠上动脉到肠系膜下动脉旁淋巴结，这是直肠最主要的淋巴引流途径；向两侧经直肠下动脉旁淋巴结引流到盆腔侧壁的髂内淋巴结；向下穿过肛提肌至坐骨直肠窝，沿肛管动脉、阴部内动脉旁淋巴结到达髂内淋巴结。齿状线以下有两个引流方向：向下外经会阴及大腿内侧皮下注入腹股沟淋巴结，然后到髂外淋巴结；向周围穿过坐骨直肠窝沿闭孔动脉旁引流到髂内淋巴结。上、下组淋巴网有吻合支，因此，直肠癌有时可转移到腹股沟淋巴结。

二、结、直肠的检查

　　结、直肠的检查包括体格检查、内镜检查及影像学检查，直肠指检是直肠癌的重要筛查手段。

　　（一）直肠指检

　　患者取左侧卧位或膝胸位，检查者右手戴手套并涂布液状石蜡，配合左手暴露会阴区，观察肛门处有无红肿、瘘口、痔及新生物等，必要时触诊判断质地，同时按摩肛门外口，松弛肛门括约肌，示指徐徐插入肛门并轻轻旋转，由浅入深依次检查直肠的前壁、后壁及两侧壁。在插入过程中，嘱患者做深呼吸或排便动作，检查肛管有无肿块、压痛、内痔、波动感、肿块及狭窄，触及肿块时要确定大小、形状、位置、硬度及能否推动，抽出手指后，观察指套有无血迹或黏液并记录，必要时行双合诊检查。

　　（二）内镜检查

　　1. 肛门镜检查　　用于低位直肠病变和肛门疾病的检查。肛门镜检查之前先行直肠指检，检查时可进行组织活检等简单操作。

　　2. 结肠镜检查　　是诊断结直肠疾病最直接和最有效的方法，并可进行结肠镜下息肉切除、下消化道出血的止血、支架置入等操作与治疗。需注意的是多数结肠镜检查与治疗前通常需要清洁肠道。

（三）影像学检查

1. X 线检查　气钡双重对比造影检查，可用于结直肠微小病变方面的检查、慢性阑尾炎的诊断及结肠冗长的诊断；排粪造影可用于便秘、肠易激综合征等疾病的诊断。

2. CT　是诊断结、直肠疾病的最重要方法，增强 CT 对结直肠癌的分期、淋巴结转移及转移瘤的诊断有重要意义，可用于淋巴瘤、胃肠间质瘤、转移瘤及炎性假瘤等的鉴别。

3. MRI　可清晰显示肛门括约肌及盆腔器官的结构，在肛瘘的诊断和分型、直肠癌术前 T 分期和 N 分期以及术后复发的鉴别诊断方面很有价值。

三、结直肠癌

结肠癌（colon cancer）、直肠癌（rectal cancer）是常见的消化道恶性肿瘤。约 70% 的结直肠癌由腺瘤性息肉演变而来，致病病因暂不明确，是多种诱因、多种基因异常等导致的疾病，常见的危险因素包括腺瘤性息肉、炎性肠病、高脂高蛋白质饮食、缺乏膳食纤维、高龄、肥胖、吸烟及肿瘤家庭史等。按生长部位大致分为右半结肠癌、横结肠癌、左半结肠癌、乙状结肠癌、高位直肠癌、低位直肠癌等，亦可按肿瘤大体形态分 3 种类型。①隆起型：肿瘤向肠腔内生长，好发于右半结肠，特别是盲肠。②浸润型：沿肠壁浸润，容易引起肠腔狭窄和肠梗阻，多发生于左半结肠。③溃疡型：向肠壁深层生长并向周围浸润，是结直肠癌的常见类型。

（一）分期

常用 TNM 分期评估结直肠癌，了解肿瘤发展过程，指导拟定有效的治疗方案及评估预后。

TNM 分期法：

T 代表原发肿瘤：无原发肿瘤证据为 T0；原位癌为 Tis；肿瘤侵及黏膜下层为 T1；侵及黏膜肌层为 T2；穿透肌层至浆膜下或侵犯无腹膜覆盖的结直肠旁组织为 T3；穿透脏腹膜或侵及其他器官或组织为 T4，无法做出评估为 Tx。

N 为区域淋巴结：无区域淋巴结转移为 N0；1～3 个区域淋巴结转移为 N1（其中 1 个区域淋巴结转移为 N1a，2～3 个区域淋巴结转移为 N1b）；浆膜下、肠系膜、无腹膜覆盖结肠/直肠周围组织内有癌结节，无区域淋巴结转移为 N1c）；4 个及 4 个以上区域淋巴结转移为 N2，无法做出评估为 Nx。

M 为远处转移：无远处转移为 M0；凡有远处转移为 M1，无法作出评估为 Mx。

TNM 分期与预后组别具体见表 4-2-4。

表 4-2-4　结直肠癌分期与预后

分期	T	N	M
0	Tis	N0	M0
I	T1	N0	M0
	T2	N0	M0
ⅡA	T3	N0	M0
ⅡB	T4a	N0	M0
ⅡC	T4b	N0	M0
ⅢA	T1～T2	N1/N1c	M0
	T1	N2a	M0
ⅢB	T3～T4a	N1/N1c	M0

续表

分期	T	N	M
	T2~3	N2a	M0
	T1~2	N2b	M0
ⅢC	T4a	N2a	M0
	T3~T4a	N2b	M0
	T4b	N1~2	M0
ⅣA	任何T	任何N	M1a
ⅣB	任何T	任何N	M1b
ⅣC	任何T	任何N	M1c

注：cTNM. 临床分期，pTNM. 病理分期；前缀 y 用于接受新辅助（术前）治疗后的肿瘤分期（如 ypTNM），病理学完全缓解的患者分期则为 ypT0N0cM0。前缀 r 用于经治疗获得一段无瘤间期后复发的患者（rTNM）。

（二）转移

结直肠癌主要经淋巴转移，首先到结肠上和结肠旁淋巴结，再到肠系膜血管周围和肠系膜血管根部淋巴结。血行转移多见于肝、肺、骨等。结直肠癌也可直接浸润到邻近器官，如膀胱、子宫、输尿管等。脱落的癌细胞也可出现腹膜种植转移。

（三）临床表现

结直肠癌早期常无特殊症状，发展后主要有下列症状。

1. 排便习惯改变　常为最早出现的症状，多表现为排便次数增加、腹泻、便秘，黏液血便等。

2. 腹痛　常为定位不确切的持续性隐痛，或仅为腹部不适或腹胀感，如出现梗阻时则腹痛加重或为阵发性绞痛。

3. 腹部肿块　如瘤体过大或肠中积粪可扪及腹部包块，可伴有或不伴有腹痛，如癌肿穿透并发感染，常有明显压痛。

4. 肠梗阻　可因肿瘤生长出现不全性肠梗阻，如肿瘤过大发生完全性肠梗阻时，可伴有腹胀、呕吐等并发症，严重可致下消化道穿孔、感染性休克等。

5. 其他　可伴有贫血、消瘦、乏力、低热、肝大、黄疸、腹水、腹股沟区淋巴结肿大及恶病质等。

（四）诊断及鉴别诊断

结直肠癌早期症状多不明显，易被忽视。粪便隐血及结肠镜检是主要的筛查手段，40岁以上有癌症病史或肠道腺瘤或息肉病史者、一级亲属有结直肠癌病史者、大便隐血试验阳性者均应列为高危人群，常有黏液血便、慢性腹泻、便秘、慢性阑尾炎病史等也需重点关注，定期行纤维结肠镜检查及组织病理检查，如病理检查确诊尚需行增强 CT 检查及癌胚抗原（CEA）和糖类抗原 19-9（CA19-9）等实验室检查以了解疾病分期。

结直肠癌的鉴别诊断主要包括结肠息肉、溃疡性结肠炎、克罗恩病、肠结核、慢性细菌性痢疾、血吸虫病、阿米巴肠病、出血性痔等，可通过结肠镜病理组织活检鉴别。

（五）治疗

原则上是以手术切除为主的综合治疗。要求整块切除肿瘤及其远、近两端各 10 cm 以上的肠管，包括系膜和区域淋巴结。

1. 结肠癌　依据肿瘤生长部位不同采取对应手术方式。

（1）右半结肠切除术：适用于盲肠、升结肠、结肠右曲的癌肿。对于盲肠和升结肠癌，切除范围包括右半横结肠、升结肠、盲肠，以及长 15 ~ 20 cm 的末端回肠，回肠近断端与横结肠吻合。

（2）横结肠切除术：适用于横结肠中部癌。切除包括肿瘤两端各 10 cm 肠管、对应淋巴结及胃结肠韧带的淋巴结，常需切除包括结肠右曲和左曲的整个横结肠。

（3）左半结肠切除术：适用于结肠左曲癌和降结肠癌。切除范围包括横结肠左半、降结肠，并根据肿瘤位置的高低切除部分或全部乙状结肠。

（4）乙状结肠切除术：适用于乙状结直肠癌。根据乙状结肠的长短和癌肿所在的部位切除整个乙状结肠和全部降结肠，或切除整个乙状结肠、部分降结肠和部分直肠，行结肠直肠吻合。

2. 直肠癌　向远端肠壁浸润的范围较结肠癌小，只有 2% 的直肠癌向远端浸润超过 2 cm，采取的手术方式如下。

（1）局部切除术：入路有经肛和经骶后两种，整块切除肿物至全层直肠壁，并保证至少 3 mm 切缘。适用于早期瘤体小、T1N0、分化程度高的直肠癌，但复发风险高于根治术。

（2）根治性直肠切除术：整块切除癌肿和足够的切缘、区域淋巴结和伴行血管及完整的直肠系膜。根据肿瘤距齿状线的距离有如下手术方式。

1）经腹会阴联合切除术（Miles 手术）：是 Miles 于 1908 年提出的直肠癌根治术，同时经腹部、会阴两个入路进行整块肿瘤切除和淋巴结清扫。切除全部直肠、肠系膜下动脉及其区域淋巴结、全直肠系膜、肛提肌、坐骨直肠窝内脂肪、肛管及肛门周围 3 ~ 5 cm 的皮肤、皮下组织及全部肛门括约肌，于左下腹行永久性乙状结肠单腔造口。适用于肛管外括约肌或肛提肌受累，以及术前肛门失禁的患者。

2）低位前切除术（Dixon 手术）：是 Dixon 于 1948 年提出的直肠癌保肛手术，切除肿瘤后一期吻合，恢复消化道完整性，要求肿瘤远端切缘至少 2 cm；低位直肠癌至少 1 cm，是目前应用最多的直肠癌根治术。

3）经腹直肠癌切除、近端造口、远端封闭手术（Hartmann 手术）：是 Hartmann 于 1921 年提出的直肠癌术式，手术切除肿瘤后关闭远端残腔，近端行腹壁造口（图 4-2-2）。适用于一般情况很差，不能耐受 Miles 手术或急性梗阻不宜行 Dixon 手术的患者。如患者肿瘤固定，冰冻骨盆，亦可行姑息性 Hartmann 手术。

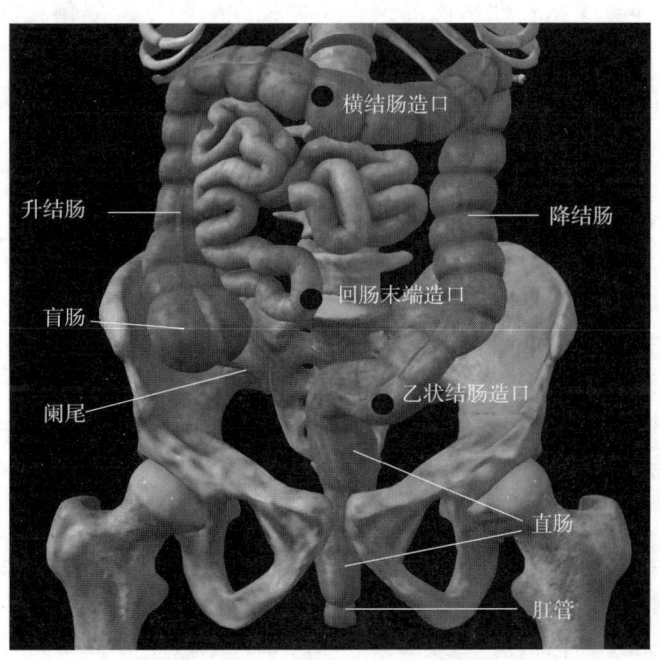

图 4-2-2　结直肠及常用造口部位

药物治疗：常用化学药物、靶向药物及免疫抑制药治疗，根据患者病情可采用新辅助治疗以达到术前肿瘤降期的目的，利于手术的施行，减少术中术后并发症。也可使用传统医学的中医中药行辅助治疗。

放射治疗：主要通过使用高能射线的电离辐射来杀死癌细胞，从而达到治疗肿瘤的目的。可分为术前放疗和术后放疗，主要目的是巩固手术治疗效果，降低局部复发风险。此外，也可用于结直肠癌转移病灶的治疗。

（邓　伟）

第六节　痔

痔（hemorrhoid）是最常见的肛管直肠疾病，是指直肠下段黏膜下和肛管皮下静脉丛淤血、扩大、曲张而形成的静脉团。任何年龄均可发生，但随年龄增长而发病增多、病变加重。

内痔（internal hemorrhoid）是肛垫的支持结构、静脉丛及动静脉吻合支发生病理性改变或移位。

外痔（external hemorrhoid）是齿状线远侧皮下静脉丛的病理性扩张或血栓形成。

内痔通过丰富的静脉丛吻合支和相应部位的外痔相互融合为混合痔（mixed hemorrhoid）。

一、病因

痔的形成可能与多因素有关，尚未完全清楚。目前公认的主要有以下因素。

1. **解剖因素**　齿状线上直肠上静脉丛属门静脉系统，无静脉瓣；直肠上、下静脉丛相互汇合，且静脉丛管壁薄、位置浅；末端直肠黏膜下组织松弛，上述因素都容易使静脉丛血液淤积和扩张。

2. **肛垫增生和下移**　肛垫是肛管上部黏膜下层的纤维肌性组织，位于肛管的右前、右后及左侧，即截石位的3、7、11时处，三个区域凸向肛管内，起到闭锁肛管、控制排便的作用。由于局部组织慢性损伤或感染变性，腹压增高等，肌纤维和结缔组织弹性下降使肛垫滑脱，向内下移位形成痔。

3. **诱发因素**　任何导致腹压长期增高的因素（如长期的坐立、便秘、妊娠、腹水、前列腺肥大等）或门静脉高压，也可使静脉丛内压力升高，回流受阻，使静脉淤血扩张成痔。另外，年老体弱或慢性疾病引起营养不良使局部组织萎缩；长期饮酒及食大量辛辣刺激性食物可使局部充血加重而发生痔。

二、分类及病理

按解剖部位痔可分为3类。

1. **内痔**　是直肠上静脉丛曲张形成的静脉团，位于齿状线以上，表面覆盖直肠黏膜，好发部位为截石位3、7、11时处。

内痔分为4度：①Ⅰ度，无明显自觉症状，排便时带血，无痔脱出；②Ⅱ度，常有便血，排便时痔块脱出肛门外，便后可自行回纳；③Ⅲ度，痔块脱出肛门后不能自行回纳，需用手还纳；④Ⅳ度，痔块长期脱出，不能回纳或还纳后又脱出。

2. **外痔**　位于齿状线以下，是由肛管皮肤覆盖曲张的浅表静脉团块。分为血栓性、静脉曲张性、结缔组织性、炎性，其中血栓性外痔会出现明显的疼痛。

3. **混合痔**　内痔通过丰富的静脉丛吻合支和相应部位的外痔相互融合或者内痔在黏膜下滑脱成为混合痔。位于齿状线上下，表面覆盖直肠黏膜和肛管皮肤，具有内、外痔共同特点。内痔发展到Ⅲ

度以上多形成混合痔。

当痔块脱出肛门外被痉挛的括约肌嵌顿而形成嵌顿性痔或绞窄性痔。

三、临床表现

主要为出血和痔核脱出。

1. **便血**　是内痔或混合痔的早期症状，常在便时或便后出现间歇性无痛性鲜血便，量不多，可自行停止。偶有较大量出血，甚至喷射状。长期便血，可致贫血。

2. **痔核脱出**　见于Ⅱ、Ⅲ、Ⅳ度内痔或混合痔。若脱出的痔核未能及时复位，引起炎性水肿，刺激肛门括约肌痉挛，形成内痔嵌顿和血栓形成或绞窄。

3. **疼痛**　单纯内痔无疼痛，当内痔黏膜继发感染或发生嵌顿绞窄时出现疼痛。

4. **瘙痒**　Ⅱ度以上内痔，由于内痔脱出，肛门括约肌松弛，直肠分泌的黏液流出而刺激肛周皮肤，引起瘙痒，有的发生皮肤湿疹。

四、诊断

根据病史、临床表现和痔的检查，诊断并不困难，但应与直肠癌、直肠息肉、溃疡性结肠炎等相鉴别。

痔的检查应按视诊、直肠指检和肛门镜检查等顺序进行。如血栓性外痔位于齿状线以下肛管，呈暗紫色长圆形肿块，质硬，触痛明显。内痔或混合痔脱出时痔块常呈暗紫色，有时可见出血点，柔软。Ⅰ度痔核肛门视诊不能看到，Ⅱ、Ⅲ、Ⅳ度痔核可见，不能脱出的痔核则需肛镜才能看到，可见齿状线上黏膜呈结节状隆起，截石位3、7、11时处最明显，为红色或暗红色，易出血，柔软，无触痛。

五、治疗

治疗应遵循3个原则：①无症状的痔无须治疗；②有症状的痔重在减轻或消除症状，而非根治；③以保守治疗为主。

1. **一般治疗**　早期痔宜多饮水，调理饮食，多吃蔬菜；便秘者服用轻泻药以软化大便，便后热水坐浴。局部可用抗炎止痛类油膏或栓剂，兼润滑和抗炎作用。内痔脱出应立即手法复位；发生嵌顿应立即先行高锰酸钾温水坐浴，当括约肌松弛后将其回纳；若水肿明显或有部分坏死，可用50%硫酸镁溶液或抗生素液持续湿热敷，待水肿、炎症消退后复位。

2. **内痔栓塞疗法**　适用于Ⅰ、Ⅱ度内痔并出血。

（1）注射疗法：将药液注入黏膜下痔静脉丛周围组织内，使其周围产生无菌性炎症反应，致局部血管闭塞，痔块纤维性硬化萎缩。常用的硬化剂有5%苯酚植物油、5%鱼肝油酸钠、5%盐酸奎宁尿素水溶液、4%明矾水溶液等，忌用腐蚀性药物。每次注射1~2个痔核，每个痔核注射1~2 ml，可在1周后重复。

（2）物理性疗法：①冷冻疗法，是用液态氮（-196℃）通过探头与痔块接触2~3 min，使冻结的痔核坏死脱落；②激光光凝治疗，痔块经激光点射后，整个痔核立即变苍白、萎缩，上覆痂皮，7~10 d脱落，黏膜愈合。

3. **胶圈套扎法**　适用于Ⅰ、Ⅱ、Ⅲ度内痔。借助器械将小乳胶圈套入痔核根部，利用胶圈的紧缩力，阻断痔核的血液供应，使之缺血坏死脱落。

将乳胶圈套在一把止血钳的根部，用此钳夹住痔核基底部，用另一把止血钳夹住乳胶圈的一侧，将乳胶圈拉长绕过痔核上端套扎在痔核基底部即可。Ⅰ度痔核可以一次套扎，Ⅱ、Ⅲ度痔核应分2~3次套扎，间隔3周。

4. 手术治疗　适用于经非手术治疗无效，痔核脱出较重的病例。

手术的目的是摘除痔块和曲张的静脉、切除感染的肛窦。

术后均须注意坐浴，保持大便通畅，预防感染等。

（1）痔单纯切除术：适用于Ⅱ、Ⅲ度内痔和混合痔。可在骶管麻醉或局部麻醉下进行。显露痔块后作与肛缘垂直的梭形切口，切开皮肤及黏膜将痔核分离，直至显露肛管括约肌。肠线缝合黏膜，肛管皮肤切口不缝合，创面用凡士林纱布填塞。嵌顿痔也可用同样方法急诊切除。

（2）吻合器痔上黏膜环切术：齿状线（orrhoids）以上的直肠黏膜2~4 cm，使下移的肛垫上移固定。该方法具有疼痛轻、恢复快、手术时间短的优点。

（3）血栓性外痔剥离术：用于治疗血栓性外痔。在局部麻醉下将痔表面的皮肤梭形切开，摘除血栓，伤口内填入油纱布，不缝合创面。

（余年发）

📡 **数字资源详见　新形态教材网**

　📺教学课件　　🏆拓展阅读　　📝自测题及参考答案

第三章

周围血管和淋巴管疾病

血管系统是人体内最复杂的系统之一，它负责将富含氧气和营养物质的血液输送到全身各个部位，同时回收代谢废物。然而，由于生活方式的变化、年龄的增长、遗传因素等多种原因，血管系统也面临着各种挑战，如动脉硬化、血栓形成、静脉曲张等。这些疾病不仅影响患者的生活质量，严重时甚至危及生命。

血管外科的发展，得益于医学影像学、介入技术、生物材料科学等多领域的交叉融合。现代血管外科治疗不再局限于传统的开放手术，而是更多地采用微创手术和介入治疗手段。这些新技术不仅减少了手术创伤和并发症，还提高了治疗效果，使更多患者能够从中获益。

血管外科作为现代医学的重要组成部分，承担着保障人类血管系统健康的重要使命。随着医疗技术的不断进步和跨学科合作的深入发展，我们有理由相信，血管外科将为更多的患者带来福音，为人类的健康事业做出更大的贡献。

第一节　原发性下肢静脉曲张

原发性下肢静脉曲张（primary varicose vein of lower extremities）是一种常见疾病，并且经常给患者的生活质量带来明显的影响。可引起广泛的临床症状，从无症状但有美容问题的静脉扩张（或蜘蛛静脉）、网状静脉到严重的症状，包括水肿、色素沉着或湿疹、脂质硬化、白色萎缩和静脉溃疡。

原发性下肢静脉曲张是一种相对常见的医学问题，但由于对该问题的严重程度和影响的认识不足，以及对原发性和继发性静脉疾病的各种表现的认识不完全，经常被非血管外科专业医师所忽视。尽管原发性下肢静脉曲张的估计患病率因人群研究而异，但在高达 50% 的个体中可观察到下肢静脉流动异常。

一、病因及发病机制

1. **病因**　高龄、家族史、长时间站立、肥胖、吸烟、久坐生活方式、下肢创伤、既往静脉血栓形成、存在动静脉分流、高雌激素状态和妊娠都被认为是原发性下肢静脉曲张的危险因素。一项多种族横断面研究，亚洲人群中静脉曲张的患病率明显低于非西班牙裔白人。

2. **发病机制**　原发性下肢静脉曲张临床表现的主要病理生理原因是动态静脉高压，这是由静脉瓣膜反流、静脉血流阻塞或两者兼有引起的。无骨骼肌收缩的静止位足静脉压高达 80 ~ 90 mmHg。在静

脉瓣功能正常的受试者中，该压力在行走过程中降至 30 mmHg 以
下。然而，在原发性下肢静脉曲张的患者中，下肢运动时静脉压的
下降能力减弱。如果穿静脉的瓣膜功能不全，小腿肌肉收缩在深静
脉中产生的高压会传递到浅表系统和皮肤微循环。这被称为动态静
脉高压。深静脉血栓形成（deep venous thrombosis，DVT）后的血栓
后综合征（post-thrombotic syndrome）也会由于静脉流动的残留阻塞
和瓣膜损伤引起的瓣膜反流而导致静脉高压。

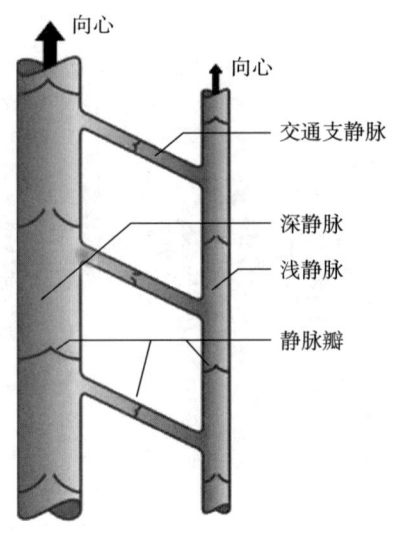

图 4-3-1　穿静脉

二、解剖结构

　　国际跨学科委员会于 2001 年和 2005 年建立了解剖学术语命名
法的共识。静脉系统可分为 3 个主要组成部分：浅静脉系统、深静
脉系统和穿静脉。

　　穿静脉是连接浅静脉系统和深静脉系统的通道。这些静脉
斜穿深筋膜，在平衡小腿肌肉收缩时的血流中起关键作用，因
为瓣膜防止从深静脉系统回流到浅静脉系统。穿静脉数量众多，在排列、连接和大小上变化很大
（图 4-3-1）。临床上有 4 个重要的穿静脉组：大腿上部（Hunterian）、大腿下部（Dodd）、膝水平
（Boyd）和小腿区域（Cockett）。虽然穿静脉瓣膜功能不全总是与下肢静脉曲张相关，但导致穿静脉功
能不全的原因尚不清楚，不支持对静脉曲张患者的穿静脉进行常规治疗。

　　静脉系统中的瓣膜对于维持血液在正确的方向上流动至关重要。正常的静脉瓣通常是双尖和单向
的。这些瓣膜可以在通常轻微扩张的静脉中找到。它们维持血液从外周流向中央并最终流入右心。这
些瓣膜功能障碍引起静脉回流或逆行血流，这在下肢静脉曲张患者中可见。静脉瓣的数量从近端到远
端增加，以防止远端静脉内压力因重力作用而增加。穿静脉也有瓣膜，以防止从深静脉系统回流到浅
静脉系统。小腿肌肉泵对静脉功能也很重要。小腿肌肉泵称为外周心脏。通过小腿肌肉的收缩，静脉
被挤压，血液被向上泵送，与单向阀保持一致。在行走过程中，小腿肌肉泵排空静脉系统，静脉内压
力降低。肌肉泵的松弛使血液重新进入深静脉系统。浅静脉系统、深静脉系统、穿静脉的瓣膜功能障
碍，通过允许血液逆行流动而引起下肢静脉曲张，这被称为"静脉回流"。表浅静脉反流占原发性下
肢静脉曲张患者的 90%。

三、临床表现

　　原发性下肢静脉曲张的临床特征包括不适、肿胀、静脉曲张、皮肤改变或溃疡。通常被描述为长
时间站立后的钝痛、悸动或沉重或压迫感，可通过任何降低静脉压的措施缓解，如抬高腿部、压缩袜
或行走。然而，有 20% 的原发性下肢静脉曲张的患者没有腿部不适的其他临床特征，而在约 10% 的
患者中，腿部不适是唯一的临床特征。在原发性下肢静脉曲张患者中，由于静脉扩张，可出现压痛。
深静脉阻塞患者可出现静脉跛行。

　　下肢水肿是原发性下肢静脉曲张的常见特征。通常呈凹陷状，并随时间和体位变化明显。它始于
踝周区域，并向上延伸至腿部。充血性心力衰竭、肾病综合征或严重肝病继发的低白蛋白血症、甲状
腺功能减退症引起的黏液性水肿以及二氢吡啶钙通道阻滞剂和噻唑烷二酮类药物等均可引起双下肢水
肿。也应考虑由脂肪沉积所致的脂肪水肿引起的非凹陷性腿部水肿。脂肪水肿不累及足部。临床上有
时难以与淋巴水肿（静脉水肿）相鉴别。Stemmer 征是淋巴水肿的临床特征之一。此外，多达 1/3 的
原发性下肢静脉曲张病例会导致继发性淋巴水肿，但如果得到纠正，这种继发性淋巴水肿（静脉淋巴

水肿）可能会消退。

如果发生浅表的血栓性静脉炎，可引起疼痛，并可引起出血。皮肤改变包括皮肤色素沉着、淤积性皮炎和溃疡。色素沉着是由含铁血黄素沉积引起的。非静脉性疾病（如黑棘皮病或含铁血黄素沉着症）的色素沉着更为弥漫性或累及身体其他部位。淤积性皮炎需与银屑病、结节性多动脉炎、变应性皮炎等相鉴别。脂性皮肤硬化症是一种皮下脂肪炎症。静脉性溃疡可与缺血性溃疡相鉴别；缺血性溃疡比静脉性溃疡更深，常有坏疽边缘或坏疽基底。

四、临床分级

CEAP（临床、病因学、解剖学、病理生理学）系统纳入了一系列慢性静脉疾病的症状和体征，以确定其严重程度（表4-3-1）。识别受累静脉为浅静脉、深静脉或穿静脉；其病理生理学特征为反流、梗阻、两者皆有或两者皆无。

五、诊断

完整的病史和体格检查对于建立正确的原发性下肢静脉曲张诊断很重要。体格检查应在直立状态下进行，以使静脉得到最大的扩张。非侵入性和侵入性辅助检查帮助诊断。

表4-3-1　慢性静脉疾病的CEAP分类

临床分期	临床表现
C0	没有明显的静脉疾病迹象
C1	毛细血管扩张或网状静脉
C2	静脉曲张
C3	水肿
C4	皮肤和皮下组织的变化 a.色素沉着或湿疹 b.脂性皮肤硬化症或白色萎缩
C5	愈合溃疡
C6	活动期溃疡

六、治疗

有原发性下肢静脉曲张的体征和（或）症状的患者应以保守治疗作为初始治疗。使用弹力袜是保守治疗的主要方法。然而，作为保守治疗，也应鼓励患者调整风险，如减轻肥胖患者的体重、定期步行锻炼和戒烟。

弹力袜的目的是向腿部提供分级的外部压力，并对抗静脉高压的静水压。具有梯度压缩的压缩弹力袜优于非分级的压缩弹力袜。在预防患者术后下肢深静脉血栓形成方面，膝长逐级加压弹力袜和大腿长逐级加压弹力袜无差异。大多数患者对长袜的耐受性较好，尤其是老年患者。对于静脉曲张伴或不伴水肿（C2~C3）的患者，建议使用压力在20~30 mmHg的长袜。对于晚期静脉性皮肤改变或溃疡（C4~C6）的患者，建议使用压力在30~40 mmHg的长袜。对于复发性溃疡患者，建议使用压力在40~50 mmHg的长袜。目前的临床实践指南建议对不适合大隐静脉消融术的有症状的静脉曲张患者采用中度压力（20~30 mmHg）进行加压治疗。此外，压力疗法被推荐作为治疗静脉性溃疡的主要方法，并作为预防溃疡复发的浅静脉消融的辅助治疗。尽管弹力袜具有临床疗效，但其应用仍有许多局限性，包括应用困难（虚弱或关节炎）、身体限制（肥胖、接触性皮炎、皮肤触痛、脆弱）及合并的动脉疾病。根据许多文章，约50%的患者由于各种各样的原因，例如紧致和保暖，而不能继续压迫治疗。

药物治疗可考虑使用静脉活性药物治疗有症状的静脉曲张、踝关节肿胀和静脉性溃疡。人们尝试了许多化合物，取得了不同程度的成功，但最有希望的药物是皂苷［例如马栗籽提取物（七叶皂苷）］、γ-苯并芘（黄酮类化合物，如芦丁苷、地奥薯蓣素和橙皮苷）、微粒化纯化黄酮类成分（MPFF）和其他植物提取物（如法国海松皮提取物）。使用这些静脉活性药物的原理是改善静脉张力和毛细血管通透性，但这些药物的确切作用机制尚不清楚。己酮可可碱是一种在微循环水平靶向炎症细胞因子释放、白细胞活化和血小板聚集的药物。在一项包含 5 项试验的荟萃分析中，与压迫联合安慰剂相比，己酮可可碱联合压迫与提高静脉溃疡愈合率相关。高剂量的己酮可可碱比低剂量更有效，但高剂量的己酮可可碱有更显著的胃肠道不适。现行临床实践指南建议使用类黄酮、MPFF 和马栗子籽提取物等静脉活性药物来缓解下肢静脉曲张引起的疼痛和肿胀，并建议使用己酮可可碱（每日 3 次，每次 400 mg 口服）或 MPFF 联合压迫来加速静脉溃疡的愈合。

外科治疗，一个多世纪以来，采用大隐静脉（GSV）高位结扎和剥除联合大段曲张静脉切除术的开放手术治疗原发性下肢静脉曲张一直是标准治疗。这种治疗按以下顺序进行：在腹股沟和小腿上部做切口；将 GSV 在开口下方结扎（高位结扎），并将一根导线插入 GSV 并向远端推进；将 GSV 的近端固定在钢丝上，然后通过小腿切口取出（剥离）。由于膝关节以下的 GSV 和小隐静脉（SSV）的神经损伤风险高，通常不进行剥离。结扎和剥脱术的并发症包括 DVT、出血、血肿、感染和神经损伤。在过去 10 年中，静脉内消融术在很大程度上取代了这一经典的结扎和剥脱术。该手术的适应证仅限于以下患者：大隐静脉扩张且弯曲，位于皮肤下，或 SFJ 处有动脉瘤样扩张的患者，既往有 GSV 或 SSV 血栓性静脉炎，可能无法经皮置入激光光纤或射频导管的患者，以及必须使用开放技术清除静脉的患者。

（肖骏琦）

第二节　下肢深静脉血栓形成

下肢深静脉血栓形成（deep venous thrombosis，DVT）是血液在深静脉内不正常凝结引起的静脉回流障碍性疾病，常发生于下肢。血栓脱落可引起肺动脉栓塞（pulmonary embolism，PE），DVT 与 PE 统称为静脉血栓栓塞症（venous thromboembolism，VTE），是同种疾病在不同阶段的表现形式。DVT 的主要不良后果是 PE 和血栓后综合征（post-thrombotic syndrome，PTS），它可以显著影响患者的生活质量，甚至导致死亡。

目前有文献报道，有症状性的下肢 DVT 的发病率为（50～100）/10 万，而且随着肺栓塞发病率的增加，使得 VTE 的整体发病率高于 25%；同时远期并发血栓后综合征发病率也在逐年上升，其可能在 VTE 发生 3 个月后即开始出现。

一、病因及发病机制

（一）病因

19 世纪中期（1946—1956 年），Virchow 提出静脉血栓形成的三大因素，即静脉血流滞缓、静脉壁损伤和血液高凝状态。近年来，通过大量临床与实验观察，不仅使各因素有了具体内容，而且可用检测方法予以证实。

1. 静脉血流滞缓　引起血液淤滞的原因很多，如长时间的制动、因病卧床、久坐、静脉曲张等。手术患者手术中脊髓麻醉或全身麻醉导致周围静脉扩张，静脉流速减慢；手术中由于麻醉作用致使下肢肌肉完全麻痹，失去收缩功能；术后又因切口疼痛和其他原因卧床休息，下肢肌肉处于松弛状态，致使血流滞缓，诱发下肢深静脉血栓形成。

2. 静脉壁损伤

（1）化学性损伤：静脉内注射各种刺激性溶液和高渗溶液，如各种抗生素、有机碘溶液、高渗葡萄糖溶液等均能在不同程度上刺激静脉内膜，导致静脉炎和静脉血栓形成。

（2）机械性损伤：静脉局部挫伤、撕裂伤或骨折碎片创伤均可引起静脉血栓形成。股骨颈骨折损伤股总静脉，骨盆骨折常能损伤髂总静脉或其分支，均可并发髂股静脉血栓形成。

（3）感染性损伤：化脓性血栓性静脉炎由静脉周围感染灶引起，较为少见，如感染性子宫内膜炎，可引起子宫静脉的脓毒性血栓性静脉炎。

3. 血液高凝状态　这是引起静脉血栓形成的基本因素之一。先天性高凝状态原因有血栓抑制剂缺乏、血纤维蛋白原异常、纤维蛋白溶解异常等，后天性高凝状态原因有创伤、休克、手术、肿瘤、长期使用雌激素、妊娠等。各种大型手术后血小板黏聚能力增强；术后血清前纤维蛋白溶酶活化剂和纤维蛋白溶酶两者的抑制剂水平均有升高，从而使纤维蛋白溶解减少。脾切除术后由于血小板骤然增加，可增加血液凝固性，烧伤或严重脱水使血液浓缩，也可增加血液凝固性。晚期恶性肿瘤如肺癌、胰腺癌，其他如卵巢、前列腺、胃或结肠癌，当癌细胞破坏组织的同时，常释放许多物质，如黏蛋白凝血活素等，某些酶的活性增高，降低抗凝血酶Ⅲ的水平，从而增加血液的凝固度。大剂量应用止血药，也可使血液呈高凝状态。

综合上述，静脉血流滞缓和血液高凝状态是静脉血栓形成的两个主要原因。单一因素尚不能独立致病，常常是 2 个或 3 个因素的综合作用造成深静脉血栓形成。

（二）发病机制

静脉血栓一旦形成，即处于不断的演变过程中。一方面由于静脉血栓使静脉管腔狭窄或闭塞，静脉血栓表面不断形成新的血栓，分别向近心端和远心端衍生，近心端血栓在早期与静脉管壁之间无粘连，血栓飘浮于管腔中，容易脱落，造成肺栓塞，后期成纤维细胞、芽状毛细血管侵入血栓，血栓机化后与管壁形成紧密粘连。另一方面静脉血栓形成的早期，受累静脉表面的内皮细胞分泌溶栓物质，溶解血栓。同时白细胞，尤其是单核细胞侵入血栓，激活尿激酶型纤溶酶原活化剂（u-PA）和组织型纤溶酶原活化剂（t-PA），增强溶栓活性，使静脉血栓内形成许多裂隙。溶栓作用及血栓内纤维收缩、碎裂，使得裂隙不断扩大，新生的内皮细胞逐渐移行生长于裂隙表面，最终可使大多数被堵塞的静脉再通。这种再通静脉的瓣膜常被破坏，有一部分管腔内残留纤维粘连。静脉再通过程长短不一，一般需要 6 个月到 10 年。下肢髂股静脉血栓形成以左侧多见，为右侧的 2~3 倍，可能与左髂静脉行径较长，右髂动脉跨越其上，使左髂静脉受到不同程度的压迫有关。

下肢静脉血栓形成，尤其是主干静脉血栓形成后，患侧肢体血液回流受阻。在急性期，血液无法通过主干静脉回流，使静脉内压力迅速增高，血液中的水分通过毛细血管渗入组织中，造成组织肿胀。同时，静脉压增高，迫使侧支静脉扩张、开放，淤积的血液通过侧支静脉回流，使肿胀逐渐消退。

二、解剖结构

在小腿部，深静脉由胫前、胫后和腓静脉组成。胫后静脉与腓静脉汇合成一短段的胫腓干，后者与胫前静脉组成腘静脉，经腘窝进入内收肌管裂孔上行为股浅静脉，至小粗隆平面，与股深静脉汇合为股总静脉，于腹股沟韧带下缘移行为髂外静脉。

三、临床表现

最常见的主要临床表现是一侧肢体的突然肿胀。患下肢深静脉血栓形成的患者，局部感觉疼痛，行走时加剧。轻者局部仅感沉重，站立时症状加重。体征有以下几个特征：①患肢肿胀，其发展程度，须依据每天用卷带尺精确地测量，并与健侧下肢对照粗细才可靠，单纯依靠肉眼观察是不可靠的。这一体征对确诊深静脉血栓形成具有较高的价值，小腿肿胀严重时，常致组织张力增高。②压痛，静脉血栓形成部位常有压痛。因此，下肢应检查小腿肌肉、腘窝、内收肌管及腹股沟下方股静脉。③ Homans 征，将足向背侧急剧弯曲时，可引起小腿肌肉深部疼痛。小腿深静脉血栓形成时，Homans 征常为阳性，这是由于腓肠肌及比目鱼肌被动伸长时，刺激小腿血全静脉而引起。④浅静脉曲张，深静脉阻塞可引起浅静脉压升高，发病 1~2 周后可见浅静脉曲张。

四、诊断

1. 多见于产后、盆腔术后、外伤、晚期恶性肿瘤、昏迷或长期卧床的患者。

2. 起病较急，患肢肿胀发硬、疼痛，活动后加重，常伴有发热、脉速。

3. 血栓形成部位压痛，沿血管可扪及索状物，血栓远侧肢体或全肢体肿胀，皮肤呈青紫色，皮温降低，足背、胫后动脉搏动减弱或消失，或出现静脉性坏疽。血栓伸延至下腔静脉时，则两下肢、臀部、下腹和外生殖器均明显水肿。血栓发生在小腿肌肉静脉丛时，Homans 征和 Neuhof 征阳性。

4. 后期血栓吸收机化，常遗留静脉功能不全，出现浅静脉曲张、色素沉着、溃疡、肿胀等，称为深静脉血栓形成后综合征。

5. 血栓脱落可致肺栓塞。

6. 放射性纤维蛋白原试验、多普勒超声及静脉血流图检查，有助于诊断。静脉造影可确定诊断（图 4-3-2）。

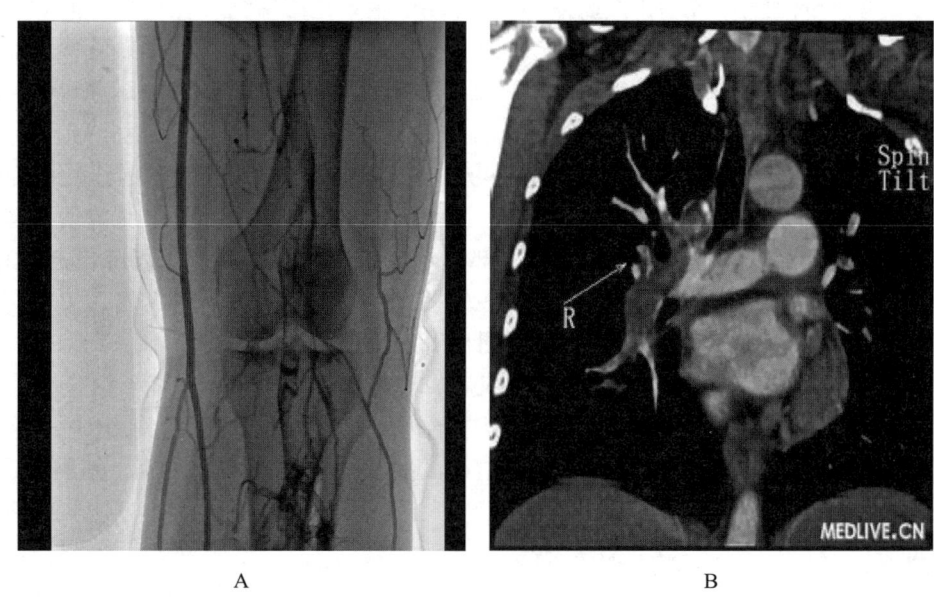

A   B

图 4-3-2　静脉造影

A. 下肢静脉顺行造影；B. 肺动脉栓塞。

五、治疗

1. **卧床休息和抬高患肢**　腿部抬高和初期卧床休息可缓解伴有急性腿部肿胀的深静脉血栓形成患者的疼痛。深静脉血栓形成患者穿用弹力袜可改善疼痛和肿胀，长期穿用可能会抑制血栓增长并减少血栓后综合征，但急性期禁止使用。

2. **抗凝疗法**　现代最主要的治疗方法之一。正确使用抗凝血药可降低肺栓塞并发率和深静脉血栓形成的后遗症。其作用在于防止已形成的血栓继续滋长和其他部位新血栓的形成，并促使血栓静脉较迅速地再血管化。一般急性期使用肝素或低分子量肝素，过渡到口服抗凝血药，如华法林，由于华法林与药物或食物相关作用复杂，个体剂量差异大，有出血风险，需要监测。近年来，研制出许多新型口服抗凝血药，如利伐沙班等。利伐沙班极少受药物或食物影响，一般无须检测，使用方便。

3. 溶栓治疗　包括系统溶栓和导管接触性溶栓，使用的药物多是尿激酶等。系统溶栓经静脉全身溶栓：通过浅静脉进行全身给药，使药物随血液循环在体内均匀分布，达到溶栓目的。介入溶栓多指保留导管接触性溶栓，又称为 CDT。经近端深静脉置管逆行插入肢体远端深静脉，先利用导丝和导管对血管腔内的物理性开通部分解除流出道梗阻，再通过置入溶栓导管使药物与血栓直接接触，将急性期疏松新鲜的血栓溶解，主干静脉及时恢复通畅。有学者认为，导管溶栓联合抗凝治疗髂股静脉血栓形成比单纯抗凝更可改善生活质量。

4. 深静脉血栓形成的长期治疗　深静脉血栓形成抗凝治疗持续时间仍有争议，长期抗凝有助于减少深静脉血栓形成的复发及血栓后综合征。对于简单因素如手术或静止导致的深静脉血栓形成，抗凝时间需持续 3 个月，对于特发性深静脉血栓形成，建议抗凝时间需持续 6 ~ 12 个月。对于恶性肿瘤患者，低分子量肝素优于华法林，用药时间为 3 ~ 6 个月。对于首次发作的深静脉血栓形成，但具有抗磷脂抗体或两项以上血栓形成危险因素，建议抗凝时间需持续至少 12 个月，而对于有两次深静脉血栓形成病史的患者，应终身抗凝治疗。

（肖骏琦）

数字资源详见　新形态教材网

　教学课件　　拓展阅读　　自测题及参考答案

第 四 章
泌尿系统外科疾病

泌尿外科是临床学科中一个十分重要的分支学科，主要涉及泌尿系统、男性生殖系统及肾上腺外科疾病的诊断和治疗。泌尿外科疾病包括结石、感染、肿瘤、前列腺增生、先天畸形及肾上腺疾病等，这些疾病不仅影响患者的排尿，还可能对患者的性功能、生育能力及整体健康状况亦造成不同程度的影响。本章将重点介绍泌尿系结石、前列腺增生和泌尿系肿瘤等常见泌尿系外科疾病，包括它们的流行病学、病因、临床表现、诊断方法和治疗手段。通过学习，读者可以对这些疾病有更深入的了解。

第一节　尿　路　结　石

尿石症是尿路结石的总称，常见有肾结石、输尿管结石、膀胱结石和尿道结石。它的发病机制尚未完全清楚，可能与环境因素、全身疾病及泌尿系统疾病有密切关系。尿石症的人群分布与性别、年龄、种族、职业、地理环境和气候、饮食成分和结构、水分摄入、解剖结构以及遗传、代谢性疾病有关。临床上草酸钙结石最常见，磷酸盐、尿酸盐、碳酸盐次之，胱氨酸结石罕见。通常尿路结石以多种盐类混合形成。草酸钙结石呈棕褐色，质硬，表面粗糙，不规则，X线平片易显影；碳酸钙、磷酸镁胺结石灰白色、黄色，易碎，常呈鹿角状，X线平片可见多层现象；尿酸结石多呈颗粒状，X线黄色或红棕色，质硬，表面光滑，纯尿酸结石X线平片不显影；胱氨酸结石质硬，表面光滑，呈淡黄或黄棕色，X线平片也不显影。

一、上尿路结石

（一）临床表现

上尿路结石包括肾结石和输尿管结石，主要临床表现为疼痛和血尿。

1. 疼痛　疼痛的性质与结石部位、大小、活动及有无损伤、感染、梗阻等有关。肾结石的典型症状是肾绞痛，常在运动后或夜间突然发生一侧腰背部呈刀割样的剧烈疼痛。输尿管中段结石，疼痛放射中下腹部。输尿管膀胱壁段或输尿管口的结石，可伴有膀胱刺激征及尿道和阴茎头部放射痛。

2. 血尿　有些患者表现为肉眼血尿，但镜下血尿更常见，有时镜下血尿是上尿路结石的唯一表现。

3. 其他表现

（1）结石引起尿路完全梗阻，可导致恶心、呕吐。

（2）合并感染或输尿管膀胱壁段结石时，可有尿频、尿急、尿痛。

（3）感染严重时可有畏寒发热等全身症状。

（4）双侧输尿管完全梗阻或孤立肾输尿管完全梗阻时，可导致无尿，出现肾衰竭。

（二）诊断

1. 病史和体检　根据上述临床表现即可诊断，尤其是典型的肾绞痛。但需要排除其他可引起腹部疼痛的疾病如急性阑尾炎、异位妊娠、急性胆囊炎、肾盂肾炎等。

2. 实验室检查

（1）尿常规检查常为镜下血尿，少数见肉眼血尿，伴感染时有脓尿，有时可发现晶体尿。

（2）尿细菌培养感染时中段尿细菌培养阳性。

（3）肾功能可帮助判断肾功能。

3. 影像学检查

（1）B超检查：可以初步诊断肾结石，能发现X线看不见的小结石或不显影的结石，也能评价肾积水时肾大小或肾实质萎缩程度。对对比剂过敏、孕妇、无尿等的患者可作为诊断和治疗的手段。

（2）X线检查：①尿路平片（plain film of kidney-ureter-bladder，KUB）是诊断上尿路结石的重要方法，90%以上的结石可在X线平片上显影；②排泄性尿路造影可确定结石的部位、有无梗阻及梗阻程度、对侧肾功能是否良好，对区别来自尿路以外的钙化阴影、排除上尿路的其他病变、确定治疗方案以及治疗前后结石部位、大小及数目的对比等都有重要价值；③平扫CT能发现上述检查不能显示的或较小的输尿管结石，有助于鉴别不透光的结石、肿瘤、血凝块等，以及了解有无肾畸形。

（3）放射性核素肾显影：有助于判断治疗前受损的肾功能和治疗后肾功能恢复状况，确定双侧尿路梗阻患者哪侧肾功能较好。

（4）内镜检查：包括肾镜、输尿管镜和膀胱镜检查。

（三）治疗

治疗上尿路结石的目的是清除结石、保持尿路通畅，使泌尿系统发挥正常功能。清除结石的方法需要根据结石的部位、数目、大小、肾功能、是否有合并症以及身体状况等来实施个体化治疗。

1. 保守治疗　一般来说，结石<0.6 cm，无感染、梗阻或纯尿酸结石及胱氨酸结石，以保守治疗为主。结石<0.4 cm、光滑多能自行排出。

（1）治疗病因：部分结石患者能找到结石的病因，如尿路梗阻，解除梗阻后可避免结石复发。甲状旁腺瘤切除后原有的尿路结石可自行溶解消失。

（2）注意调节饮食：避免高糖、高动物蛋白和高动物脂肪的饮食，限制含钙、草酸成分丰富的食物，尿酸结石患者不宜食用高嘌呤的食物，应食用含纤维素丰富的食物。多饮水，保持每天尿量在2 000 ml以上。

（3）药物治疗：尿路感染时积极抗感染治疗，口服碳酸氢钠片以碱化尿液、口服别嘌醇减少尿酸结石。肾绞痛的治疗以解痉镇痛为主，如注射阿托品、哌替啶，应用钙通道阻滞剂、吲哚美辛、黄体酮等，同时积极补液。

2. 体外冲击波碎石（extracorporeal shock wave lithotripsy，ESWL）

（1）适应证：适用于肾、输尿管上段结石。

（2）禁忌证：结石远端梗阻、孕妇、凝血机制障碍、严重心脑血管病变、有心脏起搏器者、肾功能异常（血肌酐≥265 μmol/L）、尿路感染急性期、育龄期妇女输尿管下段结石等。

肥胖、肾位置高、骨关节严重畸形、结石难以定位等，因技术原因而不宜采用此法。严格选择患者，选用低能量、控制每次冲击次数，间隔治疗时间大于1周。

3. 经皮肾镜取石术（percutaneous nephrolithotomy，PCNL）

（1）适应证：适用于>2.0 cm的肾结石，也可用于第4腰椎以上的输尿管上段结石。

（2）禁忌证：凝血机制障碍、对造影剂过敏、过于肥胖或脊柱畸形者。

（3）方法：细针经腰背部穿刺到达肾盏或肾盂，扩张皮肤，建立至肾内的通道，放入肾镜，直视下取石。

4. 经输尿管镜碎石术（ureteroscopic lithotripsy，URL）

（1）适应证：中下段输尿管结石、不显影结石、不宜行体外冲击波碎石或治疗后所致的"石街"。

（2）禁忌证：下尿路梗阻、输尿管较小、狭窄或严重扭曲。

（3）方法：经尿道插入膀胱，经过输尿管开口进镜直视下取石或碎石。

5. 腹腔镜输尿管切开取石术（laparoscopic ureterolithotomy，LUL）　适用于输尿管结石经 ESWL、PCNL、UL 治疗失败者，伴有尿路梗阻需同时手术者，以及结石 > 2 cm、质硬、局部停留时间过长形成炎性息肉包裹者。

6. 开放手术治疗　开放手术是治疗肾结石传统的方法，能治疗各种肾结石，现主要用于伴有感染的肾结石，或没有条件做微创手术的肾结石。主要方法有肾盂切开取石术、肾实质切开取石术、肾部分切除术、输尿管切开取石术等。

（四）预防

尿路结石形成因素众多、复发率高，肾结石治疗后在 5 年内约 1/3 的患者会复发。因而采用合适的预防措施有重要意义。

1. 大量饮水　充足的水分摄入能够增加尿量，稀释尿液中的矿物质和盐类浓度，减少结晶形成的机会。尿液浓度的稀释是预防结石形成的第一步，也是最为基础的一步。除日间多饮水外，每晚加饮水 1 次，成人维持 24 h 尿量在 2 000 ml 以上，夏季或从事体力劳动者可适量增加。

2. 调节饮食　维持膳食营养的综合平衡，强调避免其中某一种营养成分的过度摄入。根据结石成分、代谢状态等调节食物结构。推荐吸收性高钙尿症患者行低钙饮食，不推荐其他含钙尿路结石患者进行限钙饮食。草酸盐结石患者应限制浓茶、菠菜、番茄、花生等的摄入。高尿酸血症患者应控制高嘌呤食物的摄入，如肉类、鱼类及动物内脏等。经常测定尿 pH，保持尿 pH 在 6.5 以上有助于预防尿酸和胱氨酸结石。此外，还应限制蛋白质、钠盐的过量摄入，增加蔬菜、水果、粗粮等富含膳食纤维食物的摄入。

3. 特殊性预防　草酸盐结石患者可口服维生素 B_6，以减少草酸盐排出；尿酸结石患者可口服别嘌醇和碳酸氢钠碱化尿液，以抑制结石形成；存在尿路梗阻、尿路异物、尿路感染或长期卧床等情况，应及时去除这些结石诱因。

二、膀胱结石

膀胱结石分为原发性和继发性膀胱结石。原发性膀胱结石多见于男孩，与营养不良及低蛋白饮食有关。继发性膀胱结石见于前列腺增生、膀胱憩室、神经源性膀胱、异物或长期留置导尿管者。

（一）临床表现

膀胱结石主要表现为尿路刺激征，如尿频、尿急和终末性排尿疼痛。排尿时可出现尿流突然中断伴剧烈疼痛，疼痛放射至会阴部或阴茎头，改变体位后又能继续排尿或重复出现尿流中断。患儿可出现排尿时啼哭不止，用手牵拉阴茎。若结石损伤膀胱黏膜可引起终末血尿，合并感染时出现脓尿。

（二）诊断

根据典型的临床表现可诊断。

1. B 超检查　对诊断膀胱结石很有价值。当体位改变时，B 超下见到结石在膀胱内滚动声像（移动）。

2. X 线检查　X 线平片能显示阳性结石。

3. 膀胱镜检查　是诊断膀胱结石最可靠的方法。不论结石是否透 X 线，均可发现，不仅可查清结石的具体特征，还能发现膀胱病变。

（三）治疗

采用手术治疗。应同时治疗病因，如留置导尿管以利于引流尿液、积极控制感染。

手术有腔内微创和开放手术两种。

1. 经尿道膀胱镜或输尿管镜碎石、取石，或行经皮膀胱穿刺取石术　适用于膀胱内结石 < 2～3 cm。

2. 耻骨上膀胱切开取石术　适用于膀胱内结石过大、过硬或伴膀胱憩室病变。

三、尿道结石

尿道结石多来自肾和膀胱。少数见于尿道狭窄、尿道憩息及异物存在者。多数尿道结石位于前尿道。

（一）临床表现

尿道结石典型症状为排尿困难，伴尿痛，重者可发生急性尿潴留及会阴部剧痛。

（二）诊断

沿尿道可扪及前尿道结石。直肠指检可触及后尿道结石。B 超和 X 线检查有助于明确诊断。

（三）治疗

1. 尿道舟状窝结石　可向尿道内注射无菌液状石蜡，然后轻轻推挤，或用小钳子取出。

2. 前尿道结石　采用阴茎根部阻滞麻醉，压迫结石近端尿道，防止结石后退。注入无菌液状石蜡，然后轻轻地向尿道远端推挤，钩取或钳出结石。

3. 后尿道结石　推入膀胱，按膀胱结石处理。

（王晓宁）

第二节　良性前列腺增生

良性前列腺增生（benign prostatic hyperplasia，BPH）亦称良性前列腺肥大，是病理组织学名词。有临床表现的则称为前列腺增生症，仍惯称 BPH，是引起男性老年人排尿障碍原因中最为常见的一种良性疾病，主要表现为组织学上的前列腺间质和腺体成分的增生、解剖学上的前列腺增大、尿动力学上的膀胱出口梗阻，临床表现为下尿路症状（lower urinary tract symptoms，LUTS）及相关并发症。它是老年男性常见病，根据 1997 年全国 187 所医院调查，泌尿外科住院患者中 BPH 占 16.1%。

（一）病因及发病机制

国内外学者有关对前列腺增生的发病机制的研究很多，但至今确切病因仍不完全清楚。目前公认老龄和有功能的睾丸是前列腺增生发病的两个重要因素。BPH 的发病率随年龄的增大而增加，男性在 45 岁以后前列腺可有不同程度的增生，多在 50 岁以后出现临床症状。前列腺的正常发育有赖于雄激素，青春期前切除睾丸，前列腺即不发育，老年后也不会发生前列腺增生。受性激素的调控，前列腺间质细胞和腺上皮细胞相互影响，各种生长因子的作用，随着年龄增大体内性激素平衡失调以及雌、雄激素的协同效应等，可能是前列腺增生的重要病因。

（二）临床表现

前列腺增生的早期症状不明显，随着下尿路梗阻加重，症状逐渐明显。症状多在 50 岁以后出现，60 岁左右症状更明显，与前列腺体积大小不一定呈正相关，而决定于引起梗阻的程度、病变发展速度以及是否合并感染等，症状可时轻时重。由于病程进展缓慢，患者常不能回忆起病的确切时间。尿频是最常见的早期症状，夜间更为明显。排尿困难是最重要的症状，病情发展缓慢。

1. 刺激性症状　指尿频、尿急、夜尿增多及急迫性尿失禁。因其后尿道阻力升高，膀胱逼尿肌为克服这种阻力而出现平滑肌的代偿性肥大和平滑肌细胞之间连接的改变，常发展为不稳定膀胱，50% ~ 80% 的患者有尿急或急迫性尿失禁，因此最初多为刺激性症状。随着疾病严重程度加剧，膀胱逼尿肌失代偿后，膀胱的有效容量因而减少，使排尿的间隔时间更为缩短，尿频症状明显加剧，如伴有膀胱结石或感染，尿频愈加明显，且伴有尿痛。

2. 梗阻性症状　指排尿踌躇、断续，排尿费力，尿流细而无力、射程短，终末滴沥，排尿时间延长和尿潴留等。如梗阻严重剩余尿量较多时，常需要用力增加腹压帮助排尿，排尿终末常有尿不尽感。由于后尿道阻力长期持续升高，膀胱逼尿肌不能克服后尿道阻力而出现梗阻性症状。如逼尿肌出现失代偿，逼尿肌收缩力明显减弱，梗阻性症状将明显加重，甚至出现慢性尿潴留、膀胱过度充盈，出现充溢性尿失禁。前列腺增生的任何阶段中，可因气候变化、劳累、饮酒、便秘、久坐等因素，使前列腺突然充血、水肿导致急性尿潴留。

3. 血尿　合并感染或结石时，可出现明显尿频、尿急、尿痛症状，并可出现血尿。前列腺黏膜上毛细血管充血及小血管扩张并受到增大腺体的牵拉，当膀胱收缩时，可以引起镜下或肉眼血尿。增生腺体表面黏膜较大的血管破裂时，亦可发生不同程度的无痛性肉眼血尿，应与泌尿系肿瘤引起的血尿相鉴别。偶有大量血尿，血块可致膀胱填塞，需紧急处理。

4. 尿路感染　下尿路梗阻易导致尿路感染。发生膀胱炎时，尿急、尿频、排尿困难等症状加重，且伴有尿痛。继发上尿路感染时，出现发热、腰痛及全身中毒症状，肾功能也将受到进一步损害。

5. 膀胱结石　下尿路梗阻，特别在有残余尿时，尿液中小的晶粒在膀胱内停留时间延长，成为核心形成结石，膀胱结石的发生率可达 10% 以上。

6. 肾功能不全　梗阻引起严重肾积水、肾功能损害时，可出现慢性肾功能不全症状。少数患者对长期排尿异常并无察觉，或认为是老年人常有的现象而不在意，以致下尿路梗阻未能得到及时处理。待患者就诊时已出现肾功能不全症状如食欲缺乏、贫血、血压升高，或嗜睡和意识迟钝等。因此，对男性老年人出现不明原因的肾功能不全时，应首先排除前列腺增生症。

7. 其他　由于长期下尿路梗阻，可出现因膀胱充盈所致的下腹部肿块或肾积水引起的上腹部肿块。长期依靠增加腹压帮助排尿可引起疝、痔和脱肛。

（三）辅助检查

1. 实验室检查

（1）尿常规或离心尿沉渣检查：以确定患者是否有血尿、蛋白尿、脓尿或其他病理改变如糖尿等。排除非前列腺引起的尿路感染或血尿（尤其是膀胱癌引起的血尿）。非前列腺原因的下尿路症状，大多数都可借病史、体检和尿检查而排除。

（2）肾功能评估：血清肌酐值测定是 BPH 患者常规检查项目，以除外梗阻性尿路病变引起的肾功能不全。有资料表明，因 LUTS 就诊人群中约有 10% 的患者伴有肾功能不全。

2. 超声检查　在膀胱充盈条件下，B 超检查前列腺，可以观察到前列腺的形态、结构，测定其体积和重量、腺叶突入膀胱情况，早期发现合并的前列腺癌、上尿路并发梗阻和测定排尿后残余尿量等。常用的方法有经腹超声和经直肠超声检查。经腹超声检查最为普及，但观察到的前列腺腺体内部结构及测定前列腺大小不如经直肠超声检查精确。一般认为，经直肠超声估计前列腺体积 > 20 g 时才能诊断为 BPH。直肠指检（digital rectal examination，DRE）判断前列腺大小虽是简单可行的方法，但不能精确定量，B 超确定的前列腺大小，对 BPH 的诊断与治疗有重要意义。

测定前列腺的左右、前后、上下三径，按前列腺三径计算其体积和重量的公式为：①前列腺体积：0.52 ×（前列腺三径的乘积）。②前列腺重量：0.546 ×（前列腺三径的乘积）

3. 进一步诊断检查

（1）血清前列腺特异性抗原（prostate specific antigen，PSA）测定：BPH 梗阻性症状与前列腺癌的下尿路症状相似，血液 PSA 测定加 DRE 的前列腺癌检出率明显高于单独行 DRE。多数学者认为，血清 PSA 值随年龄增长而增加，其主要原因与前列腺体积和重量的增加有关。BPH 患者血清 PSA 高时应测游离 PSA、PSA 速度和 PSA 密度。

（2）直肠指检：是重要的检查方法。指检时多数患者可触及增大的前列腺，表面光滑，质韧，有弹性，边缘清楚，中央沟变浅或消失。

（3）尿流率测定：尿流率指单位时间内排出的尿量，通常用 ml/s 作计量单位。尿流率测定具有检测简便、无创伤性、易被患者所接受等优点，常作为 BPH 重要的检查内容之一。尿流率是能真实反映尿道阻力的一项指标，检查所测得的最大尿流率（$Q\max$），平均尿流率、排尿时间及尿量等四项数据中 $Q\max$ 为最重要的诊断指标。50 岁以上男性，$Q\max \geqslant 15$ ml/s 即属正常，15～10 ml/s 者可能有梗阻。< 10 ml/s 者则肯定有梗阻。$Q\max$ 值受多种因素的影响，如尿量、年龄、逼尿肌功能、尿道阻力、精神因素、个体差异等，排尿量 > 150 ml 的最大尿流率才具有诊断意义。

（4）残余尿量测定：排尿后膀胱内残留的尿称为残余尿（postvoid residual urine，PVR），BPH 患者排尿后出现残余尿即意味着膀胱逼尿肌失代偿，一般认为残余尿量 >50 ml 者即提示膀胱逼尿肌失代偿。经腹超声波测定 PVR，方法简便而无创，但重复性差，且残余尿量少时所测的量不准确，排尿后即刻导尿所测的剩余尿量最为精确，但是有创伤性和诱发感染的可能。

4. 选择性诊断检查

（1）压力–流率测定：BPH 患者的尿流率减低并不能区分是膀胱出口梗阻所引起抑或逼尿肌收缩力减弱所致，要确定前列腺增大是否引起膀胱出口梗阻，排尿时压力–流率测定是目前唯一准确的诊断手段。该检查是通过分析逼尿肌压力与尿流率的相关性而实现的，压力–流率测定是用尿流动力学技术同步测定排尿时的膀胱内压、腹压（即直肠压）、逼尿肌收缩压（即膀胱内压–腹压）及尿流率。压力–流率测定的结果可为下尿路症状患者的诊治提供可靠的依据。

（2）上尿路检查：BPH 患者有下列情况之一者，建议做静脉尿路造影（intravenous urography，IVU）。①过去或目前存在上尿路感染；②有镜下或肉眼血尿者；③既往史或目前有尿石症者；④肾功能不全（血清肌酐值超过正常 1 倍者不宜进行）。

（3）膀胱镜检查：膀胱镜检查可以观察到前列腺增大或突入膀胱情况，有无合并膀胱结石、膀胱憩室或膀胱肿瘤，如发现膀胱小梁形成，常是判定膀胱出口梗阻的依据。但膀胱镜检查具有创伤性（损伤尿道、前列腺或直肠）和并发症（出血、感染等），如基本检查符合 BPH 膀胱出口梗阻，其他状况良好者，一般不做膀胱镜检查。

（四）诊断及鉴别诊断

50 岁以上男性出现尿频、排尿不畅等临床表现，须考虑有前列腺增生症的可能。前列腺增生患者常合并有其他慢性疾病，其中心肺疾病者最多，包括高血压、动脉硬化、心肌劳损及肺气肿等。诊断时应重视患者全身情况，进行详细体检、化验，注意心、肺、肝、肾功能。结合病史、体格检查，相关实验室和影像学等检查可帮助诊断，通常需做下列检查。

1. 直肠指检　指检时多数患者可触及增大的前列腺，表面光滑，质韧，有弹性，边缘清楚，中央沟变浅或消失。

2. B 超　可经腹壁、直肠或尿道途径进行。经直肠超声扫描对前列腺内部结构分辨度更为精确。B 超还可以了解膀胱有无结石及上尿路有无继发积水等病变。

3. 尿流率检查　可以确定排尿的梗阻程度。检查时要求排尿量在 150～200 ml，如最大尿流率 < 15 ml/s 表明排尿不畅；如 < 10 ml/s 则表明梗阻较为严重，常是手术指征之一。行尿流动力学检查，可了解是否存在逼尿肌功能受损、膀胱不稳定和膀胱顺应性差等情况。

4. 前列腺特异性抗原（PSA）测定　对排除前列腺癌，尤其前列腺有结节或质地较硬时十分必要。血清 PSA 正常值为 0 ~ 4 ng/ml。PSA 敏感性高，但特异性有限，许多因素都可影响 PSA 的测定值，如前列腺增生也可使 PSA 增高。

有血尿的患者应行静脉尿路造影和膀胱镜检查，以除外合并有泌尿系统肿瘤的可能。

国际前列腺症状评分（international prostate symptom score，I-PSS）是目前国际公认的判断 BPH 患者症状严重程度的最佳手段，是 BPH 患者下尿路症状严重程度的主观反映。生活质量评分（quality of life score，QOL）是了解患者对其目前下尿路症状水平伴随其一生的主观感受。它们提供了医患之间交流的平台，有助于医生很好地了解患者的疾病状态。

前列腺增生引起排尿困难，应注意与膀胱颈挛缩、前列腺癌、尿道狭窄及神经源性膀胱等疾病相鉴别。①膀胱颈挛缩：发病年龄较轻，40 ~ 50 岁常见。膀胱颈挛缩的梗阻症状比较明显，早期排尿迟缓，尿线无力，后期出现尿潴留。DRE 或 B 超前列腺体积不大，膀胱镜检可见到膀胱颈后唇抬高或呈环状隆起；②前列腺癌：发病年龄偏大，好发于前列腺的外周带，血清 PSA 明显增高，DRE 前列腺坚硬呈结节状；③膀胱癌：是泌尿系统中最常见的肿瘤，早期表现为无痛性血尿，如肿瘤较大且位于膀胱颈或并有浸润者也可如 BPH 所表现的 LUTS。大量血尿的血块、脱落的肿瘤组织阻塞尿道内口可引起排尿困难或尿潴留；④神经源性膀胱：临床表现与 BPH 的 LUTS 相似，有的排尿梗阻症状明显，并有尿潴留、尿石症、肾积水或肾功能不全。神经源性膀胱多有明显的神经损害的病史和体征，往往同时存在下肢感觉和（或）运动障碍并伴有肛门括约肌松弛和反射消失；⑤尿道狭窄：常有尿道损伤史、尿道炎史、尿道内药物灌注史或尿道内器械操作史。

（五）治疗

1. 等待观察　前列腺增生患者若长期症状很轻，不影响生活与睡眠，一般无须治疗，可等待观察。但需密切随访。

2. 药物治疗　常用的药物有 α 受体阻滞剂、5α- 还原酶抑制剂和植物类药等。常用 α 受体阻滞剂有特拉唑嗪、阿夫唑嗪、多沙唑嗪等，对症状较轻、前列腺增生体积较小的患者有良好的疗效。常见的不良反应多较轻微，主要有头晕、鼻塞、直立性低血压等。5α- 还原酶抑制剂是激素类药物，一般在服药 3 个月之后见效，停药后症状易复发，需长期服药。

3. 手术治疗　症状严重，尤其是已明显影响器官功能者，外科手术仍是最迅速而且有效的方法。手术适应证为：有下尿路梗阻症状，尿流动力学检查已明显改变，或残余尿在 60 ml 以上；已引起上尿路梗阻及肾功能损害；多次发作急性尿潴留、尿路感染、肉眼血尿；并发膀胱结石；症状明显而药物治疗效果不好。对有长期尿路梗阻，肾功能已有明显损害，严重尿路感染或已发生急性尿潴留的患者，应先留置导尿管解除梗阻，待感染得到控制，肾功能恢复后再行手术。如插入导尿管困难或插管时间长已引起尿道炎，可改行耻骨上膀胱穿刺造瘘。应严格掌握急诊前列腺切除手术的适应证。

常用的手术方法有开放性手术和腔内手术两类。①开放性手术：包括耻骨上经膀胱前列腺切除术、耻骨后前列腺切除术、经会阴前列腺切除术。②腔内手术：随着微创技术的进步，一般是采用经尿道途径完成手术，用各种能量器械包括电切环或激光，直接将增生的前列腺切除。经尿道前列腺切除术（transurethral resection of prostate，TURP）是目前临床应用最为广泛的手术，已被国际上公认为是 BPH 治疗的"金标准"。

4. 其他疗法　经尿道球囊扩张术、前列腺热蒸气消融术及前列腺尿道支架等适用于不能接受外科手术的高危患者或有特殊需求的患者。

（六）预防及预后

前列腺增生是老年男性的最常见疾病之一，50 岁以上男性都应该定期进行前列腺体检，并通过识别下尿路症状和普及前列腺增生知识来获得早期诊疗，最大限度地减少前列腺增生对男性健康的危害。

1. 预防措施 ①少食辛辣：辛辣刺激性食物既可导致性器官充血，又会使痔、便秘症状加重，压迫前列腺，加重排尿困难。②慎用药物：有些药物可加重排尿困难，剂量大时可引起急性尿潴留，其中主要有阿托品、颠茄片及麻黄碱片、异丙肾上腺素等。近年来又发现钙通道阻滞剂和维拉帕米，能促进泌乳素分泌，并可减弱逼尿肌的收缩力，加重排尿困难，故宜慎用或最好不用某些药物。③适量饮水：饮水过少不但会引起脱水，也不利排尿对尿路的冲洗作用，还容易导致尿液浓缩而形成不溶石。故除夜间适当减少饮水，以免睡后膀胱过度充盈，白天应多饮水。④不可憋尿：憋尿会造成膀胱过度充盈，使膀胱逼尿肌张力减弱，排尿发生困难，容易诱发急性尿潴留。因此，一定要做到有尿就排。

2. 预后 前列腺增生是一种良性疾病，发展的过程缓慢，在疾病任何一个阶段加以干预，都可以改善其结局，提高生活质量，及早干预有助于预防出现严重并发症。

（江 波）

第三节 泌尿系统肿瘤

泌尿系统肿瘤种类较多，包括肾癌、肾盂癌、输尿管癌、膀胱癌、前列腺癌、睾丸肿瘤和阴茎癌等，在我国，膀胱癌最常见，其次是肾癌和前列腺癌。

一、肾肿瘤

肾肿瘤（renal tumor）是泌尿系统常见的肿瘤之一，多为恶性。临床上常见的肾恶性肿瘤包括肾细胞癌、肾母细胞瘤等。

（一）肾细胞癌

肾细胞癌（renal cell carcinoma，RCC）简称为肾癌，起源于肾小管上皮细胞，占成人肾恶性肿瘤的85%。高发年龄为50~70岁，男女比例约3:2。

1. 病因及病理

（1）病因：引起肾癌的病因至今尚未明确，其发病与吸烟、肥胖、职业接触（如石棉、皮革等）、遗传因素（如 *VHL* 抑癌基因突变或缺失）等有关。

（2）病理：肾癌常为单发，双侧先后或同时发病者约占2%。瘤体多数为类圆形的实性肿瘤，肿瘤大小不等，常有假包膜，切面以黄色、黄褐色和棕色为主，其中约20%的病例合并囊性变及钙化。肾癌病理类型包括透明细胞癌、乳头状细胞癌、嫌色细胞癌、肾集合管癌、肾髓质癌和未分类的肾细胞癌等。其中透明细胞癌占70%~80%，因细胞质内含大量糖原、胆固醇脂和磷脂类物质，在切片制作过程中这些物质被溶质溶解，细胞质在镜下呈透明状。

2. 临床表现 早期肾癌常无明显临床症状，多数肾癌在健康体检或其他疾病检查时被发现。常见临床表现有血尿、疼痛和肿块，以血尿最为常见，表现为间歇性、无痛、肉眼血尿，表明肿瘤已侵入肾盏、肾盂。疼痛常为腰部钝痛或隐痛，多由肿瘤生长牵张肾被膜或侵犯腰大肌、邻近器官所致；出血形成的血块堵塞输尿管引起梗阻可出现肾绞痛。肿瘤较大时在腹部或腰部可触及肿块。如肿瘤侵犯左肾静脉或形成静脉癌栓，可发生同侧精索静脉曲张，癌栓可进入下腔静脉，形成下腔静脉癌栓。出现上述症状中任何一项都提示病变发展到较晚期。10%~20%的肾癌患者可伴有副肿瘤综合征（由肿瘤细胞释放细胞因子或激素等导致的），表现为发热、高血压（肿瘤产生肾素）、红细胞增多（肿瘤产生促红细胞生成素）、血小板增多、高钙血症（肿瘤分泌甲状旁腺激素类物质）、高血糖等。晚期肿瘤转移可出现转移灶症状，常见的转移部位为肺、骨、肝等。肺转移可出现咳嗽、咯血，骨转移者出现骨痛等症状。

3. **诊断**　肾癌主要的诊断依据来源于影像学检查。超声检查无创且便宜，可作为肾癌的常规筛查。典型的肾癌超声表现为不均质的中低回声实性肿块。部分囊性肾癌可表现为无回声的囊性肿块，合并钙化时可伴局部强回声。增强 CT 是诊断肾癌最可靠的影像学方法，可同时显示肿瘤部位、大小、有无累及邻近器官等。肾癌的 CT 表现为肾实质内不均质类圆形肿块，平扫 CT 值大多略低于肾实质或与之相仿，少数高于肾实质；增强扫描后，肿瘤出现明显强化。MRI 对肾癌诊断的准确性与 CT 相仿，在显示有无受侵犯邻近器官，肾静脉或下腔静脉内有无癌栓方面则优于 CT。

4. **治疗**　肾癌对放疗和化疗均不敏感，手术是肾癌的主要治疗方法。主要的手术方式包括根治性肾切除术（radical nephrectomy，RN）和肾部分切除术（partial nephrectomy，PN）。根治性肾切除术范围包括肾及肾周脂肪和上段输尿管。肿瘤位于肾上极或侵犯同侧肾上腺时应同时切除同侧肾上腺；肿瘤侵犯肾周筋膜时应一并切除。肾部分切除术主要适用于 ≤4 cm 的肾癌、发生于解剖性或功能性孤立肾的肾癌，合并慢性肾病的肾癌、家族性肾癌、双侧肾癌等，在保证肿瘤控制的情况下可选择肾部分切除术。对于晚期肾癌，分子靶向药物与免疫联合治疗可显著提高晚期患者的肿瘤控制率，延长总体生存期。常用的分子靶向治疗药物有：酪氨酸激酶抑制剂（TKI）如索拉非尼、舒尼替尼等，哺乳动物雷帕霉素靶蛋白（mTOR）抑制剂如依维莫司、西罗莫司等。免疫治疗药物包括免疫检查点抑制剂 PD-1 抗体、PD-L1 抗体、CTLA-4 抗体等。

（二）肾母细胞瘤

肾母细胞瘤（nephroblastoma）又称肾胚胎瘤或 Wilms 瘤，是儿童最常见的肾恶性肿瘤，约占儿童期肾肿瘤的 95%。

1. **病理**　肾母细胞瘤常有假包膜，其切面均匀，呈灰白色，常有出血与梗死，间有囊腔形成。肿瘤突破肾被膜后，可广泛侵犯周围组织和器官。可经淋巴转移至肾蒂及主动脉旁淋巴结。肾母细胞瘤是从胚胎性肾组织发生，典型的组织学特征为由胚芽、上皮和间质三种成分组成的恶性混合瘤。在分子病理上，肾母细胞瘤主要有 WT1 基因突变、WTX 基因缺失以及染色体 11p15 位点基因变异等。血行转移以肺最常见，其次为肝、脑等。

2. **临床表现**　80% 以上在 5 岁以前发病，平均年龄 3.5 岁。男女比例相当，双侧约占 5%。无症状的腹部肿块是最常见也是最重要的症状，通常由家长给患儿洗澡或者更衣时偶然发现。肿块常位于上腹一侧季肋部，表面光滑，中等硬度，无压痛，有一定活动度。少数肿瘤巨大，超越腹中线则较为固定。部分患儿有镜下血尿，肉眼血尿比较少见。其他常见症状有发热、厌食、体重减轻等。偶有肿瘤破裂出血、腹痛、休克等急腹症就诊者。晚期可出现恶心、呕吐、贫血等症状。此外，少数患儿伴有虹膜缺失、泌尿生殖系统异常和偏侧肥大等。

3. **诊断及鉴别诊断**　发现小儿上腹部肿块，即应考虑肾母细胞瘤的可能。影像学检查对诊断有决定性意义。超声有助于确定肿瘤来源。CT 和 MRI 可显示肿瘤范围及邻近淋巴结、器官、肾静脉和下腔静脉有无累及。胸部 CT 可了解有无肺转移。肾母细胞瘤须与巨大肾积水、肾上腺神经母细胞瘤相鉴别。巨大肾积水柔软，有囊性感，超声检查易与肿瘤鉴别。肾上腺神经母细胞瘤可以直接广泛侵入肾，此瘤一般表面有结节，比较靠近腹中线，儿茶酚胺代谢产物香草扁桃酸（VMA）和高香草酸（HVA）的测定有助于鉴别。

4. **治疗**　采用手术联合化疗和放疗的综合治疗可显著提高术后生存率。经腹根治性肾切除术应作为大多数患者的初始治疗，单侧肾母细胞瘤在进行肾切除之前应确认对侧肾功能。对于拟行肾部分切除术或无法一期切除的患者，推荐术前行新辅助化疗。双侧肾母细胞瘤可给予新辅助治疗后再行双侧肿瘤切除。术前放疗适用于曾用化疗而肿瘤缩小不明显的巨大肾母细胞瘤。术后放疗应不晚于 10 d，否则局部肿瘤复发机会增加。

二、肾盂癌、输尿管癌

肾盂癌、输尿管癌发病率较低，占尿路上皮肿瘤的 5%～10%，高发年龄段为 70～90 岁，下段输尿管肿瘤较上段输尿管肿瘤更常见。

1. 病因及病理

（1）病因：致病因素包括吸烟、长期应用镇痛药、环磷酰胺、含马兜铃酸药物、慢性感染、结石长期刺激、职业因素（如接触苯胺、砷等）等。

（2）病理：90% 以上为尿路上皮癌，其次为鳞癌、腺癌。肿瘤沿肾盂黏膜上皮蔓延扩散，可逆行侵犯肾集合管，甚至浸润肾实质或周围组织，亦可顺行侵及肿瘤远端输尿管。肾盂、输尿管肌层较薄，早期可浸润肌层，且外膜组织内含丰富的血管和淋巴管，故常有早期淋巴转移，包括肾蒂、主动脉、下腔静脉、同侧髂总血管和盆腔淋巴结等。血行转移常见于骨、肺和肝等。

2. 临床表现　最常见的症状是间歇性无痛肉眼血尿或镜下血尿，偶可见条状血块。部分患者有腰部钝痛，主要是肿瘤侵犯引起上尿路梗阻，造成肾积水所致。部分患者可因血块堵塞输尿管，引起肾绞痛。晚期可出现腰部或腹部肿物、消瘦、贫血、下肢水肿、骨痛等症状。肾盂癌、输尿管癌的体征常不明显。少数患者可因体检或影像学检查偶然发现。

3. 诊断及鉴别诊断　中老年无痛性间歇性血尿，应考虑肾盂癌、输尿管癌可能。超声检查是血尿的筛选性检查方法，可发现肾盂或输尿管腔内占位性病变及病变部位以上扩张或积水。CTU 是诊断肾盂癌、输尿管癌的主要手段，主要表现为肾盏、肾盂及输尿管病变部位充盈缺损、增厚或梗阻等；同时可判断肿瘤位置、浸润深度、与周围器官关系、有无合并淋巴结转移等。MRU 的诊断效能与 CTU 相当。尿脱落细胞学检查、尿液荧光原位杂交（FISH）以及尿 DNA 甲基化也是常用的尿路上皮肿瘤诊断方法，如检查为阳性，提示尿路存在肿瘤。怀疑肾盂癌、输尿管癌，需行膀胱镜检查，有时可见患侧输尿管口喷血，也可发现同时存在的膀胱肿瘤，还可逆行插管收集病侧肾盂尿及冲洗液行尿细胞学检查。必要时可行输尿管镜或软镜检查及活检，输尿管镜可直接观察到输尿管肿瘤，输尿管软镜可进入肾盂及各个肾盏，对可疑病灶进行活检，明确诊断。肾盂癌需与肾癌、肾盂内血块或坏死组织相鉴别，输尿管癌需与输尿管狭窄、结石或息肉相鉴别。

4. 治疗　根治性肾、输尿管全长切除术是肾盂癌、输尿管癌的标准手术方式。由于尿路上皮癌常多中心性起病，且容易沿尿路播散，因此需要完整切除患肾及全长输尿管，包括输尿管开口部位的膀胱壁。术后膀胱灌注化疗药物有助于降低膀胱肿瘤的发生率。对于肿瘤细胞体积小、无浸润的带蒂乳头状肿瘤，尤其是对于孤立肾或对侧肾功能已受损的肾盂癌或上段输尿管癌，可通过内镜下电切除或激光切除；对于输尿管下段肿瘤，可行肿瘤及其远端输尿管切除后行输尿管膀胱再植术。对于进展期的肾盂癌、输尿管癌需采用综合治疗，术前进行新辅助化疗或术后给予辅助化疗或放疗。晚期患者则以系统化疗为主，免疫治疗与化疗或抗体偶联药物联合治疗有望进一步提高治疗的效果。

三、膀胱肿瘤

膀胱肿瘤（bladder cancer，BC）是泌尿系统最常见的恶性肿瘤，发病年龄大多数为 50～70 岁，男女比例为（3～4）：1。90% 以上为尿路上皮癌，少数为鳞癌和腺癌，肉瘤比较罕见，多见于儿童。

1. 病因及病理

（1）病因：引起膀胱癌的病因还未完全明确，其致病危险因素包括吸烟、长期接触工业化学产品（如染料、皮革、橡胶、塑料、油漆等）、膀胱慢性感染与异物长期刺激（如膀胱结石、膀胱憩室、血吸虫感染或长期留置导尿管等）以及应用环磷酰胺、吡格列酮、含马兜铃酸药物、染发和盆腔放射治疗等。其中吸烟是最重要的致癌因素，约 50% 膀胱癌与吸烟有关，可能与香烟含有多种芳香胺的衍生物有关。

（2）病理：肿瘤的组织学分级和浸润深度对预后的影响最大。根据 WHO 2016 组织学分级系统，膀胱肿瘤分为低度恶性潜能的乳头状尿路上皮肿瘤、低级别尿路上皮癌和高级别尿路上皮癌。肿瘤生长方式可分为原位癌（carcinoma in situ, CIS）、乳头状癌及浸润性癌。原位癌局限在黏膜内，无乳头亦无浸润基膜现象，但与肌层浸润性直接相关。尿路上皮癌多为乳头状，高级别者常有浸润。

根据肿瘤浸润膀胱壁的深度，可分为非肌层浸润性膀胱癌（non-muscle-invasive bladder cancer, NMIBC）和肌层浸润性膀胱癌（muscle-invasive bladder cancer, MIBC）。NMIBC 包括 Tis（原位癌）、Ta（非浸润性乳头状癌）和 T1 期（肿瘤侵犯上皮下结缔组织）肿瘤。原位癌属于非肌层浸润性膀胱癌，但一般分化差，发生肌层浸润的风险较高。膀胱癌易复发，NMIBC 的复发率高达 50%～70%，约 15% 的患者复发后可进展为 MIBC。肿瘤向膀胱壁浸润，可突破浆膜层侵及邻近器官。淋巴转移是最主要的早期转移途径，主要转移到闭孔及髂血管旁等盆腔淋巴结。血行转移多在晚期，主要转移至骨、肺、肝等。

2. 临床表现 血尿是膀胱癌最常见的症状。80%～90% 的患者以间歇性、无痛性、全程肉眼血尿为首发症状，可自行减轻或停止。有时可仅为镜下血尿。出血量与肿瘤大小、数目及恶性程度并不一致。也有患者以尿频、尿急、尿痛为首发症状，常与弥漫性原位癌或肌层浸润性膀胱癌有关。小部分患者可无明显症状而在体检时偶然发现膀胱肿瘤。三角区及膀胱颈部肿瘤可造成膀胱出口梗阻，导致排尿困难和尿潴留。肿瘤侵及输尿管可致肾积水而出现腰痛。广泛浸润盆腔或转移时，出现腰骶部疼痛、下肢水肿、贫血、体重下降等症状。骨转移时可出现骨痛。鳞癌多为结石或感染长期刺激所致，可伴有膀胱结石。

3. 诊断 中老年人出现无痛性肉眼血尿，或尿常规检查提示反复镜下血尿，应警惕膀胱肿瘤的可能。超声检查简便易行，容易发现直径 > 0.5 cm 的肿瘤，可作为患者的首选检查。CT 和 MRI 可以判断肿瘤浸润膀胱壁深度、淋巴结及内脏转移的情况。CTU 对较大的肿瘤可显示为充盈缺损，并可了解肾盂、输尿管有无肿瘤及膀胱肿瘤对上尿路影响；如有肾积水或肾显影不良，提示膀胱肿瘤侵犯同侧输尿管口。MRI 相较于 CT 具有更高的软组织对比度和分辨率，诊断肌层浸润性膀胱癌的敏感性和特异性优于 CT。放射性核素骨扫描检查可了解有无骨转移。尿脱落细胞学检查是诊断膀胱癌常用方法之一，在新鲜尿液沉渣中常可发现脱落的肿瘤细胞。尿液荧光原位杂交（FISH）检查和尿 DNA 甲基化检查在早期、微小和复发肿瘤的诊断上有一定的优势。

膀胱镜检查 + 活检是诊断膀胱癌最可靠的方法。膀胱镜可以直接观察肿瘤的部位、大小、数目、形态，并对肿瘤和可疑病变进行活检。原位癌局部黏膜呈淡红色绒毛样黏膜改变，与充血的黏膜相似。低级别乳头状癌多呈浅红色，蒂细长，肿瘤有绒毛状分支。高级别浸润性癌呈深红色或褐色的团块状结节，基底部较宽，可有坏死或钙化。如果影像学明确膀胱内有肿瘤病变，可在麻醉下直接行经尿道膀胱肿瘤诊断性电切，获得更准确的组织学诊断、病理分级和临床分期。

4. 治疗 非肌层浸润性膀胱癌多采用经尿道膀胱肿瘤切除术（transurethral resection of bladder tumor, TURBT），术后辅助膀胱灌注化疗或免疫治疗。术后 24 h 内应即刻膀胱灌注化疗药物。对于中、高危患者还应进行维持膀胱灌注化疗或免疫治疗。常用化疗药物有丝裂霉素、表柔比星和吡柔比星等。卡介苗（BCG）是最常用的膀胱内免疫治疗制剂，一般在术后 2 周使用。对于多发、复发或伴发原位癌的 T1 期高级别肿瘤，卡介苗治疗无效的肿瘤，膀胱非尿路上皮癌等高危非肌层浸润性膀胱癌，应行根治性膀胱切除术。对于无远处转移、局部可切除的肌层浸润性膀胱癌，根治性膀胱切除和盆腔淋巴结清扫术是目前的标准治疗方式，必要时还需同时行全尿道切除。尿流改道和重建主要包括原位新膀胱术、回肠造口术、输尿管皮肤造口术等。术后必要时行辅助治疗如化疗、放疗或免疫治疗。如身体条件不能耐受或不愿接受根治性膀胱切除术，可以考虑行保留膀胱的综合治疗。近年来，抗体偶联药物治疗、免疫检查点抑制剂治疗、靶向治疗等显现出良好的治疗效果。

鳞癌和腺癌多为浸润性膀胱上皮肿瘤，分化差，侵袭性强，在明确诊断时往往已是晚期，根治性膀胱切除术联合盆腔淋巴结清扫术是其主要治疗方式。

四、前列腺癌

前列腺癌（prostate cancer）是老年男性的常见恶性肿瘤，欧美国家前列腺癌发病率最高，居男性实体恶性肿瘤首位。我国前列腺癌发病率近年来呈显著上升趋势。

1. 病因及病理

（1）病因：前列腺癌的致病因素尚未完全阐明，可能与种族、遗传、食物、环境、肥胖和性激素等有关。有家族史的发病率高，发病年龄也较年轻。过多的红肉和乳制品摄入可能是前列腺癌的危险因素。

（2）病理：前列腺癌 95% 以上为腺癌，起源于腺上皮细胞，其他少见的有鳞癌、尿路上皮癌、神经内分泌肿瘤等。前列腺癌好发于前列腺外周带，常为多病灶起源。前列腺癌分化程度差异较大，组织结构多表现为癌腺泡结构紊乱、核异型性及浸润生长等现象，其中核异型性是病理诊断前列腺癌的重要标准。高级别前列腺上皮内瘤（high-grde prostatic intraepithelial neoplasia，HGPIN）可能是前列腺癌的癌前病变。前列腺癌的组织学分级是根据腺体分化程度和肿瘤的生长形态来评估其恶性程度，其中以 Gleason 分级系统应用最为普遍，根据不同形态结构的肿瘤成分占比多少，将肿瘤分成主要分级区和次要分级区，各区分为 1~5 级计 5 分。Gleason 评分（Gleason score，GS）为主要及次要分级区分级之和，范围为 2~10 分，评分越高，恶性程度越高，预后越差。

2. 临床表现　　前列腺癌好发于老年男性。早期前列腺癌多数无明显临床症状，常因体检直肠指检或检测血清 PSA 升高进一步检查发现，也有在前列腺增生手术标本中发现。随着肿瘤生长，前列腺癌可表现为下尿路梗阻症状，如尿频、尿急、排尿困难，甚至尿潴留或尿失禁等。肿瘤侵犯尿道或膀胱颈可出现肉眼血尿。前列腺癌可经血行、淋巴转移或直接侵及邻近器官（如精囊、膀胱等）。最常见的转移部位是骨骼。前列腺癌出现骨转移时可以引起骨痛、脊髓压迫症状及病理性骨折等。少数患者以肿瘤转移引起的症状为主诉就诊。

3. 诊断　　直肠指检、经直肠超声检查和血清前列腺特异性抗原（PSA）检测是临床诊断前列腺癌的基本方法。直肠指检可发现前列腺癌结节，质地多较正常腺体坚硬。经直肠超声检查可以显示前列腺内低回声病灶。PSA 是前列腺癌重要的血清标志物，正常参考值为 0~4 ng/ml。当发生前列腺癌时 PSA 常有升高，并与体内肿瘤负荷的多少成正比。MRI 在诊断前列腺癌方面有着较高的敏感性和特异性，并可对肿瘤局部侵犯程度及有无盆腔淋巴结转移做出初步评估。前列腺穿刺活检是病理确诊前列腺癌的主要方法，多在经直肠或会阴超声的引导下进行。当前列腺癌发生骨转移时，可通过全身放射性核素扫描发现。

4. 治疗　　器官局限性前列腺癌可以通过根治性手术或根治性放疗等方式达到良好的治疗效果，甚至达到临床治愈。局部进展期前列腺癌可选择手术切除或放疗基础上的多学科综合性治疗。雄激素与前列腺癌的发生、发展密切相关，大多数前列腺癌为雄激素依赖型，不适合手术的局部进展期前列腺癌和转移性前列腺癌一般选择内分泌治疗为基础的姑息性治疗。内分泌治疗包括去势治疗和抗雄激素治疗。去势治疗是通过去除体内雄激素，抑制前列腺癌的生长，包括手术去势和药物去势，前者即双侧睾丸切除术，后者则为通过药物干扰下丘脑 - 垂体 - 睾丸内分泌轴，从而抑制睾丸分泌睾酮，包括黄体生成素释放激素（LHRH）激动剂（如戈舍瑞林、亮丙瑞林等）和 LHRH 拮抗剂（如地加瑞克等）。抗雄激素治疗是通过阻断体内雄激素与受体结合，抑制雄激素受体活性，达到抑制肿瘤细胞生长的目的，常用的药物有比卡鲁胺、氟他胺等。近年新出现的抑制雄激素合成的药物（如阿比特龙）可进一步提高临床疗效。对内分泌治疗失败的患者也可行化疗，以延长患者生存期，改善生活质量。

五、睾丸肿瘤

睾丸肿瘤（testicular tumor）比较少见，仅占男性恶性肿瘤的 1% ～ 2%，但却是 15 ～ 34 岁年轻男性最常见的实体肿瘤，且几乎都是恶性。

1. 病因及病理

（1）病因：病因不明，但隐睾与之有密切关系。有隐睾者，发生睾丸肿瘤的概率是正常人群的 3 ～ 14 倍，即使早期行睾丸下降固定术也不能完全防止恶变的发生。其他因素包括化学致癌物质、外伤、感染、内分泌异常等。

（2）病理：睾丸肿瘤是泌尿生殖系肿瘤中成分最复杂、组织学表现最多样、肿瘤成分与治疗关系最为密切的肿瘤，分原发性和继发性两大类。原发性睾丸肿瘤又分为生殖细胞肿瘤和非生殖细胞肿瘤。生殖细胞肿瘤占 90% ～ 95%，根据组织学的不同又可分精原细胞瘤和非精原细胞瘤，后者包括畸胎瘤、胚胎癌、绒毛膜癌和卵黄囊瘤等，肿瘤可以由多种成分组成。非生殖细胞肿瘤占 5% ～ 10%，包括间质细胞瘤和支持细胞瘤等。睾丸肿瘤早期就可发生淋巴转移，最先转移到邻近肾蒂的腹主动脉及下腔静脉旁淋巴结。可经血行转移至肺、骨或肝。继发性睾丸肿瘤主要来自淋巴瘤及白血病等转移性肿瘤。

2. 临床表现　　睾丸肿瘤好发于 25 ～ 45 岁中青年男性，但卵黄囊瘤则是婴幼儿易发生的睾丸肿瘤。睾丸肿瘤较小时症状不明显，随着肿瘤逐渐增大，可表现为病侧睾丸增大，质硬而沉重，有轻微坠胀或钝痛。少数患者起病较急，突然出现疼痛性肿块，局部红肿伴发热，多为肿瘤出血、坏死所致，易误诊为急性附睾炎或睾丸炎。隐睾患者在腹部或腹股沟部发现肿块并且肿块逐渐增大，常是隐睾发生恶变的表现。少数分泌人绒毛膜促性腺激素（HCG）的睾丸肿瘤患者可出现乳房肿大疼痛、男性乳腺发育。肿瘤转移会出现相应转移灶的症状，如胸痛、咳嗽、咯血、颈部包块、骨痛等。

3. 诊断及鉴别诊断　　查体发现病侧睾丸增大或扪及肿块，质地较硬，与睾丸界限不清，用手托起较正常侧沉重，透光试验阴性。检测血甲胎蛋白（AFP）、人绒毛膜促性腺激素 β 亚基（β-HCG）、乳酸脱氢酶（LDH）等肿瘤标志物，有助于了解肿瘤组织学性质、临床分期、术后有无复发及预后。绒毛膜癌 β-HCG 100% 升高，几乎所有卵黄囊瘤和 70% 的胚胎癌 AFP 升高。超声、CT 和 MRI 有助于睾丸肿瘤的诊断，以及确定腹膜后淋巴结有无转移及转移范围。胸部 CT 可了解纵隔和肺部有无转移病变。睾丸肿瘤需要与附睾炎、睾丸扭转、鞘膜积液、腹股沟疝、阴囊血肿、精索囊肿等相鉴别。

4. 治疗　　睾丸肿瘤应尽早行根治性睾丸切除术，然后根据肿瘤组织类型和临床分期制订后续治疗方案。精原细胞瘤对放疗比较敏感，术后可配合放疗。非精原细胞瘤怀疑有淋巴结转移者，需进一步行腹膜后淋巴结清扫术。

六、阴茎癌

阴茎癌（carcinoma of penis）是原发于阴茎头、冠状沟、包皮内板上皮细胞的恶性肿瘤，发病率较低。

1. 病因及病理

（1）病因：较明确的危险因素包括人乳头瘤病毒（HPV）感染、包茎、包皮过长、吸烟、慢性阴茎头包皮炎、射线暴露等。

（2）病理：阴茎癌大部分为鳞癌，基底细胞癌和腺癌比较少见。根据生长方式不同可分为乳头型和结节型两种。乳头型癌以向外生长为主，可穿破包皮，肿瘤高低不平，常伴溃疡，有奇臭脓样分泌物，并逐渐发展为典型的菜花样外观。结节型癌呈浸润性生长，质较硬，亦可有溃疡，向深部浸润可深入阴茎海绵体。阴茎癌主要通过淋巴转移至腹股沟及髂血管淋巴结，亦可经血行转移至肺、肝、骨、脑等器官。

2. 临床表现　发病多见于 40~60 岁有包茎或包皮过长的患者。肿瘤多在包皮内生长，早期不易发现。若包皮可上翻显露阴茎头，早期可有类丘疹、疣状红斑或经久不愈的溃疡等病变。若包茎不能显露阴茎头部，可有包皮内刺痒、灼痛等症状，可触及包皮内硬块，并有血性或脓性分泌物流出。随着病变发展，肿瘤突出包皮口或穿破包皮，晚期呈菜花样外观，表面坏死形成溃疡，渗出物恶臭。肿瘤继续发展可侵犯全部阴茎和尿道海绵体，造成排尿困难。体格检查常可触及腹股沟肿大、质硬的淋巴结。

3. 诊断及鉴别诊断　40 岁以上有包茎或包皮过长的男性，如发现阴茎头部肿物，应高度怀疑阴茎癌，需行活检明确病变性质。触及腹股沟质硬、无压痛、活动性差的肿大淋巴结时应怀疑有淋巴结转移，可行超声引导下穿刺活检协助诊断。超声、CT 和 MRI 等影像学检查有助于判断腹股沟淋巴结、盆腔淋巴结与远处转移情况。阴茎癌应与尖锐湿疣、硬下疳、慢性阴茎头包皮炎等相鉴别。

4. 治疗　肿瘤较小局限在包皮者，可行包皮环切术。瘤体较大者一般需行阴茎部分切除术或阴茎全切除术。伴有区域淋巴结转移的患者应行双侧腹股沟淋巴结清扫术。对于无法手术切除、多发腹股沟或盆腔淋巴结转移的患者可行放疗或化疗。

5. 预防　对包茎或者包皮过长反复感染的患者应及早行包皮环切术。

（谢天朋）

🌐 **数字资源详见　新形态教材网**

　📽 教学课件　　🎏 拓展阅读　　📝 自测题及参考答案

第五章

烧 伤

烧伤是一种常见的外伤，可能由热力、化学物质、电能或放射线等引起。烧伤不仅会造成皮肤损伤，还可能影响深部组织，甚至危及生命。因此，及时、有效的治疗对于烧伤患者的预后至关重要。本章旨在介绍烧伤的基本概念、病情的评估及基本处理原则，通过学习，读者将对烧伤有一个基本的理解，有利于今后在临床及社会实践中安全、有效地开展工作。

第一节 烧 伤

烧伤（burns）是指各种致热因子引起的损伤，包括热烧伤、电烧伤、化学烧伤、放射性烧伤等。因高温作用于人体组织，组织细胞因蛋白质变性和酶失活发生了变性、坏死，以及邻近组织的毛细血管充血、渗出、血栓形成，引起生物活性物质和炎症介质释放导致局部和全身的反应。

一、病因

1. **热力烧伤** 接触热液、火焰、蒸汽、金属热液等。
2. **化学烧伤** 接触酸、碱等腐蚀性化学物质。
3. **电流烧伤** 触电导致电流通过人体组织引起电烧伤。
4. **放射性烧伤** 人体组织暴露在放射性下导致放射性烧伤。

二、临床表现

烧伤的伤情判断 病情的评估有多方面，尤以烧伤面积和烧伤深度最重要，也是判断烧伤严重程度的重要指标。其他评估的要点还包括一般情况、致伤原因、是否有吸入性损伤及合并伤等。

1. **烧伤面积的评估** 具体估算分为中国九分法和手掌法两种。

（1）中国九分法：先设定患者全身体表面积（TBSA）为100%；各部位所占比例。成人：头面颈共占1个9%，其中发部3%，面部3%，颈部3%；双上肢占2个9%，其中双上臂7%，双前臂6%，双手5%；躯干占3个9%，其中躯干前面13%，躯干后面13%，会阴1%；双下肢占5个9%多1%，其中双臀5%，双大腿21%，双小腿13%，双足7%（图4-5-1）。

特殊情况：①成年女性因为骨盆较大及双足较小，具体面积计算：双臀及双足各为6%。②儿童

部位		占成人体表/%		占儿童体表/%
头颈	发部	3	} 9	9+（12-年龄）
	面部	3		
	颈部	3		
双上肢	双上臂	7	} 9×2	9×2
	双前臂	6		
	双手	5		
躯干	躯干前	13	} 9×3	9×3
	躯干后	13		
	会阴	1		
双下肢	双臀	5*	} 9×5+1	9×5+1-（12-年龄）
	双大腿	21		
	双小腿	13		
	双足	7*		

图 4-5-1 烧伤面积评估

注：* 成年男性及成年女性各 6 名

头大，下肢小，具体计算：头颈部面积 = ［9+（12- 年龄）］%；双下肢面积 = ［46-（12- 年龄）］%。

（2）手掌法：患者手掌并拢为 1%。

2. **烧伤深度的评估** 目前临床常用三度四分法。分别为Ⅰ度烧伤、浅Ⅱ度烧伤、深Ⅱ度烧伤、Ⅲ度烧伤。

各深度烧伤特点如下。

（1）Ⅰ度烧伤：伤及表皮，无水疱，局部呈现红肿，3 ~ 5 d 好转痊愈，脱屑而不留瘢痕。

（2）浅Ⅱ度烧伤：伤及表皮生发层及真皮乳头层。因渗出较多，水疱较大，创面基底红润，有剧痛和感觉过敏，皮温增高。若无感染等并发症，1 ~ 2 周可痊愈，愈后不留瘢痕。短期内可有色素沉着，皮肤功能良好。

（3）深Ⅱ度烧伤：伤及真皮深层，尚残留皮肤附属结构。因变质的表层组织稍厚，往往水疱较

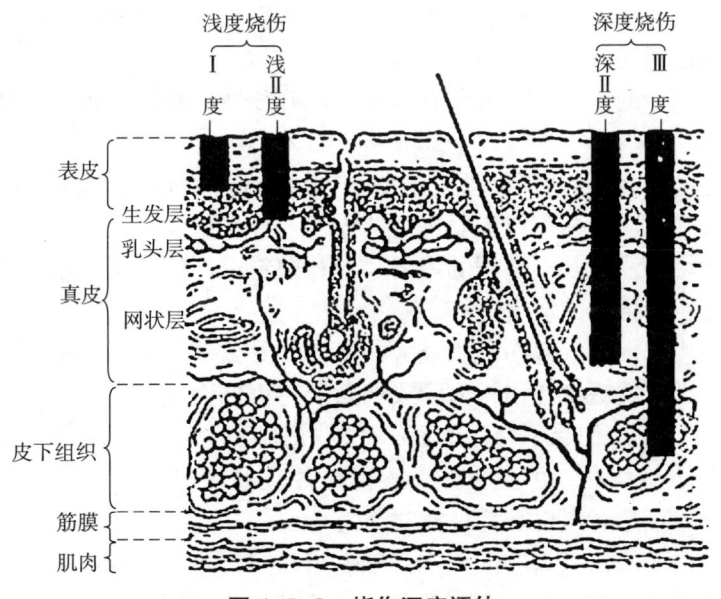

图 4-5-2 烧伤深度评估

小，感觉稍迟钝，皮温稍低。创面基底呈红白相间。若无感染等并发症，3~4周可愈合，存在植皮修复可能，愈合后留有瘢痕。

（4）Ⅲ度烧伤：伤及皮肤全层，甚至可深达皮下、肌肉、骨骼等。皮肤坏死形成焦痂，蜡白或焦黄样，或可见树枝状栓塞血管，触之如皮革，严重者炭化。感觉消失，皮温低。自然愈合困难，需植皮修复。不仅丧失皮肤正常功能，通常遗留严重瘢痕及畸形。

3. 烧伤严重性分度　①轻度烧伤：Ⅱ度烧伤面积9%以下。②中度烧伤：Ⅱ度烧伤面积10%~29%，或Ⅲ度烧伤面积不足10%。③重度烧伤：烧伤总面积30%~49%；或Ⅲ度烧伤面积10%~19%；或Ⅱ度、Ⅲ度烧伤面积不到上述百分比，但发生休克、呼吸道烧伤或有较重的复合伤。④特重度烧伤：烧伤总面积50%以上，或Ⅲ度烧伤20%以上，或存在较重的吸入性损伤、复合伤等并发症。因小儿体液容量及代偿特点，小儿评估严重程度时面积减半。

三、治疗

烧伤创面的修复处理，是治疗烧伤的主要环节，它不仅贯穿于烧伤治疗的全过程，也直接影响患者后期功能康复及生活质量。

1. 治疗原则　主要有：①保护创面，减少和避免外源性沾染；②防治低血容量性休克；③防治局部及全身感染；④尽早消灭创面，减少瘢痕所造成的功能障碍和畸形；⑤防治多器官功能衰竭。

轻度烧伤的治疗重点是创面的处理。对中度以上烧伤治疗，应是局部和全身治疗并重，抓住主要矛盾，早期的抗休克补液疗法奠定基础，创面正确的处理、全身性感染的防治及营养支持有利于创面尽早修复。

2. 现场急救　烧伤属于创伤范畴，遵循创伤急救的原则。

（1）一般处理：①迅速脱离热源。尽快扑灭火焰，脱去身上着火或沸液浸渍的衣服；尽早进行冷疗。小面积的烧伤重点突出，冲、脱、泡、盖、送五字要诀。②避免受伤部位再损伤。伤处衣着不宜直接剥脱，可以剪开后取下。转运时注意勿使创面受压。③减少创面局部沾染。可用清洁的布单、衣服等覆盖包扎。④镇静镇痛。安慰和鼓励患者保持情绪稳定。必要时使用地西泮、哌替啶等药物。⑤防治休克。大面积患者尽早开通静脉通道，如无静脉补液条件，一般伤员可口服烧伤饮料。⑥转诊。合理和有效的初步处理后，转到有条件的医院进一步治疗。

（2）保持呼吸道通畅：如火焰烧伤患者可能引起吸入性烧伤，必要时可行吸氧、气管插管等。已昏迷患者更应注意呼吸道通畅。

（3）优先处理威胁生命的复合伤：如果有大出血、开放性气胸、骨折等威胁生命情况应先施行相应的急救处理。

3. 创面处理　轻度烧伤创面初期处理：早期清创主要是将创面上腐皮及污染物清除掉。已发生休克者，立即抗休克治疗，应待休克纠正后进行清创。

（1）包扎疗法：适用于浅度及小面积的患者。包扎敷料可保护创面，防止外源性沾染。包扎疗法主要适用于肢体与部分躯干部位的浅度烧伤。

（2）暴露疗法：适用于深度、烧伤面积较大的患者。暴露疗法主要适用于头颈部、会阴等不适宜包扎的部位以及其他各部位的深度烧伤；另污染严重及感染创面也应先暴露。

4. 全身治疗　中度以上烧伤除了处理创面，尚需优先防治休克、感染和重要器官衰竭等。

（1）防治休克：严重烧伤后，可发生低血容量性休克和代谢性酸中毒，必须及早采用液体疗法等，维持有效循环血量，让患者得以平稳地渡过休克期。

（2）液体的种类：由于烧伤丢失的液体主要是血浆成分，故所补的液体中既有晶体成分如等渗盐水、平衡液等，又有胶体成分如血浆、右旋糖酐、羟乙基淀粉液等，必要时可输全血。

（3）补液量：补液量的计算方法根据患者的烧伤面积和体重按下述公式计算补液量。伤后第一个 24 h 补液量：成人每 1% Ⅱ度、Ⅲ度烧伤面积每千克体重补充晶体液 1 ml 和胶体液 0.5 ml（晶体与胶体比例为 2∶1）即累计损失量，另加基础生理需要量 2 000 ml。伤后前 8 h 内输入总量一半，后 16 h 补入另一半。伤后第二个 24 h 补液量：胶体及晶体均为第一个 24 h 累计损失量的一半，生理需要量不变（儿童另按年龄、体重计算）。大面积深度烧伤者与儿童烧伤胶体及晶体比例可改为 1∶1。第二个 24 h，胶体和晶体液为第一个 24 h 的一半，生理需要量补充仍为 2 000 ml。

（4）补液方法：①第一个 24 h 的补液量应在伤后 8 h 内输入总量的 1/2 量，其余的 1/2 于后 16 h 输入。第二个 24 h 的补液量，累计损失量为第一日的 1/2，基础需水量不变。②宜尽早建立外周静脉和中心静脉通道。③输液遵循先晶后胶，先快后慢，交替进行的原则。④休克严重者，应适量输入碳酸氢钠溶液以纠正酸中毒。⑤补液时监测脉搏、血压、尿量的变化，以调整补液速度和补液量。

四、预防

烧伤的预防至关重要，了解烧伤的成因有助于我们采取相应的防护措施，降低烧伤风险。在生活中，我们要注意避免接触高温物体，危机化学物质，遵循安全的用电原则，防止长时间暴露在有害放射性下，并注意保暖防寒。通过提高安全意识，加强防护措施，可以有效降低烧伤事故的发生。

（赖盛飞）

第二节　动物咬螫伤

咬螫伤是指人或动物被犬类、蛇类、昆虫等咬伤或螫伤后所导致的一系列身体损伤和症状。咬螫伤在日常生活中较为常见。当发生咬螫伤时，不同的致伤源会带来不同的影响。这些咬螫伤不仅会造成局部的皮肤、软组织损伤，还可能因病毒、毒素的扩散及感染等引发全身性的反应，严重情况下甚至会危及生命。及时正确的处理显得至关重要。

一、犬咬伤处理

（一）临床表现

近年来犬咬伤发生率呈现增加趋势。狂犬咬伤后可使人发生狂犬病。因患有狂犬病的犬唾液中的狂犬病毒经伤口侵入人体组织，进而侵犯中枢神经系统。经 30 ~ 60 d 的潜伏期后，患者出现进食、饮水引起咽喉肌痉挛性疼痛。进而见水、闻水声甚至提及饮水均可诱发咽肌痉挛，故狂犬病又称恐水病。严重时患者早期出现烦躁不安、恐惧、狂躁、惊厥等，后期进展出现进行性瘫痪、昏迷或呼吸衰竭引起死亡。目前狂犬病发作后尚无有效的治疗方法，病死率高。

（二）治疗

1. 伤口常规处理　被犬咬伤后，不论是否携带狂犬病毒，均应及时正确地处理伤口。可先用 20% 肥皂水或大量无菌水反复冲洗伤口，再用生理盐水、碘制品或消毒剂清理伤口。如可疑狂犬咬伤，则应扩大伤口，彻底清创，使用免疫血清或者球蛋白，在伤口四周注射直至伤口底部。除特殊部位外，伤口尽量开放，忌作一期缝合。同时均需注射破伤风抗毒素 1 500 IU。

2. 预防注射狂犬病疫苗　被狂犬咬伤或可疑狂犬咬伤，均应立即在伤后进行预防注射。包括：①注射狂犬病疫苗，分别于伤后当天（24 h 内）和伤后第 3、7、14、28 天各注射一剂，共 5 剂。②注射抗狂犬病免疫制剂：伤后可立即注射马源狂犬病免疫球蛋白 40 IU/kg 或人源狂犬病免疫球蛋白

20 IU/kg，在伤口清创时局部注射。

（三）预防

1. **减少接触**　日常中不要盲目接触陌生犬类，被犬威胁时，不要慌张奔跑。

2. **加强防护**　预防的重点在于加强犬只管理，注意遛狗牵绳。

3. **学习相关知识**　出现暴露应及时正确处理伤口及接种狂犬病疫苗。

二、蛇咬伤处理

据统计分布在我国的毒蛇 50 余种，其中常见的危害较大的毒蛇 10 余种。毒蛇咬伤主要分布在我国南方农村和山区，蛇毒液中毒引起的症状包括局部和全身症状。

（一）临床表现

1. **神经毒中毒**　毒液成分主要作用于延髓和脊神经节，且可阻断神经肌肉接头的传导，引起呼吸肌麻痹和全身横纹肌松弛性麻痹，导致严重后果。代表性毒蛇如金环蛇、银环蛇等。

2. **血液毒中毒**　毒液成分包括心脏毒性和血管毒性，具有强烈的溶组织、溶血和抗凝作用。蛇咬伤后局部损伤严重，伤口剧痛、肿胀明显、皮下瘀斑或血性水疱，严重者可出现广泛出血、心肌损害、休克、急性肾衰竭和肝性脑病等并发症。代表性毒蛇如五步蛇、竹叶青蛇等。

3. **混合毒中毒**　毒液成分兼上述两种征象，以神经毒为主，局部损害也重。代表性毒蛇如眼镜蛇、眼镜王蛇等。

（二）治疗

1. **现场急救**　蛇咬伤后忌惊慌奔跑，肢体局部制动，可减少毒素吸收和扩散。可在距伤口 5~10 cm 的近心端绑扎，松紧以能阻止静脉血和淋巴回流为度，绑扎期间每 30 分钟需松开 1~2 min，以避免肢体缺血坏死。

2. **局部处理**

（1）清创排毒：先用肥皂水或盐水反复冲洗伤口，再用 0.05% 高锰酸钾液或 3% 过氧化氢冲洗。必要时以牙痕为中心做"+"形切口，深达皮下，用手由伤肢上部至下部，由外周向中心挤压。

（2）封闭疗法：可用胰蛋白酶 2 000 IU 加入 0.5% 普鲁卡因 10~20 ml 中，在伤口周围封闭。

3. **全身治疗**

（1）一般治疗：给予高热量、高维生素和易消化饮食。多饮水，必要时输液、成分输血，使用利尿药，加强已中和毒素的代谢。

（2）解蛇毒药物：对抗游离毒素。抗蛇毒血清：应在毒蛇咬伤后 24 h 内尽早使用，用前需做过敏试验。还有中草药或中成药制剂，如季德胜蛇药片等。

（3）危重症的防治：呼吸麻痹、休克、心力衰竭、肾衰竭、肝性脑病为毒液中毒的主要死亡原因，必须及时有效的进行防治。

（三）预防

1. **减少接触**　可能存在蛇出没的区域活动时提高警惕，尽量远离蛇的活动区域，降低被咬风险。

2. **加强防护**　穿戴适当防护装备可以提高保护屏障，在野外活动，建议衣物及鞋子尽量覆盖住皮肤，减少被咬机会。

3. **学习相关知识**　更多地了解常见毒蛇的习性。

三、螫伤的处理

（一）临床表现

1. 蜂螫伤 蜂毒毒素包含具有抗原性质的蛋白质混合物、激肽、组胺和 5- 羟色胺。螫伤者容易出现荨麻疹、血管神经性水肿、哮喘或过敏性休克；若被群蜂螫伤，毒量大可出现明显的全身症状，如头晕、恶心、呕吐等，严重时可出现呼吸困难、休克、昏迷甚至死亡，也有伴随血红蛋白尿，导致肾衰竭。

2. 蝎螫伤 蝎的毒液以神经毒素、溶血毒素为主。螫伤后局部剧痛，大片红肿，以及水疱、出血、麻木等；重者可出现寒战、高热、恶心、呕吐、头痛、头晕、肌肉强直或抽搐、流涎、呼吸困难、脉搏细弱、昏迷等甚至死亡。

3. 蜈蚣螫伤 螫伤后局部疼痛、红肿，可渗血；严重时可出现发热、头痛、眩晕、恶心、呕吐甚至谵妄、昏迷等。

4. 毒蜘蛛咬伤 毒蜘蛛毒液含神经毒性蛋白。咬伤后局部苍白红肿或发生荨麻疹；全身症状以儿童明显，少数患者可出现腹肌痉挛，需与急腹症鉴别。

（二）治疗

1. 局部处理 ①若有蜂刺、虫爪等异物留在伤口内，尽可能早期拔除，以免后期出现感染。②肥皂水和生理盐水洗净，根据需要扩大伤口。蜜蜂和蝎螫伤可以弱碱性液洗敷，黄蜂螫伤可以弱酸性液洗敷。③局部并发蜂窝织炎或坏疽时，根据需要行切开引流及清创术，同时需进行抗感染治疗。④可行伤口周围局部封闭。⑤糖皮质激素抗过敏等治疗。

2. 全身治疗 以上咬螫伤目前尚无特异性的抗毒血清，对于全身反应较重者，应注意积极进行全身综合治疗，防治器官功能衰竭。

（三）预防

1. 减少接触 可能存在毒虫出没的区域活动时提高警惕，尽量远离活动区域，减低被叮咬风险。

2. 加强防护 穿戴适当防护装备可以提高保护屏障，在野外活动，建议衣物及鞋子尽量覆盖住皮肤，减少被叮咬机会。

3. 学习相关知识 更多地了解常见毒虫的习性及特点。

（赖盛飞）

数字资源详见 新形态教材网

教学课件　　拓展阅读　　自测题及参考答案

第 六 章

骨科疾病

　　骨科疾病是外科学中的一个重要分支，涵盖骨科创伤、脊柱与关节骨病及软组织病变等相关疾病。骨科创伤后易导致骨折与关节脱位，常见的脊柱骨病有颈椎病和腰椎间盘突出症等，随着我国人口老龄化，骨质疏松症患者逐渐增多。本章除介绍日常常见疾病如骨折、四肢关节脱位、颈椎病、腰椎间盘突出症及骨质疏松症的有关知识外，还重点介绍一种儿童和青少年时期易发且常被家长忽略的脊柱畸形疾病——特发性脊柱侧凸。通过分节介绍，我们将一探这些疾病的究竟，更好地了解此类疾病的病因、症状、治疗与预防措施。

第一节　骨　　折

　　骨折是指骨的部分或完全断裂，是骨科常见的急症之一。无论是由于直接的外力冲击、扭伤，还是长时间的骨质疏松等慢性原因引起，骨折都会对患者的生活质量产生显著影响。了解骨折的基本知识、诊断和治疗方法，对于医学生和初级医疗人员来说至关重要。本节旨在介绍骨折的基础概念、病因、分类、临床表现、诊断流程、影响骨折的愈合因素、并发症、治疗及基础预防等。

一、病因

　　1. 直接暴力　受伤部位受暴力直接作用而发生的骨折，如车祸中汽车直接撞击小腿而导致胫骨、腓骨骨折。

　　2. 间接暴力　暴力通过力量传导而使受伤部位远处发生的骨折，如老年人跌倒时手掌撑地导致桡骨远端骨折。

　　3. 积累性劳损　轻微、反复及长期的损伤导致某一部位骨折，如长距离行军导致的跖骨骨折。

　　4. 骨骼疾病　病变骨骼在轻微暴力作用下即发生断裂，称为病理性骨折。

二、分类

　　1. 根据皮肤的完整性分类

　　（1）闭合性骨折：骨折后骨折断端未刺破皮肤、黏膜软组织，骨折断端不与外界相通。

　　（2）开放性骨折：骨折后骨折断端刺破皮肤、黏膜软组织，骨折断端与外界相通。如小腿胫腓骨粉碎性骨折，断端刺破皮肤而致胫骨外露；骨盆骨折致膀胱直肠破裂等。

2. 根据骨折的程度、形态分类

（1）不完全骨折：骨的完整性及连续性部分中断，如裂缝骨折、青枝骨折。

（2）完全骨折：骨的完整性及连续性完全中断，如横行骨折、螺旋形骨折、斜行骨折、粉碎性骨折、压缩性骨折、凹陷性骨折、嵌插骨折、骨骺分离等。

3. 根据骨折端稳定程度分类

（1）稳定性骨折：骨折后或复位后骨折断端不易移位者，如嵌插骨折、裂缝骨折、部分横行骨折等。

（2）不稳定性骨折：骨折后或复位后骨折断端易移位者，如斜行骨折、粉碎性骨折、螺旋形骨折等。

三、临床表现

1. 全身表现　①休克：骨折后大量出血或骨折并发重要器官损伤而致休克。②发热：骨折后一般体温正常，部分患者由于血肿吸收会出现低热，一般不超过38℃。

2. 局部表现

（1）一般表现：疼痛、肿胀和功能障碍。骨折后局部疼痛剧烈，局部肿胀明显，患肢活动功能障碍。

（2）特有体征：①畸形。骨折远近端移位而使患肢外形发生改变，如成角、短缩或旋转畸形等。②异常活动。骨折局部出现不正常的活动。③骨擦音或骨擦感。由于骨折断端相互摩擦而产生的骨擦音或骨擦感，可闻及或可触及。

四、辅助检查及实验室检查

1. X线、CT及CT三维重建　X线提示骨皮质不连续、透亮，CT提示骨皮质、骨小梁不连续、中断，CT三维重建能更直观地观察骨折的部位和形态。

2. 血细胞分析　可见红细胞计数升高或降低，白细胞计数正常或稍升高。

五、诊断及鉴别诊断

结合临床表现和影像学检查特征可诊断，应与关节脱位、软组织挫伤进行鉴别。

六、骨折的愈合过程

骨折愈合过程分为血肿炎症机化期、原始骨痂形成期、骨痂改造塑形期。

七、影响骨折愈合的因素

1. 全身因素　①年龄：年龄不同，骨折愈合的快慢也不同，小儿骨折相对于老年患者愈合较快。②健康状态：患者一般情况不佳，可导致骨折愈合延迟。

2. 局部因素

（1）骨折的类型及数量：螺旋形和斜行骨折，断端接触面大，愈合较快。横行骨折断端接触面小，愈合较慢。多发骨折或多段骨折，愈合较慢。

（2）骨折部位的血供：这是影响骨折愈合的重要因素。

（3）软组织损伤：骨折时周围软组织的失血管化是骨折延迟愈合的一个重要诱因。

（4）感染：开放性骨折发生感染，导致化脓性骨髓炎，死骨形成或软组织坏死影响骨折愈合。

（5）软组织嵌入：两骨折端之间若有肌肉、肌腱等软组织嵌入，导致骨折难以愈合甚至不愈合。

3. 治疗方法不当　①反复多次手法复位；②切开复位过程中骨膜剥离过多；③过度牵引；④固定不牢靠；⑤清创不彻底；⑥不恰当的功能锻炼。

八、并发症

1. 早期并发症

（1）休克：骨折后大出血，常见于复合伤、多处骨折、骨盆骨折等。

（2）脂肪栓塞综合征：常发生于成人，由于骨折后骨髓被破坏，脂肪滴进入破损的静脉窦，引起肺脑脂肪栓塞。患者出现呼吸功能不全及发绀，胸片上呈现暴风雪阴影，动脉血氧低，患者烦躁不安、嗜睡、昏迷甚至死亡。常见于四肢及骨盆骨折。

（3）重要器官损伤：骨折导致肝脾破裂，肺、膀胱、尿道和直肠损伤，常见于骨盆骨折、肋骨骨折。

（4）重要周围组织损伤：①血管损伤，如腘动脉、胫后动脉、肱动脉损伤，常见于膝关节附近骨折，包括股骨髁部、髁上骨折及胫骨平台骨折；②周围神经损伤，如桡神经、腓总神经损伤，常见于肱骨中下 1/3 处骨折和胫骨近端骨折、腓骨颈骨折；③脊髓损伤，常见于颈椎和胸腰椎骨折脱位。

（5）骨筋膜室综合征：是骨筋膜室内肌肉和神经因急性缺血而导致的一系列症状，常见于小腿和前臂掌侧，多见于胫骨中段、上段、近端骨折和尺桡骨双骨折。

2. 晚期并发症

（1）坠积性肺炎：多发生于骨折后长期卧床不起患者，特别是年老体弱有慢性病的患者。

（2）压疮：骨突隆起部位容易受压，局部血液循环受阻而形成褥疮。好发生于骶尾部及足跟部。

（3）感染：开放性骨折有污染，清创不彻底时可发生感染。

（4）下肢深静脉血栓形成：常见于骨盆骨折、下肢骨折后，下肢制动时间长，静脉血回流缓慢，容易形成静脉血栓。

（5）关节僵硬：关节长时间固定后，关节周围容易发生纤维粘连、关节囊和肌挛缩，关节活动功能障碍。

（6）创伤性关节炎：关节内骨折时关节面被破坏而不能解剖复位，关节面不平整而导致创伤性关节炎。

（7）骨化性肌炎：关节骨折、脱位及扭伤后，骨膜剥离易形成骨膜下血肿，机化并于周围软组织内广泛骨化，造成关节功能障碍。多见于肘关节。

（8）急性骨萎缩：创伤后关节附近出现痛性骨质疏松。

（9）缺血性肌挛缩：骨折最严重的并发症之一，为骨筋膜室综合征处理不恰当的严重后果。常见畸形是爪形手、爪形足。

（10）缺血性骨坏死：骨折后局部血供被破坏而导致该段骨缺血性坏死，常见有腕舟状骨缺血性坏死及股骨颈骨折后并发股骨头缺血性坏死。

九、治疗

1. 治疗原则　复位、固定、功能锻炼。

目前国际上常采用国际内固定研究学会（AO组织）的骨折治疗原则：①通过骨折复位及固定重建解剖关系；②按照骨折的"个性"及损伤的需要使用固定或夹板重建稳定；③细致操作及轻柔复位以保护软组织及骨的血供；④全身及患部的早期和安全活动训练。

2. 复位标准

（1）解剖复位：复位后恢复正常解剖关系，骨折对位、对线完全良好。

（2）功能复位：复位后骨折两断端未恢复至正常解剖关系，骨折愈合后对功能无明显影响。功能复位标准：①骨折旋转移位、分离移位必须完全矫正；②缩短移位对成人下肢骨折不超过1cm，儿童下肢缩短应在2cm以内；③下肢骨折轻微向前或向后成角，如与关节活动方向一致，日后可自行矫正；④长骨干横行骨折，骨折断端对位至少应达1/3，干骺端骨折至少应对位达3/4。

3. 复位方法

（1）手法复位：通过手法使骨折达到复位目的，一般先持续拔伸牵引，再挤压骨折断端纠正侧方移位，最后纠正骨折的前后移位。

（2）切开复位：在麻醉状态下，通过手术切开骨折部位将骨折复位，同时进行固定术。

4. 固定方法

（1）外固定：①小夹板。使用柳木板、竹板、杉木板等有弹性的材料制作小夹板，绑在骨折肢体外面起固定作用。②石膏绷带。利用石膏绷带塑形后的固定作用固定骨折断端，一些内固定后辅助的外固定，以及畸形矫正后固定所用。③外展架。用铝板、木板等制成固定或可调节的外展架，将关节固定于功能位。④持续牵引。兼备复位、固定作用，可分为皮肤牵引和骨牵引。皮肤牵引是指用宽胶布条或乳胶海绵条粘贴于皮肤上，或用四肢尼龙泡沫套进行牵引。骨牵引是指利用骨圆针贯穿骨端松质骨，通过滑轮装置而牵引。可配合使用小夹板等其他的外固定方法。⑤外固定支架。将骨圆针贯穿远离骨折处的骨骼，使用夹头及钢管组装成的外固定器固定。尤其适用于开放性骨折、骨折合并感染、广泛软组织损伤、矫形手术、骨折不愈合、关节融合术后。

（2）内固定：①钢丝。小的骨折块或撕脱性骨折可以利用钢丝进行捆绑固定。②克氏针。可以交叉固定小的骨折块或撕脱性骨折。③钢板。利用直钢板或已塑形的钢板固定复位后的骨折，起着固定桥接作用。④螺钉。主要用于固定小的骨折块或撕脱性骨折，也常用于临时固定之用。⑤髓内钉。常用于长管状骨骨折或其他内固定失败后再次手术治疗。⑥钉棒系统。利用脊柱后路钉棒系统复位固定脊柱骨折。

5. 功能锻炼

（1）早期阶段：骨折1~2周，患肢肌肉主动舒缩活动为主。

（2）中期阶段：骨折2周以后，逐渐缓慢增加骨折上下关节活动。

（3）晚期阶段：骨折已临床愈合，促进关节活动及肌力恢复，尽早恢复正常功能。

十、预防

1. 避免剧烈运动和危险行为动作，预防跌倒和意外伤害。
2. 青少年和老人可补充足够的钙和维生素D，多晒太阳，加强锻炼，营养充足，注意休息。

（莫建文　张　飞）

第二节　关 节 脱 位

关节脱位是一种常见的急性损伤，涉及关节面之间正常关系的丧失，导致相对位移。无论是由于剧烈运动、交通事故，还是日常生活中的意外跌倒，关节脱位都会对患者的活动能力和生活质量造成严重影响。本节旨在介绍关节脱位的基础知识、临床表现、诊断方法及治疗策略。

一、病因

主要由于直接或间接的外界暴力所致。先天性关节结构异常、激烈运动等也会增加发生关节脱位的风险。直接撞击、跌倒、坠落、扭转、挤压等都可引起关节脱位。

二、分类

（一）根据脱位原因分类

1. **先天性脱位**　由于先天性发育异常而引起的脱位，如小儿先天性髋关节脱位。

2. **外伤性脱位**　外界暴力作用于正常关节而引起的脱位，如外伤后肩关节脱位、肘关节脱位、髋关节后脱位等。

3. **病理性脱位**　由于关节本身病变而引起的脱位，如肿瘤炎症破坏而导致的关节脱位。

4. **习惯性脱位**　由于脱位后关节结构变异及软组织松弛、未愈合而复位后在外力作用下再次或多次发生的脱位，如肩关节在轻微外力作用下的经常脱位。

（二）根据脱位程度分类

1. **半脱位**　关节失去部分对合关系，如桡骨小头半脱位。

2. **全脱位**　关节各骨关节面完全失去正常解剖对合关系，大部分创伤后关节脱位都是全脱位。

（三）根据脱位后时间分类

根据脱位后时间分为新鲜脱位和陈旧性脱位（脱位时间超过 3 周以上者）。

（四）根据关节脱位后是否与外界相通分类

根据关节脱位后是否与外界相通分为开放性脱位和闭合性脱位。

（五）根据脱位的方向分类

根据脱位的方向分为前脱位、后脱位、上脱位、下脱位、侧方脱位及中心性脱位。

三、临床表现

1. **一般症状**　疼痛、肿胀、功能障碍。关节脱位后，因其失去了正常解剖对合关系，患者感觉疼痛，局部肿胀，不愿并不能活动脱位后之关节。

2. **特有体征**　畸形、关节盂空虚、弹性固定。关节脱位后，关节处可触及空虚关节腔，由于肌肉韧带收缩，关节间关节囊及软组织嵌入，导致关节于一特定畸形位固定而活动功能障碍。

四、并发症

（一）早期并发症

1. **骨折**　常合并撕脱性骨折或关节内骨折，X 线、CT、MRI 检查有助于明确诊断。

2. **神经损伤**　合并邻近神经卡压甚至断裂，而引起相应神经支配区域的感觉运动障碍。

3. **血管损伤**　关节脱位后容易造成对血管的卡压、牵拉，肢体可能部分或完全缺血而坏死。

（二）晚期并发症

1. **关节僵硬**　由于血肿机化、软组织粘连挛缩，关节活动严重受限甚至僵硬不能活动。

2. 骨化性肌炎 由于骨膜被掀起并与周围血肿相通，血肿机化、骨样组织形成引起骨化性肌炎，多见于肘关节。

3. 创伤性关节炎 由于创伤后关节软骨面受损不平整，不能解剖复位而导致关节活动受限。

五、辅助检查

X 线、CT 和 MRI 等影像学检查能明确脱位类型、方向及伴随损伤，为治疗提供依据。

六、诊断及鉴别诊断

全面的病史采集、细致的体格检查和影像学检查。病史采集应重点关注外伤史、受伤过程及疼痛特征。体格检查包括观察关节畸形、活动度和疼痛点。影像学检查包括 X 线、CT 和 MRI 等为治疗提供依据。

鉴别诊断旨在排除其他可能导致类似症状的疾病或损伤，如骨折、急性关节炎、软组织损伤等。通过病史、症状、体征、理化检查有助于鉴别诊断。

七、治疗原则

1. 早期复位 手法复位为主，手法复位不成功可选择手术切开复位。

2. 妥善固定 对经过手法或手术切开复位后的关节固定 2~3 周。可用石膏托、克氏针、外固定支架、支具、皮牵引或骨牵引等。

3. 功能锻炼 去除关节固定后，逐步加强关节活动范围，逐渐恢复关节功能。

八、预防

加强关节肌肉锻炼，在进行高风险运动时，佩戴护具，预防跌倒和意外伤害。

（莫建文 张 飞）

第三节 常见关节脱位

关节脱位是指关节稳定结构受损，关节面失去正常解剖对合关系。肩关节、肘关节、髋关节、桡骨小头半脱位及指间关节脱位等较多见。通过学习本节将了解关节脱位的相关机制，掌握不同类型脱位的临床特征，并着重讲解肩关节脱位、肘关节后脱位及桡骨头半脱位的临床特征、诊断与治疗。

一、肩关节脱位

肩关节脱位最为常见，约占全身关节脱位的 1/2。外伤后外力通过手掌、前臂、上臂传导至肩关节，导致肱骨头脱出关节盂。

（一）病因
创伤占主导，多由间接外力引发。

（二）分类

肩关节脱位分为肩关节前脱位、后脱位、盂下脱位、盂上脱位，以肩关节前脱位最为常见。

（三）临床表现

1. **症状**　患者有外伤史，手掌撑地，受伤后局部疼痛、肿胀，不敢活动肩关节，健手托住患肢前臂，头倾向患肩，以减少活动及肌肉牵拉，减轻疼痛。

2. **局部特异体征**

（1）方肩畸形：肱骨头脱位后肩关节失去圆浑的外形而呈方肩畸形。

（2）关节盂空虚：肩关节脱位后，肱骨头脱出关节盂，而致肩胛骨关节盂处空虚。

（3）杜加征阳性：患侧肘部贴紧胸壁而手掌搭不到对侧肩部，或手掌搭到对侧肩部而肘部不能贴紧胸壁，称为杜加征阳性。

（四）辅助检查

肩关节脱位的临床表现典型，诊断较为容易，但 X 线检查仍是重要和必要的。除了前后位，常需要进行胸侧位、肩胛面侧位、腋位、内旋和外旋位等体位投照以详细了解脱位情况，明确是否合并骨折。CT 检查常能清楚显示盂肱关节脱位的方向，盂缘及骨软骨损伤。必要时应进一步行 MRI 检查，可了解关节囊、韧带及肩袖损伤的情况。

（五）诊断及鉴别诊断

1. **诊断**　结合病史，症状和体征及影像学检查可较易确定。

2. **鉴别诊断**　①肩部骨折：应与肱骨大结节撕脱性骨折、肱骨外科颈骨折相鉴别，X 线可明确区分；②肩袖撕裂：主要表现为患肩疼痛和外展上举活动功能障碍，MRI 可确诊。

（六）治疗

1. **复位**　手法复位为主，采用 Hippocrates 法复位，必要时可使用麻醉。患者仰卧于病床，术者站在患者患侧，双手牵引患肢，内收内旋上肢，同时足部顶住患者腋部反牵引。如手法复位失败，可采用切开复位。

2. **固定**　复位后可用三角巾、石膏或超肩夹板固定约 3 周。

3. **功能锻炼**　固定期间应活动腕关节与手指，3 周固定解除后逐步活动肩关节。

（七）预防

加强肩关节肌肉锻炼，进行剧烈运动时，应佩戴护具；日常预防跌倒和意外伤害。

二、肘关节后脱位

在全身四大关节中，肘关节脱位约占脱位总发病数的 1/5，发生率较肩关节低。后脱位最为常见。

（一）病因

肘关节后脱位多为间接暴力所致。前臂旋后位手掌撑地跌倒时，所传达暴力达到肘部时转成肘外翻及前臂旋后过伸应力，尺骨鹰嘴突在鹰嘴窝内作支点产生杠杆作用，导致尺桡骨近端同时被推向后外侧，产生后脱位。

（二）临床表现

1. **一般表现**　肘部疼痛、肿胀和功能受限。

2. **特异体征**

（1）畸形：肘后突，前臂短缩，肘后三角关系改变。

（2）关节窝空虚感：肘后侧可触及鹰嘴半月切迹。

（3）弹性固定：肘关节处于半屈伸直位，屈伸活动功能障碍。

3. **影像学检查**

（1）X 线检查：可明确脱位方向。

（2）CT 或 MRI 检查：复杂病例或怀疑有软组织损伤时，有助于评估韧带、关节囊及软骨损伤情况。

（三）诊断及鉴别诊断

诊断结合病史，症状、体征和影像学检查可较易确诊，应与肘部骨折、韧带损伤相鉴别。

（四）治疗

1. **复位**　助手配合沿畸形关节方向对前臂和上臂做牵引和反牵引，术者从肘后用双手握住肘关节，以指推压尺骨鹰嘴向前下的同时矫正侧方移位，助手维持牵引并逐渐屈肘，出现弹跳感表示复位成功。

2. **固定**　用长臂石膏夹板固定肘关节于功能位，约 3 周。

3. **功能锻炼**　循序渐进活动关节，避免暴力牵拉关节。

（五）预防

在进行剧烈运动时，佩戴护具，避免碰撞；日常预防跌倒和意外伤害。

三、桡骨头半脱位

桡骨头半脱位俗称牵拉肘，常见于小儿，好发于 5 岁以内，以 2～3 岁最常见。

（一）临床表现及诊断

患儿被牵拉受伤后，疼痛哭闹不止，不肯举起前臂使用患肢。前臂多呈旋前半屈位；桡骨头处有压痛，无肿胀和畸形；肘关节活动受限。X 线检查无阳性发现。主要依靠牵拉病史、症状和体征进行诊断。

（二）治疗

1. **复位**　闭合复位多能成功，一手握住患儿前臂和腕部，另一手握住肘关节，拇指压住桡骨头，使前臂旋后多能复位。

2. **固定**　复位后无须特殊固定。

（莫建文　张　飞）

第四节　颈　椎　病

颈椎病是由于颈椎间盘退变、骨质增生、韧带增厚及其继发性改变等因素，刺激或压迫相邻脊髓、神经、血管和食管等组织引起的一组临床综合征，常见于中老年人群，但随着现代生活方式的改变，年轻人中此病的发病率也呈上升趋势。它不仅影响患者的生活质量，还可能导致严重的神经损害，甚至危及生命。了解颈椎病的病因、症状、诊断和治疗方法，具有重要的现实意义。本节旨在介绍颈椎病的基本概念、病因、各种类型的临床特征、诊断方法、治疗策略及预防措施。

一、病因

1. **颈椎退行性变**　是导致颈椎病的主要原因。随着年龄增长及颈椎长期使用超负荷，修复能力降低，患者出现颈椎各结构衰退。其中，椎间盘退变是首发因素。

2. **颈椎发育性椎管狭窄**　部分患者椎弓发育扁平，导致椎管矢状径小于正常。在此基础上，轻微退变即可出现脊髓压迫症状，诱发颈椎病。

　　3. **慢性劳损**　患者长期进行超过肩颈所能耐受的各种活动，产生累积性损伤。因其无明显外伤史，容易被忽视，但其对颈椎病发生、发展、治疗及预后等有着直接关系。

二、分型及临床表现

　　1. **神经根型颈椎病**　发病率最高。由于颈椎退变，致压物压迫脊神经根或被动牵拉产生神经根性症状。主要症状表现为颈部疼痛、僵硬、上肢放射性疼痛或麻木，严重时患者感觉上肢沉重无力、握力减退，有时可出现持物坠落。

　　2. **脊髓型颈椎病**　好发于 40 ~ 60 岁患者，主要表现为手部动作笨拙，精细动作失调，步态不稳。胸或腰部有束带感，四肢麻木，手足无力，踏棉感。四肢腱反射亢进，肌张力增高，病理征阳性。

　　3. **椎动脉型颈椎病**　出现偏头痛、耳鸣、耳聋或听力减退、视力障碍、突发性眩晕而猝倒。

　　4. **交感型颈椎病**　中年妇女为多，职业多与长期低头、伏案工作有关。主要表现为症状多，体征少。患者感头痛头晕，颈项疼痛，面部及躯干麻木发凉，痛觉迟钝。易出汗或无汗，感心悸、心动过速或过缓，心律不齐。亦可有耳鸣、听力减退、视力障碍或眼部胀痛干涩、记忆力减退、失眠等症状。

　　5. **混合型颈椎病**　兼有多种类型颈椎病症状。

三、辅助检查

　　X 线检查用于初步评估颈椎曲度、椎间隙高度和骨赘形成；CT 检查主要用于评估骨质结构，特别是在椎管狭窄和骨赘形成方面；MRI 检查则可详细评估椎间盘突出、脊髓压迫和软组织变化。神经传导速度（NCV）和肌电图（EMG）等电生理检查有助于进一步评估神经根压迫或损伤情况，提供辅助诊断依据。

四、诊断及鉴别诊断

　　可结合病史，症状和体征及影像学检查明确诊断。需与肩周炎、胸廓出口综合征、肘管综合征及腕管综合征等疾病相鉴别。

五、治疗

　　颈椎病的治疗分为非手术治疗和手术治疗。

　　1. **非手术治疗**　包括颈椎牵引、理疗、改善不良工作体位和睡眠姿势。也可配合应用非甾体抗炎药和肌肉松弛药等药物。保守治疗半年无效或严重影响正常生活工作；或神经根性疼痛剧烈，保守治疗无效；或上肢某些肌肉无力萎缩，经保守治疗 4 ~ 6 周后仍有发展趋势者，应该采取手术治疗。

　　2. **手术治疗**　脊髓型颈椎病患者确诊后应及时手术治疗，症状重且病程时间长者，手术效果往往较差。

六、预防

　　1. **保持良好的姿势**　坐时保持抬头挺胸，避免长时间低头或前倾。站立时头部保持中正，避免头部前倾。避免长时间低头，工作或学习时，每隔 40 ~ 50 min 休息一次，活动颈部和肩膀。

2. 选择合适的枕头和床垫　枕头高度适中，避免过高或过低。侧卧时枕头应保持头部与脊柱呈一条直线，仰卧时枕头应支撑颈部曲线。

3. 加强颈部肌肉锻炼　进行颈部肌肉的拉伸运动和力量训练，如颈部前屈、后伸、侧屈和旋转、肩颈伸展、耸肩等动作，有助于缓解紧张和僵硬。

（莫建文　张　飞）

第五节　腰椎间盘突出症

腰椎间盘突出症是由于腰椎间盘的退行性改变或外伤等因素引起的髓核突出，从而压迫神经根或脊髓，导致腰部疼痛、下肢放射痛及其他神经功能障碍的常见病症。随着现代社会工作和生活方式的改变，久坐、缺乏运动等因素使得该病的发病率逐渐上升。要求掌握腰椎间盘突出症的病因、症状、诊断和治疗方法。本节旨在系统介绍腰椎间盘突出症的基础知识、临床表现、诊断流程及治疗策略。通过学习本节将掌握腰椎间盘突出症的基本概念、发病原因及其分型，掌握不同位置腰椎间盘突出症的临床特征，并了解保守治疗和手术治疗的适应证。此外，教材还涵盖了预防措施，以帮助患者减少复发风险，提高生活质量。

一、概念

腰椎间盘突出症是腰腿痛常见的重要原因，由于椎间盘变性，纤维环破裂，突出的髓核组织压迫、刺激神经根及马尾神经而表现的一种综合征。

二、病因

椎间盘由上下软骨板、纤维环和髓核构成。

1. 椎间盘退行性变是基本因素　随着年龄增长，椎间盘含水量逐渐减少，弹性下降并变薄。磁共振成像提示 15 岁青少年就可发生椎间盘退行性变。

2. 损伤与职业关系密切　积累性损伤是椎间盘变性的主要原因，与一些特殊职业和工种密切相关。

3. 遗传因素　有色人种发病率较低。

4. 妊娠　妊娠期间腰骶部较平时承受更大重力，增加椎间盘损害机会。

三、分型

1. 膨隆型　椎间盘髓核向椎管局限性隆起，纤维环部分破裂。

2. 突出型　椎间盘髓核突向椎管，纤维环完全破裂。

3. 脱垂游离型　椎间盘组织或碎块脱入椎管或在椎管内完全游离。

4. Schmorl 结节和经骨突出型　前者指髓核经软骨板突入椎体松质骨内，后者指髓核向前纵韧带方向反向突出，而形成椎体前缘的游离骨块。一般无须特殊治疗。

四、临床表现

1. 20 ~ 50 岁患者多见，男性患者多见，患者大多有弯腰劳动或长期坐位史。

2. 腰痛及坐骨神经痛，严重者可出现马尾神经受压而出现大小便障碍、鞍区感觉异常的表现。

3. 腰椎侧突、腰部活动度受限、局部压痛。

4. 直腿抬高及加强试验阳性，直腿抬高在 60° 以内出现坐骨神经痛才有意义。

5. 神经支配区皮肤感觉异常，肌力下降，反射减弱或消失。①L4 神经根受压：大腿下段前外侧、小腿前内侧皮肤痛觉减退，膝腱反射减弱或消失。②L5 神经根受压：小腿前外侧、足内侧皮肤痛觉减退，踇趾背伸力及第二、三趾肌力下降。③S1 神经根受压：外踝附近及足背外侧甚至足底皮肤痛觉减退，跟腱反射减弱或消失。

五、辅助检查

1. **X 线**　能反映出腰椎侧凸及相应椎间隙变窄及腰椎的异常结构。

2. **CT**　可以显示骨性椎管的形态，能显示黄韧带增厚情况和椎间盘突出的严重程度及方向等情况。

3. **MRI**　能详细反映各椎间盘病变及椎管内占位情况。

4. **其他检查**　如造影、B 超检查、电生理检查。

六、诊断与鉴别诊断

根据临床表现、影像学检查可以诊断。须与腰肌劳损、第三腰椎横突综合征、棘上棘间韧带损伤、脊椎滑脱症、椎弓峡部不连、椎管狭窄症、梨状肌综合征、腰椎结核或肿瘤、神经根及马尾肿瘤、盆腔疾病相鉴别。

七、治疗

1. **非手术治疗**　适用于年轻、初次发作或病程较短者；休息后症状明显缓解者；无椎管狭窄者。
（1）卧床休息 3 周，带腰围起床活动，3 个月内避免弯腰动作。
（2）采用骨盆牵引共 2 周。
（3）理疗、按摩。
（4）硬膜外封闭。
（5）髓核化学溶解法。

2. **经皮髓核切吸术**　经过特殊器械在 X 线透视下进入椎间隙，将部分髓核绞碎吸出。

3. **手术治疗**　正规保守治疗后仍旧症状明显，可考虑手术治疗，手术方法为腰椎间盘髓核摘除术，可通过切开手术、经皮内镜技术进行手术治疗。

八、预防

1. 保持正确的坐姿、站姿。避免长时间久坐、弯腰或站立不动。

2. 加强腰背肌肉锻炼，有针对性地进行腰背肌肉锻炼以增强腰背部的力量和稳定性，如小燕飞、平板支撑等。此外可加强柔韧性训练，进行腰部和腿部的拉伸运动，有助于增加柔韧性，减少受伤风险。

3. 避免突然的剧烈运动和不恰当的运动方式，以防腰椎受伤。

（莫建文　张　飞）

第六节　特发性脊柱侧凸

特发性脊柱侧凸是指在无明确病因的情况下发生的脊柱三维畸形，通常在儿童和青少年时期被发现。作为一种常见的脊柱畸形，特发性脊柱侧凸不仅影响患者的外观和体态，还可能对其心肺功能、运动能力及心理健康产生不利影响。早期发现和干预对于改善预后、提高生活质量至关重要。本节介绍特发性脊柱侧凸的概念、病因、临床表现、诊断方法、治疗与预防等。

一、概念

特发性脊柱侧凸是指原因不明的脊柱的 1 个或数个节段向侧方弯曲并伴有椎体旋转的三维脊柱畸形。脊柱侧凸定义如下：应用 Cobb 法测量站立正位 X 线像上脊柱侧方弯曲，如角度 > 10° 则定义为脊柱侧凸。特发性脊柱侧凸是最常见的脊柱侧凸，占总数的 75%～80%。根据发病年龄又分为婴儿型（0～3 岁）、少儿型（3～10 岁）、青少年型（10 岁后）。

二、病因

遗传因素是特发性脊柱侧凸的重要致病因素，具体机制尚需进一步研究。生长发育因素是特发性脊柱侧凸的重要影响因素。青春期的快速生长阶段易导致不对称的骨骼生长，促使脊柱向一侧弯曲。神经系统异常或肌肉不平衡导致脊柱姿势不对称，在特发性脊柱侧凸的形成中发挥关键作用。环境因素影响较小，但不良姿势、长时间携带重物、过度体育活动等也可能增加侧凸风险。

三、临床表现

早期畸形不明显，生长发育期侧凸畸形发展迅速，可出现身高不及同龄人，双肩不等高，胸廓不对称，严重者可出现"剃刀背"，影响心肺功能，出现神经系统牵拉或压迫的相应症状。

四、辅助检查

1. X 线检查　是诊断脊柱侧凸的基本方法，可了解侧凸的类型、位置、大小、范围。常用检查方法包括脊柱全长正侧位像、脊柱弯曲像、悬吊牵引像等。主要用于：①评价腰弯椎间隙的活动度；②确定下固定椎；③预测脊柱柔韧度。

2. CT　CT 扫描可以更清楚地看到脊柱侧凸畸形的细节，其中经椎弓根平面的图像可以进行椎体的测量，对术中评估测量有着重要意义。

3. MRI　可以清楚地显示脊髓形态和位置，发现脊髓有无纵裂，有无脊髓栓系综合征，有无脊髓空洞等畸形。

五、诊断

结合临床症状、体征和影像学检查特征可诊断。

六、治疗方法

包括：①矫正畸形；②获得稳定；③维持平衡。

以下仅介绍青少年型特发性脊柱侧凸的治疗。具体原则如下：Cobb 角 < 25° 可观察，当 Cobb 角每年进展 5° 且 Cobb 角 > 25° 时应佩戴支具治疗；当侧凸 Cobb 角每年进展 5° 且 Cobb 角 > 40° 时应手术；Cobb 角 > 45° 时应手术；Cobb 角在 25° ~ 40° 时应根据患儿发育情况，Cobb 角进展情况，主侧凸的部位，患儿及其家长的要求等因素，决定保守或手术治疗。

七、预防

定期筛查是预防特发性脊柱侧凸的重要措施。早期发现和诊断，及时采取干预措施，防止病情恶化。保持良好的姿势有助于预防脊柱侧凸。

（莫建文　张　飞）

第七节　骨质疏松症

骨质疏松症是一种以骨量减少、骨组织微结构退化、骨脆性增加及易发生骨折为特征的全身性骨骼疾病。随着全球人口老龄化趋势的加剧，骨质疏松症的发病率显著上升，已成为影响老年人群健康和生活质量的重要公共卫生问题。骨质疏松症不仅导致骨折风险增加，造成疼痛、残疾和生活质量下降，还给患者家庭和社会带来了沉重的经济负担。本节旨在介绍骨质疏松症的基础知识、分型、发病机制、临床表现、诊断方法、治疗策略和基础预防措施。

一、分型

骨质疏松症可分为绝经后骨质疏松症、老年性骨质疏松症和特发性骨质疏松症。绝经后骨质疏松症一般发生在妇女绝经后 5 ~ 10 年；老年性骨质疏松症一般指老年人 70 岁以后发生的骨质疏松；继发性骨质疏松指由任何影响骨代谢疾病或药物引起的骨质疏松。

二、发病机制

1. **骨量不足**　青春期是人体骨量增加最快时期，青春期发育延迟或发育障碍，成年后发生骨质疏松危险性增加。

2. **骨吸收增加**　雌激素缺乏和甲状旁腺激素分泌增多导致骨质破坏，吸收增加。

3. **骨形成减少**　钙是骨矿物质中最主要的成分，钙摄入不足影响骨矿化。适量的体力活动有助于减少骨丢失；吸烟、酗酒、大量饮用咖啡、高盐饮食、维生素 D 摄入不足和光照减少均为骨质疏松危险因素。

三、临床表现

早期无明显症状，患者常诉腰背部疼痛或全身疼痛，出现身材变矮、驼背等脊柱畸形，轻微活动可诱发骨折，好发于胸腰椎、髋部和前臂。

四、辅助检查

骨密度检查是主要的诊断方式。

五、诊断

结合临床表现、骨密度、影像学检查特征可诊断。

六、治疗

需要结合生活方式调整、骨健康补充剂添加、药物干预和康复治疗共同进行。
1. 保持运动，戒烟戒酒，多吃豆类食物，适量补充钙剂，补充维生素 D。
2. 对疼痛者给予对症处理，骨折者根据情况选择手术或保守治疗。
3. 使用双膦酸盐、降钙素、雌激素、甲状旁腺激素抗骨质疏松治疗。

七、预防

补充富含钙和维生素 D 的食物，多晒太阳，定期进行体育锻炼。

（莫建文　张　飞）

数字资源详见　新形态教材网

　教学课件　　　　拓展阅读　　　　自测题及参考答案

第七章

外科微创技术

外科微创技术，作为现代外科手术的重要进展，以其创伤小、恢复快、并发症少等优势，正逐步成为外科治疗的主流趋势。这一技术通过在体表制造微小切口，利用腹腔镜、胸腔镜、关节镜、内镜等现代医疗设备，结合高清影像系统，使医生能够在不直接打开体腔的情况下，完成复杂精细的手术操作。微创外科技术的出现，不仅极大地减轻了患者的手术痛苦和术后恢复负担，还显著降低了手术风险，提高了手术安全性和成功率。它适用于多个外科领域，如普外科、泌尿外科、妇产科、心胸外科等，能够处理从肿瘤切除到器官重建，从损伤修复到功能重建的多种复杂手术。随着科技的进步，微创外科技术也在不断创新和发展，如机器人辅助手术系统的引入，进一步提高了手术的精确度和灵活性，使得一些传统上认为难以微创化的手术变得可能。此外，3D 打印、人工智能等前沿技术的应用，也为微创外科提供了更多的可能性和创新空间。本文旨在概述微创外科技术的基本原理、发展历程、临床应用以及未来展望，以期为读者提供一个全面了解微创外科技术的视角，促进其在临床实践中的广泛应用与持续发展。

第一节　微创的概念

一、基本概念

微创（minimally invasive）是指以最小的创伤和最小的生理干扰达到最佳疗效的一种外科手术理念。例如手术切口尽量采取小切口，术中注意保护正常的机体组织结构不受损伤或破坏，避免对内脏、血管、神经等组织进行夹持或者牵拉等。术者应力求将手术的创伤降到最低程度，达到微创的目的。随着科技的进步及外科技术的发展，各种先进的医疗设备和器械不断被研发和改进，并逐渐应用于临床，推动着微创外科的进步和发展。但是微创不是无创，它只是相对于传统手术，创伤更小；若使用不当，其后果可能更加严重。

二、基本要素

1. **微创医学（minimally invasive medicine，MIM）**　是将社会人文思想与医学微创理念融为一体的现代医学观念。前者强调医学要以人为本，患者至上，治病过程中要从人文关怀出发，在不违背医疗原则的基础上，确立以患者为中心的医疗方案；后者强调在诊断与治疗疾病的过程中，尽可能减轻或不损害机体内环境的稳定，实现"损伤尽可能小"的医疗理念。

2. **微创外科技术（minimally invasive surgery，MIS）**　包括内镜技术、腔镜技术和介入技术等。这些技术已广泛应用于各个外科领域，开创了更多更优的手术方式和方法，让更多的患者获益。微创外科技术的根本在于如何提高医疗质量，如何使医疗服务达到甚至超过患者的期望。这代表了"以人为本"的人文主义理念，是"生物－社会－心理"新型医学模式的具体体现。

（谢天朋）

第二节　内　镜　技　术

内镜的英文"endoscopy"起源于希腊语，原意为窥视人体管腔的方法。内镜技术前后经历了200多年的发展和革新，从内镜设想的提出，到早期硬式内镜、半可屈式内镜和纤维内镜的开发和应用，再到现在的电子内镜。目前内镜技术已形成一套完整的诊疗体系，对消化系统、呼吸系统及泌尿生殖系统等疾病的诊治起到了革命性的推动作用。

一、内镜的基本原理和种类

1. **基本原理**　现在的内镜多采用电子内镜原理，即借助内镜顶端的电荷耦合器件（charge coupled device，CCD）将光信号转换成电信号，视频系统处理后转换为监视器上的图像。

2. **内镜种类**　①硬式内镜：结构固定，操作方便，不易受损，但镜身和头端均无法弯曲，不能随意调节观测方向。包括膀胱镜、输尿管镜、肾镜、电切镜、宫腔镜、肛门直肠镜、胸腔镜、腹腔镜、关节镜等。②软式内镜：镜身和头端可弯曲，操作者可调整弯曲角度，通过人体自然腔道，进入操作区域进行相关操作。包括胃镜、结肠镜、小肠镜、十二指肠镜、胆道镜、膀胱软镜、输尿管软镜、支气管镜、鼻咽镜等。

二、内镜下常用的诊断技术与能量设备

1. **诊断技术**　包括放大、染色、电子染色、内镜下造影、组织活检等。
2. **能量设备**　包括高频电刀、激光、微波、射频、氩氦刀等。

三、内镜技术在外科中的应用

1. **内镜技术在消化外科中的应用**　胃镜下可使用高频电刀切除胃息肉、早期胃癌等病变。胃镜下电凝、套扎或局部硬化剂注射等亦可有效治疗食管胃静脉曲张出血。十二指肠镜可进行内镜逆行胰胆管造影（ERCP）和内镜十二指肠乳头括约肌切开术（EST），处理胆总管结石等。胆道镜可用于胆道探查、活检和止血，胆管结石取出，也可联合球囊用于扩张胆管治疗胆管狭窄。小肠镜用于消化道出血、放射性小肠损伤等病变的诊断。结肠镜可对结直肠息肉和早期结直肠癌进行诊断和治疗，也可用导管或支架暂时缓解肿瘤导致的肠梗阻。口服内置摄像和无线传输装置的胶囊内镜，在消化道内运动并拍摄图像，通过体外的影像工作站阅读所拍摄的照片，对疾病做出诊断。超声内镜将内镜和超声探头联合，在内镜引导下，对消化道管壁和消化道周围器官进行超声扫描，用于消化道肿瘤分期、黏膜下肿瘤定位，以及胰腺和胆管疾病的诊断等。激光共聚焦显微内镜在普通内镜的头端加装一个极小的激光共聚焦显微镜，对活体组织进行显微观察，实时显示检测部位的细微结构，将内镜检查与组织

学检查同步，达到组织病理学诊断水平。

2. 内镜技术在泌尿外科中的应用   泌尿外科内镜技术应用广泛，大多数尿路结石均可通过内镜来完成治疗。经皮肾镜、输尿管硬镜、输尿管软镜、膀胱镜可联合气压弹道、超声波、激光等进行碎石。经尿道前列腺电切术已经成为治疗良性前列腺增生的主要术式。此外，浅表性膀胱癌可经尿道行膀胱肿瘤电切术。

3. 内镜技术在胸外科中的应用   支气管镜在胸外科应用广泛，主要用于支气管病变的诊断、活检或切除、止血，以及支气管狭窄球囊扩张等。

4. 内镜技术在骨科中的应用   关节镜是一种观察关节内部结构的内镜，主要用于关节内疾病的诊断和治疗。脊柱内镜可进行脊柱微创手术，具有组织损伤小、出血少、脊柱稳定性破坏小、术后疼痛轻、住院时间短等优点。

5. 内镜技术在神经外科中的应用   神经内镜可用于脑积水、颅内囊肿、颅内血肿、脑室及室旁肿瘤、垂体腺瘤、颅咽管瘤等神经外科疾病的治疗。

四、经自然腔道内镜手术

经自然腔道内镜手术（natural orifice translumenal endoscopic surgery，NOTES）是指通过口腔、食管、胃、结（直）肠、阴道、膀胱等自然腔道进入腹腔、纵隔和胸腔进行各种诊疗的新型内镜手术。NOTES 具有创伤更小、疼痛更轻、恢复更快、美容效果更佳等优势，被誉为继开放和腹腔镜手术之后的"第三代外科手术"。目前已成功应用于妇科、泌尿外科、普外科等疾病的治疗，包括 NOTES 胆囊切除术、阑尾切除术、卵巢切除术、肾切除术、肾部分切除术、肾上腺肿瘤切除术以及经口底甲状腺切除术等。

（谢天朋）

第三节 腔镜外科技术

腔镜（enteroscopy）外科技术是指通过人为的体表切口建立人工通道，将器械插入体腔或者间隙进行外科手术的技术，如腹腔镜、胸腔镜、关节镜以及肾镜技术等。1910 年瑞典的 Jacobaeus 首次将腔镜用于观察人的腹腔，并成功应用腔镜技术分离肺结核患者的胸膜粘连，开创了胸腔镜手术的先河。1938 年匈牙利的 Veress 发明了弹簧安全气腹针并一直沿用至今。20 世纪 50 年代，英国物理学家 Hopkins 发明了柱状透镜，使腹腔镜的图像更为清晰，促进了腹腔镜在妇科、消化外科疾病诊治的应用。20 世纪 60 ~ 70 年代，德国的 Semm 使用自己设计的自动气腹机、冷光源、内镜热凝装置及许多腹腔镜的专用器械施行了大量的妇科腹腔镜手术。如今，腔镜手术已在外科各个专科广泛开展。

一、腹腔镜外科手术设备、器械

临床上应用的腔镜基本构件和操作原理相似，此处主要介绍腹腔镜。

1. 腹腔镜图像显示与存储系统   由腹腔镜镜头、微型摄像头、模数转换器、显示器、冷光源和图像存储系统等组成。

2. CO_2 气腹系统   由全自动大流量气腹机、二氧化碳钢瓶、带保护装置的穿刺套管鞘、弹簧安全气腹针组成。CO_2 气腹的建立为手术提供足够的空间和视野，是避免意外损伤其他器官的必要条件。

3. 手术设备与器械   腹腔镜手术设备主要有高频电凝装置、激光器、超声刀、腹腔镜超声、冲洗吸引器等。手术器械主要有电钩、剪刀、分离钳、抓钳、持钳、肠钳、吸引管、穿刺针、扇形牵拉钳、持针钳、施夹器、各类腔内切割缝合与吻合器等。

二、腹腔镜手术基本技术

1. **建立气腹** ①闭合法：在脐上或下缘做弧形或纵行切口，长约 1.0 cm，在切口两侧用巾钳或手提起腹壁，将气腹针经切口垂直或向盆腔斜行刺入腹腔，针头穿过筋膜和腹膜时有两次突破感，穿刺进腹后可采用抽吸试验、负压试验或容量试验证实气腹针已进入腹腔，即可向腹腔内注入二氧化碳气体，至预设压力 12 ~ 15 mmHg，气腹即完成。②开放法：在脐上或下缘做弧形或纵行小切口，长约 1.0 cm，深达深筋膜，在直视下打开腹膜，用手指确认进入腹腔及腹壁下没有粘连后，置入套管连接充气管建立气腹。

2. **腹腔镜下组织分离与切开** 腹腔镜手术需借助手术器械来分离组织结构，主要有电凝切割、剪刀剪开、超声刀切割、分离钳分离等。

3. **腹腔镜下止血与缝合** 腹腔镜手术中的主要止血方式是电凝止血，有单极和双极电凝两种。其他有钛夹、Hem-o-lok 夹、超声刀、自动切割吻合器、闭合器、结扎及缝合等。缝合是腹腔镜手术中难度较高的操作技术，开放手术的缝合技术同样可以应用于腹腔镜中，几乎所有的缝合针线都可用于腹腔镜手术。

4. **标本取出** 小于或略大于套管鞘口径的标本可以直接用标本袋从套管鞘内取出，较大的标本，可将操作孔扩大或另做一小切口并用标本袋取出。

三、腹腔镜外科手术适应证及常用的手术

起初，腹腔镜主要用于腹腔探查，对疾病进行诊断。随着科技的不断进步及腹腔镜手术设备和器械的不断发展，腹腔镜技术在临床的应用日趋成熟及广泛。主要适应证几乎涵盖整个腹盆腔的良性疾病。腹腔镜下恶性肿瘤切除所占比例也逐年增加，腹腔镜下结直肠癌根治术、胃癌根治术、肝癌切除术、肾癌根治术、肾盂癌根治术、前列腺癌根治术、膀胱癌根治术、宫颈癌根治术、子宫内膜癌根治术、卵巢癌根治术等越来越普及。此外，腹腔镜下胰十二指肠切除术（Whipple 手术）、解剖性半肝切除术、供肝切取术、供肾切取术等手术在很多大的医疗中心已经常规开展。

四、腹腔镜手术的并发症

腹腔镜手术创伤小并不等于它的手术危险也小，腹腔镜手术除了可能发生与传统开放手术同样的并发症，还可发生腹腔镜技术所导致的特有并发症。

1. **与 CO_2 气腹相关的并发症** 腹腔镜手术一般用 CO_2 气体来建立气腹。气腹的建立对心肺功能会产生一定的影响，如膈肌上抬、肺顺应性降低、有效通气减少、心排血量减少、下肢静脉淤血和内脏血流减少等，由此会产生一系列并发症，包括皮下气肿、气胸、心包积气、气体栓塞、高碳酸血症与酸中毒等。

2. **与腹腔镜手术相关的并发症** 包括血管损伤、内脏损伤、腹壁血肿、穿刺孔出血、感染及疝等。暴力穿刺可损伤腹膜后大血管，虽然发生率较低，但病死率很高。内脏损伤分为空腔器损伤和实质性器损伤两类。

（谢天朋）

第四节   机器人辅助外科技术

随着医疗技术和人工智能的不断发展，手术机器人辅助技术在外科中应用越来越受到关注。机器人辅助外科手术系统（robot-assisted surgical system）采用先进的传感技术来实现预知性和智能控制，帮助外科医生进行更准确的手术操作。机器人辅助外科技术的应用，开启了微创外科新纪元，目前达芬奇手术机器人已经广泛应用于多个学科，包括泌尿外科手术、妇科手术、心胸外科手术及普通外科手术等。国产手术机器人不断研发诞生，如精锋、康诺思腾等国产手术机器人，已逐步投入临床使用，手术费用将会大幅度下降。

一、手术机器人系统的组成

1. **医生操作台**   该操作台是系统的控制中心，由计算机系统、监视器、操作手柄和输出设备等组成。

2. **床旁机械臂系统**   包括 1 个持镜臂和 2~3 个工作臂，持镜臂用于手术中握持腹腔镜物镜，工作臂用于完成手术中各种操作。

3. **影像处理系统**   内装手术机器人系统的图像处理设备，并配有监视器，还可放置辅助手术设备，如二氧化碳充气系统等。

二、外科手术机器人系统的优势

1. **视觉方面**   双镜头三晶片的数码摄像系统能提供高分辨率的三维立体手术图像，其立体感与层次感逼真，手术医生能真实地感知、清晰地观察手术部位的解剖结构。

2. **操作灵活性方面**   通过其典型的内部关节手腕完全重现人手操作动作，其手腕器械弯曲度与旋转度程度完成较佳，可完成各种复杂乃至手工都无法完成的动作。同时可过滤不自主生理性抖动，使手术更精细。

3. **舒适度方面**   远程操作台提供了人性化的手眼位置，充分考虑人机交互，体感舒适，因而利于手术时间长且复杂的手术。

4. **远程手术**   在高速互联网 5G 等技术支持下，已经实现了跨地域远程机器人辅助腔镜手术。

（邹晓峰   谢天朋）

第五节   介入放射学技术

介入放射学技术（interventional radiology technique）是以现代影像学技术为基础，在 X 线、超声、CT、MRI 等影像引导下，利用穿刺针、导管、导丝及其他介入器材，对疾病进行诊断或治疗的微创技术，具有创伤小、定位准确、见效快、重复性强、可多种技术联用等特点。根据治疗领域不同，分为经血管介入技术与非经血管介入技术两类。

一、经血管介入技术

在影像设备的引导下，利用专用的介入器材，通过 Seldinger 技术建立经皮血管通道，将特定导管置入目标血管，进行造影诊断和相关治疗，包括药物灌注、栓塞、球囊扩张或支架置入等。

1. 经导管血管灌注术（transcatheter vascular perfusion，TVP） 经导管将药物直接注射到靶器官的供血动脉，以提高病变局部的药物浓度，减少药物的不良反应。临床常用于恶性肿瘤的动脉灌注化疗、动脉血栓形成后的局部溶栓、消化道出血的诊断和治疗等。

2. 经导管动脉栓塞术或化疗栓塞术（transcatheter arterial embelization or chemoembolization，TAE or TACE） TAE 主要适用于消化道出血、大咯血、外伤性大出血（如肝、脾、肾和腹膜后及骨盆大出血），还适用于治疗动脉瘤、各种动静脉瘘等。TACE 是将抗肿瘤药和栓塞剂（如碘油或固体栓塞剂）混合后通过导管注入肿瘤血管内，直接杀伤肿瘤细胞，并引发肿瘤缺血坏死，常用于不可切除肝癌的姑息性治疗。

3. 经皮腔内血管成形术（percutaneous transluminal angioplasty，PTA） 主要包括球囊扩张成形术和血管内支架置入术。球囊扩张成形术是采用球囊导管，通过球囊对狭窄段动脉壁进行有限度的机械性扩张，使病变段动脉管腔扩大，达到治疗的目的。血管内支架置入术是指在 X 线透视引导下，将金属内支架置入病变血管内，利用支架的支撑力将狭窄的管道撑开，使其内径扩大，恢复血流通畅。覆膜支架可对异常扩张的血管进行管腔重建，纠正病变血管的异常血流动力学。PTA 主要适用于动脉粥样硬化、大动脉炎（非活动期）、纤维肌发育不良、血管移植术后吻合口狭窄、巴德 - 吉亚利综合征等。

4. 经颈静脉肝内门体分流术（transjugular intrahepatic portosystemic shunt，TIPS） 穿刺颈内静脉，将导管经颈内静脉、上腔静脉、右心房、下腔静脉置入肝静脉，并在 X 线引导下再由肝静脉穿刺门静脉，在肝内建立肝静脉与门静脉的通道，使门静脉血液直接流入肝静脉，降低门静脉压力，从而达到治疗门静脉高压的目的。主要适用于门静脉高压引起的上消化道出血、顽固性腹水等。

二、非经血管介入技术

在影像设备的引导下，对非心血管部位进行介入性诊断和治疗，包括经皮穿刺活检术、经皮穿刺肿瘤消融术、经皮穿刺肿瘤放射性粒子置入术、经皮穿刺引流与抽吸术、腔道狭窄扩张成形术以及支架置入术、椎体成形术、神经阻滞术等。

1. 经皮经肝胆管穿刺引流术（percuteneous transhepatic cholangial drainage，PTCD）和经皮经肝胆囊穿刺引流术（percutaneous transhepatic gallbladder and drainage，PTGD） 在 X 线或超声引导下，利用穿刺针经皮经肝组织穿入并留置导管于肝内胆管或胆囊内，用于胆道造影或胆道引流。PTCD 适用于恶性肿瘤导致胆道梗阻的姑息性治疗，重度黄疸患者术前减黄，急性胆道感染患者的胆道引流，以及为其他治疗建立通道，如利用 PTCD 窦道进行胆道镜诊治，称作经皮经肝胆管镜检查术，或利用 PTCD 窦道对胆道狭窄部位扩张后，置入相应的支架，完成经皮经肝胆道内支架置入术。PTGD 适用于全身情况不适合手术或局部炎症严重、手术困难的急性化脓性胆囊炎患者，也可用于胆总管中下段梗阻，PTCD 引流失败，用 PTGD 代替 PTCD 行胆道引流。

2. 经皮穿刺消融术 通过经皮穿刺途径，注入物理性或化学性刺激物对病变组织进行毁损。实体肿瘤不宜手术、不愿手术、其他治疗方法不敏感或残存病灶，均可选择消融治疗。物理性消融主要是通过热效应或冷冻效应进行病灶毁损，如射频消融术、微波消融术、冷冻消融术等。化学性消融则通过向病灶内注射无水乙醇等化学药物达到毁损病灶的目的。

3. 经皮脓肿或积液穿刺置管引流术 在影像设备的引导下，通过经皮穿刺途径，将引流管置入脓腔或积液区内，用于治疗肝脓肿、腹盆腔脓肿、胸腔积液、腹水及肾积水或肾积脓等。

三、介入放射学技术的并发症

　　介入放射学技术也可能发生并发症，有些甚至更加严重。常见并发症有穿刺部位感染、出血、血肿、血管内膜损伤、假性动脉瘤形成；血管对比剂造成的过敏反应、肾毒性等；相关的组织和器官损伤，如射频消融治疗导致的肠管损伤，胸腔穿刺引流引起的气胸、肺损伤，以及肿瘤穿刺针道种植转移等。

（谢天朋）

数字资源详见　新形态教材网

📺 教学课件　　　🎯 拓展阅读　　　📄 自测题及参考答案

第八章

麻　醉

麻醉学是医学领域中一个至关重要的分支，它涉及使用药物来减轻或消除手术过程中的疼痛，同时保障患者安全，维持生理功能的稳定。随着医疗技术的发展，麻醉学不仅限于手术室，还广泛应用于疼痛治疗、重症监护和急救等领域。本章旨在全面介绍麻醉的基本概念、原理、药物及其临床应用，探讨麻醉对患者生理和心理的影响，以及如何处理麻醉并发症和不良反应。通过系统学习，读者将对麻醉有一个全面而深入的理解，为今后在临床实践中安全、有效地开展麻醉工作奠定坚实基础。

第一节　概　　述

一、麻醉的概念

麻醉（anesthesia）一词来源于希腊文，其原意是感觉丧失，即指通过麻醉药/麻醉技术使患者整体或局部暂时失去知觉，顺利舒适无痛地完成手术，在围手术期对患者生命体征进行监测，确保患者生命安全。麻醉作用的产生主要是利用麻醉药/麻醉技术使中枢神经系统或外周神经系统中某些部位受到暂时性、完全可逆性的抑制，从而消除手术疼痛，保障患者安全，并为手术创造有利条件。然而，随着医学的发展，麻醉学的领域已远超出麻醉一词涵盖的范围。

二、麻醉学的含义

麻醉学（anesthesiology）是运用有关麻醉的基础理论、临床知识和技术方法等建立起来的一大门类学科的总称，包括：①临床麻醉学和围手术期医学，即利用麻醉基础理论和临床技术，消除手术及创伤性检查操作给患者所带来的疼痛不适等过度应激反应，保障患者的安全，为手术操作等创造良好条件的医学。②在保障患者安全基础上建立起来的急救复苏、重症监测与治疗学；在消除疼痛的基础上建立起来的疼痛医学。③由麻醉学派生出来的姑息治疗学（又称舒缓医学）；睡眠医学。④使用麻醉方法、药物和技术直接治疗某些疾病的麻醉治疗学。

麻醉学在临床医学中发挥越来越重要的作用，为手术患者提供安全、无痛、肌松、良好的手术条件，已远远超越单纯"消除疼痛"的范畴，在急救复苏、重症监测治疗、急慢性疼痛治疗等领域已积累了丰富的临床经验和深入的科学研究，并逐渐形成了较完整的理论体系。因此，现代麻醉学的范围包括临床麻醉学、急救与复苏、危重病医学、疼痛诊疗学和麻醉治疗学等。

随着麻醉技术的日益发展，不仅为更多高难度、高精度、高强度的手术提供了现实条件和安全保障，并且在急危重症患者抢救、缓解急慢性疼痛等治疗领域，同样取得可喜可贺的成绩，极大地拓宽了人类抗御病魔的能力。当然，最大限度地减少乃至完全消除麻醉对机体产生的不良影响，仍然是现代麻醉学努力的方向。当今的麻醉学，已成为保障生命安全、改善医疗质量的核心学科。

麻醉学未来发展趋势：依据细胞色素P450（cytochrome P450，CYP）酶系分析，通过基因检测指导个体化用药的精准麻醉。拓展人工智能（artificial intelligence，AI），利用AI实时分析生命体征预测术中风险。超声引导神经阻滞逐步替代传统盲穿，全面普及此项替代技术。

三、麻醉方法分类

麻醉按照麻醉方法进行分类，主要分为全身麻醉（general anesthesia）和区域麻醉（regional anesthesia），区域麻醉包括椎管内麻醉和局部麻醉（表4-8-1）。

表4-8-1　麻醉方法分类及麻醉药作用方式、部位

麻醉方法分类	麻醉药作用方式	作用的神经部位
全身麻醉		
吸入麻醉	呼吸道吸入	中枢神经系统
静脉麻醉	静脉注射，滴注，泵注	中枢神经系统
肌内注射基础麻醉	肌内注射	中枢神经系统
直肠灌注基础麻醉	直肠灌注	中枢神经系统
椎管内麻醉		
蛛网膜下隙阻滞		蛛网膜下隙脊神经
硬膜外阻滞	局部麻醉药注入椎管内	硬膜外脊神经
蛛网膜下隙与硬膜外联合阻滞		蛛网膜下腔脊神经与硬膜外脊神经
骶管阻滞		硬膜外脊神经
局部麻醉		
表面麻醉	局部麻醉药喷、洒、滴、涂敷	黏膜、皮肤
局部浸润麻醉	局部麻醉药浸润注射	神经末梢、皮肤
区域阻滞	局部麻醉药注射	神经末梢、神经干
周围神经阻滞	局部麻醉药注射	神经干或神经丛或神经节
局部静脉麻醉	止血带下静脉注入	神经干或神经末梢

（单热爱　钟　毅）

第二节　全身麻醉

全身麻醉是临床麻醉中常用的方法之一，通过吸入或静脉注射麻醉药，使患者达到意识丧失、疼痛感觉消失的状态，以便进行各种手术及其他医疗操作。全身麻醉根据药物作用机制和给药方式不同分为吸入麻醉、静脉麻醉和复合麻醉。实施全身麻醉需要麻醉医师对患者进行详细的评估，制订个性化的麻醉计划，并在手术过程中密切监控患者的生理状态。随着医学技术的进步，全身麻醉的安全性和精确性得到了显著提高，但麻醉医师的专业判断和经验仍然是确保患者安全的关键因素。

一、全身麻醉的定义

全身麻醉指麻醉药经呼吸道吸入、静脉或肌内注射进入体内，产生中枢神经系统的暂时抑制，临床表现为神志消失、全身痛觉消失、遗忘、反射抑制和骨骼肌松弛。

二、全身麻醉的分类

临床上常用吸入麻醉、静脉麻醉和复合麻醉。

（一）吸入麻醉

麻醉药经呼吸道吸入进入血液循环，作用于中枢神经系统产生麻醉作用，称为吸入麻醉。常用吸入麻醉药有异氟醚、七氟醚及地氟醚等。

1. 异氟醚　临床常用浓度为 0.5%～1.5%，对循环功能影响小，肌松作用较强，其他代谢产物无机氟量极微，几乎全部以原形从肺呼出，同时对颅内压影响小，不引起抽搐。

2. 七氟醚　无色透明液体，具有一定香味，但无刺激性。全身麻醉效能高，常用面罩诱导浓度 4%～8%，维持浓度 2%～3%。诱导、苏醒迅速，麻醉深度易调节。诱导时很少引起咳嗽，不增加呼吸道分泌物，术中血流动力学较平稳，常用于小儿或哮喘患者麻醉。诱导后插管时对心率无明显影响。可剂量依赖性地减少肾血流，患者休克或肾低灌注时应慎用。大部分以原形从肺呼出，同时对颅内压影响较小。

3. 地氟醚　有刺激性气味，麻醉作用强度小，常用浓度为 2%～6%，诱导、苏醒作用非常迅速。地氟醚对神经肌肉的阻滞作用比其他含氟麻醉药强，故麻醉时可产生满意的肌松效果，也有一定的镇痛作用。对循环、呼吸功能抑制呈剂量依赖性，心血管功能影响小。

（二）静脉麻醉

麻醉药通过静脉注入后，迅速进入血液循环，并作用于中枢神经系统，使患者在短时间内进入无意识状态，失去知觉和疼痛感，这一过程称为静脉麻醉。常用药有氯胺酮、异丙酚及芬太尼等。

1. 氯胺酮静脉麻醉　氯胺酮是一种速效、短效的静脉麻醉药。临床表现为患者痛觉丧失，意识模糊，似醒非醒，睁眼，呈木僵状，对环境变化毫无反应，曾被称为分离麻醉。常规剂量下氯胺酮对呼吸抑制轻微，不影响肝、肾功能。其特点是可保存咀嚼肌张力和咽喉反射，但无肌松作用，能增加唾液腺分泌，升高颅内压和眼压，苏醒期常有兴奋和幻觉现象。

氯胺酮适用于小儿、休克和危重患者的麻醉，严重高血压、颅内压增高、高眼压、甲状腺功能亢进、心力衰竭、癫痫、精神分裂症等均不宜使用。

2. 异丙酚静脉麻醉　异丙酚为短效静脉麻醉药，广泛用于全身麻醉的诱导和维持、区域麻醉和内镜检查的镇静等。麻醉诱导时推荐静脉注射剂量为 1.5～2.5 mg/kg，麻醉维持阶段，通常给予 4～12 mg/（kg·h）。诱导时，部分患者可产生不同程度的低血压和暂时性呼吸抑制。异丙酚在脂肪代谢紊乱的患者以及需要使用脂肪乳剂的老年人和儿童中应慎用。禁用于孕妇、对异丙酚过敏者及合并严重肝肾功能不全的患者。

3. 芬太尼静脉麻醉　芬太尼是常用的麻醉性镇痛药，有较弱的成瘾性。适用于麻醉的诱导和维持、术中和术后的镇痛，也可用于预防或减轻手术后出现的谵妄。孕妇、心律失常、支气管哮喘、呼吸抑制及重症肌无力患者慎用。对本品或其他阿片类药过敏者禁用。

（三）复合麻醉

1. 复合麻醉　是指在麻醉过程中同时或先后使用两种或两种以上麻醉药物的麻醉方法。复合麻醉包括三部分内容。①安静或意识抑制：如使用异丙酚达到镇静、催眠、遗忘、意识消失等目的。②镇痛和反射抑制：可选用吸入麻醉药，合用镇痛药如芬太尼、氯胺酮等。③肌肉松弛：可使用肌肉松弛药。

2. 联合麻醉　是指在麻醉过程中同时或先后采用两种或两种以上的麻醉技术。

这两个名词统称为复合麻醉，只在特定情况下称联合麻醉，如脊髓 – 硬膜外联合麻醉。

三、全身麻醉的诱导

全身麻醉的诱导是指患者接受全身麻醉药后，意识从清醒状态转为可以进行手术操作的麻醉状态的过程。常用方法有以下几种：

1. 静脉快速诱导　首先充分吸氧氧合，随后静脉注射静脉麻醉药如异丙酚等，患者意识消失后静脉注射镇痛药和肌松药，待患者下颌松弛，进行气管插管或置入喉罩，确认位置无误后固定导管，连接麻醉机。

2. 吸入麻醉诱导　主要用于小儿或重症肌无力患者的麻醉。小儿麻醉诱导时一般用七氟醚，重症肌无力患者则采用具有肌松作用的异氟醚，以避免或减少肌松药的使用。

3. 保持自主呼吸的诱导　主要用于气道不畅或估计作气管插管有困难者，因其不宜用肌松药抑制呼吸。在保持自主呼吸的条件下辅用表面麻醉或喉上神经阻滞等，静脉注射对呼吸无明显抑制的药物，使患者入睡或意识丧失，然后做气管插管或置入喉罩。

4. 清醒插管后再诱导　适用于插管困难、有误吸风险或麻醉下易出现直立性低血压的患者（如截瘫患者）。可先做清醒气管插管，然后安置手术体位，待血流动力学稳定后再开始诱导。

5. 其他方法　如肌内注射氯胺酮、口服咪达唑仑或经黏膜给芬太尼等，适用于小儿麻醉诱导。

四、全身麻醉的维持

全身麻醉诱导完成后即进入全身麻醉的维持阶段（maintenance of anesthesia），维持阶段持续至停用麻醉药为止。常用麻醉维持方法有以下几种。

1. 吸入麻醉维持　吸入麻醉药 + 肌松药维持。

2. 静脉麻醉维持　镇静药如异丙酚 4 ~ 8 mg/（kg·h）+ 麻醉性镇痛药如芬太尼 3 ~ 5 μg/kg 或瑞芬太尼 0.1 ~ 2 μg/kg+ 肌松药。

3. 静吸复合麻醉维持　静脉麻醉药复合 60% 氧化亚氮（N_2O）或其他挥发性吸入麻醉药。

五、全身麻醉的苏醒

全身麻醉苏醒是指停止应用麻醉药到患者完全清醒这段时期，基本原则是保持呼吸道通畅。全身麻醉后尽早苏醒利于患者康复和术后护理。为加速苏醒，可用较大通气量促使吸入麻醉药加快经肺排出。静脉麻醉药需讲究用药技巧，避免苏醒延迟，必要时可用拮抗药如氟马西尼、纳洛酮、舒更葡糖钠等促进患者快速苏醒。

六、全身麻醉深浅的判断

实施麻醉时准确判断麻醉深浅和维持适当麻醉深度十分重要。在患者意识丧失且使用肌松药时，循环情况和神经反射是判断麻醉深浅的主要依据（表4-8-2）。

表4-8-2 临床上通常将麻醉分为浅麻醉、手术期麻醉和深麻醉

	呼吸	循环	眼征	其他
浅麻醉	不规则，呛咳，气道加压时高阻力，喉痉挛	血压升高，脉搏快	瞬目反射消失，眼睑反射有，眼球运动，流泪	吞咽反射有，出汗，分泌物多，体动
手术期麻醉	规律，气道加压时低阻力，但稳定，操作时无变化	血压稍低	眼睑反射消失，眼球固定	手术操作时无体动，黏膜分泌物消失
深麻醉	膈肌呼吸，呼吸浅快，呼吸停止	血压下降，脉搏变慢，循环衰竭	瞳孔散大，对光反射消失	各种反射均消失

近年发展起来的双频谱指数（bispectral index，BIS）脑电图分析，被认为对判定镇静深度有较大价值。BIS的范围为0~100，数值越大，镇静越浅，数值越小，镇静越深，BIS值90~100为正常状态，60~90为浅镇静状态，40~60为麻醉手术镇静状态，低于40为深度镇静。躯体感觉诱发电位（somatosensory evoked potential，SEP）和脑干听觉诱发电位（brainstem auditory evoked potential，BAEP）也是研究的热点之一。其他一些简单的方法可供临床参考，如在没有大失血、休克或控制性降压时，血压、心率、汗腺分泌、泪腺分泌可用于判断麻醉深度，未用肌松药或肌松药未及时追加时的体动也是重要指标。

七、全身麻醉期间的监测

麻醉期间除监测麻醉深度外，还应加强对患者循环功能和呼吸功能的监测。

（一）循环功能监测

1. **脉搏监测** 最简单的方法是用手指触摸桡动脉、股动脉、颈动脉或颞浅动脉等表浅动脉。

2. **无创血压监测** 可用血压计和听诊器测量，电子血压计测量，多普勒超声测压计测量。

3. **有创血压监测** 主要用于心血管手术、需控制性降压的手术、动脉压易发生急剧变化的手术（如嗜铬细胞瘤切除术），以及危重患者，常用的动脉有左侧桡动脉、足背动脉。

4. **中心静脉压（CVP）监测** CVP是指腔静脉与右心房交界处的压力。CVP高低与血容量、静脉张力和右心功能有关。

5. **心电监测** 通常用标准导联Ⅱ，此导联的P波最明显，可识别各种心律失常和传导障碍，发现心肌缺血。

6. **尿量监测** 常用于心血管手术、颅脑手术、休克、一些急危重和长时间手术患者。

（二）呼吸功能监测

1. **通气功能** 监测潮气量（VT）、呼吸频率（f）和每分通气量（MV）；动脉血二氧化碳分压（$PaCO_2$）和呼气末二氧化碳分压（$P_{ET}CO_2$）是判断通气功能最可靠的指标。

2. **脉搏血氧饱和度（SpO_2）** 是监测氧合的重要指标，可以连续监测。

3. **吸入氧浓度（FiO_2）** 现已常规监测，避免发生低氧血症。

4. **气道压的峰值** 一般低于20 cmH₂O，若高于40 cmH₂O有发生呼吸道梗阻的可能，应查明原

因。动脉血气分析是麻醉医师判断呼吸功能最重要的监测指标。

（三）体温监测

所有全身麻醉患者都必须常规监测。

（单热爱　钟　毅）

第三节　全身麻醉的并发症

全身麻醉期间并发症的发生原因大致为两类：一是疾病本身原因、病情突然发生变化、手术麻醉应激和药物作用导致不良后果；二是麻醉实施失误。全身麻醉并发症的发生很难避免，但如麻醉医师能预测到可能发生的麻醉并发症，并制定相应的防范措施，即可降低并发症的发生率。下面介绍几种相关的严重并发症。

一、舌后坠

1. **原因**　全身麻醉药使下颌骨及舌肌松弛，患者仰卧体位的重力作用，使舌坠向咽部阻塞上呼吸道。
2. **临床表现**　舌后坠阻塞咽部，若梗阻不完全，患者出现强弱不等的鼾声；若梗阻完全，则无鼾声。
3. **防治**　将患者头后仰，往前往上提下颌骨。若仍不能解除梗阻，则置入鼻咽或口咽通气道，甚至再次行气管插管。

二、分泌物、脓痰、血液、异物阻塞气道

1. **原因**　①肺手术患者术中常出现脓痰、血液及坏死组织堵塞气道；②口鼻咽腔手术患者，易积血及敷料阻塞咽部；③脱落的牙齿也可能阻塞气道。
2. **防治**　①术前给足量抗胆碱药，对肺部手术患者采用双腔气管插管；②对口鼻咽腔手术患者，常规行气管插管确保气道通畅；③麻醉前拔除松动的牙齿。

三、反流与误吸

1. **原因**　①麻醉诱导发生气道梗阻，用力吸气胸膜腔内压下降；头低位的重力影响；面罩通气不当引起胃胀气。②术前进食导致胃膨胀，麻醉和手术减弱胃肠道蠕动。③膈疝、置有胃管的患者容易发生反流。
2. **临床表现**　①急性呼吸道梗阻；② Mendelson 综合征：误吸发生不久或 2～4 h 后出现"哮喘样综合征"，患者出现发绀、心动过速、支气管痉挛和呼吸困难；③吸入性肺不张；④吸入性肺炎。
3. **防治**　①成人择期手术术前禁饮 2 h 禁食 6 h；②麻醉前备妥吸引器；③发生误吸时，将患者头转向一侧并头低位，吸出呕吐物和反流物，给支气管扩张药及抗生素，支持呼吸。

四、喉痉挛与支气管痉挛

（一）喉痉挛

1. **原因**　①低氧血症；②高二氧化碳血症；③口咽部分泌物、反流胃内容物等刺激。

2. **临床表现** ①吸气性呼吸困难，伴吸气性哮鸣音；②轻度者仅吸气时有哮鸣音，中度者吸气和呼气时都有哮鸣音，重度者声门紧闭，气道完全阻塞。

3. **防治** ①避免浅麻醉，避免缺氧和二氧化碳蓄积。②轻度者去除刺激可自行缓解；中度者面罩加压吸氧；重度者行环甲膜穿刺吸氧，或静脉注射肌松药，气管插管通气。

（二）支气管痉挛

1. **原因** ①气道高反应性；②与麻醉手术有关的神经反射；③气管插管等局部刺激；④使用了兴奋迷走神经、增加气道分泌物、促使组胺释放的药物。

2. **临床表现** ①呼气性呼吸困难，呼气期延长伴哮鸣音；②心率加快，甚至心律失常。

3. **防治** ①明确诱因，术前禁烟至少2周；②近期炎症急性发作，延缓手术2~3周；③不用或停用诱发药物，完善表面麻醉，加深术中麻醉；④面罩吸氧，辅助或控制呼吸；⑤输注皮质类固醇类药物。

五、呼吸抑制

呼吸抑制是指通气不足，表现呼吸频率减慢，潮气量减低，PaO_2下降，$PaCO_2$升高。呼吸抑制分中枢性和外周性。

（一）中枢性呼吸抑制

1. **原因** 麻醉药、过度通气及过度膨肺等。

2. **防治** ①麻醉镇痛药造成的呼吸抑制，用纳洛酮拮抗；②过度通气及过度膨肺导致的呼吸抑制，减少通气量，同步辅助呼吸。

（二）外周性呼吸抑制

1. **原因** 肌松药、低血钾、全身麻醉复合高位硬膜外阻滞等导致呼吸肌麻痹。

2. **防治** ①用新斯的明、舒更葡糖钠拮抗肌松药；②补钾；③待脊神经阻滞作用消失。

六、低血压与高血压

低血压是指血压降低幅度超过麻醉前20%或血压降低达80 mmHg。高血压是指血压升高超过麻醉前20%或血压升高达160/95 mmHg以上，血压过高是指血压升高超过麻醉前30 mmHg。

七、心肌缺血

当冠状动脉狭窄或阻塞时，冠状动脉血流不能满足心肌代谢需氧，此时称为心肌缺血。

1. **原因** ①患者精神紧张、恐惧和疼痛；②血压过低或过高；③麻醉药使心排血量及回心血量减少；④麻醉期间供氧不足或缺氧；⑤心率加快或心律失常。

2. **防治** ①全身麻醉复合高位硬膜外阻滞可抑制心动过速和高凝状态，对心肌缺血有很好的防治作用；②术中充分供氧，若出现心肌缺血迹象，立刻暂停手术。

八、术中知晓、苏醒延迟、术后认知功能障碍和术后躁动

（一）术中知晓

术中知晓是指全身麻醉患者手术中出现了有意识的状态，并且术后可回忆术中发生的与手术相关联的事件。

（二）苏醒延迟

苏醒延迟是指停止麻醉后 30 min 呼唤患者仍不能睁眼和握手，对痛觉刺激无明显反应。

1. 原因　①麻醉药影响；②呼吸抑制影响；③术中长时间低血压或颅内压增高；④术前有脑血管疾病的患者；⑤甲状腺功能减退、肝肾功能或肾上腺功能严重障碍患者。

2. 防治　常规监测 ECG、SpO_2、$P_{ET}CO_2$、血气、血电解质、体温及肌肉松弛情况等帮助确定苏醒延迟的原因，对症处理。

（三）术后认知功能障碍

术后认知功能障碍是指老年人手术后出现中枢神经系统并发症，表现为精神错乱、焦虑、人格改变及记忆受损。

1. 原因　①高龄、心、脑、精神疾患、酗酒、营养不良等诱因；②应激反应、手术创伤、术中出血和输血、低血压、术后低氧血症、电解质紊乱及术后疼痛等促发因素。

2. 临床表现　常在术后 4 d 发生，夜间首次发病，主要表现为精神错乱、焦虑、人格改变、记忆受损。

3. 防治　①病因治疗，加强心理支持；②必要时药物治疗，缓解痛苦，防止自伤。

（四）术后躁动

术后躁动是指患者术后由于意识障碍导致的精神与运动兴奋的一种暂时状态。

1. 临床表现　①喊叫、四肢躯干乱动、挣扎、起床等；②不配合医护人员，对抗治疗；③试图拔除身上的各种监护或治疗导管；④定向能力障碍，同时伴生命体征异常、血压升高、呼吸心率增快。

2. 防治　麻醉深度适当、术后镇痛充分、呼吸循环稳定及避免不良刺激，可减少或避免术后躁动。

九、体温升高或降低

（一）低体温

低体温是指中心温度低于 36℃。

1. 原因　①室温低于 21℃；②手术室内层流；③术中输入大量冷液体；④术中内脏长时间暴露及用冷液体冲洗腹腔、胸腔；⑤全身麻醉药抑制体温调节中枢。

2. 临床表现　①麻醉药作用时间延长；②出血时间延长；③血液黏稠度增高，影响组织灌流。

3. 防治　①手术室温度维持在 22～24℃，婴幼儿 25℃；②加温冷的输液剂及冲洗液。

（二）体温升高

体温升高是指中心温度高于 37.5℃，也称为发热。

1. 原因　①室温超过 28℃；②无菌单覆盖过于严密；③开颅手术在下视丘附近操作；④阿托品抑制出汗；⑤输血输液反应；⑥采用循环紧闭法麻醉，钠石灰产热。

2. 临床表现　①基础代谢增加，需氧量增加；②伴有代谢性酸中毒、高钾血症及高血糖；③体温升高至 40℃以上时，易导致惊厥。

3. 防治　①严格控制室温至低于 26℃；②尽早使用冰袋等物理降温。

十、咳嗽、呃逆、术后呕吐

（一）咳嗽

咳嗽是一种防御性反射，麻醉后气管内一些弱刺激即可引起强烈咳嗽。全身麻醉气管插管后机体无法通过咳嗽动作清除气道内异物。

　　1. 原因　①冷的挥发性麻醉药或气管内分泌物刺激；②浅麻醉下插管、手术直接刺激气管及肺门、吸痰时吸痰管刺激气管黏膜；③胃内反流物误吸。

　　2. 临床表现　①轻度：阵发性腹肌紧张和屏气；②中度：还出现颈后仰、下颌僵硬和发绀；③重度：腹肌、颈肌和支气管平滑肌阵发性强力持续性痉挛，表现为上半身翘起、长时间屏气和严重发绀。

　　3. 防治　①全身麻醉诱导时给足量肌松药以避免插管刺激引起咳嗽；②使用带气囊导管，防止胃肠液反流误吸。

　　（二）呃逆

　　呃逆是指膈肌不自主地阵发性收缩。

　　1. 原因　①手术强烈牵拉内脏，或直接刺激膈肌及膈神经；②全身麻醉诱导时将大量气体压入胃内。

　　2. 临床表现　①术中呃逆影响通气及手术操作；②术后呃逆影响患者休息及进食水。

　　3. 防治　①术中给足量肌松药；②术后用咪达唑仑治疗。

　　（三）术后呕吐

　　1. 原因　①麻醉药作用；②胃肠道手术；③肥胖、术前饱胃、幽门或高位肠梗阻、外伤疼痛、焦虑及放置胃肠减压管等患者。

　　2. 临床表现　①加剧伤口痛及使缝合伤口裂开。②呕吐误吸或窒息。③水、电解质紊乱及酸碱平衡失调。

　　3. 防治　①麻醉前放置胃管使胃排空。②用地塞米松或其他止吐药。

十一、恶性高热

　　恶性高热（malignant hyperthermia，MH）是目前所知的唯一由常规麻醉用药引起围手术期死亡的遗传性疾病。它是一种亚临床肌肉病，即患者平时无异常，在全身麻醉中接触挥发性吸入麻醉药和琥珀胆碱后出现骨骼肌强直性收缩，导致体温持续快速增高，最终可导致患者死亡。其发病机制尚不明确，一般认为多有恶性高热家族史及肌肉细胞存在遗传性生理缺陷。

　　1. 原因　诱发恶性高热的麻醉药有吸入麻醉药、琥珀胆碱、利多卡因等。

　　2. 临床表现　①吸入卤族麻醉药或静脉注射琥珀胆碱后，体温急剧升高，可达 $45 \sim 46℃$；②全身肌肉强烈收缩，上肢屈曲挛缩，下肢僵硬挺直，角弓反张；③血钾增高；④心动过速，呼吸急促，意识改变；⑤严重低血压、室性心律失常及肺水肿；⑥血清肌酸激酶极度升高，乳酸脱氢酶、天冬氨酸转氨酶等上升，并有肌红蛋白尿。

　　3. 预防　①详细询问病史，特别注意有无肌肉病、麻醉后高热等个人及家族史；②对可疑患者，避免使用可诱发恶性高热的药物；③术中密切监测脉搏、血压、心电图、呼气末 CO_2 及体温。

　　4. 治疗　①立即停止麻醉和手术，用纯氧行过度通气；②迅速采用物理降温至体温 $38℃$ 为止；③监测动脉血气，给予碳酸氢钠 $2 \sim 4$ mmoL/kg 纠正酸中毒及缓解高钾血症；④立即静脉注射丹曲林 2 mg/kg，每 $5 \sim 10$ 分钟重复一次，总量可达 10 mg/kg，直到肌肉强烈收缩消失，高热下降为止；⑤应用糖皮质激素，缓解肌强直及降低体温；⑥静脉注射甘露醇 0.5 g/kg 或呋塞米 1 mg/kg，使尿量超过 2 ml/（kg·h）。

（单热爱　钟　毅）

第四节　椎管内麻醉

椎管内麻醉，是将局部麻醉药物注入椎管的蛛网膜下腔或硬膜外腔，可逆性地阻断或减弱相应脊神经传导功能的一种麻醉方法，包括蛛网膜下腔麻醉、硬膜外麻醉、脊髓 – 硬膜外联合麻醉和骶管阻滞。蛛网膜下腔麻醉的特点为所需局部麻醉药的剂量和容量较小，但能使感觉和运动阻滞完善，麻醉效果确切；而硬膜外麻醉则需要局部麻醉药的浓度和容量均较大，其优点是可以通过置管连续给药，有利于时间不确定的手术及术后镇痛。脊髓 – 硬膜外联合麻醉，可取两者的优点，在临床麻醉中的应用日趋广泛。

一、蛛网膜下腔麻醉

将局部麻醉药注入蛛网膜下腔，暂时阻滞脊神经前后根的蛛网膜下腔麻醉，又称脊髓麻醉，简称脊麻或腰麻。

（一）适应证

蛛网膜下腔麻醉适用于下腹部、盆腔、下肢及会阴肛门的手术、分娩镇痛。

（二）禁忌证或相对禁忌证

1. **不配合的患者**　小儿或不同意操作者。

2. **炎症或感染**　穿刺部位感染。

3. **中枢神经系统疾病**　脊髓或脊神经根病变患者（如脑膜炎、脊髓灰质炎等）。

4. **严重低血容量**　脊麻后可能血压骤降甚至心搏骤停。

5. **出血倾向或凝血功能异常**　血小板数量与质量异常者，穿刺部位易出血，可致血肿形成及蛛网膜下腔出血，重者可致截瘫。

6. **全身感染**　慎用。

7. **脊柱外伤、严重腰背痛**　慎用。

8. **脊椎畸形、解剖结构异常**　慎用。

（三）穿刺方法

1. **体位**　常取侧卧位（图 4-8-1）。

2. **穿刺点选择**　为避免损伤脊髓，成人选腰$_2$ ～ 腰$_3$（L$_2$ ～ L$_3$）或腰$_3$ ～ 腰$_4$（L$_3$ ～ L$_4$），小儿选腰$_4$ ～ 腰$_5$（L$_4$ ～ L$_5$）棘突间隙穿刺。两侧髂嵴间的连线是通过 L$_4$ 棘突或 L$_3$ ～ L$_4$ 间隙，以此作为定位基准。

3. **穿刺过程**　在穿刺点用 1% ～ 2% 利多卡因作逐层浸润麻醉，选用细腰椎穿刺针（22 ～ 26 G），正中进行穿刺时，腰穿针应与棘突平行方向刺入，针尖经过皮肤、皮下组织、棘上韧带、棘间韧带、黄韧带进入硬膜外腔，再向前推进，刺破硬脊膜和蛛网膜就进入蛛网膜下腔。穿过黄韧带和硬脊膜时常有明显的突破感。拔出针芯有脑脊液流出方可注入局部麻醉药。

（四）阻滞平面调节

阻滞平面是指皮肤感觉消失的界线，注药后 5 ～ 10 min 调节患者体位，以获得所需麻醉平面。

影响麻醉平面的因素有很多：①患者情况（年龄、身高、体重、性别、腹压、脊柱的解剖结构、体位）；②穿刺技术（穿刺点、针头方向、斜面方向、注射速度）；③脑脊液因素（脑脊液

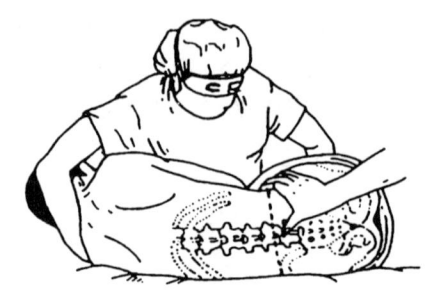

图 4-8-1　侧卧位穿刺

组成、循环、容量、压力、密度）；④局部麻醉药因素（药物比重、体积、浓度、注入量、辅助用的血管收缩药），调节平面时应综合考虑。

（五）并发症

1. **头痛** 是腰麻后最常见并发症，典型头痛可在穿刺后的 6～12 h 发生，多数发病于腰麻后 1～3 d，主要原因是脑脊液经穿刺孔漏出引起颅内压降低和颅内血管扩张。处理包括：①仰卧位休息；②输液治疗；③口服或静脉使用镇痛药；④硬膜外自体血补丁（硬膜穿破后头痛的有效疗法，最好在穿破后 24 h 和出现典型头痛时应用）。

2. **尿潴留** 约 1/3 患者出现尿潴留，主要是局部麻醉药阻滞骶$_2$～骶$_4$（S_2～S_4）神经根，减弱膀胱逼尿肌功能从而抑制排尿，可通过热敷、理疗、针刺、导尿等对症处理。

3. **神经系统并发症** 主要为脑神经受累、假性脑脊膜炎、粘连性蛛网膜炎、马尾神经综合征，与椎管内麻醉相关的严重神经并发症很罕见。神经损害的原因包括局部麻醉药的组织毒性、意外地带入有害物质及穿刺损伤。出现损伤时应尽早诊断，对症处理，可请神经科专家会诊，无特效方法和药物，治疗主要是给予促进神经功能恢复的措施。

二、硬膜外麻醉

将局部麻醉药注入硬膜外腔，阻滞脊神经根部，使其支配的区域产生暂时性麻醉作用，称硬膜外麻醉。

（一）适应证

理论上讲，凡脊神经支配区域的手术均可在硬膜外麻醉下进行，故可包括腰麻的适应证，临床实践中常用于腹部、胸壁及下肢手术，术后镇痛，分娩镇痛等。

（二）禁忌证

硬膜外麻醉的禁忌证与腰麻相同。

（三）穿刺方法

穿刺点应根据手术部位选定，一般取支配手术范围中央的相应棘突间隙。穿刺体位、方法和穿刺层次与腰麻基本相同。不同的是只能刺破黄韧带，不能刺破硬脊膜，即一次落空感。穿刺针穿透黄韧带后，推无菌注射用水或盐水无阻力、负压的出现及回抽无脑脊液，即可判断穿刺针进入硬膜外腔。确定针尖已在硬膜外腔后，在针管内插入硬膜外导管，拔针后导管留置 4～6 cm 于硬膜外腔内。先注入试验剂量 2% 利多卡因 3～5 ml，观察 5～10 min 后测试麻醉平面再注入维持量。

（四）阻滞平面调节

影响硬膜外阻滞平面的因素有很多，其中最重要的是穿刺部位，如果选择不当，将导致阻滞范围不能满足手术要求。此外，导管的位置和方向、药物容量、注药速度及全身情况等均对阻滞平面起重要作用。

（五）并发症

1. **穿破硬膜** 一旦穿破硬膜，最好改用其他麻醉方法，如全身麻醉或神经阻滞麻醉。若病情允许，穿刺点在 L_2 以下，手术区域在下腹部、下肢或肛门会阴区者，可谨慎在腰麻下手术。

2. **穿刺针或导管误入血管** 硬膜外腔有丰富的血管丛，穿刺针或导管误入血管并不罕见。有凝血障碍者，有发生硬膜外血肿的危险，术后应密切观察，及时发现和处理。若局部麻醉药误入血管发生毒性反应，出现眩晕、耳鸣、舌麻、抽搐等症状，应按局部麻醉药毒性反应处理，立即停止注药，并将导管退离血管，必要时静脉注射咪达唑仑。

3. **空气栓塞** 硬膜外注气量 2 ml 左右不致引起明显症状，注气速度达 2 ml/（kg·min）或进气量超过 10 ml，则有致死可能。如出现静脉空气栓塞，应立即置患者于头低左侧卧位，防止气栓上行入脑，还可使气栓停留在右心房被心搏击碎，避免形成气团阻塞。心脏停搏者，如胸外心脏按压2~3 min无效，应立即开胸按压并做心室穿刺抽气。

4. **穿破胸膜**　穿刺针偏向一侧进针又过深，可能刺破胸膜，引起气胸或纵隔气肿。

5. **导管折断**　硬膜外导管残端可能在硬膜外腔，或软组织内，难以定位，不易手术取出。残留导管一般不会引起并发症，但应密切观察随访是否有神经症状。若在皮下，可局部麻醉下取出。

6. **全脊麻**　穿刺针或硬膜外导管误入蛛网膜下腔，超过脊麻数倍的局部麻醉药注入蛛网膜下腔，产生异常广泛的阻滞称全脊麻。临床表现为全部脊神经支配的区域均无痛觉、低血压、意识丧失及呼吸停止，多于注药后短时间内出现，处理不及时可致心搏骤停。

全脊麻的处理：①建立人工气道；②静脉输液，使用血管活性药维持循环稳定；③如出现心搏骤停，应立即心肺复苏；④对患者进行严密监测直至症状消失。

7. **异常广泛阻滞**　注入常规量局部麻醉药后，出现异常广泛的脊神经阻滞现象，但并非全脊麻，阻滞范围虽广，仍为节段性。临床特点为广泛阻滞缓慢发生，多出现在注入首量局部麻醉药后20~30 min。起初表现为胸闷、呼吸困难、说话无力及烦躁不安，继而出现通气严重不足，甚至呼吸停止，血压可大幅下降或变化不明显，可为硬膜外腔广泛阻滞与硬膜下间隙广泛阻滞。处理原则同全脊髓麻醉，应严密监测并维持呼吸循环稳定，直至局部麻醉药阻滞脊神经的作用完全消退。

8. **脊神经根或脊髓损伤**　穿刺针直接损伤神经根。穿刺过程中如患者主诉有电击样痛，并向一侧肢体传导，应停止进针，避免加重损伤。脊神经根损伤以后根为主，临床表现为受损神经根分布区域烧灼感或疼痛，典型的伴发现象是脑脊液冲击征，即咳嗽、打喷嚏或用力憋气时疼痛或麻木加重，以3 d内最剧烈，后逐渐减轻，2周内多可缓解或消失，对症处理，预后较好。脊髓损伤有轻有重，若导管插入脊髓或局部麻醉药注入脊髓，可造成严重损伤；若为横贯性伤害，患者立感剧痛，即刻出现完全松弛性截瘫，血压偏低而不稳定，预后不良，多死于并发症或遗留终身残疾，强调预防为主。

脊髓损伤早期与神经根损伤的鉴别：①神经根损伤当时有"触电"或痛感，脊髓损伤为剧痛，偶伴一过性意识障碍；②神经根损伤以感觉障碍为主，有典型"根痛"，少运动障碍；③神经根损伤感觉缺失仅限1~2根脊神经支配的皮区，与穿刺点棘突平面一致，而脊髓损伤感觉障碍与穿刺点不在同一平面。

9. **硬膜外血肿**　硬膜外腔有丰富的静脉丛，患者凝血机制障碍及抗凝治疗，穿刺针尤其是置入导管的损伤易形成血肿，开始时背痛，短时间后出现肌无力及括约肌障碍，后发展至完全截瘫。早期诊断预后效果较好，治疗的关键是尽快8 h内手术减压。

10. **感染**　硬膜外腔及蛛网膜下腔感染是最严重的并发症，感染可形成硬膜外脓肿，压迫脊髓而引起严重神经症状或截瘫。应严格遵守无菌操作规程，避免感染发生。

三、脊髓－硬膜外联合麻醉

脊髓－硬膜外联合麻醉已广泛用于经腹、盆腔、下肢手术，效果满意，具有以下特点。

1. **起效迅速，成功率高**　联合技术综合了腰麻和硬膜外麻醉的优点，提供快速完善的麻醉，大幅缩短麻醉起效时间。

2. **安全方便，副反应小**　独特的笔尖式腰麻针对纤维的损伤最小，防止脑脊液的泄漏，最大限度地减少头痛的发生。联合技术明显减少药物的用量，降低药物的不良反应，对患者和母婴更安全。

3. **灵活性强，阻滞完全**　联合技术使医生也可根据手术和术后镇痛的需要灵活选择阻滞深度、阻滞区域和时间。

四、骶管阻滞

骶管阻滞是指经骶管裂孔穿刺注入局部麻醉药达到骶神经阻滞的方法，是硬膜外麻醉的一种，适用于肛门、直肠、会阴部的手术，也适用于婴幼儿及学龄前儿童的腹部手术。骶管腔内有丰富的静脉丛，穿刺时容易出血，对局部麻醉药的吸收也快，易产生局部麻醉药毒性反应。如注药过快，则可能导致眩晕和头痛。因骶管裂孔解剖变异较多，故阻滞的失败率较高。由于骶神经阻滞时间较长，术后尿潴留较多见。

（郭　霖）

第五节　局　部　麻　醉

局部麻醉简称局麻，是指局部麻醉药作用于身体局部，暂时可逆地阻断某些周围神经的冲动传导，使机体某一区域产生麻醉作用。局麻简单易行，安全性大，能保持患者清醒，对生理功能干扰小，并发症少。适用于表浅局限的中小型手术，但用于范围大和部位深的手术时，有时止痛不完善，肌肉松弛欠佳，故其应用范围受到一定限制。为了更安全和恰当地运用局麻，必须熟悉局麻药的特性及其在临床中的应用，局麻过程中可能遇到的并发症和应对策略。

一、常用局部麻醉药

1. **普鲁卡因**　短效酯类局麻药，弥散性和通透性差，对皮肤、黏膜穿透力弱。用于局部浸润麻醉、损伤部位的局部封闭。其代谢产物对氨苯甲酸能减弱磺胺类药物的作用，使用时应注意。

2. **利多卡因**　中效酰胺类局麻药，组织弥散性能和黏膜穿透力好，可用于各种局麻。临床上主要用于神经阻滞麻醉、硬膜外麻醉和抗心律失常。成人一次限量表面麻醉为 100 mg，局部浸润和神经阻滞为 300 mg，反复用药可产生快速耐药性。

3. **丁卡因**　长效、强效酯类局麻药，黏膜穿透力强，适于表面麻醉、神经阻滞和椎管内麻醉，不用于局部浸润麻醉。

4. **布比卡因**　长效、强效酰胺类局麻药，主要用于神经阻滞麻醉和椎管内麻醉，常用浓度为 0.25% ~ 0.75%。用于分娩镇痛时常用浓度为 0.125% ~ 0.25%。

5. **罗哌卡因**　长效酰胺类局麻药，作用强度和药代动力学与布比卡因类似，心脏毒性较低，硬膜外常用浓度 0.5% ~ 1%，成人一次限量 200 mg，0.2% ~ 0.375% 浓度的罗哌卡因能产生运动和感觉神经阻滞的分离，已广泛应用于神经阻滞麻醉和椎管内麻醉及分娩镇痛和术后镇痛。

二、局部麻醉方法和临床应用

（一）表面麻醉

将穿透力强的局麻药施用于黏膜，阻滞其浅表的神经末梢以产生局部麻醉作用。常用于眼、鼻、口腔、咽喉、气管、尿道等浅表处的手术或内镜检查。

（二）局部浸润麻醉

将局麻药注射于手术部位的各层组织内，使神经末梢发生传导阻滞，产生麻醉作用，称为局部浸润麻醉。其方法是先按"一针技术"法行皮内注射（图 4-8-2），然后分层注射，即由皮丘按解剖层次向四周及深部扩大浸润范围。

1. **适应证**　体表短小手术、有创检查和治疗的麻醉。

2. **禁忌证**　局部感染，恶性肿瘤。

（三）区域阻滞麻醉

在手术部位的四周和底部注射局麻药，阻滞支配手术区的神经纤维，称为区域阻滞麻醉。常用于囊肿切除、肿块活组织检查等。区域阻滞操作要点同局部浸润麻醉，主要优点是避免穿刺病理组织。

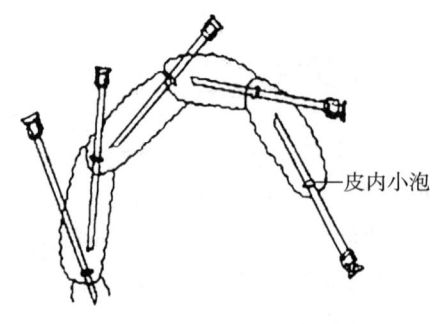

—皮内小泡

图 4-8-2　局部浸润麻醉

（四）周围神经阻滞

将局麻药注射于躯干或四肢的神经干、丛、节的周围，暂时阻滞其冲动传导，使受该神经支配的区域产生麻醉作用称为周围神经阻滞，是临床上广泛应用的麻醉与镇痛方法之一，包括神经干阻滞和筋膜间隙阻滞。

1. **适应证**　主要取决于手术部位与范围、手术时间、患者的状态与合作程度。只要手术部位局限于某一或某些神经干（丛）所支配范围，并且阻滞时间能满足手术需要，均可行周围神经阻滞。

2. **禁忌证**　绝对禁忌证：患者拒绝，穿刺部位有感染、肿瘤，明确对局麻药过敏；相对禁忌证：严重畸形，凝血功能异常，如服用抗凝血药或抗血小板聚集药、血友病等。

三、局部麻醉常见并发症

（一）局麻药毒性反应

局麻药毒性反应指单位时间内血液中局麻药浓度超过了机体的耐受而引起的中毒症状，主要累及中枢神经系统和心血管系统，严重者可危及生命。

1. **原因**　①局麻药超量。②单位时间内药物吸收过快，如注射到含血管丰富的部位或误入血管内。③机体对局麻药的耐受性降低，高碳酸血症、低氧血症和酸中毒可加重全身毒性反应。多见于恶病质、严重感染、严重贫血、肝功能不全、维生素缺乏，高热等患者。④药物间的相互作用，如同时使用两种局麻药而不减量。

2. **临床表现**　①中枢神经毒性：局麻药迅速通过血脑屏障所致，常早于心血管毒性反应，最初表现为头晕、耳鸣、目眩、口舌麻木，进一步发展为肌肉抽搐、意识消失、惊厥和深度昏迷。②心血管毒性：心血管对局麻药的耐受性强于中枢神经系统，一旦发生，预后不良。临床表现为心肌收缩力下降、难治性心律失常和周围血管张力下降，最终导致循环衰竭。高碳酸血症和缺氧会加重心血管毒性反应。

3. **治疗**　①立即停用局麻药；②进行有效的气道管理，给予纯氧和辅助通气或控制通气，心搏骤停时应立即心肺复苏；③抗惊厥：静脉注射地西泮、硫喷妥钠或丙泊酚抗惊厥处理，亦可用短效肌松药；④给予输液和血管活性药，维持循环稳定；⑤采用电复律、胺碘酮或 20% 脂肪乳剂治疗室性心律失常；⑥大剂量肾上腺素，提高心肺复苏的成功率。

4. **预防**　①应用局麻药的安全剂量；②实施麻醉流程规范；③注药前回抽，避免血管内注药，注入全剂量前，可先注试验剂量观察反应；④使用含肾上腺素的试验剂量，减缓机体对局麻药的吸收（其中足趾、手指和阴茎等处作局麻时，不应加肾上腺素；老年、甲亢、心律失常、高血压和周围血管疾病亦不宜使用）；⑤警惕毒性反应的先驱症状，如惊恐、嗜睡、多语和肌肉抽动，立即停止注射，采用过度通气提高大脑惊厥阈，若惊厥继续进展，则行控制呼吸，保持心脏和大脑的充分氧合。

（二）局麻药过敏反应

应用小剂量或远低于常用量即发生毒性反应者，应考虑过敏反应。有极少数患者在使用局麻药后出现皮肤黏膜水肿、荨麻疹、支气管痉挛、低血压或休克等症状，称为过敏反应。凡患者属过敏体质或有过敏史者应小心。酰胺类局麻药较酯类局麻药过敏反应发生率低。一旦出现可疑症状，必须立即停药，并给予对症支持治疗。

（三）神经损伤

1. **原因**　导致神经损伤的相关因素包括神经阻滞类型、术前并存神经病变、穿刺针直接损伤、神经内注射、神经受压缺血、局麻药的神经毒性、手术创伤所致等。

2. **临床表现**　多表现为超出局麻药作用时间的阻滞区域感觉异常或肌力减退，大部分短时间内可自愈，长期或永久性的神经损伤罕见。

3. **防治措施**　①充分了解病史，对并存弥漫性神经病变的患者，应严控神经阻滞麻醉指征。②当穿刺、注药过程中出现疼痛、异感或阻力过大时，应立即停止进针或注药，并重新调整针的位置。③超声引导下穿刺，尽量显影针尖与目标神经的位置，避免穿刺针与神经直接接触。④避免长斜面穿刺针及较大容量注射器进行穿刺注药，以减少机械损伤。⑤如已发生神经损伤，可物理疗法、给予营养神经药物（如维生素 B_1 和甲钴胺）或糖皮质激素；对于局部血肿压迫神经的患者，必要时可手术探查。

（四）血肿

1. **原因**　穿刺针刺破血管。

2. **临床表现**　局部血肿形成，伴或不伴局部压迫症状。

3. **防治措施**　①超声实时引导穿刺，辅以多普勒技术提示血流和血管位置，可降低刺破血管的概率；②严格控制穿刺指征；③充分压迫，较粗的动脉损伤后，建议至少压迫 5 min。

（五）感染

1. **原因**　无菌操作不规范，或在感染灶及其附近穿刺。

2. **临床表现**　轻者无明显临床表现，严重感染时可见穿刺部位或导管留置区域红肿、压痛、溢脓等。

3. **防治措施**　①严格按照无菌规范操作。②导管留置时间以不超过 48 h 为宜。对于感染诊断明确者，应拔除导管。③适当使用抗生素，脓肿形成者考虑切开引流。

（郭　霖）

数字资源详见　新形态教材网

教学课件　　　拓展阅读　　　自测题及参考答案

第五篇

其他科疾病

第一章

妇产科疾病

妇产科疾病涵盖了女性生殖系统和妊娠、分娩等方面的各种问题，对女性的身心健康有着重要影响。在现代社会，对于生活方式的改变，环境的污染及遗传因素等原因，女性面临着越来越多的健康挑战。为了预防这些疾病的发生，提高女性的生活质量，了解妇产科疾病及预防措施至关重要。

第一节　优 生 优 育

生育规划是女性生殖健康的重要内容，指为保障社会、家庭和夫妻的权益，育龄夫妻有计划地在适当年龄生育合理数量的子女，并养育健康的下一代，以增进家庭幸福，促进人口、经济、社会、资源、环境协调发展和可持续发展。《中国妇女发展纲要（2021—2030 年）》提出，提倡科学备孕和适龄怀孕，保持适宜生育间隔，全面普及生殖健康和优生优育知识，促进健康孕育，减少非意愿妊娠。

一、计划生育技术

（一）宫内节育器（intrauterine device，IUD）避孕

宫内节育器是一种安全、有效、简便、经济、可逆的避孕工具，为我国生育期女性最常用的避孕措施。一般使用期限为 5~10 年。

1. IUD 种类

（1）惰性 IUD：为第一代 IUD，国外以聚乙烯塑料制作的 Lippes 蛇形 IUD 和国内以不锈钢制作的金属单环最为常用。由于脱落率高、带器妊娠率高，金属单环已停止生产。

（2）活性 IUD：①含铜活性 IUD：指在子宫腔内持续释放具有生物活性、具有较强抗生育能力的铜离子 IUD；②含药 IUD：目前临床应用最广泛的是一种含孕激素的 IUD——左炔诺孕酮宫内释放系统（levonorgestrel–releasing intrauterine system，LNG–IUS）。

2. 作用机制　宫内节育器通过多重机制共同发挥避孕作用。

（1）干扰着床。

（2）对精子和胚胎的毒性作用。

（3）LNG–IUS 的避孕机制主要是孕激素的局部作用。

3. 宫内节育器放置术

（1）适应证：凡生育期女性无禁忌证需要长期避孕者。

（2）禁忌证：①妊娠或可疑妊娠；②生殖道急性炎症；③生殖器官肿瘤；④生殖器畸形如纵隔子宫、双子宫等；⑤子宫脱垂；⑥严重的全身性疾病；⑦子宫腔深度 < 5.5 cm 或 > 9.0 cm；⑧近 3 个月内有月经失调、不规则阴道流血；⑨有铜过敏史者。

（3）放置时间：含铜 IUD 在月经干净 3 ~ 7 d 放置。

（4）术后注意事项及随访：术后休息 3 d，1 周内忌重体力劳动，2 周内忌性生活及盆浴，保持外阴清洁；随访 IUD 在子宫腔内情况，发现问题，及时处理，以保证 IUD 避孕的有效性。

4. 宫内节育器的不良反应　不规则阴道流血是放置 IUD 常见的不良反应，一般不需要处理，3 ~ 6 个月后逐渐好转。

5. 放置宫内节育器的并发症

（1）IUD 异位：原因如下。①子宫穿孔，术中操作不当直接将 IUD 放到子宫腔外；② IUD 过大、过硬或子宫壁薄而软，子宫收缩造成 IUD 逐渐移位至子宫腔外。确诊 IUD 异位后，应在腹腔镜下或开腹手术将 IUD 取出。

（2）IUD 嵌顿或断裂。

（3）IUD 下移或脱落。

（4）带器妊娠：一经确诊，应终止妊娠同时取出 IUD。

6. 宫内节育器取出术

（1）适应证

1）生理情况：①计划再生育或已无性生活不再需要避孕者；②放置期限已满需更换者；③绝经过渡期停经 1 年内；④拟改用其他避孕措施或绝育者。

2）病理情况：①有并发症及不良反应，经治疗无效；②带器妊娠，包括子宫内和子宫外妊娠。

（2）禁忌证：①并发生殖道感染时，先给予抗感染治疗，治愈后再取出 IUD；②全身情况不良或在疾病的急性期，应待病情好转后再取出。

（3）取出节育器时间：以月经干净后 3 ~ 7 d 为宜。

（二）激素避孕

激素避孕指女性使用甾体激素达到避孕的一类高效避孕方法。甾体激素避孕药的激素成分是雌激素和孕激素。

1. 甾体激素避孕药的作用机制　①抑制排卵；②改变子宫颈黏液性状；③改变子宫内膜形态与功能；④改变输卵管的功能。

2. 甾体激素避孕药的种类　根据药物作用时间甾体激素避孕药分为短效、长效、速效和缓释类。按照给药途径可分为口服、注射、经皮肤、经阴道及经子宫腔。

（1）口服避孕药（oral contraceptive，OC）

1）复方短效口服避孕药：是雌、孕激素组成的复合制剂。

2）复方长效口服避孕药：由长效雌激素和人工合成孕激素配伍制成，服药 1 次可避孕 1 个月。复方长效口服避孕药激素含量大，不良反应较多，临床上较少用。

（2）避孕针（injectable contraceptive，IC）：分为单孕激素制剂和雌、孕激素复合制剂两种，尤其适用于对口服避孕药有明显胃肠道反应者。

（3）缓释避孕药：又称缓释避孕系统，是以具备缓慢释放性能的高分子化合物为载体，一次给药，达到长效避孕的目的。目前常用的有皮下埋植剂、阴道药环、避孕贴片及含药宫内节育器。

3. 甾体激素避孕药的禁忌证和慎用情况　包括：①严重心血管疾病、血栓性疾病不宜应用；②急、慢性肝炎或肾炎；③性激素依赖性肿瘤或癌前病变；④内分泌疾病，如糖尿病、甲状腺功能亢进是相对禁忌证；⑤哺乳期不宜使用含雌激素的避孕药；⑥年龄 >35 岁的吸烟女性；⑦精神病患者；⑧有严重偏头痛，反复发作者。

（三）其他避孕

其他避孕包括紧急避孕、屏障避孕与自然避孕等。

1. 紧急避孕

（1）定义：无保护性生活后或避孕失败后几小时或几日内，女性为防止非意愿妊娠发生而采用的补救避孕法，称为紧急避孕。其包括放置含铜宫内节育器和口服紧急避孕药。

（2）适应证：①避孕失败，包括避孕套破裂、滑脱；未能做到体外排精；错误计算安全期；漏服短效口服避孕药；宫内节育器脱落。②性生活未采取任何避孕措施。③遭受性暴力。

（3）方法

1）宫内节育器。

2）紧急避孕药种类及用法：单孕激素制剂：左炔诺孕酮片。抗孕激素制剂：米非司酮片。雌孕激素复方制剂：复方左炔诺孕酮片。

（4）不良反应：服药后可能出现恶心、呕吐、不规则阴道流血及月经紊乱，一般不需要处理。若月经延迟 1 周以上，需除外妊娠。

紧急避孕仅对一次无保护性生活有效，避孕有效率明显低于常规避孕方法。

2. 屏障避孕　是指用物理屏障阻挡精子到达子宫内，或用化学制剂在阴道内灭活精子的避孕方法：①避孕套；②女用避孕套；③外用杀精剂。

3. 自然避孕　利用月经周期的特点，确定安全期，进行避孕的方法。根据女性生殖生理的知识推测排卵日期，在判断周期中的易受孕期进行禁欲而达到避孕目的。自然避孕法失败率高，并不十分可靠，不宜推广。

4. 其他避孕法　黄体生成素释放激素类似物避孕、免疫避孕法的导向药物避孕和抗生育疫苗等，目前正在研究中。

5. 输卵管绝育术　通过手术或药物堵塞输卵管阻断精子与卵子相遇而达到绝育，称为输卵管绝育术。输卵管绝育术是一种安全、永久性节育措施，可经腹腔镜、开腹或经阴道操作完成。目前常用方法为腹腔镜下输卵管绝育术。

（1）适应证：①要求接受绝育手术且无禁忌证者；②患严重全身疾病不宜生育者。

（2）禁忌证：① 24 h 内两次体温达 37.5℃或以上；②全身状况不佳，如心肺功能不全、血液病等，不能耐受手术；③严重的神经症；④各种疾病急性期；⑤腹部皮肤有感染灶或患有急、慢性盆腔炎；⑥腹腔粘连、膈疝等，需行开腹手术。

（3）术后处理：①静卧 4～6 h 后可下床活动；②观察生命体征有无改变。

（4）术后并发症：少见，可能出现以下并发症。①出血或血肿；②感染；③损伤；④输卵管再通。

6. 避孕失败的补救措施　人工流产指因非意愿妊娠、疾病等原因而采用人工方法终止妊娠，是避孕失败的补救方法。终止早期妊娠的人工流产方法包括手术流产和药物流产。

（1）手术流产：是采用手术方法终止妊娠，包括负压吸引术和钳刮术。

负压吸引术：利用负压吸引原理，将妊娠物从子宫腔内吸出，称为负压吸引术。

1）适应证：妊娠 10 周内要求终止妊娠而无禁忌证；患有严重疾病不宜继续妊娠者。

2）禁忌证：生殖道感染；各种疾病的急性期；全身情况不良，不能耐受手术；术前 2 次体温在 37.5℃以上。

3）术后处理及随访：①即时落实高效避孕措施，宫内节育器可在负压吸引手术后立即放置，术后尽快口服避孕药修复内膜，保护生育功能；②术后观察 1～2 h，阴道流血不多方可离院；③术后保持外阴清洁；④禁性生活 1 个月。

4）人工流产术并发症：人工流产综合征；出血；子宫穿孔；漏吸或空吸；吸宫不全；感染；羊水栓塞。

（2）药物流产：药物流产是用药物终止早孕的一种避孕失败的补救措施。目前临床应用的药物为米非司酮和米索前列醇，两者配伍应用终止早孕完全流产率达 90% 以上。

1）适应证：①早期妊娠≤49 d 可门诊行药物流产；>49 d 应酌情考虑，必要时住院流产。②本人自愿，血或尿 HCG 阳性，超声确诊为宫内妊娠。③存在手术流产高危因素者，如瘢痕子宫、哺乳期、子宫颈发育不良或严重骨盆畸形。④多次人工流产术史，对手术流产有恐惧和顾虑心理者。

2）禁忌证：①有使用米非司酮禁忌证；②有使用前列腺素药物禁忌证；③带器妊娠、异位妊娠；④其他，如过敏体质，妊娠剧吐，长期服用抗结核药、抗癫痫药等。

3）用药方法：米非司酮有顿服法和分服法。服药后可出现恶心、呕吐、腹痛、腹泻等胃肠道症状。

4）注意事项：①药物流产必须在有正规抢救条件的医疗机构进行；②必须在医护人员监护下使用，严密观察出血及不良反应的发生情况；③用药前注意鉴别异位妊娠、葡萄胎等疾病，防止漏诊或误诊；④出血时间长、出血多是药物流产的主要不良反应，极少数人可因大量出血而需急诊手术终止妊娠；⑤药物流产后需落实避孕措施，可立即服用复方短效口服避孕药。

二、辅助生殖技术

辅助生殖技术（assisted reproductive technology，ART）指在体外对配子和胚胎采用显微操作等技术，帮助不孕（育）夫妇受孕的一组方法，包括人工授精（artificial insemination，AI）、体外受精 – 胚胎移植（in vitro fertilization and embryo transfer，IVF-ET）及其衍生技术等。

（一）人工授精

人工授精是将精子通过非性交方式注入女性生殖道内，使其受孕的一种技术。包括夫精人工授精（artificial insemination by husband，AIH）和供精人工授精（artificial insemination by doner，AID）。

1. AIH 的适应证　①男性因少精、弱精、液化异常、性功能障碍、生殖器畸形等不育；②子宫颈因素不孕；③生殖道畸形及心理因素导致性交不能等不育；④免疫性不育；⑤不明原因的不育。

2. AID 的适应证　①不可逆的无精子症、严重的少精子症、弱精子症和畸形精子症。②输精管复通失败。③射精障碍。④适应证①②③中，除不可逆的无精子症外，其他需行 AID 的患者。医务人员必须向其交代清楚，通过卵胞质内单精子注射也可能使其获得自己血亲关系的后代，如果患者本人仍坚持放弃通过卵胞质内单精子注射助孕的权益，则必须与其签署知情同意书后，方可采用 AID 技术助孕。⑤男方和（或）家族有不宜生育的严重遗传性疾病。⑥母儿血型不合不能得到存活的新生儿。

（二）体外受精 – 胚胎移植

体外受精 – 胚胎移植指从卵巢内取出卵子，在体外与精子受精并培养 3 ~ 5 d，再将发育到卵裂球期或囊胚期的胚胎移植到子宫腔内的过程，俗称"试管婴儿"。

1. 适应证　输卵管性不孕症、子宫内膜异位症、排卵障碍、男性因素不育症、不明原因性不孕症及子宫颈因素等不孕症患者，在借助其他常规治疗无法妊娠时，均可实施 IVF-ET。

2. 控制性超促排卵　是指用药物在可控制的范围内诱发多个卵泡同时发育和成熟，以获得更多高质量卵子，从而获得更多可供移植胚胎，提高妊娠率。

在临床实践中，超促排卵方案的选择强调个体化，需综合考虑以下因素：①女方年龄；②治疗目的；③卵巢储备功能；④病因及其他病理情况；⑤既往用药史；⑥药物促排机制及费用等。

3. 并发症

（1）卵巢过度刺激综合征。

（2）多胎妊娠：多个胚胎移植会导致多胎妊娠发生率增加。目前单胚胎移植已经得到广泛应用，以减少双胎妊娠，杜绝三胎及以上多胎妊娠。

（3）其他并发症：取卵操作时存在血管、肠管、膀胱、输尿管等邻近器官组织损伤风险，引发出血、感染等并发症。

（三）卵胞质内单精子注射

1992 年 Palermo 等将精子直接注射到卵细胞胞质内，卵子可正常受精并发生卵裂，诞生人类首例单精子卵胞质内注射技术受孕的婴儿。

适应证：严重少精子症、弱精子症、畸形精子症，不可逆的梗阻性无精子症，体外受精失败，精子顶体异常。

（四）胚胎植入前遗传学诊断/筛查

从体外受精第 3 天的胚胎取 1~2 个卵裂球或第 5~6 天的囊胚取 3~5 个滋养细胞，进行细胞和分子遗传学检测，移植遗传组成正常的胚胎，得到健康后代。1990 年胚胎植入前遗传学诊断技术首先应用于 X 连锁疾病的胚胎性别选择。主要解决有严重遗传性疾病风险和染色体异常夫妇的生育问题，可以使得产前诊断提早到胚胎着床前，避免常规中孕期产前诊断结果异常可能导致引产对母亲的伤害。

（五）配子移植术

配子移植术是将男女生殖细胞取出，并经适当的体外处理后移植入女性体内的一类助孕技术。

（六）辅助生殖技术在女性生育力保存中的应用

化疗、放疗及生殖器官手术等均会导致肿瘤患者的生育能力损伤，甚至完全丧失，因此，年轻肿瘤患者的生育力保存需求日益凸显。在肿瘤治疗前，可借助辅助生殖技术，如胚胎冷冻、卵子冷冻、卵巢组织冷冻等技术对肿瘤女性进行生育力保存。

（七）伦理与管理

辅助生殖技术因涉及子代健康和人类繁衍的重大问题，因此必须在伦理、道德和法规方面实施严格的日常管理。近年来，各种辅助生殖新技术的不断建立和快速发展，如胞质置换、核移植、治疗性克隆和胚胎干细胞体外分化等胚胎工程技术，更需要强化伦理和法规的监管。

（周洁莉）

第二节　女性生殖系统炎症

生殖系统炎症是女性常见疾病，包括外阴炎、阴道炎、宫颈炎及盆腔炎性疾病。细菌、病毒、真菌等是引起生殖系统炎症的常见病原体，而一些性传播疾病也表现为生殖系统炎症。在健康妇女外阴、阴道内都有一些病原体存在，但并不引起生殖系统炎症，是因为女性生殖系统解剖及生理具有天然的防御功能。例如两侧大阴唇自然合拢，遮盖阴道口及尿道口；阴道内乳杆菌的作用，使糖原分解为乳酸，维持阴道的酸性环境（pH 在 3.8~4.5），不利于病原体生长，为阴道的自净作用；子宫颈内口紧闭，子宫颈管黏液栓防止上生殖道感染等。当机体免疫力下降、天然防御机制遭到破坏、病原体侵入或机体内环境发生变化时，均可导致炎症发生。

一、前庭大腺炎

（一）病因

前庭大腺也称巴氏腺，位于大阴唇下 1/3 深部，腺管开口于处女膜与小阴唇之间。性交、分娩致外阴部污染，病原体侵入引起炎症。急性炎症时，若腺管开口堵塞，脓液不能外流，淤积形成脓肿，称前庭大腺脓肿。

（二）临床表现

炎症初期表现为局部灼热、肿胀、疼痛、行走不便，检查发现局部皮肤红、肿、压痛明显。脓肿形成时，肿胀疼痛加剧，伴发热症状。脓肿增大，表面皮肤变薄，压力增加可使脓肿自行溃破，脓液外流，部分患者可自愈；部分患者因破口小炎症持续不退。

（三）治疗

局部清洁，干燥，选用广谱抗生素，同时取病灶分泌物行病原体培养，确定病原体后，根据病原体选择抗生素。若脓肿形成，可行切开引流，做造口术。

二、外阴阴道假丝酵母菌病

外阴阴道假丝酵母菌病曾称外阴阴道念珠菌病、念珠菌性阴道炎，是由假丝酵母菌引起的常见外阴阴道炎。

（一）病因

80%~90% 的病原体为白假丝酵母菌，10%~20% 为非白假丝酵母菌。假丝酵母菌适宜在酸性环境中生长，其阴道 pH 通常 <4.5。假丝酵母菌对热的抵抗力不强，加热至 60℃，1 h 即死亡。发病的常见诱因有长期应用广谱抗菌药物、妊娠、糖尿病、大量应用免疫抑制药及接受大量雌激素治疗等也是发病的影响因素。

（二）传播途径

主要为内源性感染，假丝酵母菌作为机会致病菌，除阴道外，可寄生于人的口腔、肠道，这三个部位的假丝酵母菌可互相传染，也可通过性交直接传染。小部分患者通过接触污染的衣物间接传染。

（三）临床表现

主要表现为外阴阴道瘙痒、阴道分泌物呈豆渣样或凝乳状。外阴阴道瘙痒症状明显，严重者坐立不安，以夜晚更加明显。可出现外阴部烧灼痛、性交痛及尿痛。妇科检查见外阴红斑、水肿，阴道黏膜红肿、小阴唇内侧及阴道黏膜附有白色块状物，急性期还可见到糜烂及浅表溃疡。

（四）诊断

有阴道炎临床表现的女性，阴道分泌物显微镜检查找到假丝酵母菌的芽生孢子或假菌丝即可确诊。阴道分泌物制片首选革兰染色涂片法。有症状而显微镜检查为阴性、治疗效果不好或复发性外阴阴道假丝酵母菌病患者，可采用培养法，同时行药敏试验。

（五）治疗

消除诱因，根据患者情况选择局部或全身抗真菌药。

1. 消除诱因　及时停用广谱抗菌药、雌激素等药物，积极治疗糖尿病。患者应勤换内裤，用过的毛巾等生活用品用开水烫洗。

2. 单纯性外阴阴道假丝酵母菌病　常采用唑类抗真菌药。

（1）局部用药：可选用抗真菌药放置于阴道深部。

（2）全身用药：常用氟康唑口服。

3. 妊娠期外阴阴道假丝酵母菌病　以局部用药为主，以小剂量长疗程为佳，禁用口服唑类抗真菌药。

4. 注意事项　无须对性伴侣进行常规治疗。有阴茎头炎症者，需要进行假丝酵母菌检查及治疗，以预防女性重复感染。男性伴侣包皮过长者，需要每日清洗，建议择期手术。症状反复发作者，需考虑阴道混合性感染及非白假丝酵母菌感染的可能。

5. 随访　若症状持续存在或治疗后 2 个月内复发，需随访，可做真菌培养同时行药敏试验。复发性外阴阴道假丝酵母菌病患者在治疗结束后 7~14 d、1 个月、3 个月和 6 个月各随访一次，3 个月及 6 个月时建议同时进行真菌培养。

三、细菌性阴道病

细菌性阴道病是阴道内正常产生 H_2O_2 的乳杆菌减少或消失，而厌氧菌增多导致的阴道内源性感染。

（一）病因

正常情况下，阴道内以产生 H_2O_2 的乳杆菌占优势。细菌性阴道病时，阴道内乳杆菌减少，其他厌氧微生物大量繁殖，引起阴道微生态失调。主要病原体有加德纳菌，此外，还常伴有人型支原体混合感染。促使阴道菌群发生变化的原因仍不清楚，可能与频繁性交、反复阴道灌洗等因素有关。

（二）临床表现

10%~40% 患者无临床症状。有症状者以带有鱼腥臭味的稀薄阴道分泌物增多为其临床特点，可伴有轻度外阴瘙痒或烧灼感，性交后症状加重。分泌物呈鱼腥臭味，是厌氧菌产生的胺类物质所致。妇科检查阴道黏膜无明显充血等炎症表现；分泌物呈灰白色、均匀一致、稀薄状，常黏附于阴道壁，但容易从阴道壁拭去。

（三）诊断

主要采用 Amsel 临床诊断标准和革兰染色 Nugent 评分实验室诊断标准。Amsel 临床诊断标准，下列 4 项中具备 3 项，即可诊断为细菌性阴道病。

（1）匀质、稀薄、灰白色阴道分泌物。

（2）阴道分泌物 pH > 4.5。

（3）胺试验（whiff test）阳性。

（4）线索细胞（clue cell）阳性。

（四）治疗

有症状者均需进行治疗。治疗选用抗厌氧菌药物，主要有甲硝唑、替硝唑、克林霉素。甲硝唑可抑制厌氧菌生长而不影响乳杆菌生长，是较理想的治疗药物。

1. **全身用药**　首选方案：甲硝唑。可选方案：替硝唑或克林霉素连用 7 d。

2. **局部用药**　首选方案：甲硝唑凝胶阴道给药，每日 1 次，连用 5 d；或甲硝唑阴道泡腾片阴道给药，每晚 1 次，连用 7 d；或 2% 克林霉素软膏 5 g，阴道涂抹，每晚 1 次，连用 7 d。可选方案：克林霉素栓剂 0.1 g，阴道给药，每晚 1 次，连用 3 d。

三、阴道毛滴虫病

阴道毛滴虫病又称滴虫阴道炎，是由阴道毛滴虫引起的常见阴道炎，也是常见的性传播疾病。

（一）病原体

阴道毛滴虫生存力较强，适宜在温度 25~40℃、pH 5.2~6.6 的潮湿环境中生长，在 pH 5.0 以下环境中其生长受到抑制。月经前后阴道 pH 发生变化，月经后接近中性，隐藏在腺体及阴道皱襞中的滴虫得以繁殖，故阴道毛滴虫病常于月经前后发作。滴虫不仅寄生于阴道，还常侵入尿道或尿道旁腺，甚至膀胱、肾盂，可以引发多种症状。

（二）传播方式

阴道毛滴虫的主要传播方式为性交直接传播。滴虫可寄生于男性的包皮皱褶、尿道或前列腺中，男性由于感染滴虫后常无症状，易成为感染源，阴道毛滴虫也可经被污染的浴盆、浴巾、坐式便器、衣物等间接传播。

（三）临床表现

潜伏期为 4～28 d。70%～85% 患者无症状或有轻微症状，未经治疗患者感染可持续数月至数年。主要症状是阴道分泌物增多及外阴瘙痒，间或出现灼热、疼痛、性交痛等。分泌物典型特点为稀薄脓性、泡沫状、有异味。分泌物灰黄色、黄白色呈脓性是因其中含有大量白细胞。

（四）诊断

根据典型临床表现容易诊断，阴道分泌物中找到滴虫即可确诊。最简便的方法是阴道分泌物生理盐水湿片法，显微镜下可见到呈波状运动的阴道毛滴虫及增多的白细胞被推移。

（五）治疗

阴道毛滴虫病患者可同时存在尿道、尿道旁腺、前庭大腺多部位滴虫感染，治愈此病需全身用药。主要治疗药物为硝基咪唑类药物。

1. **全身用药**　首选方案：甲硝唑 0.4 g，每日 2 次，连服 7 d。可选方案：替硝唑 2 g，单次顿服。甲硝唑用药期间及停药 24 h 内，替硝唑用药期间及停药 72 h 内禁止饮酒，哺乳期用药不宜哺乳。

2. **性伴侣的治疗**　阴道毛滴虫病主要由性行为传播，性伴侣应同时进行治疗，并告知患者及性伴侣治愈前应避免无保护性行为。

3. **随访及治疗失败的处理**　由于阴道毛滴虫病患者再感染率很高，可考虑对患有阴道毛滴虫病的所有性活跃女性在最初治疗后 3 个月内重新进行检测。为避免重复感染，对密切接触的用品如内裤、毛巾等建议煮沸 5～10 min 以杀灭病原体。

五、萎缩性阴道炎

萎缩性阴道炎为雌激素水平降低、阴道局部抵抗力下降、以需氧菌感染为主的阴道炎。常见于自然绝经或人工绝经后的女性，也可见于产后闭经、接受药物假绝经治疗者。萎缩性阴道炎为绝经生殖泌尿综合征的表现之一。

（一）病因

绝经后女性因卵巢功能衰退或缺失，雌激素水平降低，阴道壁萎缩，黏膜变薄，上皮细胞内糖原减少，阴道内 pH 升高（多为 5.0～7.0），乳杆菌不再为优势菌，局部抵抗力降低，以需氧菌为主的其他致病菌过度繁殖或病原体入侵，从而引起阴道炎。

（二）临床表现

主要症状为外阴烧灼样不适、瘙痒，可伴有性交痛。阴道分泌物稀薄，呈淡黄色，感染严重者阴道分泌物呈脓血性。检查时见阴道皱襞消失、萎缩、菲薄。阴道黏膜充血，有散在小出血点或点状出血斑，有时见浅表溃疡。

（三）诊断

根据绝经、卵巢手术史、盆腔放射治疗史及临床表现，排除其他疾病，可以诊断。阴道分泌物显微镜检查见大量白细胞而未见滴虫、假丝酵母菌等致病菌。萎缩性阴道炎患者因受雌激素水平低落的影响，阴道上皮脱落细胞量少，且多为基底旁细胞。有血性阴道分泌物者，应与生殖道恶性肿瘤进行鉴别。

（四）治疗

治疗原则为补充雌激素，增加阴道抵抗力；使用抗菌药抑制细菌生长。

1. **雌激素治疗**　补充雌激素主要是针对病因的治疗，以增加阴道抗感染能力。首选阴道局部应用雌激素制剂，如雌三醇乳膏、结合雌激素乳膏、普罗雌烯乳膏。

2. **其他治疗**　阴道局部应用抗菌药、保妇康栓等中药制剂或微生态调节剂改善阴道微生态。

五、盆腔炎

女性上生殖道及其周围结缔组织发生的感染性疾病称为盆腔炎。包括子宫内膜炎、输卵管炎、盆腔腹膜炎、输卵管卵巢脓肿，常见的是输卵管炎。若治疗不及时，可致盆腔粘连、输卵管狭窄或阻塞，导致不孕症、异位妊娠或炎症反复发作。

（一）病因

盆腔炎的病原体有外源性及内源性两种。外源性病原体主要为性传播疾病的病原体，常见的为淋病奈瑟菌、沙眼衣原体。内源性病原体来自阴道内的寄居菌群，包括需氧菌及厌氧菌。其高危因素有：性生活频繁的年轻女性、宫腔内手术操作后、经期性交、下生殖道感染或邻近器官炎症。

（二）临床表现

炎症轻重及范围不同，临床表现也不同。常见症状为发热、下腹痛、阴道分泌物增多。腹痛为持续性、性交后加重。严重者有寒战、高热、乏力。若脓肿形成，可有下腹包块及局部压迫症状，引起尿频、尿急、腹泻、里急后重或排便困难。严重患者检查呈急性病容，体温升高，下腹压痛、反跳痛、腹肌紧张。妇科检查见阴道分泌物增多，脓性，子宫颈充血，阴道穹触痛，子宫颈举痛，子宫体及附件区压痛，有时可触及增粗的输卵管，盆腔一侧或双侧可触及包块，压痛。

（三）治疗

抗生素药物治疗，必要时手术。根据药敏试验选择抗生素，在得到结果前根据经验选择广谱抗生素及联合用药，药物应涵盖淋病奈瑟菌、沙眼衣原体及需氧菌、厌氧菌混合感染。如第二、三代头孢菌素加用甲硝唑、克林霉素；喹诺酮类药物与甲硝唑联合；克林霉素与氨基糖苷类药物联合等方案。

（周洁莉）

第三节 月经异常

月经异常包括异常子宫出血、闭经、痛经及绝经综合征。异常子宫出血是妇科常见的症状和疾病，指与正常月经的周期频率、规律性、经期长度、经期出血量中任何一项不符合，源自子宫腔的异常出血。

一、痛经

痛经为最常见的妇科症状之一，指行经前后或月经期出现下腹部疼痛、坠胀，伴有腰酸或其他不适。症状严重者影响生活和工作。痛经分为原发性和继发性两类，原发性痛经指生殖器无器质性病变的痛经，占痛经90%以上；继发性痛经指由盆腔器质性疾病引起的痛经。本节仅叙述原发性痛经。

（一）病因

原发性痛经的发生主要与月经来潮时子宫内膜前列腺素（PG）含量增高有关。增多的前列腺素进入血液循环还可引起心血管和消化道等症状。此外，原发性痛经还受精神神经因素影响，疼痛的主观感受也与个体痛阈有关。无排卵的增生期子宫内膜因无孕酮刺激，所含前列腺素浓度很低，通常不发生痛经。

（二）临床表现

主要特点：原发性痛经在青春期多见，常在初潮后1~2年发病；疼痛多自月经来潮后开始，最早出现在经前 12 h，以行经第 1 日疼痛最剧烈，持续 2 ~ 3 d 后缓解，疼痛常呈痉挛性，通常位于下腹部耻骨上，可放射至腰骶部和大腿内侧；可伴有恶心呕吐、腹泻、头晕、乏力等症状，严重时面色发白、出冷汗；妇科检查无异常发现。

（三）诊断及鉴别诊断

根据月经期下腹坠痛，妇科检查无阳性体征临床即可诊断。

（四）治疗

1. 一般治疗　应重视心理治疗，说明月经时的轻度不适是生理反应，消除紧张和顾虑可缓解疼痛。足够的休息和睡眠、规律而适度的锻炼、戒烟均对缓解疼痛有一定的帮助。疼痛不能忍受时可辅以药物治疗。

2. 药物治疗　前列腺素合成酶抑制剂。口服避孕药：通过抑制排卵减少月经血前列腺素含量。适用于要求避孕的痛经妇女，疗效达 90% 以上。

二、闭经

闭经指无月经或月经停止 6 个月。病理性闭经根据既往有无月经来潮，分为原发性闭经和继发性闭经两类。原发性闭经指年龄超过 13 岁，第二性征未发育；或年龄超过 15 岁，第二性征已发育，月经还未来潮。继发性闭经指曾有月经，以后月经停止，包括原来月经频率正常者停经 3 个月或原来月经稀发者停经 6 个月。按照病变发生部位，闭经主要分为下丘脑性闭经、垂体性闭经、卵巢性闭经、子宫性闭经。下生殖道发育异常可致经血外流受阻形成假性闭经。

（一）病因

正常月经的建立和维持有赖于下丘脑 – 垂体 – 卵巢轴的神经内分泌调节、靶器官子宫内膜对性激素的周期性反应和下生殖道的通畅，其中任何一个环节发生障碍均可导致闭经。

1. 原发性闭经　较少见，多为遗传原因或先天性发育缺陷引起，约 30% 患者伴有生殖道异常。根据第二性征的发育情况，分为第二性征存在和第二性征缺乏两类。

2. 继发性闭经　发生率明显高于原发性闭经。病因复杂，根据控制正常月经周期的 4 个主要环节，分为下丘脑性闭经、垂体性闭经、卵巢性闭经、子宫性闭经，以下丘脑性闭经最常见。

此外，其他内分泌腺体功能异常，如甲状腺、肾上腺、胰腺等功能紊乱也可引起继发性闭经。常见的疾病有甲状腺功能减退或亢进、肾上腺皮质功能亢进、肾上腺皮质肿瘤等。

（二）诊断

闭经是症状，诊断时需先寻找闭经原因，确定病变部位，然后再明确是何种疾病所引起。

1. 病史　详细询问月经史，包括初潮年龄、月经周期、经期、经量和闭经期限及伴随症状等。有无精神应激、环境改变、体重增减、剧烈运动、相关疾病及用药等诱因。有无特殊症状如周期性腹痛、多毛、痤疮、潮热、出汗、新发头痛或视觉改变、泌乳等。既往手术史、术后感染或并发症史。已婚女性需询问孕产史及产后并发症史。原发性闭经应询问第二性征发育情况，了解生长发育史，有无先天缺陷或其他疾病及家族史。要注意了解既往检查及治疗情况。

2. 体格检查　观察精神状态，检查全身发育状况，包括智力、身高、体重，四肢与躯干比例，皮肤色泽、五官特征、第二性征，有无体格发育畸形，甲状腺有无肿大，乳房有无泌乳，毛发分布，腹股沟区有无肿块。

3. 辅助检查　生育期女性闭经首先需排除妊娠。通过病史采集及体格检查，对闭经病因及病变部位有初步了解，再通过有选择的辅助检查明确诊断。

（1）激素测定：是闭经患者最重要的检查，激素水平的解读不应根据某一项结果做出诊断，需结合患者病情和其他检查综合判断。

1）性激素测定：包括雌二醇、孕酮及睾酮测定。

2）垂体分泌激素测定：血清催乳素升高，提示垂体瘤可能。

3）其他激素：在大多数闭经患者中应检测促甲状腺激素水平，肥胖、多毛、痤疮患者还需行胰岛素、雄激素测定、口服葡萄糖耐量试验、胰岛素释放试验等，以确定是否存在胰岛素抵抗、高雄激素血症或先天性肾上腺皮质增生症等。

（2）功能试验：孕激素试验用于评估体内雌激素水平，常用外源性孕激素，如黄体酮、地屈孕酮或醋酸甲羟孕酮。停药后出现撤退性出血（阳性反应），提示子宫内膜已受一定水平雌激素影响，且流出道通畅。停药后2周内无撤退性出血（阴性反应），则可能存在内源性雌激素水平低下、子宫-下生殖道病变所致闭经、妊娠等情况。排除妊娠后应进一步行雌孕激素序贯试验、垂体兴奋试验。

（3）影像学检查

1）超声检查：观察盆腔有无子宫，子宫形态、大小及内膜厚度，卵巢大小、形态、卵泡数目，有无卵巢肿瘤等。三维超声对于子宫发育畸形、子宫腔粘连的诊断更有帮助。有明显男性化体征的患者还应行卵巢和肾上腺超声或磁共振成像检查以排除肿瘤。

2）MRI或CT：用于盆腔及头部蝶鞍区检查，了解盆腔肿块和中枢神经系统病变性质，诊断子宫阴道发育异常、卵巢肿瘤、下丘脑病变、垂体微腺瘤、空蝶鞍等。

3）子宫输卵管造影：了解有无子宫发育畸形、有无子宫腔病变和子宫腔粘连。

（4）宫腔镜检查：排除子宫腔粘连等。

（5）染色体检查：用于原发性闭经病因诊断及鉴别性腺发育不全病因，对指导临床处理有重要意义。

（6）骨密度检查。

（7）其他检查：包括基础体温测定、子宫内膜取样等。怀疑结核或血吸虫病，应行子宫内膜培养。必要时行骨龄检查，对评估病因、选择治疗方案有指导作用。

（三）治疗

治疗原则：首选病因治疗，性激素治疗为主，促进第二性征发育，恢复月经，帮助生育，维持女性生殖健康及全身健康。

1. 全身治疗 积极治疗全身性疾病，提高机体体质，供给足够营养，保持标准体重。运动性闭经者应适当减少运动量。

2. 内分泌治疗 明确病变环节及病因后，给予相应内分泌治疗以补充体内激素不足或拮抗其过多，有生育要求者，可促排卵。①性激素补充治疗；②雌激素补充治疗；③人工周期疗法：适用于有子宫者；④孕激素疗法：适用于体内有一定内源性雌激素水平的闭经患者；⑤口服避孕药：有明显高雄激素血症或体征的多囊卵巢综合征者，也可采用口服避孕药治疗；⑥促排卵治疗：适用于有生育要求的患者。

3. 辅助生殖技术 有生育要求，诱发排卵后未成功妊娠、合并输卵管问题或男方因素不孕者可采用辅助生殖技术治疗。

4. 手术治疗 针对各种器质性病因，采用相应的手术治疗。

（1）生殖器畸形：如处女膜闭锁、阴道横隔或阴道闭锁，均可通过手术切开或成形，使经血流畅。

（2）Asherman综合征：多采用宫腔镜直视下分离粘连，随后放置子宫腔内支架并加用较大剂量雌激素。子宫颈狭窄和粘连可通过子宫颈扩张术治疗。

（3）肿瘤：卵巢肿瘤一经确诊，应予手术治疗。

5. 患者教育和长期管理

三、排卵性异常子宫出血

正常月经是伴随卵巢周期性变化而出现的子宫内膜周期性脱落及出血。异常子宫出血（abnormal uterine bleeding，AUB）是指与正常月经的周期频率、规律性、经期长度、经期出血量不同，来源于子宫腔内的异常出血。

排卵性异常子宫出血主要是黄体功能异常所致，较无排卵性 AUB 少见，多发生于生育期女性。患者有周期性排卵，临床上有可辨认的月经周期。黄体功能异常包括黄体功能不足和子宫内膜不规则脱落。

（一）黄体功能不足

月经周期中有卵泡发育及排卵，但黄体期孕激素分泌不足或黄体过早衰退，导致子宫内膜分泌反应不良和黄体期缩短。

1. 发病机制　足够水平的卵泡刺激素和黄体生成素及卵巢对黄体生成素良好的反应，是黄体健全的必要前提。

2. 病理　子宫内膜形态一般表现为分泌期内膜，腺体分泌不良，间质水肿不明显或腺体与间质发育不同步。内膜活检显示分泌反应落后 2 d。

3. 临床表现　常表现为月经周期缩短，也可表现为经前期出血。有时月经周期虽在正常范围内，但卵泡期延长、黄体期缩短（< 11 d），以致患者不易受孕或在妊娠早期流产。

4. 诊断　根据病史、妇科检查无引起异常子宫出血的生殖器官器质性病变；基础体温双相型，但高温相短于 11 d；子宫内膜活检显示分泌反应落后 2 d，可做出诊断。

5. 治疗　促进卵泡发育；促进月经中期黄体生成素峰形成；黄体功能刺激疗法；黄体功能补充疗法；口服避孕药，一般周期性使用口服避孕药 3 个周期，病情反复者酌情延至 6 个周期。

（二）子宫内膜不规则脱落

月经周期有排卵，黄体发育良好，但萎缩过程延长，导致子宫内膜不规则脱落，经期延长。

1. 发病机制　由于下丘脑－垂体－卵巢轴调节功能紊乱，或溶黄体机制失常，引起黄体萎缩不全，内膜持续受孕激素影响，以致不能如期完整脱落。

2. 病理　正常月经第 3~4 日时，分泌期子宫内膜已全部脱落。黄体萎缩不全时，月经期第 5~6 日仍能见到呈分泌反应的子宫内膜，常表现为混合型子宫内膜，即残留的分泌期内膜与出血坏死组织及新增生的内膜混合共存。

3. 临床表现　表现为月经周期正常，但经期延长，长达 9~10 d，出血量可多可少。

4. 诊断　临床表现为经期延长，基础体温呈双相型，但下降缓慢。在月经第 5~7 日行诊断性刮宫，病理检查仍提示分泌期改变，作为确诊依据。

5. 治疗　①孕激素；排卵后第 1~2 日或下次月经前 10~14 日开始，0~14 d 或肌内注射黄体酮注射液，孕激素撤退会导致子宫内膜集中剥脱出血，月经期明显缩短。②绒促性素：用法同黄体功能不足，有促进黄体功能的作用。③复方短效口服避孕药：抑制排卵，控制周期，尤其适用于有避孕需求的患者，一般使用 3~6 个周期。

四、绝经综合征

1. 绝经　指月经的永久性停止，属回顾性临床诊断；40 岁以上的女性停经 12 个月及以上，排除妊娠及其他可能导致闭经的疾病后，即可临床诊断为绝经。其本质是卵巢功能衰竭，并非指月经的有无。

2. 围绝经期　是女性自生育期过渡到绝经的一段时期，从卵巢功能开始衰退至末次月经后 1 年。

3. 绝经综合征　是指女性绝经前后出现因性激素波动或减少所致的一系列躯体及精神心理症状。

4. 绝经分为自然绝经和人工绝经　前者指卵泡耗竭，或残余的卵泡对促性腺激素丧失反应，卵泡不再发育和分泌雌激素，导致绝经。人工绝经是指两侧卵巢经手术切除或放射照射、化学治疗等所致的绝经。人工绝经者更易发生绝经综合征。

中国女性开始进入围绝经期的平均年龄为 46 岁，绝经年龄多在 48 ~ 52 岁，中位绝经年龄 49 岁，约 90% 的女性在 45 ~ 55 岁绝经。40 ~ 45 岁绝经称为早绝经。绝经年龄受多种因素影响，与遗传、医源性因素、社会环境与生活习惯等有关。

（一）病理生理变化

从生育期过渡到绝经后期，出现月经周期和内分泌改变，最终表现为绝经，并且影响全身多个器官，导致相关疾病的发生发展。绝经期病理生理变化主要是卵泡数量与质量同步下降，同时下丘脑 – 垂体 – 卵巢轴活性的变化及其所调控激素的改变。参与调控的激素及其作用机制分述如下。

1. 雌激素　绝经过渡期雌激素水平波动大，并非呈逐渐下降趋势；以雌二醇（E_2）为主。绝经后期，卵巢极少分泌雌激素。

2. 孕酮　绝经过渡期卵巢尚有排卵功能，仍有孕酮分泌。但因卵泡发育质量下降，黄体功能不良，导致孕酮分泌减少。绝经后无孕酮分泌。

3. 雄激素　雄激素主要包括睾酮和雄烯二酮。

4. 促性腺激素　绝经后，卵泡刺激素、黄体生成素明显升高，卵泡刺激素升高更为显著。

5. 抗米勒管激素　主要由窦前卵泡和窦状卵泡的颗粒细胞分泌。在绝经过渡期早期抗米勒管激素水平明显下降，较雌二醇水平下降早且明显，绝经过渡期晚期下降至低于检测下限。

（二）临床表现

常见症状包括月经紊乱、潮热出汗、乏力虚弱、肌肉骨骼关节疼痛和阴道干涩等躯体症状，情绪障碍、睡眠障碍和认知改变等精神神经症状。血管舒缩症状最常见于绝经过渡期晚期和绝经后期早期。

（1）月经改变：月经紊乱是绝经过渡期的常见症状，由于稀发排卵或无排卵，表现为月经周期不规则、经期持续时间长及经量增多或减少。

（2）血管舒缩症状：主要表现为潮热、多汗，为血管舒缩功能不稳定所致，是雌激素降低的特征性症状。潮热起自前胸，涌向头颈部，然后波及全身。该症状可持续 1 ~ 2 年，有时长达 5 年或更长。

（3）精神心理症状。

（4）骨质疏松。

（5）绝经生殖泌尿综合征。

（6）心血管症状和代谢异常。

（三）诊断及鉴别诊断

1. 诊断　根据病史及临床表现不难诊断，但需排除器质性疾病及精神类疾病。卵巢功能评价等实验室检查有助于诊断，必要时可请相关专科会诊。

（1）病史采集和评估症状：询问症状、年龄、既往史（有无心血管疾病史、肿瘤史等）、是否切除子宫或卵巢、月经史、婚育史及家族史，以往治疗所用的激素、药物等。绝经相关症状可通过使用量表法对其进行严重程度的量化。

（2）体格检查：全身检查和妇科检查，包括身高、体重、腰围和臀围测量、血压和系统评估等；妇科检查有助于围绝经期月经紊乱女性的鉴别诊断，排除妇科炎症、肿瘤等导致的异常出血。

（3）辅助检查

1）血清激素测定：①血清卵泡刺激素值及雌二醇值测定；②抗米勒管激素测定。

2）超声检查：①基础状态卵巢的窦状卵泡计数减少，卵巢体积缩小、子宫内膜变薄；②骨密度测定。

2. 鉴别诊断 女性在绝经过渡期不规则阴道流血伴子宫内膜增厚，疑有子宫内膜病变者，可行子宫内膜活检。潮热、情绪改变或睡眠障碍要与精神病、甲状腺功能亢进等相鉴别。

（四）治疗

绝经女性健康管理策略为加强绝经问题及管理的教育宣教，从绝经过渡期开始健康的生活方式，每年健康体检。治疗目标：缓解绝经相关症状，有效预防、早期发现并积极处理骨质疏松症、动脉硬化等老年性疾病。

1. 健康指导 心理调适科普和心理疏导；健康的生活方式，合理饮食，坚持适度锻炼和户外活动，提倡增加社交和脑力活动，并避免不良习惯，戒烟限酒；合理摄入营养，绝经女性日常摄入不足的可适量服用钙剂，减缓骨质丢失。

2. 药物治疗

（1）绝经激素治疗（MHT）：是对绝经相关症状最有效的治疗方法。启动激素替代治疗应在适应证明确且无禁忌证，本人存在主观意愿时尽早开始；年龄＜60岁或绝经在10年以内无禁忌证的女性，获益风险比最高。

1）适应证：①绝经相关症状，如血管舒缩症状，精神神经症状等；②泌尿生殖道相关症状；③低骨量、骨质疏松症及有骨折风险；④过早的低雌激素状态。

2）禁忌证：①已知或可疑妊娠；②原因不明的阴道流血，阴道流血病因包括肿瘤性、炎症、医源性、创伤性和卵巢功能失调等，激素替代治疗前应鉴别；③已知或可疑患有乳腺癌、与性激素相关的其他恶性肿瘤等；④最近6个月内患有活动性静脉或动脉血栓栓塞性疾病；⑤严重肝、肾功能不全，肝、肾功能异常的患者，应用MHT时推荐经皮途径。

3）慎用情况：子宫肌瘤，子宫内膜异位症及子宫腺肌病，子宫内膜增生病史，血栓形成倾向，胆石症，免疫系统疾病，乳腺良性疾病及乳腺癌家族史者，癫痫，偏头痛，哮喘，卟啉病、耳硬化症和脑膜瘤。

4）常用药物：①口服雌激素。天然雌激素；合成雌激素。②口服孕激素：天然孕激素；合成孕激素。③口服雌孕激素序贯制剂：雌二醇屈螺酮片；替勃龙。④经皮雌激素：经皮雌激素比口服给药的静脉血栓形成、心血管事件、胆囊疾病的风险显著降低。⑤经阴道激素：普罗雌烯乳膏、结合雌激素乳膏。

5）不良反应及风险：①子宫出血；②性激素的不良反应；③肿瘤；④血栓性疾病。

6）个体化原则：应根据患者年龄、子宫及卵巢功能情况（绝经过渡期、绝经早期或绝经晚期），绝经相关症状以及是否有其他危险因素等，制订个体化的激素治疗方案。

7）随访：激素替代治疗的使用年限尚无限制，应用过程应规范随访，更新病史，评估疗效、不良反应、个体化用药利弊，初始治疗的1、3、6、12个月进行复诊评估，以后每年至少接受一次全面评估，确定是否继续MHT或调整方案。

（2）非激素类药物：主要用于有治疗需求主观意愿但存在激素替代治疗禁忌证、暂不适合或不接受激素替代治疗者。中药或植物药：口服黑升麻提取物、中药及谷维素等；选择性5-羟色胺再摄取抑制剂盐酸帕罗西汀可改善血管舒缩症状及精神神经症状；若睡眠障碍影响生活质量，可选用适量的镇静药；阴道保湿剂和润滑剂对改善性功能有一定的效果。其他治疗：针灸、认知行为疗法、正念减压疗法、星状神经节阻滞、催眠等可能起到辅助治疗作用。

（周洁莉）

第四节　正常妊娠与产褥期保健

妊娠是胚胎和胎儿在母体内发育成长的过程。成熟卵受精标志着妊娠的开始，胎儿及附属物自母体排出是妊娠的终止。妊娠期通常是从末次月经第一天算起，约 280 d，40 周。为便于观察，将妊娠期分 3 个阶段：妊娠 14 周末以前称早期妊娠，第 14~27^{+6} 周末称中期妊娠，第 28 周及其后称晚期妊娠。胎儿及附属物自母体排出后便进入产褥期，产褥期为产妇各系统恢复时期，一般规定为 42 天。

一、正常妊娠

（一）妊娠生理

妊娠是非常复杂而变化又极为协调的生理过程，包括胎儿及附属物的形成和母体各系统的适应性变化。

1. 胚胎形成　获能的精子和次级卵母细胞结合形成受精卵的过程称为受精。受精通常在输卵管壶腹部进行，精原核与卵原核融合形成受精卵，标志着新生命的诞生，受精多数在排卵后数小时内发生，一般不超过 24 h。受精后第 4 天，早期囊胚进入子宫腔，与子宫内膜相接触并逐渐侵入子宫内膜完成着床过程。着床后胚胎及其附属物（胎盘、胎膜、脐带和羊水）逐渐形成。

2. 胎儿附属物的形成及功能

（1）胎盘：胎盘是胎儿与母体之间进行物质交换的重要器官，维持胎儿在宫内的生长、发育，其功能主要包括代谢、合成、防御及免疫等。一般足月胎盘呈圆形或椭圆形，中间厚，边缘薄，重 450~650 g，直径 16~20 cm。

（2）胎膜：胎膜由羊膜和绒毛膜组成，与胎盘、脐带的羊膜延续，保持羊膜腔的完整，可避免细菌侵入子宫腔，保护胎儿。

（3）脐带：脐带是连接胎儿脐部与胎盘间的条索状结构，内含两条脐动脉和一条脐静脉。足月胎儿脐带长度 30~70 cm，直径 0.8~2.0 cm。脐带过长可绕颈、绕身，过短可影响胎儿娩出或分娩时引起胎盘早剥，若受压可危及胎儿生命。

（4）羊水：充满在羊膜腔内的液体称羊水。妊娠早期羊水来源主要是母体血浆透过胎膜的透析液，中晚期以后主要是胎儿的尿液。羊水呈中性或弱碱性，足月时羊水量 800~1 000 ml，温度适宜，使胎儿有一定的活动空间，保护胎儿和母体。

（二）妊娠期母体变化

妊娠是正常的生理过程，妊娠期母体为了满足胎儿生长发育的需要，各个器官和系统都将发生一系列的变化，其中生殖系统的变化最为明显，各器官表现为组织的增生、肥大和充血。生殖系统中又以子宫的变化最大，子宫肌细胞肥大、增生使子宫体逐渐增大，胞质内储存大量蛋白，为临产子宫收缩提供物质基础。孕足月时子宫腔容量由非孕时的 5~10 ml 增加至 5 000 ml 或更多，重量由非孕时的 50~70 g 增加为 1 100 g，增加约 20 倍。子宫峡部也逐渐伸展拉长，扩展成子宫腔的一部分，非孕时 1 cm，临产后延长至 7~10 cm。乳房在雌孕激素等的刺激下逐渐增生、肥大，为以后的泌乳做好准备。

（三）妊娠诊断

由于妊娠各时期胎儿生长发育特点及母体的适应性变化不同，妊娠诊断分为早期妊娠、中期妊娠及晚期妊娠。

1. 早期妊娠的诊断

（1）症状：停经及早孕反应。生育年龄的女性既往月经周期规则，若月经过期 10 d 以上，应疑为妊娠。部分女性停经后可出现头晕、乏力、恶心、晨起呕吐、嗜睡、偏食、厌油腻等早孕反应。

（2）体征：妊娠后宫颈及阴道黏膜充血，外观呈紫蓝着色。子宫随孕周逐渐增大，妊娠 8 周时，约为非孕期的 2 倍；妊娠 12 周后，子宫超出盆腔，可在腹部触及。乳房在妊娠后增生发育，出现肿胀疼痛，乳头乳晕着色加深。

（3）辅助检查

1）妊娠试验：人绒毛膜促性腺激素（human chorionic gonadotropin，HCG）由合体滋养细胞合成，受精后第 7 天即可在血清中检测出。临床上常采用试纸法检测尿液中 HCG，简便快速。

2）超声检查：超声检查早孕快速准确，在增大的子宫内可见到圆形或椭圆形的妊娠囊，孕周增大后可在孕囊内见到胚芽，并见胎心搏动。

3）黄体酮试验：月经逾期后，可肌内注射黄体酮 20 mg，连用 3~5 d，未孕者停药后 3~7 d 出现阴道流血，若超过 7 d 无阴道流血，则妊娠可能性大。

2. 中、晚期妊娠的诊断

（1）临床表现

1）子宫增大：随妊娠月份增大，子宫逐渐增大，孕妇也自觉腹部逐渐膨胀。各妊娠月份子宫大小可根据手测宫底高度及尺测耻上子宫长度来衡量。

2）胎动：胎动是胎儿在宫腔内的活动，孕妇在妊娠 18~20 周始自觉胎动，随妊娠发展，胎动逐渐增多并明显。

3）胎心音：妊娠 18~20 周经孕妇腹壁用听诊器可听到胎心音。胎心音呈双音，如钟表"嘀嗒"声，每分钟 120~160 次，在胎儿背侧听得最清楚。

4）胎体：妊娠 20 周后，可经孕妇腹壁触及胎体。胎儿逐渐增大，24 周后，可区分胎头、胎臀、胎背及胎儿四肢。胎头圆而硬有浮球感；宽而软形状略不规则的是胎臀；宽而平坦的是胎背；胎儿肢体小而不规则，可触及活动。

（2）辅助检查：超声检查可检测胎儿数目、胎心搏动、胎体、胎动及胎盘等。妊娠早、中期均可行四维超声检查筛查胎儿畸形，可筛查出 95% 的胎儿畸形。

（四）孕期监护

孕期监护需对孕妇进行定期产前检查、对胎儿监护、监测胎儿和胎盘成熟度，及早发现高危妊娠，防止妊娠并发症的发生，保障孕产妇、胎儿及新生儿健康。

1. 产前检查

（1）病史：询问患者年龄、职业、孕产次、本次妊娠情况、早孕经过、月经史、既往妊娠史及健康情况，家族史、丈夫身体状况。

（2）检查时间：产前检查应从确诊早孕时开始，首次检查无异常者，妊娠 20 周后定期产前检查，每 4 周一次，妊娠 36 周后每周一次。如为高危妊娠应及时处理并酌情增加产检次数。

（3）推算预产期：根据末次月经推算预产期，从末次月经第 1 天算起，月份加 9 减 3，日数加 7。例如，末次月经为公历 2011 年 10 月 9 日，预产期应为 2012 年 7 月 16 日。若末次月经不详，应根据早孕反应、超声结果、胎动时间、子宫底高度等进行估计，推算预产期。

（4）全身检查：注意营养、发育、体态及身高，测量体重及血压，检查心、肺、肝、脾、肾及乳房发育情况，注意有无水肿。进行血液及尿液检查，发现异常及时处理。

（5）产科检查：通过产科检查了解胎儿发育及产道情况，包括检查子宫大小，触摸胎位，听胎心音及骨盆测量。

1）子宫大小：检查子宫底高度是否与停经月份相符。

2）胎产式、胎先露及胎方位：胎产式是指胎儿身体纵轴与母体纵轴之间的关系，两轴平行的为纵产式，两轴垂直的为横产式。胎先露是指最先进入骨盆入口的胎儿部分。纵产式有头先露和臀先露，横产式为肩先露。胎方位是指胎儿先露部的指示点与母体骨盆之间的关系，简称胎位。如枕先露以枕骨为指示点，臀先露以骶骨，肩先露以肩胛骨为指示点。

3）四步触诊法：通过四步触诊法触摸孕妇腹部可了解子宫大小、胎产式、胎先露、胎方位及胎先露是否衔接。若触摸胎位不清时，可通过超声确定。

4）胎心音：妊娠 18～20 周在孕妇腹壁可听到胎心音，在靠近胎背方听诊最清晰。头先露，胎心音在脐下方左或右侧；臀先露时，胎心音在脐上方左或右侧。

5）骨盆测量：分娩过程中，骨盆径线和形态对胎先露下降影响很大，在初次做产前检查时应常规做骨盆测量，包括骨盆外测量及内测量，评估骨盆的大小、形态，预测分娩方式。

2. 孕期保健

（1）饮食与衣着：孕期需要增加营养，饮食多样化且易于消化，富含蛋白质和维生素，多喝水及挑选富含纤维素与果胶的蔬菜、水果。孕中晚期还需补充铁剂、钙剂及维生素 D。孕妇选择宽松、式样简单而寒暖适宜的衣服。

（2）睡眠与休息：孕期保证充足的睡眠与适当的休息。

（3）清洁卫生：妊娠期间应勤洗澡、勤洗外阴、勤换内衣，保持体表清洁。妊娠期应尽量避免性交。妊娠早期性交，可激发子宫收缩而导致流产；妊娠晚期性交，可能造成早产及感染。

二、产褥期保健

胎盘娩出后，产妇全身各器官（除乳腺外）逐渐恢复至正常未孕状态所需的时期称为产褥期，一般规定为 6 周，42 d。

（一）产褥期母体的生理变化

产后各个器官和系统都将发生一系列的变化。生殖系统的变化最明显，其中又以子宫的变化最大。子宫体肌细胞体积缩小，肌纤维不断缩复，子宫体积逐渐缩小，产后 6 周恢复至孕前大小。胎盘娩出后，子宫内膜逐渐修复，约需 42 d。产后 4 周子宫颈恢复至孕前状态。产时子宫颈 3、9 点裂伤，所以经产妇子宫颈外观呈"一"字形横裂。

（二）产褥期处理及保健

1. 营养与饮食　产后以清淡、高蛋白饮食为主，建议少量多餐。

2. 观察子宫复旧及恶露　胎儿胎盘娩出后子宫收缩，子宫底下降，子宫缩小。产后应每天检查子宫底高度，了解子宫复旧情况，产后 10 d 子宫回至盆腔内。恶露经阴道排出，含有血液及坏死子宫蜕膜组织，持续 4～6 周。若子宫复旧不良或合并感染，则恶露增多、臭味，应查找原因进行治疗。

3. 乳房护理　世界卫生组织提倡母乳喂养，母婴同室，产后 30 min 内行母婴皮肤接触及哺乳，可尽早刺激乳房。母乳喂养的原则是"按需哺乳"。

4. 会阴处理　用 2‰ 苯扎溴铵溶液清洗外阴，每日 2 次。会阴缝线一般于产后 3～5 d 拆除。若伤口感染应提前拆线引流，定时换药，酌情选用抗生素。

5. 排尿与排便　产后 4 h 应鼓励产妇自行排尿。若排尿困难，可采用温开水冲洗外阴、肌内注射新斯的明或给予针灸疗法。若各种方法均无效，可留置导尿管 2～3 d。产后多吃富含纤维素类食物，预防便秘。如若便秘可口服轻泻药。

6. 产后随访　由社区医疗保健人员在产妇出院后 3 d、产后 14 d 及 28 d 进行家庭访视，发现异常，及时处理。产后 42 d 产妇去分娩医院做产后健康检查，进行计划生育指导、婴儿全身体格检查。

（周洁莉）

第五节　子　宫　肌　瘤

子宫肌瘤是女性生殖器官最常见的良性肿瘤，也是体内最常见的良性肿瘤，由平滑肌及结缔组织组成。常见于 30 ~ 50 岁女性，30 岁以下少见。研究显示 60% ~ 80% 女性患有大小不等的子宫肌瘤。

（一）发病相关因素

子宫肌瘤是性激素依赖性肿瘤，但其确切发病机制不明。子宫肌瘤好发于生育期女性，青春期前少见，绝经后萎缩或消退，其发生发展与女性激素明确相关。故认为子宫肌瘤组织局部对雌激素的高敏感性是其发生的重要机制之一。此外，孕激素有促进子宫肌瘤细胞有丝分裂、刺激子宫肌瘤生长的作用。

（二）分类

1. 按子宫肌瘤生长部位　分为子宫体肌瘤（约 90%）和子宫颈肌瘤（约 10%）。

2. 按子宫肌瘤与子宫肌壁的关系　分为 3 类。

（1）肌壁间肌瘤：占 60% ~ 70%，肌瘤位于子宫肌壁间，周围均被肌层包围。

（2）浆膜下肌瘤：约占 20%，肌瘤向子宫浆膜面生长，并突出于子宫表面。若瘤体继续向浆膜面生长，仅有一蒂与子宫相连，称为带蒂浆膜下肌瘤，营养由蒂部血管供应。若血供不足肌瘤可变性坏死，若蒂扭转断裂，肌瘤脱落形成游离性肌瘤。若肌瘤位于子宫体侧壁向子宫旁生长，突出于子宫阔韧带两叶之间，称为子宫阔韧带肌瘤。

（3）黏膜下肌瘤：占 10% ~ 15%。肌瘤向子宫腔方向生长，突出于子宫腔，表面为子宫内膜覆盖。黏膜下肌瘤易形成蒂，在子宫腔内生长犹如异物，常引起子宫收缩，肌瘤可被挤出子宫颈外口而突入阴道。

子宫肌瘤常为多个，各种类型的肌瘤可发生在同一子宫，称为多发性子宫肌瘤。

（三）病理

子宫肌瘤由平滑肌及结缔组织组成，病理诊断名称为子宫平滑肌瘤。

1. 大体观　子宫平滑肌瘤为实质性球形包块，体积变化较大。子宫肌瘤长大或多个相融合时，形状不规则，切面灰白色，可见旋涡状或编织状结构。

2. 镜下　主要由梭形平滑肌细胞和不等量纤维结缔组织构成。

3. 子宫肌瘤变性

（1）玻璃样变性：又称透明变性，最为常见。

（2）囊性变：子宫肌瘤玻璃样变性继续发展、梗死或显著水肿可发生囊性变。

（3）红色变性：多见于妊娠期或产褥期，为子宫肌瘤的一种特殊类型坏死。

（4）钙化：较少见，多见于蒂部细小、血供不足的浆膜下肌瘤以及绝经后女性的肌瘤。影像学检查可清楚看到钙化影。

（5）肉瘤变：较少见，仅为 0.4% ~ 0.8%。没有证据表明绝经前快速增长的肌瘤有肉瘤变的可能，但绝经后女性肌瘤增大应警惕恶变可能。

（四）临床表现

1. 症状　多无明显症状，仅在体检时发现。症状与子宫肌瘤部位、大小、数目和有无变性相关。患者常见以下症状。

（1）经量增多及经期延长：是子宫肌瘤最常见的症状。长期经量增多可继发贫血，出现乏力、心悸等症状。

（2）下腹部包块：当子宫肌瘤逐渐增大，子宫超过妊娠 3 个月大时，患者可从下腹部触及包块。黏膜下肌瘤可脱入阴道内，甚至阴道外，患者可因脱出肿物就诊。

（3）阴道分泌物增多：子宫肌壁间肌瘤使子宫腔面积增大，内膜腺体分泌增多，致使阴道分泌物增多。

（4）压迫症状：子宫前壁下段肌瘤可压迫膀胱引起尿频；子宫颈肌瘤可引起排尿困难、尿潴留；子宫后壁肌瘤可引起便秘等肠道症状。

（5）不孕：1%~2% 的不孕是由子宫肌瘤引起的，其中黏膜下肌瘤最常见。目前尚无足够证据证实浆膜下肌瘤、不影响子宫腔的肌壁间肌瘤会引起不孕。

（6）其他：包括下腹坠胀、腰酸背痛等。

2. 体征　与子宫肌瘤大小、位置、数目及有无变性相关。较大子宫肌瘤可在下腹部触及实性包块。妇科检查触及子宫增大，表面不规则单个或多个结节状突起。浆膜下肌瘤可触及单个实质性球状肿块与子宫有蒂相连。

（五）诊断及鉴别诊断

根据病史、临床表现和影像学检查，诊断多无困难。超声检查能初步区分子宫肌瘤与其他盆腔包块。磁共振成像可准确判断肌瘤大小、数目和位置。子宫肌瘤应与下列疾病相鉴别。

1. 妊娠子宫　妊娠者有停经史及早孕反应，子宫随停经月份增大变软，借助尿或血 HCG 测定、超声检查可确诊。

2. 卵巢肿瘤　患者多无月经改变，肿块多位于子宫一侧。实性卵巢肿瘤与带蒂浆膜下子宫肌瘤有时不易鉴别，应注意肿块与子宫的关系，可借助影像学检查协助诊断，必要时腹腔镜检查可明确诊断。

3. 子宫腺肌病　可有子宫增大、月经增多等。局限型子宫腺肌病类似子宫肌壁间肌瘤。子宫腺肌病患者继发性痛经明显，子宫多呈均匀性增大。影像学检查及外周血糖类抗原 CA125 检测有助于诊断。需注意子宫腺肌病与子宫肌瘤两者可以并存。

4. 子宫恶性肿瘤　①子宫肉瘤。②子宫内膜癌。③宫颈癌。

5. 其他疾病　卵巢子宫内膜异位囊肿、盆腔炎性包块、子宫畸形等，可根据病史、临床表现及超声等影像学检查鉴别。

（六）治疗

治疗应根据患者年龄、临床表现和生育要求，以及肌瘤的类型、大小、数目、位置等全面考虑，制订个体化治疗方案。

1. 观察　无症状子宫肌瘤患者一般不需要治疗。因绝经后子宫肌瘤多可萎缩，症状消失，围绝经期女性治疗应全面考量。每 3~6 个月随访一次，若出现症状可考虑进一步治疗。

2. 药物治疗　适用于有症状、全身情况不宜手术者，也可用于围绝经期女性，或者术前应用纠正贫血等症状。

（1）促性腺激素释放激素激动剂。

（2）性激素类药物：WHO 推荐子宫肌瘤控制经量过多时可以使用口服避孕药。

（3）其他药物：①止血药；②非甾体抗炎药；③活血化瘀类中药制剂也可有一定疗效。

3. 手术治疗　是子宫肌瘤最有效的治疗方法。手术适应证：①月经过多致继发性贫血；②肌瘤体积过大；③有疼痛或压迫症状；④影响妊娠；⑤可疑肌瘤恶变。

手术治疗包括以下术式。①子宫肌瘤切除术：适用于希望保留生育功能的患者需注意术后有子宫肌瘤残留及复发可能。采用腹腔镜手术应完整取出肌瘤，以防子宫肌瘤碎屑播散种植，如肿瘤为恶性，无保护性碎瘤可导致严重后果。②子宫切除术：肌瘤多而大、症状明显、无生育要求或怀疑子宫肌瘤恶变者，可行子宫切除术。

4. 其他治疗　主要适用于不能耐受或不愿手术者，不推荐常规应用。

（1）子宫动脉栓塞术：通过阻断子宫动脉及其分支，减少肌瘤血供，从而延缓肌瘤生长，缓解症状。

（2）高能聚焦超声治疗：通过物理能量使肌瘤组织坏死，逐渐吸收或瘢痕化，但存在肌瘤残留、复发的可能，并需要除外恶性病变。

（周洁莉）

第六节　妇科肿瘤

妇科肿瘤是指发生在女性生殖系统内的肿瘤，包括多种类型，涵盖子宫、卵巢、子宫颈等器官。这些肿瘤的发生与女性的生理周期密切相关，对女性的身体健康产生着重要的影响。

一、宫颈癌

宫颈癌是我国最常见的妇科恶性肿瘤。我国每年新增子宫颈癌病例已达 15 万，约占全球发病数量的 1/5。子宫颈癌高发年龄为 50 ~ 55 岁，近年来有年轻化趋势。宫颈癌的主要病因是高危型人乳头瘤病毒（human papilloma virus，HPV）持续感染。HPV 疫苗接种可预防宫颈癌的发生。宫颈癌筛查是发现癌前病变和早期癌的有效方法。宫颈癌是一种可以预防、筛查、早诊早治，甚至可以消除的恶性肿瘤。

（一）发病相关因素

高危型 HPV 持续感染是宫颈癌主要病因，其他高危因素包括多个性伴侣、免疫功能低下、吸烟、口服避孕药和营养不良等。

（二）病理

1. 大体观　极早期宫颈浸润癌肉眼观可无明显异常。随病变发展，可形成以下 4 种类型。

（1）外生型：最常见。

（2）内生型：癌灶向子宫颈深部组织浸润，呈桶状，常累及子宫旁组织。

（3）溃疡型：上述两型癌组织继续发展合并感染坏死，脱落后形成溃疡或空洞，似火山口状。

（4）颈管型：癌灶发生于子宫颈管内，外观变化不明显易漏诊，常侵入子宫下段。

2. 组织学

（1）宫颈鳞状细胞癌：占子宫颈癌的 75% ~ 85%。

1）微小浸润癌：指在高级别鳞状上皮内病变基础上，肿瘤细胞突破基膜，呈小滴状或锯齿状向间质内浸润，深度不超过 5 mm。

2）浸润癌：指癌细胞浸润间质范围已超出镜下微小浸润癌。

（2）宫颈腺癌：占宫颈癌的 15% ~ 20%，近年来发病率有上升趋势。根据 HPV 感染相关性可分为 HPV 相关腺癌和非 HPV 相关腺癌。

（3）宫颈腺鳞癌：较少见，占宫颈癌 3% ~ 5%。

（4）其他类型：如神经内分泌癌、癌肉瘤等，预后极差。

（三）转移途径

主要为直接蔓延和淋巴转移，血行转移极少见。

1. 直接蔓延　最常见，癌灶向邻近器官及组织扩散。

2. 淋巴转移　癌灶局部浸润后累及淋巴管，并随淋巴液引流进入局部淋巴结，经淋巴引流扩散。

3. 血行转移　极少见，晚期可转移至肺、肝或骨骼等。

（四）分期

采用国际妇产科联盟分期标准。初治患者手术前后的分期可以改变，复发、转移时不再分期。

（五）临床表现

早期宫颈癌可无明显的症状和体征。颈管型患者因子宫颈外观正常易漏诊或误诊。随着病变发展，宫颈癌患者可出现以下表现。

1. 症状

（1）阴道流血：常表现为接触性出血，即性生活或妇科检查后阴道流血。也可表现为不规则阴道流血，或经期延长、经量增多。

（2）阴道分泌物增多：相当比例患者阴道分泌物增多，可为白色或血性、稀薄如水样、腥臭味的阴道分泌物。

（3）晚期症状：根据癌灶累及范围出现不同的继发性症状。晚期可有贫血、恶病质等全身衰竭症状。

2. 体征　宫颈微小浸润癌可无明显病灶，子宫颈光滑或糜烂样改变。随病情进展，可出现不同体征。阴道壁受累时，可见赘生物生长或阴道壁变硬；子宫旁组织受累时，双合诊、三合诊检查可触及子宫颈旁组织增厚、结节状、质硬，严重者形成冰冻骨盆。

（六）诊断及鉴别诊断

1. 诊断　根据病史和临床表现，尤其有接触性出血者需高度重视，经过规范妇科检查可以初步判断。可疑子宫颈病变应遵循"三阶梯式"诊断程序进行检查，包括 HPV 检测（初筛首选）和子宫颈脱落细胞学检查，提示异常应及时推荐阴道镜检查 + 宫颈活检。

（1）阴道镜检查。

（2）子宫颈和子宫颈管活组织检查：是宫颈上皮内病变和宫颈癌确诊的依据。

（3）子宫颈锥切术：具有诊断和治疗双重功能。宫颈细胞学检查多次阳性，而宫颈活检阴性或活检为宫颈高度上皮内病变或原位癌需排除浸润癌者，均应行子宫颈锥切术并送组织病理检查。

（4）影像学检查：病理检查确诊后应根据患者具体情况选择胸部 X 线摄片、超声、CT、磁共振成像、正电子发射计算机体层成像、静脉肾盂造影、膀胱镜、直肠镜等检查评估病情。

2. 鉴别诊断　应与有类似临床症状或体征的各种宫颈病变相鉴别。

（七）治疗

根据临床分期、患者年龄、生育要求、全身情况、医疗技术水平及设备条件等因素，综合考虑制订治疗方案。治疗方法包括手术治疗、放射治疗、化学治疗、靶向治疗和免疫治疗等，其中早期子宫颈癌以手术治疗为主，晚期宫颈癌以放化疗为主。应根据患者具体情况个体化治疗。

1. 手术治疗　主要用于 I A ～ II A1 期的早期患者，其优点是对年轻患者可保留卵巢及阴道功能，提高治疗后生活质量。

2. 放射治疗　根治性放疗适用于部分 I B3、II A2 及 II A2 期以上患者，或不适宜手术患者，包括近距离放疗及体外照射。

3. 化学治疗　主要包括：①同步放化疗；②新辅助化疗；③晚期转移 / 复发癌化疗。化疗既可用于晚期转移 / 复发癌的一线治疗，也可用于后线或姑息性治疗。

4. 靶向治疗和免疫治疗　晚期转移 / 复发宫颈癌在铂类化疗基础上加用贝伐珠单抗可以显著延长生存时间。

（八）预后

宫颈癌的预后与临床期别、病理类型及治疗方法密切相关。晚期死亡主要原因有尿毒症、出血、感染及恶病质。

（九）随访

宫颈癌完成治疗后 2 年内每 3 ~ 6 个月复查一次；3 ~ 5 年每 6 ~ 12 个月复查一次；第 6 年开始每年复查一次。随访内容包括妇科检查、HPV 检测、阴道脱落细胞学检查、血清肿瘤标志物和影像学检查。

（十）预防

宫颈癌是可以预防的恶性肿瘤。应加强公众卫生宣教，普及宫颈癌预防知识；推广三级预防。通过全社会共同努力，21 世纪有望达到消除宫颈癌的战略目标。

二、卵巢癌

卵巢肿瘤是临床常见妇科肿瘤，可发生于任何年龄。卵巢肿瘤有良性、恶性和交界性之分，卵巢恶性肿瘤早期诊断困难，患者就诊时多为临床晚期，病死率居妇科恶性肿瘤之首。卵巢肿瘤组织学类型最多，不同类型的卵巢肿瘤生物学行为、临床表现和预后均存在明显差异。

（一）发病高危因素

1. 遗传与家族因素　有研究表明，5%~10% 的卵巢上皮性癌与家族遗传有关，有三种明确的遗传性卵巢癌综合征：林奇综合征（即 Lynch Ⅱ 型）、最常见的是遗传性乳腺癌 – 卵巢癌综合征，与 *BRCA1* 和 *BRCA2* 基因突变密切相关。

2. 内分泌因素　流行病学调查卵巢癌的高危因素有未产和不孕，而多次妊娠、哺乳和口服避孕药有保护作用，可能因排卵减少了卵巢上皮的损伤有关。

3. 环境因素　工业发达国家卵巢癌发病率高，可能与环境及高胆固醇饮食有关。

（二）组织学分类

卵巢肿瘤组织学类型大致分为上皮性肿瘤、生殖细胞肿瘤、性索间质肿瘤和转移性肿瘤四大类。

1. 上皮性肿瘤　是最常见的组织学类型，占 50%~70%。分为浆液性、黏液性、子宫内膜样、透明细胞、浆黏液性和布伦纳瘤等，各类别依据组织学特点和生物学行为进一步分为良性、交界性和恶性肿瘤。

卵巢上皮性肿瘤主要有以下组织学类型。浆液性肿瘤：浆液性囊腺瘤，浆液性交界性肿瘤，浆液性癌。黏液性肿瘤：黏液性囊腺瘤，黏液性交界性肿瘤，黏液性癌。子宫内膜样肿瘤。透明细胞肿瘤；透明细胞癌对化疗不敏感，总体预后较差。布伦纳瘤：多为良性，占卵巢良性上皮性肿瘤的5%。单侧多见。

2. 生殖细胞肿瘤　为来源于生殖细胞的一组肿瘤，占 20%~40%。分为畸胎瘤、无性细胞瘤、卵黄囊瘤、胚胎性癌、非妊娠性绒毛膜癌、混合性生殖细胞肿瘤等。

3. 性索间质肿瘤　来源于原始性腺中的性索及间叶组织，占 5%~8%。分为性索肿瘤、间质肿瘤和混合性性索间质肿瘤。

4. 转移性肿瘤　为胃肠道、生殖道、乳腺等部位的原发性肿瘤转移至卵巢形成的继发性肿瘤。

（三）恶性肿瘤的转移途径

盆腹腔种植转移和淋巴转移是卵巢恶性肿瘤的主要转移途径。

（四）临床表现

早期常无症状。晚期主要表现为腹胀、食欲减退、腹部隐痛等非特异性症状；部分患者可有消瘦、贫血等恶病质表现；功能性肿瘤可出现异常阴道流血。妇科检查可触及盆腹腔包块，可为双侧，实性或囊实性，表面不平，活动差，常伴有盆腔积液。三合诊检查可在直肠子宫陷凹处触及质硬结节或包块。有时可触及上腹部包块及腹股沟或锁骨上肿大淋巴结。

（五）并发症

蒂扭转、破裂、感染、恶变。

（六）诊断及鉴别诊断

1. 诊断　根据患者的年龄、病史和体征，辅以必要的辅助检查初步确定：①肿块是否来自卵巢；

②肿块性质是否为肿瘤；③肿块是良性还是恶性；④肿块可能的组织学类型；⑤恶性肿瘤的转移范围。卵巢肿瘤确诊依据组织病理检查。常用以下辅助检查。

（1）影像学检查：①超声检查；②胸部、腹部 X 线片；③计算机体层成像（CT）检查；④磁共振成像（MRI）检查：具有较高的软组织分辨度，可较好地判断肿块性质及其与周围器官的关系，有利于病灶定位及病灶与相邻结构关系的确定；⑤正电子发射计算机体层成像（PET-CT）检查，一般不用于初次诊断，多用于复发性卵巢癌的定性和定位诊断。

（2）肿瘤标志物：①血清 CA125；②血清 HE4；③血清 CA-199 和 CEA；④血清 AFP；⑤血清 HCG；⑥性激素。

（3）腹腔镜检查：可直接观察肿块外观和盆腔、腹腔及横膈等部位，在可疑部位进行多点活检，抽取腹水行细胞学检查，还可对手术的可行性进行评估。

（4）细胞学检查：抽取腹水或腹腔冲洗液和胸腔积液，行细胞学检查，对明确患者病变性质、判断分期、选择治疗方案具有重要意义。

2. 鉴别诊断

（1）良性肿瘤与恶性肿瘤的鉴别：良性肿瘤病程长，逐渐增大，多为单侧、活动、表性、表面光滑，常无腹腔积液。恶性肿病多病程短、迅速增大、双侧、固定、囊实性、结节状，常有腹腔积液。超声、MRI、肿瘤学标志物检查有助鉴别。

（2）良性肿瘤的鉴别诊断

1）卵巢瘤样病变：滤泡囊肿和黄体囊肿最常见。

2）输卵管卵巢囊肿：为炎性积液，常有盆腔炎性疾病病史。

3）子宫肌瘤：浆膜下肌瘤或肌瘤囊性变，容易与卵巢肿瘤混淆。

4）妊娠子宫：彩超有助鉴别。

5）腹水：恶性卵巢肿瘤常伴有腹水。

（3）恶性肿瘤的鉴别诊断

1）子宫内膜异位症。

2）结核性腹膜炎。

3）生殖道以外的肿瘤。

（七）治疗

卵巢肿瘤一经发现，应行手术治疗。手术目的：①明确诊断；②切除肿瘤；③对恶性肿瘤进行手术病理分期；④解除并发症。恶性肿瘤患者术后应根据其组织学类型、组织学分级、手术病理分期和残余病灶大小等决定是否进行辅助性治疗，化疗是最主要的辅助治疗，与手术治疗同等重要。

1. 卵巢良性上皮性肿瘤 一经确诊为卵巢肿瘤，应手术治疗。根据患者年龄、生育要求及对侧卵巢情况，确定手术范围。年轻、单侧肿瘤患者行患侧卵巢肿瘤切除或附件切除术，双侧肿瘤应行卵巢肿瘤切除术，尽可能保留正常卵巢组织。

2. 卵巢交界性上皮性肿瘤 手术是卵巢交界性上皮性肿瘤最主要的治疗方法，手术治疗的目标是将肿瘤完整切除，一般需行附件切除术。

3. 卵巢恶性上皮性肿瘤 治疗原则是手术和化疗为主，两者同等重要，辅以抗血管生成药、多腺苷二磷酸核糖聚合酶（PARP）抑制剂等靶向治疗。

（1）手术治疗：卵巢癌的主要治疗手段。应根据术中探查情况及冷冻病理检查结果确定手术范围。初次手术的彻底性与预后密切相关。

（2）化学治疗：多数上皮性癌对化疗非常敏感，即使已有广泛转移也能取得显著疗效。

（3）靶向治疗：抗血管生成药、PARP 抑制剂等已成为临床实用的新型抗肿瘤药。

（4）内分泌治疗：主要用于低级别浆液性癌和低级别子宫内膜样癌。

（5）免疫治疗：免疫检查点抑制剂治疗卵巢癌疗效有限。

（6）放射治疗：其治疗价值有限，可选择性用于孤立的耐药性复发性卵巢上皮性癌的后续治疗。

（八）恶性肿瘤预后

预后与肿瘤期别、病理类型、组织学分级、残余病灶大小等因素相关，最重要的预后因素是肿瘤期别和初次手术后残余病灶大小，期别越早、残余病灶越小，预后越好。

（九）恶性肿瘤随访与监测

恶性肿瘤易复发，应长期随访和监测。一般在治疗后 2 年内，每 3 个月随访一次；3~5 年每 4~6 个月随访一次；5 年后每年随访一次。随访内容包括询问病史、体格检查、肿瘤标志物检测和影像学检查。血清 CA125、AFP、HCG 等肿瘤标志物测定根据术前状况选择。超声是首选的影像学检查，若发现异常，进一步选择 CT、磁共振成像和 PET-CT 等检查。

（十）预防

1. 筛查　目前循证医学证据提示对普通人群行常规筛查未能降低卵巢癌病死率，然而，CA125 联合阴道超声检查可提高高危人群早期诊断的可能性。

2. 基因检测、遗传咨询　对高风险人群应进行基因检测和遗传咨询。

3. 预防性降风险手术　根据浆液性卵巢癌的输卵管起源理论，高风险人群伴有中高风险基因突变者，在完成生育后实施降风险手术时，应同时切除双侧卵巢和输卵管，以降低卵巢癌和输卵管癌的发病风险。

三、子宫内膜癌

子宫内膜癌是发生于子宫内膜的一组上皮性恶性肿瘤，以来源于子宫内膜腺体的腺癌最常见。为女性生殖道三大恶性肿瘤之一，占女性全身恶性肿瘤 7%，占女性生殖器官恶性肿瘤 20%~30%。近年来，子宫内膜癌发病率在全球逐年上升，在欧美发达国家及我国部分地区居妇科恶性肿瘤首位。子宫内膜癌早期患者居多，总体预后较好，5 年生存率达 80% 以上。

（一）发病相关因素

病因未明。子宫内膜癌发病相关因素主要有以下几个方面。

1. 性激素因素　内源性和外源性雌激素，如功能性卵巢肿瘤、无孕激素拮抗的雌激素暴露及他莫昔芬的使用，与子宫内膜癌发病关系越来越明确。

2. 代谢因素　临床上发现子宫内膜癌患者常伴有肥胖、糖尿病、高血压，统称子宫内膜癌"三联征"，是代谢相关性肿瘤，预后较好。

3. 遗传因素　少数子宫内膜癌为遗传性，约占 5%，其中关系最密切的是林奇综合征，又称遗传性非息肉病性结直肠癌，林奇综合征相关子宫内膜癌平均发病年龄相对年轻。

4. 其他因素　不孕不育、月经因素（初潮早、绝经晚）与子宫内膜癌相关。

（二）病理

1983 年 Bokhman 提出子宫内膜癌存在两种病理学类型。Ⅰ 型：与雌激素和代谢异常有关，以子宫内膜样癌为主，预后较好；Ⅱ 型：与雌激素无关，以浆液性癌为主，恶性度较高，预后不良。2020 年 WHO 修订了子宫内膜癌组织病理学分类，引入子宫内膜癌分子分型。

子宫内膜癌组织学类型主要为子宫内膜样癌，其他为特殊组织学类型，侵袭性强，包括浆液性癌、透明细胞癌、未分化癌、混合性癌、癌肉瘤、中肾腺癌、中肾样腺癌、鳞状细胞癌和胃肠型黏液性癌等。

1. 子宫内膜样癌　是最常见的类型，占 80%~90%。

2. 浆液性癌　约占 10%，常直接发生于息肉表面或萎缩性子宫内膜中。

3. 透明细胞癌　不足 10%，多呈实性片状、腺管样、微囊状或乳头状排列，上述结构常混合出现。恶性程度高，易转移。

4. 未分化癌和去分化癌　约占 2%，预后不良。去分化癌则是指在未分化癌中出现分化较好的子宫内膜癌成分。

（三）转移途径

多数子宫内膜癌生长缓慢，长期局限于子宫体内。特殊组织学类型进展迅速，短期内出现转移。其主要转移途径为直接蔓延、淋巴转移和血行转移。

1. 直接蔓延　子宫内膜癌可沿子宫内膜蔓延生长，向上沿子宫角累及输卵管，向下可累及子宫颈管及阴道。子宫内膜癌主要向肌层浸润，可累及子宫浆膜，也可种植于盆腹腔腹膜、直肠子宫陷凹及大网膜等。

2. 淋巴转移　是子宫内膜癌的主要转移途径。若肿瘤为高级别、子宫深肌层受累、广泛淋巴脉管间隙浸润，易发生淋巴转移。转移途径与肿瘤生长部位有关。

3. 血行转移　晚期患者经血行转移至全身各器官，常见部位为肺、肝、骨等。

（四）临床表现

1. 症状　约 90% 的患者出现阴道流血或阴道分泌物增多症状。

（1）阴道流血：主要表现为绝经后阴道流血，尚未绝经者可表现为经量增多、经期延长或月经紊乱。

（2）阴道分泌物增多：多为血性液体或浆液性分泌物，合并感染则有脓血性分泌物，恶臭。

（3）下腹疼痛及其他：若肿瘤累及子宫颈内口，可引起宫腔积脓，出现下腹胀痛及痉挛样疼痛。晚期可出现贫血、消瘦及恶病质等相应症状。

2. 体征　早期患者妇科检查可无异常发现。晚期可有子宫增大，合并子宫腔积脓时可有明显压痛，子宫颈管内偶有癌组织脱出，触之易出血。癌灶浸润周围组织时，子宫活动度差或在子宫旁触及不规则结节状物。

（五）诊断及鉴别诊断

1. 诊断

（1）病史及临床表现：绝经后阴道流血、绝经过渡期月经紊乱患者，均应排除子宫内膜癌后再按良性疾病处理。

（2）影像学检查：①超声检查。②磁共振成像和 CT 检查。可评估肿瘤位置和累及范围，磁共振成像对肌层浸润深度和子宫颈间质浸润判断较准确，CT 可协助判断有无子宫外转移。③ PET-CT 检查。可实现肿瘤组织功能显像，常用于晚期和复发性患者的定性和定位诊断。

（3）活组织病理检查：是子宫内膜癌的确诊依据：①诊断性刮宫最常用的诊断方法；②宫腔镜检查，直视下取材活检可减少漏诊。

（4）其他检查：①子宫内膜细胞学或微量组织学检测。②肿瘤标志物检测。子宫外转移或浆液性癌患者，血清肿瘤标志物 CA125 等可升高，有助于病情评估和疗效监测。③有条件者，建议基因检测和分子分型，有助于选择治疗方案。

2. 鉴别诊断　绝经后及绝经过渡期异常阴道流血为子宫内膜癌最常见的症状，故子宫内膜癌应与引起阴道流血的各种疾病相鉴别：①非器质性异常子宫出血；②子宫黏膜下肌瘤或子宫内膜息肉；③内生型子宫颈癌、子宫肉瘤及输卵管癌；④萎缩性阴道炎。

（六）治疗

根据患者年龄、全身情况、生育要求、疾病分期及组织学类型、分化程度、分子分型等因素，综合考虑制订治疗方案。治疗原则是手术治疗为首选治疗模式。有复发危险因素者术后需行辅助治疗；晚期转移 / 复发患者需行综合治疗；早期低危年轻患者可以采用保留生育功能的药物治疗。

1. **保留生育功能治疗**　需严格掌握适应证：①年龄 40～45 岁以下，有强烈的生育愿望；②病理组织类型为子宫内膜样癌，低级别（G1）；③影像学检查证实肿瘤局限在子宫内膜；④无孕激素治疗禁忌证；⑤治疗前经遗传学和生殖医学专家评估，无其他生育障碍因素；⑥签署知情同意书，并有较好的随访条件。

2. **手术治疗**　为首选治疗方法。早期患者实施全面分期手术，晚期患者行肿瘤细胞减灭术。手术可经腹或腹腔镜途径进行。

3. **放射治疗**　是治疗子宫内膜癌的有效方法，包括近距离照射及体外照射两种。

4. **内分泌治疗**　除保留生育功能治疗应用外，内分泌药物主要用于晚期复发子宫内膜癌患者的综合治疗。

5. **化学治疗**　高危患者术后或晚期转移 / 复发子宫内膜癌常需化学治疗。

6. **靶向治疗和免疫治疗**　贝伐珠单抗与化疗联合用于复发性子宫内膜癌可提高疗效。

（七）随访

治疗后应定期随访，术后 2～3 年每 3～6 个月随访一次，3 年后每 6～12 个月一次，5 年后每年一次。随访内容应包括详细病史、妇科检查、腹盆腔超声、血清 CA125 检测等，必要时可做 CT、磁共振成像及 PET-CT 检查。

（八）预防

预防措施包括：①重视绝经后女性阴道流血和围绝经期女性月经紊乱的诊治；②正确掌握雌激素应用指征及方法；③有高危因素的人群，如肥胖、不孕、绝经延迟、长期应用雌激素及他莫昔芬等，应密切随访或监测；④加强对林奇综合征女性患者的监测，建议从 30～35 岁开始，每年进行妇科检查、经阴道超声检查。

（周洁莉）

📀 数字资源详见　新形态教材网

🎞 教学课件　　🎭 拓展阅读　　🗒 自测题及参考答案

第二章
儿科疾病

儿童是祖国的未来、民族的希望。他们的健康成长不仅关系到个人家庭的幸福，更关乎国家的未来和社会的进步。儿童在生长发育过程中，会面临各种各样的健康问题，例如呼吸系统疾病、消化系统疾病、心血管疾病、神经系统疾病及营养性疾病等。因此，了解儿童各阶段发育特点，掌握常见疾病的预防和治疗方法，对于保障儿童健康至关重要。本章针对儿童常见的几种疾病进行介绍，分别阐述这些疾病的病因、临床表现、诊断方法、治疗方案及预防措施，旨在指导读者防范治疗小儿疾病，更好地为小儿健康成长保驾护航。

第一节　儿科各阶段发育与保健特点

儿童保健同属儿科学与预防医学的分支，为两者的交叉学科，其主要任务是研究儿童各年龄期生长发育的规律及其影响因素，以通过有效的措施，促进有利因素，防止不利因素，保障儿童健康成长。儿童保健研究涉及的主要内容包括儿童体格生长、社会心理发育、儿童营养、儿童健康和儿科疾病的预防及管理等。

一、各年龄期儿童的保健重点

（一）胎儿期及围生期

胎儿的发育与孕母的躯体健康、心理卫生、营养状况和生活环境等密切相关，胎儿期保健主要通过对孕母的保健来实现。

1. 预防先天畸形与遗传性疾病　应大力提倡和普及婚前男女双方检查及遗传咨询，禁止近亲结婚，避免吸烟、酗酒及接触有毒、有害等理化毒物；做好围生期产妇的健康管理。

2. 保证充足营养　妊娠后期应加强铁、锌、钙、维生素 D 等重要营养素的补充。

3. 预防感染　包括孕期及分娩时。孕妇早期应预防弓形虫、风疹病毒、巨细胞病毒及单纯疱疹病毒的感染，以免造成胎儿畸形及宫内发育不良。分娩时应预防来自产道的感染而影响即将出生的新生儿。

4. 给予良好的生活环境　避免环境污染。孕 16 周前胎儿对放射线非常敏感，放射线照射可以引起神经系统等多器官发育畸形，甚至导致死亡。避免铅、汞、苯、农药、多卤代芳烃化合物及环境雌激素等污染物暴露。孕妇不该吸烟、饮酒，同时也需要注意防护二手烟的暴露。注意劳逸结合，减少精神负担和减轻心理压力。

5. 做好孕产期管理　尽可能避免妊娠期并发症，预防流产、早产、异常分娩的发生，对高危妊娠孕妇及高危新生儿应予以特殊监护和积极处理。

（二）新生儿期

新生儿脱离母体转而独立生存，所处的环境发生了根本性变化，但其适应力尚不完善，是人类生命周期中最脆弱的阶段。出生后 1 周内的新生儿发病率和死亡率极高，婴儿死亡中约 2/3 是新生儿，＜1 周的新生儿的死亡数占新生儿期死亡数的 70% 左右。故新生儿保健是儿童保健的重点对象，尤其是出生后 1 周内的新生儿。

1. 护理　新生儿娩出后应穿着棉质宽松衣物，保持皮肤、臀部清洁，注意脐部护理，预防感染。按时预防接种。父母多与婴儿交流、抚触有利于其的情感交流，睡眠时建议仰卧位睡姿防止窒息。

2. 保暖　新生儿生后需要积极保暖，温度保持在 20～22℃，湿度以 55% 为宜，以保持新生儿体温正常恒定。

3. 喂养　新生儿出生后，应尽早吸吮母乳，提高母乳喂养率，同时足月新生儿出生后几天即开始补充维生素 D 400 IU/d，必要时注意维生素 K 的补充。

4. 新生儿疾病筛查　新生儿出生后应进行遗传代谢性疾病及新生儿听力筛查。

5. 新生儿访视　新生儿期一般需要进行两次访视，如果是高危儿或者检查发现有异常的需要增加访视次数，目的主要是早期及时发现各种疾病，同时为父母提供新生儿哺育和护理指导。

（三）婴儿期

婴儿期的体格生长十分迅速，需要大量各种营养满足其生长的需要，但婴儿的消化功能尚未成熟，故易发生消化紊乱和营养缺乏性疾病。

1. 合理喂养　推荐纯母乳喂养至 6 个月，母乳可持续至 2 岁。6 个月以后开始添加辅食，推荐以富含铁的米粉作为首次添加的食品，遵循由少到多、由薄到厚、由一种到多种循序渐进的原则进行添加，同时还要保证维生素 D 的补充。

2. 定期体检　6 个月以下婴儿建议每月一次体检，6 个月以后 2～3 个月一次体检，对于婴儿体检应坚持使用生长发育测图，观察生长及营养状况，及时矫正偏离。

3. 定期预防接种　在 1 岁内完成基本免疫疫苗接种，增强传染病的免疫力。

4. 培养生活技能、促进各项技能发育　培养良好的进餐、睡眠技能。

（四）幼儿期

幼儿期儿童由于感知能力和自我意识的发展，对周围环境产生好奇、乐于模仿，幼儿期是社会心理发育最为迅速的时期。

1. 合理膳食搭配、安排规律生活　这个年龄阶段除了需要提供丰富、平衡的膳食，保证儿童体格发育。鼓励儿童自己用餐具进餐，按时进餐，进餐时间不宜超过 30 min，不吃零食，不偏食、挑食，养成良好的生活习惯，如睡眠、进食、排便、沐浴、游戏、户外活动等。

2. 促进语言及各种能力的发展　这个阶段是语言发展的关键时期，父母应该重视与孩子的交流、利用各种游戏、故事情景帮助儿童的语言发展。

3. 定期体检，预防疾病　指导家长坚持使用生长发育监测图的重要性，及时监测肥胖及营养不良等营养性疾病的发生。

（五）学龄前期

学龄前期儿童的智能发展快，独自活动范围大，是性格形成的关键时期。

1. 合理膳食，保证营养　供给平衡的膳食，保证食物多样化以促进食欲，同时还需要保证乳类的摄入。

2. 定期体检、预防疾病 每6~12个月一次体检，继续使用生长发育曲线图，检测营养状况，定期进行免疫接种，预防溺水、外伤、误服药物及食物中毒等外伤害。

3. 学前教育 是为进入小学进行学前准备，学前教育不应该单是知识的灌输，这一阶段教育应该是以游戏中学习、培养思维能力和想象力、创造力为主，同时注意培养良好的学习习惯及道德素质。

（六）学龄期

学龄期儿童求知欲强，是获取知识的最重要时期，该时期应提供适宜的学习条件，培养良好的学习习惯，并加强素质教育，保证充分的营养。

1. 加强营养，合理安排作息时间 学龄儿童的膳食结构基本已经与成人相似，膳食中注意荤素搭配，保证优质蛋白的摄入，多吃富含钙的食品，随着学业压力的增加，需要合理安排作息时间。

2. 提供良好的学习环境，培养良好的学习习惯 家长与老师多沟通，为孩子创造良好的学习环境与氛围，培养孩子对学习的兴趣，培养孩子自我管理的能力，养成良好的学习习惯。

3. 积极参加体育锻炼，增强防病抗病能力 鼓励孩子多参加户外活动，积极参加体育锻炼，增强体质，增强机体抵抗能力。

4. 疾病筛查，预防事故 除了预防缺铁性贫血、肥胖等营养性疾病以外，还应积极预防屈光不正、龋齿等常见病的发生，密切关注孩子的心理行为问题，积极进行道德法制教学，防范意外伤害。

二、儿童保健的具体措施

1. 护理 对儿童的护理是儿童保健、医疗工作的基础内容，年龄越小的儿童越需要合适的护理。①居室：应阳光充足、通气良好，冬季室内温度尽可能达到18~20℃，湿度为55%~60%。对哺乳期婴儿，主张母婴同室，便于母亲哺乳和照料婴儿。②衣着（尿布）：应选择浅色、柔软的纯棉织物，宽松而少接缝，以避免摩擦皮肤和便于穿脱。

2. 营养 营养是保证儿童生长发育及健康的先决条件，必须及时对家长和有关人员进行有关母乳喂养、断乳期婴儿辅食添加、幼儿期正确的进食行为培养、学前及学龄期儿童的膳食安排等内容的宣教和指导。

3. 计划免疫 计划免疫是根据儿童的免疫特点和传染病发生的情况而制定的免疫程序，通过有计划地使用生物制品进行预防接种，以提高人群的免疫水平、达到控制和消灭传染病的目的。按照国家卫生健康委员会规定，婴儿必须在1岁内完成卡介苗、脊髓灰质炎三价混合疫苗、百日咳、白喉、破伤风类毒素混合制剂、麻疹减毒活疫苗及乙肝疫苗接种的基础免疫。根据传染病流行的地区、季节及家长意愿，也进行乙型脑炎疫苗、流行性脑脊髓膜炎疫苗、风疹疫苗、流感疫苗、腮腺炎疫苗、甲型肝炎病毒疫苗、水痘疫苗、流感杆菌疫苗、肺炎疫苗、轮状病毒等疫苗的接种。详见表5-2-1。

（1）预防接种的注意事项及处置：预防接种的免疫制剂属于生物制品，对人体来说是一种外来刺激，因此，免疫制剂在接种后一般都会引起不同程度的局部和（或）全身反应。接种反应一般可分为正常反应和异常反应两种。

1）正常接种反应：卡介苗接种后2周左右局部可出现红肿浸润，8~12周后结痂。若化脓形成小溃疡、腋下淋巴结肿大，可局部处理以防感染扩散，但不可切开引流。脊髓灰质炎三价混合疫苗接种后有极少数婴儿发生腹泻，但多数可以不治而愈。百日咳、白喉、破伤风类毒素混合制剂接种后局部可出现红肿、疼痛或伴低热、疲倦等，偶见过敏性皮疹、血管性水肿，若全身反应严重，应及时到医院诊治。麻疹疫苗接种后，局部一般无反应，少数人可在6~10 d出现轻微的麻疹，对症处理即可。乙肝疫苗接种后很少有不良反应，个别人可有发热或局部轻度疼痛，可不必处理。

2）异常接种反应：晕厥少见，一旦发生，应让儿童立即平卧，密切观察脉搏、心率、呼吸、血

表 5-2-1 国家免疫规划疫苗儿童免疫程序表（2021 年版）

可预防疾病	疫苗种类	接种途径	剂量	英文缩写	接种年龄														
					出生时	1月	2月	3月	4月	5月	6月	8月	9月	18月	2岁	3岁	4岁	5岁	6岁
乙型病毒性肝炎	乙肝疫苗	肌内注射	10 μg 或 20 μg	HepB	1	2					3								
结核病[1]	卡介苗	皮内注射	0.1 ml	BCG	1														
脊髓灰质炎	脊灰灭活疫苗	肌内注射	0.5 ml	IPV			1	2											
	脊灰病毒活疫苗	口服	1 粒或 2 滴	bOPV					3								4		
百日咳、白喉、破伤风	百白破疫苗	肌内注射	0.5 ml	DTaP				1	2	3				4					
	白破疫苗	肌内注射	0.5 ml	DT															5
麻疹、风疹、流行性腮腺炎	麻腮风疫苗	皮下注射	0.5 ml	MMR								1		2					
流行性乙型脑炎[2]	乙脑减毒活疫苗	皮下注射	0.5 ml	JE-L								1			2				
	乙脑灭活疫苗	肌内注射	0.5 ml	JE-I								1、2			3				4
流行性脑脊髓膜炎	A 群流脑多糖疫苗	皮下注射	0.5 ml	MPSV-A							1		2						
	A+C 群流脑多糖疫苗	皮下注射	0.5 ml	MPSV-AC												3			4
甲型病毒性肝炎[3]	甲肝减毒活疫苗	皮下注射	0.5 或 1.0 ml	HepA-L										1					
	甲肝灭活疫苗	肌内注射	0.5 ml	HepA-I										1	2				

注：1. 主要指结核性脑膜炎、粟粒性肺结核等；

2. 选择乙脑减毒活疫苗接种时，采用两剂次接种程序。选择乙脑灭活疫苗接种时，采用四剂次接种程序；乙脑灭活疫苗第 1、2 剂间隔 7~10 d；

3. 选择甲肝减毒活疫苗接种时，采用一剂次接种程序。选择甲肝灭活疫苗接种时，采用两剂次接种程序。

压，给温开水或糖水口服，一般可在短时间内恢复正常。过敏性休克极少见，一旦发生，按过敏性休克处理。

（2）接种的疫苗

1）卡介苗

A. 禁忌证：免疫缺陷病、接受免疫抑制药治疗、结核病、急性传染病、肾炎、心脏病、湿疹及其他严重皮肤病的患儿，以及对疫苗中任一成分过敏的儿童均不能接种卡介苗。

B. 暂缓接种：早产儿、难产儿、出生体重 < 2 500 g 及有明显先天畸形的新生儿、发热或腹泻的患儿暂缓接种卡介苗。

C. 接种后 2~3 个月严格避免与结核病患者接触。

2）乙肝疫苗

A. 禁忌证：过敏体质者。

B. 暂缓接种：患有发热、严重急性或慢性疾病的患儿暂缓接种乙肝疫苗。

C. 对 HbsAg 阳性、HbeAg 阳性母亲的新生儿，出生后 12 h 内肌内注射乙肝免疫球蛋白 200 IU 以上，1~2 周接种第一针乙肝疫苗，也可在出生后 12 h 内及 1 个月时分别肌内注射乙肝免疫球蛋白 100 IU 以上，然后于第 2、第 3、第 6 个月时接种乙肝疫苗。

D. 严禁使用注射过卡介苗的注射器接种乙肝疫苗。

3）脊髓灰质炎三价混合疫苗

A. 禁忌证：凡有免疫缺陷病、发热、急性传染病、接受免疫抑制剂治疗的患儿忌服。

B. 暂缓接种：严重腹泻的患儿暂缓服用脊髓灰质炎三价混合疫苗。

C. 注意：需用冷开水喂服，切忌用热开水或人奶喂服，以免影响免疫效果。

4）百白破混合制剂

A. 禁忌证：有惊厥和（或）脑损伤史的患儿禁用。

B. 暂缓接种：患有发热、急性或慢性疾病（除外惊厥和脑损伤）暂缓接种百白破混合制剂。

C. 注射第 1 针后，因故未按时注射第 2 针时，可延长间隔时间，但最长不超过 3 个月。

5）麻疹减毒活疫苗

A. 禁忌证：有严重疾病、对鸡蛋过敏的儿童禁止接种。

B. 暂缓接种：有发热、急性或慢性感染的患儿暂缓接种麻疹减毒活疫苗。

C. 近期注射过免疫球蛋白的儿童，推迟 3~6 个月进行接种。

4. 儿童心理健康 WHO 给健康的定义是：不仅是没有疾病和病痛，而且是个体在身体上、心理上、精神上、社会上的完美状态。由此可知，心理健康和身体健康同等重要。

（1）习惯的培养

1）睡眠习惯：儿童居室应安静，光线应柔和，睡前避免过度兴奋，有相对固定的作息时间，从小培养规律的睡眠习惯，保证充足的睡眠时间。

2）进食习惯：按时添加辅食，培养定时、定位（位置）、自己用餐，不要强行喂食，不偏食，不挑食，不吃零食，培养用餐礼貌。

3）排便习惯：我国多数的家长习惯于及早训练大小便；而西方的家长一切均顺其自然。

4）卫生习惯：从婴儿期起就应培养良好的卫生习惯。

（2）社会适应性：从小培养儿童良好适应社会的能力是促进儿童健康成长的重要内容之一，儿童的社会适应性行为是各年龄阶段相应神经心理发展的综合表现，与家庭环境、育儿方式、儿童性别、年龄、性格密切相关。

1）独立能力：应在日常生活中培养婴幼儿的独立能力，年长儿则应培养其独立分析、解决问题的能力。

2）控制情绪：儿童控制情绪的能力与语言、思维的发展和父母的教育有关，父母应在儿童成长的过程中注重其培养。

3）意志力：在日常生活、游戏、学习中应该有意识地培养儿童克服困难的意志，增强其自觉、坚持、果断和自制的能力。

4）社交能力：从小给予儿童积极愉快的感受，注意培养儿童之间的互相友爱、相互帮助，在游戏中学习遵守规则，团结友爱，互相谦让，学习与人相处。

5）创造能力：人的创造能力与想象能力密切相关。启发式地向儿童提问题，引导儿童自己去发现问题和探索问题，可促进儿童思维能力的发展。通过游戏、讲故事、绘画、听音乐、表演、自制小玩具等可以培养儿童的想象能力和创造能力。

5. 定期健康检查　0～6岁的散居儿童和托幼机构的集体儿童应进行定期的健康检查，系统观察儿童的生长发育、营养状况，及早发现异常，采取相应干预措施。

（1）新生儿访视：于新生儿出生 28 d 内家访 3～4 次，高危儿应适当增加家访次数，目的是早期发现问题，指导问题处理，降低新生儿的发病率或减轻发病的程度。家访内容包括：了解新生儿出生情况、回家后的生活情况、预防接种情况、体重测量、体格检查以及进行喂养与护理指导、健康咨询指导。

（2）儿童保健门诊：应按照各年龄期保健的需要，定期到儿童保健科进行健康检查，以早期发现问题，给予正确的健康指导。定期检查的频率：6 个月以内婴儿每月一次；7～12 个月婴儿，2～3 个月检查一次；高危儿、体弱儿宜适当增加检查次数；出生后第 2 年、第 3 年每 6 个月一次；3 岁以上每年一次。定期检查的内容包括体格测量及评价、3 岁后每年测视力及血压一次、全身各系统体格检查、常见病的定期实验室检查等。

6. 体格锻炼

（1）户外活动：一年四季均可进行户外活动。户外活动可增加儿童对冷空气的适应能力，提高机体免疫力；接受日光直接照射还能预防疾病。带婴儿到人少、空气新鲜的地方，开始户外活动时间由每日 1～2 次，每次 10～15 min，逐渐延长到 1～2 h，学龄儿童及青少年应该保证每天至少 60 min 的身体活动。

（2）皮肤锻炼

1）婴儿皮肤按摩：涂抹润肤霜后在婴儿面部，胸部、腹部、背部及四肢有规律地轻柔按摩，每日早晚进行，每次 15 min 以上。

2）温水浴：可提高皮肤适应冷热变化的能力，还可促进新陈代谢，增加食欲。

3）擦浴：7～8 个月以后的婴儿可进行身体擦浴，水温 32～33℃，待婴儿适应后，水温可渐降至 26℃。

4）淋浴：适用于 3 岁以上儿童，效果比擦浴更好，每日一次，每次冲淋身体 20～40 s，水温 35～36℃，待儿童适应后，可逐渐降至 26～28℃。

（3）身体活动

1）婴儿被动操：被动操是指由成人给婴儿做四肢伸屈运动，可促进婴儿大运动的发育、改善全身血液循环，适用于 2～6 个月婴儿，每日 1～2 次为宜。

2）婴儿主动操：7～12 个月婴儿大运动开始发育，可训练婴儿爬、坐、仰卧起身、扶站、扶走、双手取物等动作。

3）幼儿体操：12～18 个月幼儿学走尚不稳时，在成人的扶持下，帮助幼儿进行有节奏的活动，18 个月至 3 岁幼儿可配合音乐，做模仿操。

4）儿童体操：如广播体操、健美操，以增进动作协调性，有益于肌肉骨骼的发育。

5）游戏、田径与球类：年长儿可利用器械进行锻炼，还可进行各种田径、球类、舞蹈等活动。

7. 意外事故预防　儿童意外伤害是5岁以下儿童死亡的首位原因，应竭尽全力做好防范。

（1）窒息与异物吸入：3个月以内婴儿应注意防止因被褥、母亲的身体、吐出的奶液等造成的窒息；较大婴幼儿应防止食物、果核、果冻、纽扣、硬币等异物吸入气管。

（2）中毒：保证儿童食物的清洁卫生，避免接触、食用有毒有害的物质，药物由家属进行妥善保管。

（3）外伤：婴幼儿居室的窗户、楼梯、阳台、睡床等都应置有栏杆，防止从高处跌落；教育儿童不可随意玩火柴、煤气等危险物品。让儿童远离电器、电源及高温物体。

（4）溺水与交通事故：教育儿童不可独自或与小朋友去江河、水塘玩耍。教育儿童遵守交通规则。

（5）教会孩子自救：教育儿童识别应急标志、如何拨打应急电话及如何安全撤离危险现场等。

（陈路军）

第二节　急性上呼吸道感染

急性上呼吸道感染（acute upper respiratory infection，AURI）即由各种病原引起的主要侵犯鼻、咽、扁桃体或喉部急性炎症的总称，是小儿最常见的急性呼吸道感染性疾病；淋雨、受凉、气候突变、过度劳累、护理不当、营养不良、免疫功能低下、病原体接触史等会增加患儿对该病的易感性。小儿急性上呼吸道感染全年都可发生，一般在冬春季较多，主要通过飞沫传播。

一、病因及发病机制

1. 病因　各种病毒、细菌及支原体均可引起急性上呼吸道感染，其中以病毒为主，占比90%以上，常见病毒有鼻病毒、冠状病毒、呼吸道合胞病毒、流感病毒、副流感病毒、柯萨奇病毒、埃可病毒、腺病毒、人类偏肺病毒、单纯疱疹病毒、EB病毒等，细菌也可引起上呼吸道感染，细菌感染既可直接引起感染也可继发于病毒感染后，或不分先后混合感染，最常见为溶血性链球菌，其次为肺炎链球菌、流感嗜血杆菌等。

2. 发病机制　易感因素可降低患者免疫功能或呼吸道局部防御功能，随病原体侵袭并大量繁殖可迅速引起本病。

二、临床表现

由于年龄、体质、病原体及病变部位的不同，病情的缓急、轻重程度也不同。

1. 普通型

（1）症状：①局部症状。鼻塞、流涕、打喷嚏、干咳、咽部不适和咽痛等，多于3~4d自然痊愈。②全身症状。发热、烦躁不安、头痛、全身不适、乏力、惊厥等。部分患儿有食欲缺乏、呕吐、腹泻、腹痛等消化道症状。

（2）体征：体格检查可见咽部充血、扁桃体肥大。有时可见下颌下和颈淋巴结肿大。肺部听诊一般正常。肠道病毒感染者可见不同形态的皮疹。

2. 流行性感冒（influenza）　主要症状为发热，体温可达39~40℃，多伴头痛、四肢肌肉酸痛、乏力，发热时消化道症状明显，婴幼儿流行性感冒的临床症状往往不典型，查病毒抗原可鉴别。

3. 两种特殊类型的急性上呼吸道感染

（1）疱疹性咽峡炎（herpangina）：病原体为柯萨奇病毒A组，好发于夏秋季，起病急骤，病程为1周左右。临床表现为高热、咽痛、流涎、厌食、呕吐等。体格检查可发现咽部充血，在腭咽弓、软腭、腭垂的黏膜上可见多个直径 2~4 mm 大小灰白色的疱疹，周围有红晕，1~2 d 后破溃形成小溃疡，疱疹也可发生于口腔的其他部位。

（2）咽结膜热（pharyngoconjunctival fever）：病原体为腺病毒 3 型、7 型，好发于春夏季，病程 1~2 周，散发或发生小流行。临床表现以发热、咽炎、结膜炎为主要特征，有时伴消化道症状。体检发现咽部充血，可见白色点块状分泌物，周边无红晕，易于剥离；一侧或双侧滤泡性结膜炎，可伴球结膜出血；颈部及耳后淋巴结增大。

三、并发症

多见于婴幼儿，病变若向邻近器官组织蔓延可引起中耳炎、鼻窦炎、咽后壁脓肿、扁桃体周围脓肿、颈淋巴结炎、喉炎、支气管炎及肺炎等。年长儿若患 A 组乙型溶血性链球菌咽峡炎，可引起急性肾小球肾炎和风湿热。

四、实验室检查

病毒感染者外周血白细胞计数正常或偏低。鼻咽分泌物病毒分离、抗原及血清学检查可明确病原。细菌感染者外周血白细胞及中性粒细胞可增高，在使用抗菌药物前行咽拭子培养可发现致病菌。C 反应蛋白（CRP）和降钙素原（PCT）有助于鉴别细菌感染。

五、诊断和鉴别诊断

根据临床表现一般不难诊断，但需与以下疾病相鉴别。

1. 急性传染病早期　急性上呼吸道感染常为各种传染病的前驱症状，如麻疹、流行性脑脊髓膜炎、百日咳、猩红热等，应结合流行病学史、临床表现及实验室资料等综合分析，并观察病情演变加以鉴别。

2. 变应性鼻炎　某些学龄前或学龄儿童有"感冒"症状，如流涕、打喷嚏持续超过 2 周或反复发作，而全身症状较轻，则应考虑变应性鼻炎的可能，鼻拭子涂片嗜酸性粒细胞增多有助于诊断。

在排除上述疾病后，尚应对上呼吸道感染的病原进行鉴定，以便指导治疗。

六、治疗

1. 一般治疗　注意休息、保暖，居室通风，适当补充营养及水分，防止交叉感染及并发症。

2. 病因治疗　急性上呼吸道感染以病毒感染多见，多具有自限性，对症治疗即可；若为流感病毒感染，可用磷酸奥司他韦口服；若存在细菌感染则选用抗生素治疗，若同时存在病毒、细菌感染，可联合应用抗病毒药及抗生素。

3. 对症治疗　2 月龄以上儿童发热伴明显不适或高热者可使用解热药，如对乙酰氨基酚。热性惊厥者可予镇静、止惊等处理。

七、预防

加强体格锻炼以增强抵抗力；提倡母乳喂养；避免被动吸烟；防治佝偻病及营养不良；避免去人

多拥挤、通风不畅的公共场所；接种流感疫苗能有效预防流行性感冒。

（陈路军）

第三节　小儿支气管肺炎

小儿支气管肺炎（bronchopneumonia）是累及支气管壁和肺泡的炎症，是小儿时期最常见的肺炎，2岁以内幼儿多发，冬春季多发，多由病毒、细菌及支原体等病原体所致，主要表现为发热、咳嗽及呼吸困难。营养不良、佝偻病、先天性心脏病、低出生体重儿、免疫缺陷小儿易罹患本病。

一、病因

最常见为细菌和病毒，也可以为细菌和病毒的"混合感染"。发达国家小儿支气管肺炎病原体以病毒为主，主要有呼吸道合胞病毒、腺病毒、流感病毒、副流感病毒及鼻病毒等。发展中国家以细菌为主，以肺炎链球菌多见。近年来肺炎支原体、衣原体肺炎有增加趋势。

二、病理生理

主要变化是由于支气管、肺泡炎症引起通气和换气障碍，导致缺氧和二氧化碳潴留，从而产生一系列病理生理改变。

1. **呼吸系统**　支气管、肺泡炎症渗出导致通气和换气障碍，引起低氧血症、二氧化碳潴留。

2. **循环系统**　病原体和毒素侵袭心肌致中毒性心肌炎，缺氧使肺小动脉反射性收缩，致肺动脉高压，右心负荷增加，诱发心力衰竭；重症患儿常出现微循环障碍、休克，甚至弥散性血管内凝血。

3. **中枢神经系统**　二氧化碳潴留致脑血管扩张引起脑水肿。

4. **消化系统**　缺氧和病原体毒素致胃肠黏膜出血、糜烂，上皮细胞坏死脱落，导致胃肠功能紊乱，甚至发生缺氧中毒性肠麻痹，毛细血管通透性增加可引起消化系统出血。

5. **酸碱平衡失调及电解质紊乱**　易出现低钠血症及混合性酸中毒。

三、临床表现

2岁以下婴幼儿多见，起病急，发病前多先有上呼吸道感染，主要表现为发热、咳嗽、气促、肺部固定中细湿啰音。

1. **主要症状**　①发热：多为不规则热，也可为弛张热或稽留热；新生儿、重度营养不良患儿体温可不升或低于正常。②咳嗽：早期为刺激性干咳，极期咳嗽反而减轻，恢复期咳嗽有痰，新生儿可无明显咳嗽，多表现为口吐泡沫。③气促：计算呼吸次数新生儿＞60次/分、2个月至1岁＞50次/分、1岁以上＞40次/分为气促，多于发热、咳嗽后出现。④全身症状：可见精神不振、烦躁不安，食欲缺乏、腹泻或呕吐等。

2. **体征**　呼吸频率增快、鼻翼扇动、吸气性凹陷和发绀（口周、鼻唇沟和指/趾端发绀）多见于重症肺炎，轻症肺炎较少见；肺部啰音早期不明显，可有呼吸音粗糙、减低，后可闻及固定的中细湿啰音，于深吸气末时背部两侧下方、脊柱旁更为明显；肺部叩诊多正常，病灶融合时可出现实变体征。

四、辅助检查

1. **血分析**　细菌性肺炎白细胞计数增高，中性粒细胞增多，并有核左移现象；病毒性肺炎白细胞计数正常或偏低。细菌感染时血清 CRP、PCT 值多上升，非细菌感染 CRP 上升不明显，若抗菌药治疗有效，PCT 可迅速下降。

2. **胸部 X 线检查**　早期肺纹理增强，透光度减低；后期两肺下野、中内带出现大小不等的点状或小斑片状影，或融合成大片状阴影，有时可伴有肺不张或肺气肿。若胸部 X 线未出现肺炎征象而临床上又高度怀疑肺炎、难以明确炎症部位时，可行胸部 CT 检查。

3. **病原学检测**　轻症肺炎可不进行病原学检查，重症肺炎应尽早行病原学检查以指导治疗，可采集鼻咽拭子、口咽拭子、鼻咽吸取物、痰液、气管吸取物、肺泡灌洗液、血液、胸腔积液、组织或局灶穿刺物等标本行相关病原学检测。

五、诊断及鉴别诊断

1. **诊断**　结合发热、咳嗽、咳痰等症状，肺部听诊闻及中、细湿啰音和（或）胸部影像学有肺炎的改变即可诊断。

确诊后应进一步评估病情严重程度并明确病原体。存在以下任何一项即可诊断为重症肺炎：①一般情况差。②超高热，持续高热 > 5 d。③有拒食或脱水症状。④意识障碍。⑤呼吸增快，RR≥70 次 / 分（婴儿），RR≥50 次 / 分（> 1 岁）；辅助呼吸（呻吟、鼻翼扇动、"三凹征"）；间歇性呼吸暂停；氧饱和度 < 92%。⑥ X 线胸片或胸部 CT 提示一侧肺浸润≥2/3、多肺叶浸润、胸腔积液、气胸、肺不张、肺坏死、肺脓肿。⑦存在肺外并发症。对反复肺炎患儿，还应尽可能明确导致反复感染的基础疾病或高危因素。

2. **鉴别诊断**

（1）急性支气管炎：一般情况好，以咳嗽为主要症状，肺部可闻及不固定的干、湿啰音，X 线示肺纹理增多，排列紊乱，可鉴别。

（2）支气管异物：有异物吸入史，突然出现呛咳，可有肺不张和肺气肿，可完善肺部影像学检查或纤维支气管镜加以鉴别。

（3）肺结核：一般有结核接触史，结核菌素试验阳性，X 线提示肺部有结核病灶可鉴别。

六、并发症

早期合理治疗者并发症少见。若延误诊断或病原体致病力强，则可引起并发症，常见的有以下疾病：脓胸、脓气胸、肺脓肿、心力衰竭等。

七、治疗

治疗原则为改善通气、控制感染、对症治疗、防治并发症。

1. **一般治疗**　注意通风、保暖，温度 18~20℃、湿度 60% 为宜；注意营养，重症患儿进食困难可给予肠道外营养；注意变换体位以减少肺淤血，促进炎症吸收；避免交叉感染。

2. **抗感染治疗**

（1）抗生素治疗：明确为细菌感染或病毒感染继发细菌感染应使用抗菌药。

治疗原则：①首要原则是有效和安全；②应根据细菌培养和药敏试验选择合适抗生素，未出结果前经验性用药；③选用的药物在肺组织中应有较高的浓度；④轻症患者建议口服抗菌药，重症肺炎或口服难以吸收者，可考虑胃肠道外抗菌药治疗；⑤适宜剂量，合适疗程；⑥重症患儿宜静脉联合用药；⑦用药时间，一般用至热退且平稳、全身症状明显改善、呼吸道症状部分改善后 3～5 d。

（2）抗病毒治疗：目前有肯定疗效的抗病毒药很少，且不良反应大，使得抗病毒治疗受到很大制约，现今明确的是流感病毒感染可口服磷酸奥司他韦。

3. 对症治疗

（1）一般支持治疗：保证营养摄入，给予营养丰富的饮食，注意纠正水、电解质紊乱，重症患儿进食困难，可给予肠道外营养。

（2）改善通气：保持呼吸道通畅，及时清除鼻痂、鼻腔分泌物，适当变换体位和拍背，必要时吸痰，必要时雾化吸入。

（3）体温控制：38.5℃以下物理降温，超过 38.5℃者给予药物降温，如口服对乙酰氨基酚或布洛芬；若伴烦躁不安、惊厥，予水合氯醛或苯巴比妥止惊。

（4）氧疗：有烦躁、发绀或动脉血氧分压＜60 mmHg 等缺氧表现时需给予吸氧。多用鼻前庭给氧，经湿化的氧气流量 0.5～1 L/min，氧浓度不超过 40%；新生儿或婴幼儿可面罩、鼻塞给氧，氧流量 2～4 L/min，氧浓度 50%～60%；有呼吸衰竭时应及时使用呼吸机辅助呼吸。

4. 糖皮质激素治疗　存在以下情况之一，可考虑短期应用糖皮质激素：①全身中毒症状重；②严重喘憋或呼吸衰竭；③伴有脑水肿、中毒性脑病、感染性休克；④胸腔短期有较大量渗出。常选择甲泼尼龙、琥珀酸氢化可的松、地塞米松等。

八、预防

1. 一般预防　增强体质，减少被动吸烟，室内通风，积极防治营养不良、贫血及佝偻病等，注意手卫生，避免交叉感染。

2. 针对性预防　针对某些常见细菌和病毒病原，疫苗预防接种可有效降低儿童肺炎患病率。

（陈路军）

第四节　婴儿腹泻

婴儿腹泻（infantile diarrhea）是由多种原因引起的以大便次数增多和大便性状改变为特点的消化道综合征，是我国婴幼儿最常见的疾病之一。轻型只有胃肠道症状，重型除消化道症状外还伴有脱水和电解质紊乱。小儿容易患腹泻，主要与其消化系统发育尚未成熟，生长发育快、所需营养物质相对较多，机体及肠黏膜免疫功能不完善，肠道菌群失调，人工喂养等因素有关。

一、病因及发病机制

1. 病因　根据婴儿腹泻的病因，可将婴儿腹泻分为感染性腹泻和非感染性腹泻。

（1）感染因素：肠道内感染可由病毒、细菌、真菌、寄生虫引起，前两者多见，尤其是病毒，寒冷季节婴儿腹泻 80% 由病毒感染引起，多为轮状病毒感染。细菌感染多在夏季发病，致病菌多为大肠埃希菌。肠道外感染，如中耳、呼吸道、泌尿道及皮肤等部位被细菌或病毒感染，感染病原体释放毒素，使肠道功能紊乱，肠蠕动增加而导致腹泻的发生。长期、大量使用抗生素治疗，也可引起腹泻的发生。

（2）非感染因素：①饮食因素：如喂养不当可引起，患儿多为人工喂养儿。②气候因素：气候突然变化，腹部受凉或天气过热均可诱发消化道功能紊乱，导致腹泻。

2. 发病机制　导致腹泻的机制有：①肠腔内存在大量不能吸收的具有渗透活性的物质——"渗透性"腹泻；②肠腔内电解质分泌过多——"分泌性"腹泻；③炎症所致的液体大量渗出——"渗出性"腹泻；④肠道蠕动功能异常——"肠道功能异常性"腹泻等。但在临床上很多腹泻并非由某种单一机制引起，而是在多种机制共同作用下发生的。

二、临床表现

婴儿腹泻分为轻型、重型、迁延性及慢性腹泻。

1. 轻型腹泻　常由饮食因素及肠道外感染引起。胃肠症状为主，偶有恶心、呕吐，大便次数增多，稀薄呈糊状或黄绿色水便，混有少量黏液，并可见白色或黄色奶瓣，量不多，有酸味。排便前常腹痛不安，啼哭。腹部可闻肠鸣音增强，并可有部位不定的轻压痛，排便后缓解。一般不伴有脱水或酸中毒等其他并发症。

2. 重型腹泻　多由肠道内感染引起的。发病多急剧，大便每日 10 余次至数十次，多呈水样便或蛋花样便。常有不规则发热，并伴呕吐，严重的可吐咖啡样物。体重明显减低，还有明显的脱水、电解质紊乱和全身感染中毒症状，如精神烦躁或萎靡、嗜睡，甚至昏迷、休克。

3. 迁延性与慢性腹泻　少数病程迁延至 2 周甚至 2 个月以上。多见于人工喂养儿，可因肠道感染未得到控制，或由于长期滥用抗生素致肠道菌群失调所致。亦可见慢性营养紊乱的症状，体重明显减轻，并可发生多种维生素缺乏和贫血。亦可伴发皮肤、泌尿道或呼吸道等继发感染。

三、辅助检查

大便镜检观察有无白细胞，脓细胞或红细胞；有脱水和酸中毒症状，应取血做钾、钠、氯、二氧化碳结合力等测定；进行细菌、病毒及寄生虫等病原学检查。

四、诊断及鉴别诊断

必须判定有无脱水（程度和性质）、电解质紊乱和酸碱平衡失调。从临床诊断和治疗需要角度考虑，可先根据大便常规有无白细胞将腹泻分为两组。

1. 大便无或偶见少量白细胞　为侵袭性细菌以外的病因（如病毒、非侵袭性细菌、喂养不当）引起的腹泻，多为水泻，有时伴脱水症状，除感染因素外应注意下列情况。

（1）生理性腹泻：多见于 6 个月以内婴儿，外观虚胖，常有湿疹，出生后不久即出现腹泻，除大便次数增多外，无其他症状，食欲好，不影响生长发育。

（2）导致小肠消化吸收功能障碍的各种疾病：如双糖酶缺乏、食物过敏性腹泻、失氯性腹泻、原发性胆汁酸吸收不良等，可根据各病特点进行粪便酸度检测、还原糖检测、查找食物过敏原、食物回避－激发试验等加以鉴别。

2. 大便有较多的白细胞　表明结肠和回肠末端有侵袭性炎症病变，仅凭临床表现难以区别，必要时应进行大便细菌培养、细菌血清型和毒性检测，尚需与下列疾病相鉴别。

（1）细菌性痢疾：起病急，全身症状重。便次多，量少，排脓血便伴里急后重，大便镜检有较多脓细胞、红细胞和吞噬细胞，大便细菌培养有痢疾志贺菌生长可确诊。

（2）坏死性肠炎：中毒症状较严重，腹痛、腹胀、频繁呕吐、高热，大便呈暗红色糊状，渐出现典型的赤豆汤样血便，常伴休克。腹部 X 线摄片呈小肠局限性充气扩张，肠间隙增宽，肠壁积气等。

（3）食物蛋白过敏相关性结直肠炎：发病年龄较小（2 月龄左右），母乳喂养或混合喂养婴儿，轻度腹泻粪便带血（多为血丝），全身无其他器官受累，患儿一般状态好，粪便常规检查可见红细胞增多，隐血试验阳性，可见白细胞。

五、治疗

1. 饮食疗法　强调继续进食，母乳喂养者继续母乳喂养，但每次哺乳时间相对缩短，且要额外补充白开水。人工喂养儿，用等量米汤或水稀释牛奶或其他代乳品喂养 2~3 d，以后恢复正常饮食。幼儿给予平常饮食，每次量要适当减少，餐次可每日加 1~2 次。

2. 液体疗法

（1）口服补液：强调给患者足够液体以预防和治疗脱水。腹泻时如果单独给盐溶液，机体则不能很好地吸收盐分，只能加重腹泻。相反继续给含淀粉、糖类的食物或糖盐溶液，可以促进水和电解质吸收，达到纠正脱水的目的。

（2）静脉补液：若呕吐严重或就诊时已呈中至重度脱水，则应静脉输液。

3. 抗感染　应防止滥用抗生素，对由病毒或产毒性细菌引起的水样便腹泻，可不用抗生素，考虑用微生物制剂治疗。脓血便或黏液便可酌情选用黄连素等口服，或经验性使用头孢噻肟钠、氨苄西林等，待病原学检查结果再做调整。

4. 对症治疗　呕吐时可用复方氯丙嗪、维生素 B_6、溴米那普鲁卡因注射液等。腹泻重或慢性腹泻又无感染中毒症状时，可酌用收敛药，如鞣酸蛋白。营养不良者，注意补充各类维生素。

六、预防

（1）合理喂养，提倡母乳喂养。

（2）养成良好的卫生习惯，注意乳品的保存和奶具、食具、便器、玩具和设备的定期消毒。

（3）避免长期滥用广谱抗生素。

（4）轮状病毒疫苗接种：为预防轮状病毒肠炎的理想办法，保护率在 80% 以上，但持久性尚待研究。

（陈路军）

第五节　小儿先天性心脏病

小儿先天性心脏病（congenital heart disease，CHD）简称先心病，是指由于胎儿期心脏及大血管发育异常而导致的先天畸形，是小儿最常见的心脏病。根据统计，各类先天性心脏病的发病，以室间隔缺损为最高，其次是房间隔缺损、动脉导管未闭，法洛四联症则是存活的青紫型心脏病中最常见者。近 30 年来，随着心血管造影、心导管检查及超声心动图等技术的应用，以及体外循环下心脏直视手术的发展，许多常见心脏病都能得到准确的诊断和根治，因此先心病预后已大为改观。部分常见先心病已经列为我国免费救治疾病之一。

1. 病因　大多数先天性心脏病患者的病因尚不清楚。一般认为胚胎第 2~8 周是胎儿心脏发育阶段，若有任何因素影响了心脏胚胎发育，使心脏某一部分发育停顿或异常，即可造成先天畸形。这类有关因素很多，包括遗传、母体和环境因素，大多数先天性心脏病与多基因的遗传缺陷有关。与母体有关的因素主要为宫内感染，特别是孕母妊娠早期（3个月内）患病毒感染，如风疹、流行性感冒、腮腺炎和柯萨奇病毒感染等；其他如孕母有叶酸缺乏、接触放射线、代谢紊乱（糖尿病等）、药物影响（如抗肿瘤药、抗癫痫药等）及引起子宫内缺氧的慢性疾病等，也可能与发病有关。目前认为85%以上的先心病的发生可能是胎儿周围环境与遗传因素相互作用的结果。所以加强对孕妇的保健，特别是在妊娠早期积极预防流感、风疹等病毒性疾病，以及避免与发病有关的因素，对预防先天性心脏病是有积极意义的。

2. **分类**　根据心脏左、右两侧及大血管之间有无分流将先天性心脏病大致分为三大类。

（1）无分流型（无青紫型）：心脏左、右两侧或动静脉之间无异常通路和分流，如主动脉缩窄、肺动脉狭窄、右位心等。

（2）左向右分流（潜在青紫型）：正常情况下由于体循环压力高于肺循环，故平时血液从左向右分流（含氧高的血液向含氧低的血液分流）而不出现青紫。当剧烈哭闹、屏气或任何病理情况致使肺动脉或右心室压力增高，并超过左心压力时，则可使血液自右向左分流（含氧低的血液向含氧高的血液分流）而出现暂时性青紫，故也称潜在青紫型，如室间隔缺损、房间隔缺损、动脉导管未闭等。

（3）右向左分流（青紫型）：某些原因（如右心室流出道狭窄）致使右心压力增高并超过左心，使血流经常从右向左分流，或因大血管起源异常，使大量静脉血流入体循环，可出现持续性青紫。故也称持续青紫型，如法洛四联症、大动脉转位等。

一、房间隔缺损

房间隔缺损（atrial septal defect，ASD）为常见先天性心脏病之一。其发病率占先天性心脏病的5%~10%，男女之比1∶2。

（一）病理解剖

根据胚胎发生，房间隔缺损可分为以下4个类型：

1. **原发孔型房间隔缺损**　也称为Ⅰ孔型房间隔缺损，约占15%，缺损位于房间隔与心内膜垫交界处。常合并二尖瓣或三尖瓣裂缺，此时又称为部分型房室间隔缺损。

2. **继发孔型房间隔缺损**　最为常见，约占75%。缺损位于房间隔中心卵圆窝部位，亦称为中央型房间隔缺损。

3. **静脉窦型房间隔缺损**　约占5%，分上腔静脉型和下腔静脉型。上腔静脉型缺损位于上腔静脉入口处，右上肺静脉常经此缺损异位引流入右心房。下腔静脉型缺损位于下腔静脉入口处，常合并右下肺静脉异位引流入右心房。

4. **冠状静脉窦型房间隔缺损**　约占2%，缺损位于冠状静脉窦上端与左心房间，造成左心房血流经冠状静脉窦缺口分流入右心房。

（二）临床表现

1. **症状**　缺损小，分流量少，可长期无症状，仅在体检检查时发现胸骨左缘第2~3肋间有收缩期杂音；缺损大，分流量大，导致肺充血、体循环血流量不足而表现体格瘦小、面色苍白、活动后气促、多汗、乏力等；重症病例可有肺动脉高压、心力衰竭甚至发绀。

2. **体征**　多数患儿在婴幼儿期无明显体征，2~3岁后心脏增大，前胸隆起，一般无震颤，听诊有以下4个特点：①第一心音亢进，肺动脉第二音增强，是因为肺动脉扩张明显或肺动脉高压引起的；②出现不受呼吸影响的第二心音固定分裂，是因为右心室容量增加，收缩时喷射血流时间延长，肺动脉瓣关闭落后于主动脉瓣；③在胸骨左缘第2肋间可闻及2~3级喷射性收缩期杂音，是因为大量血流通过正常肺动脉瓣时形成的相对狭窄；④当肺循环血流量达体循环2倍以上时，在胸骨左缘第4~5肋间可出现三尖瓣相对狭窄的短促与低频的舒张早中期杂音。

（三）辅助检查

1. X线 对缺损较大的房间隔缺损具有诊断价值。肺动脉段突起，肺门影增浓，透视下见有"肺门舞蹈"征，肺野充血，右心房、右心室增大，主动脉结缩小，呈梨形心影。

2. 心电图 典型表现心电轴右偏、不完全性右束支传导阻滞或完全性右束支传导阻滞、右心室肥厚；原发孔型则P-R间期延长，心电轴左偏，或左心室高电压，左心室肥厚。

3. 超声心动图 右心房、右心室增大，肺动脉增宽，主动脉短轴切面或胸骨旁四腔心切面可见房间隔中断。室间隔与左心室后壁呈同向运动（正常为逆向运动）。彩色多普勒可见房间隔右侧面取样探到明显湍流及出现于收缩期及全舒张期频谱。

4. 心导管检查 右心房血氧含量高于腔静脉1.9 vol%，或右心房血氧饱和度高于腔静脉8%以上；心导管可从右心房通过缺损进入左心房，直至肺静脉；右心室和肺动脉压力可正常或轻度升高。如发现右心室与肺动脉之间有2.67~4.00 kPa的脉压，提示有功能性肺动脉狭窄。

（四）治疗

1. 一般治疗 预防呼吸道感染；若出现呼吸道感染应予广谱抗生素治疗；有并发症者注意抗心衰、强心利尿等治疗。

2. 外科手术 分流量小于体循环20%，肺动脉压正常者可不需药物治疗及外科手术；临床症状明显或分流量大于或等于体循环量2倍，伴肺动脉高压力、心力衰竭者应及早手术。原发孔型房间隔缺损及不宜做介入治疗的继发孔型房间隔缺损可于3~5岁择期手术修补，少数重症病例，婴儿期即发生心力衰竭，内科保守治疗无效，任何年龄均可手术。

3. 介入治疗 条件好的房间隔缺损，可以心导管介入治疗，目前应用最多的为双面蘑菇伞封堵房间隔缺损。

（五）预后

大多数患儿耐受性较好，往往在20岁左右出现症状；少数患儿症状严重需立即手术，预后良好。

二、室间隔缺损

室间隔缺损（ventricular septal defect，VSD）是先天性心脏病最常见的畸形，占先天性心脏病40%~50%，可单独存在，亦可与其他畸形合并发生。男女发病无明显差别，一般预后良好。自然闭合者1岁前达50%~60%，年龄越大自然闭合机会越小，不能自然闭合而缺损仍大于0.5 cm者，可择期手术修补，手术死亡率接近零。少数患儿缺损较大，分流量高于体循环量2倍以上，发生肺动脉高压、心力衰竭，甚至发绀者预后较差，且不宜手术。

（一）解剖分类

室间隔缺损分类的方式很多，但与外科手术切口相结合，更具有实用性和直观性。

1. 膜周部缺损 最多见，占60%~70%，位于主动脉下。

2. 肌部缺损 占20%~30%，又分为窦部肌肉缺损、漏斗部肌肉缺损和肌部小梁部缺损。

按照缺损的大小分为：

1. 小型室间隔缺损（Roger病） 缺损直径<5 mm或缺损面积<0.5 cm²/m²体表面积。

2. 中型室间隔缺损 缺损直径5~15 mm或缺损面积<0.5~1.0 cm²/m²体表面积。

3. 大型室间隔缺损 缺损直径>15 mm或缺损面积>1.0 cm²/m²体表面积。

（二）临床表现

1. 症状 缺损大小及分流量多少决定临床症状的轻重。缺损小，分流量少，通常无明显症状；缺损大，分流量多，体循环血流量相应减少，多发育迟缓，体重不增、消瘦，心悸、气促、乏力、咳嗽、易反复呼吸道感染。严重者可有心力衰竭、肺动脉高压，活动后出现发绀。室间隔缺损常见并发症有亚急性感染性心内膜炎、脑脓肿、脑栓塞等。

2. 体征　心前区隆起，胸骨左缘第 3～4 肋间有响亮的 3～4 粗糙的全收缩期杂音，传导较广，局部有震颤，分流量大时二尖瓣区可闻及功能性二尖瓣相对狭窄所致舒张期杂音。肺动脉瓣区第二音亢进，严重肺动脉高压时肺动脉瓣区有关闭震动感，肺动脉瓣区第二音呈金属音，持续肺动脉高压，肺血管发生阻塞性病变，原左向右分流量减少，杂音可以减弱或消失。

（三）辅助检查

1. X 线　小型室间隔缺损可无明显改变；中型缺损一般以左心弧延长、左心室增大为主，肺动脉段平直饱满，肺野充血，主动脉结缩小；大型缺损时，左、右心室，肺动脉段及肺门血管影明显增大，发生肺动脉高压时，肺门血管影增粗，外周血管影变细呈"鼠尾"征。

2. 心电图　缺损小时，心电图正常范围；中度缺损可出现左心室高电压和不完全性右束支传导阻滞。

3. 超声心动图　左心房、左心室、右心室均可增大，室间隔回声中断。声学造影于右心室内可见充盈缺损区，彩色多普勒检查将取样点置于右心室，从缺损的右心室面向缺损孔和左心室面追踪，可探测到最大湍流频谱。

4. 心导管检查　进一步证实诊断及进行血流动力学检查，评价肺动脉高压的程度，计算肺血管阻力及体肺分流量等。造影可显示心脏形态、大小及心室水平分流束的起源、部位、时相、数目与大小，除外其他并发畸形等。

（四）治疗

1. 一般治疗　预防、治疗呼吸道感染；控制急、慢性心力衰竭；治疗亚急性感染性心内膜炎；室间隔缺损伴肺动脉高压者可加强术前处理，如扩张肺血管，降低肺动脉压，强心利尿及营养心肌。

2. 外科治疗　室间隔缺损小、无血流动力学改变者，可暂行观察，部分病例无须手术可自行闭合。缺损大，分流量超过体循环 50% 或伴有肺动脉压力持续增高的婴幼儿，应早期在低温体外循环下行心内直视修补术。合并心力衰竭或并发细菌性心内膜炎者，需待心力衰竭或感染控制后才能施行手术。严重肺动脉高压不可逆、有右向左逆向反流者，禁忌手术。

3. 介入治疗　心导管介入法以双面伞封堵术关闭膜部室间隔缺损（目前因技术尚不成熟，未能普及）。

三、动脉导管未闭

动脉导管未闭（patent ductus arteriosus，PDA）为常见先天性心脏病之一，占先天性心脏病发病总数的 15%。动脉导管未闭大都单独存在，但有 10% 的病例合并其他心脏畸形，如主动脉缩窄、室间隔缺损、肺动脉狭窄。在胎儿期动脉导管的开放是血液循环的重要通道，出生后 10～15 h，动脉导管开始功能性关闭，95% 左右在 1 岁以前解剖关闭。动脉导管持续不闭者称为动脉导管未闭。按未闭导管的形态，分为管型、窗型、漏斗型、哑铃型及动脉瘤型。本病预后视动脉导管的粗细及分流量大小而定。一般病例如能择期介入行封堵术，预后良好。分流量小的动脉导管未闭能长期生存，但有并发亚急性感染性心内膜炎可能。故仍主张 1 岁后不能解剖关闭的动脉导管未闭及时用介入法封堵或外科手术结扎。部分复杂先天性心脏病有依赖动脉导管未闭而生存者，此类动脉导管在畸形纠正前，不能单独封堵或结扎。

（一）临床表现

1. 症状　动脉导管细小者临床上可无明显症状。导管粗大者可有咳嗽、气急、喂养困难及生长发育迟缓等。

2. 体征　典型体征是在胸骨左缘上方有连续性"机器"样杂音，占整个收缩期和舒张期，于收缩末期最响，并向左锁骨下、颈及背部传导，肺动脉瓣区第二音亢进或分裂，但多数被杂音掩盖不易听到。分流量大的在心尖部可听到由相对性二尖瓣狭窄产生的舒张期杂音。幼儿由于主动脉与肺动脉压力阶差不显著，可仅有收缩期杂音；发生肺动脉高压时，肺动脉瓣区第二音亢进分裂，连续性杂音的舒张期部分逐渐减弱缩短，甚至仅可听到收缩期杂音；肺动脉压极度升高时，杂音可完全消失，或仅有相对性肺动脉关闭不全的舒张期杂音。另外，动脉导管未闭者脉压差增大，伴有周围血管征，如水冲脉、毛细血管搏动征等。

（二）辅助检查

1. X线　分流量小，X线可无改变；分流量大，可见肺动脉主干凸起，肺门血管影增大，搏动强，肺充血，主动脉结节扩大或正常，左心室扩大，甚至全心均扩大。肺动脉高压时，肺小动脉痉挛、硬化，扩张的左、右肺动脉远端变细。

2. 心电图　分流量小可正常；分流量中等可有左心电压增高、心电轴左偏；分流量较大伴肺动脉高压时，可出现左、右心室增大，左心房扩大等。

3. 超声心动图　对诊断极有帮助。二维超声心动图可以直接探查到未闭合的动脉导管，常选用胸骨旁肺动脉长轴切面或胸骨上主动脉长轴切面。

4. 心导管及心血管造影　心导管检查，肺动脉血氧含量较右心室高0.6 vol%，提示肺动脉水平有左向右分流。肺动脉和右心室压力可正常、轻度升高或显著升高。心导管可通过未闭动脉导管，由肺动脉进入降主动脉。重症或有其他并发畸形者，可逆行主动脉造影，示主动脉与肺动脉几乎同时显影，并可见到未闭动脉导管和其他有关畸形。

（三）治疗

1. 一般治疗　预防感染，加强营养。治疗心内膜炎（导管内膜炎）可选广谱抗生素，肺动脉高压者可强心、利尿以控制心力衰竭。

2. 药物治疗　早产儿动脉导管未闭，可用前列腺素抑制剂促其关闭。但若碰到需依赖动脉导管而生存者，应予地诺前列酮以维持动脉导管开放。

3. 外科治疗　不宜内科介入治疗的动脉导管未闭仍需手术结扎。最理想的年龄是4岁以上。有反复呼吸道感染或心力衰竭、肺动脉高压者，可提前手术。新生儿期可急诊手术。

4. 介入治疗　导管介入治疗堵闭装置封堵动脉导管安全有效。

四、法洛四联症

法洛四联症（tetralogy of Fallot，TOF）是存活婴儿中最常见的青紫型先天性心脏病。其发病率占所有先天性心脏病的10%~15%。法洛四联症由4种畸形组成，右心室流出道梗阻、室间隔缺损、主动脉骑跨及右心室肥厚。右心室流出道梗阻范围自漏斗部至左、右肺动脉分支，可伴或不伴有肺动脉瓣、环、总干及其分支的狭窄，亦可仅一侧肺动脉缺如，极重型中可有肺动脉瓣闭锁，右心室流出道完全闭塞（又称假性总动脉干）。4种畸形中以右心室流出道梗阻和室间隔缺损对患儿的血流动力学和临床表现影响最大。男女发病比例相等。本病预后与右心室流出道梗阻程度、并发症及手术早晚有关，法洛四联症若不手术，约70%可存活6个月，50%至2岁，40%至4岁，20%至10岁。早期出现严重发绀、气促、缺氧发作者，预后差。若能适时择期手术根治，预后可大为改观。手术死亡率5%左右。

（一）临床表现

1. 症状　发绀，气促和缺氧发作，喜蹲踞，鼻出血、咯血、脑栓塞和脑出血等。

2. 体征　发绀，杵状指（趾）；多数患儿胸骨左缘第2、3、4肋间可闻及2~3级收缩期杂音，肺动脉第二音减弱，肺动脉闭锁者可无杂音；合并动脉导管未闭或有侧支循环者，可以在胸骨左缘第2~3肋间听到连续性杂音。

（二）辅助检查

1. **血液检查**　红细胞与血红蛋白显著增高，血细胞比容在 60~75 vol%，二氧化碳结合力低，动脉血氧饱和度降低，血小板降低，凝血酶原时间延长。

2. **X 线**　心影正常或稍大，典型者心尖圆钝上翘，心腰凹陷，呈"靴形"。肺野清晰，侧支循环丰富时，肺门呈点状或网状阴影。

3. **心电图**　典型病例示心电轴右偏，右心室肥大，狭窄严重者往往出现心肌劳损，可见右心房肥大。

4. **超声心动图**　二维超声左心室长轴切面可见到主动脉内径增宽，骑跨在室间隔上，室间隔中断；大动脉短轴切面可见到右心室流出道及肺动脉狭窄。

5. **心导管及心血管造影**　右心导管可从右心室经过室间隔缺损进入左心室，或从骑跨的主动脉进入升主动脉。肺动脉至右心室连续测压可判断狭窄的类型。导管不能进入肺动脉示肺动脉瓣狭窄严重或闭锁。右心室氧含量高于右心房示心室水平由左向右分流；动脉氧含量降低示心室水平由右向左分流。若左心室与右心室压接近，示室间隔缺损较大，主动脉右移明显。右心室造影显示肺动脉与主动脉几乎同时显影，并可观察到主动脉骑跨与肺动脉狭窄的程度、类型及室间隔缺损的部位及大小。

（三）治疗

1. **一般治疗**　摄入足够水分，预防感染，特别是高热、呕吐、腹泻时及时补液。

2. **外科手术**　轻症患者可考虑 5~9 岁行一期根治手术，但临床症状明显者应在出生后 6~12 个月手术；对重症患者可先行姑息手术，待肺血管床发育好转后，再行根治术。

3. **并发症治疗**　①缺氧发作的治疗：吸氧、屈膝、给予去氧肾上腺素或普萘洛尔，必要时给予吗啡，同时积极纠正酸中毒等；②脑栓塞治疗：争取在发病 6 h 内行溶栓治疗；③脑脓肿：积极抗感染治疗，脓肿局限，经 CT 检查定位后，可脑外科手术治疗。

（陈路军）

第六节　手足口病

手足口病（hand-foot-mouth disease，HFMD）是一种由于肠道病毒感染的儿童急性传染病。好发生于 3 岁以下儿童，可引起手、足、口腔等部位的疱疹，少数患儿可引起心肌炎、肺水肿、无菌性脑膜脑炎等并发症。个别重症患儿如果病情发展快，导致死亡。该病以手、足和口腔黏膜疱疹或破溃后形成溃疡为主要临床症状。引发手足口病的肠道病毒有 20 多种，其中以柯萨奇病毒 A16 型（Cox A16）和肠道病毒 71 型（EV71）最为常见。人对肠道病毒普遍易感，显性感染和隐性感染后均可获得特异性免疫力，持续时间尚不明确。病毒的各型间无交叉免疫。各年龄组均可感染发病，但以≤3 岁年龄组发病率最高。

一、发病机制

手足口病（特别是 EV71 感染）的发病机制目前还不完全清楚。肠道病毒由消化道或呼吸道侵入机体后，在局部黏膜或淋巴组织中繁殖，由此进入血液循环导致病毒血症，并随血流播散至脑膜、脑、脊髓、心脏、皮肤、黏膜等器官组织继续复制。大多数患者由于宿主的防御机制，感染可被控制而停止发展，成为无症状感染或临床表现为轻症；仅极少数患者，病毒在靶器官广泛复制，成为重症感染。感染 1 周后可产生特异性抗体（IgM、IgG 和 IgA）和肠道局部 IgA，3 ~ 4 周达高峰，对同血清型病毒有一定保护性，但不能阻止其他血清型 EV 感染。

二、疾病传播主要途径

1. **接触传播**　是重要的传播方式，儿童通过接触被病毒污染的手、毛巾、手绢、牙杯、玩具、食具、奶具以及床上用品、内衣等引起感染。

2. **飞沫传播**　患者咽喉分泌物及唾液中的病毒可通过空气（飞沫）传播，故与生病的患儿近距离接触可造成感染。

3. **粪 – 口传播**　饮用或食入被病毒污染的水、食物，也可发生感染。

三、临床表现及分型

潜伏期为 2 ~ 14 d，常见 3 ~ 5 d。临床表现复杂而多样。根据临床病情的轻重程度，分为普通病例和重症病例。

1. **普通病例**　急性起病，可发热或不伴发热，多有咳嗽、流涕、食欲缺乏等非特异性症状。手、足、口、臀等部位可见散发性的皮疹和疱疹，偶见于躯干。口腔内疱疹多位于舌、颊黏膜和硬腭等处，常发生溃疡。皮疹不留瘢痕或色素沉着。无并发症表现。多在 1 周内痊愈，预后良好。

2. **重症病例**　少数病例除了手足口病的临床表现外，病情迅速进展，伴有以下任一系统并发症的病例，为重症病例：

（1）神经系统：患儿持续高热，伴头痛、呕吐、精神萎靡、嗜睡或激惹、易惊、谵妄甚至昏迷；肢体抖动、肌阵挛、眼球震颤、共济失调、眼球运动障碍；肌无力或急性弛缓性瘫痪、惊厥等。颈项强直在 1 ~ 2 岁以上儿童中较为明显，腱反射减弱或消失，脑膜刺激征阳性。

（2）呼吸系统：患儿呼吸浅且急促，呼吸困难、呼吸节律改变，口唇发绀，咳嗽加重，咳白色、粉红色或血性泡沫样痰，肺部可闻及湿啰音。

（3）循环系统：心率增快或减慢，可出现面色灰白、皮肤花纹、四肢发凉、出冷汗、指 / 趾端发绀、持续血压降低、毛细血管再充盈时间延长等表现。

三、实验室检查

1. **血常规**　白细胞计数正常或降低，病情危重者白细胞计数可明显升高。

2. **血生化检查**　部分病例可有轻度丙氨酸转氨酶、天冬氨酸转氨酶、肌酸激酶同工酶升高，病情危重者可有肌钙蛋白、血糖升高。C 反应蛋白一般不升高。乳酸水平升高。

3. **血气分析**　呼吸系统受累时可有动脉血氧分压降低，血氧饱和度下降，二氧化碳分压升高，酸中毒。

4. **脑脊液检查**　神经系统受累时可表现为：外观清亮，压力增高，白细胞计数增多，多以单核细胞为主，蛋白正常或轻度增多，糖和氯化物正常。

5. **病原学检查**　CoxA16、EV71 等肠道病毒特异性核酸阳性或分离到肠道病毒。咽、气道分泌物、疱疹液、粪便阳性率较高。

6. **血清学检查**　急性期与恢复期血清 CoxA16、EV71 等肠道病毒中和抗体有 4 倍以上的升高。

四、影像学检查

1. X 线胸片　胸部 X 线检查可表现为双肺纹理增多，网格状、斑片状阴影，部分病例以单侧为主。

2. 头颅 MRI　神经系统受累者磁共振成像可有异常改变，以脑干、脊髓灰质损害为主。

3. 脑电图　脑电图可表现为弥漫性慢波，少数可出现棘（尖）慢波。

4. 心电图　心电图无特异性改变。少数病例可见窦性心动过速或过缓，Q-T 间期延长，ST-T 改变。

五、诊断及鉴别诊断

1. 诊断

（1）临床诊断病例：①在流行季节发病，常见于学龄前儿童，婴幼儿多见；②发热伴手、足、口、臀部皮疹，部分病例可无发热。极少数重症病例皮疹不典型，临床诊断困难，需结合病原学或血清学检查做出诊断。无皮疹病例，临床不宜诊断为手足口病。

（2）确诊病例：临床诊断病例具有下列之一者即可确诊：①肠道病毒（CoxA16、EV71 等）特异性核酸检测阳性；②分离出肠道病毒，并鉴定为 CoxA16、EV71 或其他可引起手足口病的肠道病毒；③急性期与恢复期血清 CoxA16、EV71 或其他可引起手足口病的肠道病毒中和抗体有 4 倍以上的升高。

2. 鉴别诊断

（1）其他儿童发疹性疾病：手足口病普通病例需要与丘疹性荨麻疹、水痘、不典型麻疹、幼儿急疹、带状疱疹及风疹等相鉴别。

（2）其他病毒所致脑炎或脑膜炎：由其他病毒引起的脑炎或脑膜炎。

（3）脊髓灰质炎：重症手足口病合并急性弛缓性瘫痪时需与脊髓灰质炎相鉴别。

（4）肺炎：重症手足口病可发生神经源性肺水肿，应与肺炎相鉴别。

（5）暴发性心肌炎：以循环障碍为主要表现的重症手足口病病例需与暴发性心肌炎相鉴别。

六、治疗方案

1. 普通病例　目前尚无特效抗病毒药和特异性治疗手段。主要是对症治疗。注意隔离，避免交叉感染。适当休息，清淡饮食，做好口腔和皮肤护理。

2. 重症病例

（1）神经系统受累的治疗：①控制颅内高压。限制入量，积极给予甘露醇降颅内压治疗，必要时加用呋塞米。②酌情应用糖皮质激素治疗。③酌情应用静脉注射免疫球蛋白。④对症治疗。降温、镇静、止惊。密切监护，严密观察病情变化。

（2）呼吸、循环衰竭的治疗：①保持呼吸道通畅，吸氧；②监测呼吸、心率、血压和血氧饱和度；③呼吸功能障碍的治疗参见相关章节；④保护重要器官功能，维持内环境的稳定。

（3）恢复期治疗：①促进各器官功能恢复；②功能康复治疗；③中西医结合治疗。

七、预防

做到"洗净手、喝开水、吃熟食、勤通风、晒衣被"。春夏是肠道病毒感染容易发生的季节，要讲究环境、食品卫生和个人卫生。不喝生水、不吃生冷食物，饭前便后洗手，保持室内空气流通，尽量不要带婴幼儿去人群密集场所。EV71灭活疫苗能有效降低儿童EV71感染的风险，适用于6月龄至5岁儿童，基础免疫为2剂，间隔1个月，鼓励在12月龄前完成接种。

（陈路军）

第七节 营养性维生素 D 缺乏性佝偻病

营养性维生素D缺乏是引起佝偻病最主要的原因，是由于儿童体内维生素D不足导致钙和磷代谢紊乱、生长着的长骨干端生长板和骨基质矿化不全，表现为生长板变宽和长骨的远端周长增大，在腕、踝部扩大及软骨关节处呈串珠样隆起，软化的骨干受重力作用及肌肉牵拉出现畸形等。婴幼儿特别是小婴儿是高危人群，北方佝偻病患病率高于南方。

一、病因及发病机制

（一）病因

1. **围生期维生素 D 不足** 母亲妊娠期，特别是妊娠后期维生素D不足，如孕母严重营养不良、肝肾疾病、慢性腹泻，以及早产、双胎均可使婴儿的体内储存不足。

2. **日照不足** 因紫外线不能通过玻璃窗，婴幼儿被长期过多地留在室内活动，使内源性维生素D生成不足；大城市高大建筑可阻挡日光照射，大气污染如烟雾、尘埃可吸收部分紫外线；冬季日照短，紫外线较弱，也可影响部分内源性维生素D的生成。

3. **生长速度快** 婴儿出生后早期生长发育快，需要维生素D更多，且体内储存的维生素D不足易发生营养性维生素D缺乏性佝偻病。

4. **食物中补充维生素 D 不足** 因天然食物中含维生素D少，即使母乳喂养婴儿若户外活动少也容易患佝偻病。

5. **疾病影响** 胃肠道或肝胆疾病，如婴儿肝炎综合征、先天性胆道狭窄或闭锁、胰腺炎、慢性腹泻等，长期服用某些药物，如苯妥英钠、苯巴比妥等抗惊厥药。

（二）发病机制

维生素D缺乏性佝偻病可以看成机体为维持血钙水平而对骨骼造成的损害。长期严重维生素D缺乏造成肠道吸收钙、磷减少和低钙血症，以致甲状旁腺功能代偿性亢进，PTH分泌增加以动员骨钙释出，使血清钙浓度维持在正常或接近正常的水平；但PTH同时也抑制肾小管重吸收磷，导致机体严重的钙、磷代谢失调，特别是严重低磷血症的结果；细胞外液中的钙磷沉积降低，导致钙在骨骼组织上的沉积障碍。细胞外液钙、磷浓度不足破坏了软骨细胞正常增生、分化和凋亡的程序；钙化管排列紊乱，使长骨钙化带消失，骺板失去正常形态，参差不齐；骨基质不能正常矿化，成骨细胞代偿增生，碱性磷酸酶分泌增加，骨样组织堆积于干骺端，骺端增厚，向外膨出形成"串珠""手足镯"。骨膜下骨矿化不全，成骨异常，骨皮质被骨样组织替代，骨膜增厚，骨皮质变薄，骨质疏松，负重出现弯曲；颅骨骨化障碍而颅骨软化，颅骨骨样组织堆积出现"方颅"。临床上即出现一系列佝偻病症状和血生化改变。

二、临床表现

多见于婴幼儿，特别是3个月以下小婴儿，主要表现为生长最快部位的骨骼改变，并可影响肌肉发育及神经兴奋性的改变。因而年龄不同，佝偻病的临床表现也不同。佝偻病的骨骼改变常在维生素D缺乏数月后出现，围生期维生素D不足的婴儿佝偻病出现较早，本病在临床上可做如下分期。

1. 初期（早期）　多见6个月以内，特别是3个月以内小婴儿。多为神经兴奋性增高的表现，如烦躁、易激惹，汗多且与室温无关，因汗多刺激头皮而摇头、"枕秃"等，但这些并非佝偻病的特异症状，仅作为临床早期诊断的参考依据。此期常无骨骼病变，实验室检查往往都正常。

2. 活动期（激期）　早期维生素D缺乏的婴儿未经治疗继续加重，甲状旁腺激素（PTH）分泌增多，出现钙、磷代谢失常的典型骨骼改变。

（1）6个月以内婴儿的佝偻病以颅骨改变为主，前囟边较软，颅骨薄，检查者用双手固定婴儿头部，指尖稍用力压迫枕骨或顶骨的后部，可有压乒乓球的感觉。

（2）方颅，多见于7~8个月以上婴儿，"方盒样"头型（由上向下看），此时头围也较正常增大。

（3）佝偻病串珠：骨骺端因骨样组织堆积而膨大，沿肋骨方向于肋骨与肋软骨交界处可及圆形隆起，从上至下如串珠样突起，以第7~10肋骨最明显，叫"肋骨串珠"。其次手腕、足踝部也可形成钝圆形环形隆起，称手、足镯。

（4）"鸡胸""漏斗胸""X"或"O"型腿：多见于1岁左右小儿，可见到胸廓畸形，胸骨和邻近的软骨向前突起，形成"鸡胸样"畸形；若胸骨剑突部向内凹陷，即成"漏斗胸"。由于骨质软化与肌肉关节松弛，小儿开始站立与行走后双下肢负重，可出现股骨、胫骨、腓骨弯曲，形成严重膝内翻（O型）或膝外翻（X型）。

（5）患儿会坐与站立后，因韧带松弛可致脊柱畸形，严重低血磷使肌肉糖代谢障碍，使全身肌肉松弛，肌张力降低和肌力减弱，此期血生化除血清钙稍低外，其余指标改变更加显著，X线显示长骨钙化带消失，干骺端呈毛刷样，杯口状改变，骨骺软骨盘增宽（＞2mm），骨质稀疏，骨皮质变薄，可有骨干弯曲畸形或青枝骨折，可无临床症状。

3. 恢复期　以上任何期经日光照射或治疗后，临床症状和体征逐渐减轻或消失，血钙、磷逐渐恢复正常，碱性磷酸酶约12个月降至正常水平，治疗2~3周后骨骺X线改变有所改善，出现不规则的钙化线，逐渐恢复正常。

4. 后遗症期　多见于2岁以后的儿童，因为婴儿期严重佝偻病，残留不同程度的骨骼畸形，无任何临床症状，血生化正常，X线检查骨骺干骺端病变消失。

三、实验室检查

早期诊断，及时治疗可以避免发生骨骼畸形。正确的诊断必须依据维生素D缺乏的病因、临床表现、血生化及骨骺X线检查进行综合判断，以血清25-（OH）D_3（又称为25羟维生素D_3，是循环中维生素D的主要形式）水平测定为最可靠的诊断标准，其正常值为25~125 nmon/L（10~50 μg/ml），当≤8 μg/ml时，即为维生素D缺乏症。

四、诊断及鉴别诊断

要解决是否有佝偻病，如有属于哪个期，是否需要治疗。正确的诊断必须依据维生素D缺乏的病因、临床表现、血生化及骨骼X线检查。应注意早期的神经兴奋性增高的症状无特异性，如多汗、烦躁等，仅据临床表现的诊断准确率较低；骨骼的改变可靠；血清25-（OH）D_3水平为最可靠的诊断标准，但很多单位不能检测。血生化与骨骼X线的检查为诊断的可靠指标。

本病需和佝偻病体征相似的疾病相鉴别，如脑积水、黏多糖病及软骨营养不良等；还需和佝偻病相同但病因不同的疾病相鉴别，如低血磷抗维生素D佝偻病、远端肾小管性酸中毒、维生素D依赖性佝偻病、肾性佝偻病等疾病相鉴别。

五、治疗

目的在于控制活动期防止骨骼畸形。

1. **维生素 D 制剂** 治疗原则应以口服为主，一般剂量为每日维生素 D 50 ~ 100 μg（2 000 ~ 4 000 IU）1 个月后，改预防量 400 IU/d。大剂量维生素 D 的疗效不确定，因此大剂量治疗应有严格的适应证，只有当重症佝偻病有并发症或无法口服者可大剂量肌内注射维生素 D 20 万 ~ 30 万 IU 一次，3 个月后改预防量 400 IU/d，治疗 1 个月后应复查，如临床表现、血生化与骨骼 X 线改变无恢复征象，应与抗维生素 D 佝偻病鉴别。

2. **钙剂** 在维生素 D 治疗期间应同时补充钙剂，每次 0.5 ~ 1.0 g，每日 2 ~ 3 次，连服 1 ~ 2 个月。

3. **其他治疗** 对已经有骨骼畸形的患儿应加强体格锻炼，严重畸形者可考虑外科手术治疗。

六、预防

维生素 D 缺乏性佝偻病是一自限性疾病，有研究证实日光照射和生理剂量的维生素 D（400 IU）可预防佝偻病，因此，现认为确保儿童每日获得维生素 D 400 IU 是预防和治疗的关键。

1. **围生期** 孕母应多户外活动，食用富含钙、维生素 D 及其他营养素的食物，妊娠后期适量补充维生素 D（800 IU/d），有益于胎儿储存充足维生素 D，以满足出生后一段时间生长发育的需要。

2. **婴幼儿期** 预防的关键在日光浴与适量维生素 D 的补充。出生后 2 ~ 3 周后即可让婴儿坚持户外活动，冬季也要注意保证每日 1 ~ 2 h 户外活动时间。有研究显示，每周让母乳喂养的婴儿户外活动 2 h，仅暴露面部和手部，可维持婴儿血 25-（OH）D₃ 浓度在正常范围的低值。

早产儿，低出生体重儿童，双胎儿出生后 2 周开始补充维生素 D 800 IU/d，3 个月后改预防量，足月儿出生后 2 周开始补充维生素 D 400 IU/d，至 2 岁，夏季户外活动多可暂停服用或减量，一般可不加服钙剂。

（陈路军）

第八节 注意缺陷多动障碍

注意缺陷多动障碍（attention deficit hyperactivity disorder，ADHD）亦被称为多动性障碍（hyperkinetic disorders），俗称"多动症"，是一种常见的神经发育性疾病，主要表现为注意力缺陷、活动过度和冲动行为。这些症状不仅影响儿童的学习成绩、适应能力和社会交往能力，还可能持续至青少年期甚至成年期。ADHD 在儿童期的发病率约为 5%，而在成年人群中的发病率约为 2.5%。该病通常在 12 岁之前起病，且具有慢性病程和终生性特点，约有 70% 的症状可持续到青春期，30% ~ 50% 的患者症状可能持续终身。ADHD 患者常共患对立违抗障碍、品行障碍、情绪障碍、学习障碍、抽动障碍以及适应障碍等，这些共患病对患者的学业、职业和社会生活等方面产生广泛而消极的影响。

一、病因及发病机制

（一）病因
ADHD 的病因复杂，至今未明，是遗传和环境等因素共同作用所致的一种神经发育性疾病。

1. 遗传因素　研究表明 ADHD 的患者家族成员此症的患病率较高，具有家族聚集性，认为该症是具有复杂遗传特征的家族性疾病。

2. 环境因素

（1）孕产期的有害因素：母孕期、围生期及出生后各种原因所致的轻微脑损伤可能是部分患者发生本病的原因，如妊娠早期的感染、中毒、营养不良、药物、放射线、饮酒、吸烟、生产时脑损伤等均可引起神经发育异常。

（2）铅暴露：儿童体内的高血铅与 ADHD 有关，轻度的铅中毒会影响儿童的神经发育，导致注意力不集中、多动与学习效率下降。食物添加剂，如某些调味品、人工合成的染料等可与本症有关。

（3）其他因素：不良的社会环境、家庭环境、教育方式不当、儿童缺乏安全感和学习压力过大等均可增加儿童患本病的危险性。

3. 大脑发育异常　研究报道发现该症患者大脑中去甲肾上腺素功能不足、多巴胺功能不足、5-羟色胺功能过度或相对不足，存在脑发育延迟。ADHD 儿童全脑体积较正常对照减小，大脑灰质和白质均见减小，脑功能的异常，特别是额叶激活低下。

（二）发病机制

ADHD 的发病机制涉及多方面的遗传和神经生物学因素。遗传学研究表明，ADHD 具有显著的遗传倾向，多个基因位点与该疾病相关，尤其是与多巴胺和去甲肾上腺素系统相关的基因。神经生物学方面，ADHD 患者的前额叶皮质和基底核中的多巴胺转运体密度降低，导致多巴胺能神经传递功能减弱。同时 ADHD 患者常表现出前额叶皮质和基底核的功能异常，这些区域在执行功能、注意力调控和行为抑制中起关键作用。

二、临床表现

（1）注意障碍是 ADHD 的突出症状，表现为注意力集中性、稳定性和选择性异常，影响学习和生活。

（2）活动过度指活动水平明显高于正常儿童，在安静场合尤为突出。

（3）情绪不稳、冲动任性，表现为缺乏控制力，易冲动，情绪易受外界影响。

（4）认知障碍和学习困难，由于注意力不集中和情绪不稳，导致学习成绩不佳。

（5）ADHD 儿童常共患其他发育障碍或精神障碍。

三、诊断及鉴别诊断

（一）诊断标准

1. 注意力缺陷　①经常无法关注细节，做作业、工作或其他活动中粗心大意。②完成任务或玩耍时难以维持注意力。③与人交流时常难以倾听。④常无法按照指令行事，无法完成作业、家务或工作中的任务（如任务开始不久就精力不集中，且容易分心）。⑤常难以组织任务或活动（如难以应对系列性的任务；难以将材料或所属物有序摆放；工作无组织性；没有时间观念，常错过截止期限）。⑥常逃避、不喜欢或不愿从事长时间需要集中注意力完成的事情。⑦常在完成任务或活动时丢三落四（如玩具、学校作业、铅笔、书籍或者工具，成年人包括钱包、钥匙、文书工作、眼镜或手机等）。⑧常常被外来的刺激分散注意力（对于青少年或成人，会有一些无关的想法）。⑨日常活动中易健忘（如干活时开小差，对于年长的青少年和成人，包括回电话、付账单或赴约等）。

2. 多动－冲动　①在座位上常常手脚不停；②在课堂或者要求静坐的场合擅自离开座位；③在

不适当的场合四处乱跑或攀爬（青少年或成人可能只有坐立不安的主观感受）；④常难以安静玩耍或从事安静的娱乐活动；⑤常常非常忙碌，像"发动机一样"忙个不停（如在餐馆或会议中，不能或很难保持安静；在别人看来，老是躁动不安或不好相处）；⑥常常说个不停；⑦常在未问完问题前抢先作出未经思考的回答；⑧常常难以等候，按顺序做事情；⑨常打断或干扰他人（如打断别人谈话、游戏或其他活动；擅自使用别人的物品；对于青少年或成人，打断或擅自接手别人的工作）。

3. 注意缺陷多动障碍诊断必须符合下列条件 ①具备1、2两类症状中6项或者以上，对于年龄较大的青少年（17岁以上）和成年人，需满足至少5项症状。疾病至少持续6个月，症状与发育水平不相一致，达到难以适应的程度；②注意缺陷或多动、冲动症状在12岁前出现，症状不是单纯的对立违抗，或由于不理解任务或指令造成的表现；③症状所致功能损害至少在两种环境出现（例如家里、学校或工作中）；④在社会、学校、职业功能上有临床缺损的明显证据；⑤症状不是出现在广泛性发育障碍、精神分裂症或其他精神疾病的病程中，亦不能用另外一种精神疾病障碍（例如心境障碍、焦虑障碍、分离性疾病或人格障碍）来解释。

（二）鉴别诊断

1. 精神发育迟滞 患者多伴有多动、注意障碍和学习成绩差，易与ADHD混淆，但病史显示自幼发育迟缓，智商低于70，社会适应能力低下。

2. 孤独谱系障碍 患者有多动、注意障碍，核心症状包括社会交往障碍、交流障碍、兴趣狭窄和刻板行为，多动通常独自活动，内容单调，缺乏互动。

3. 对立违抗性障碍/品行障碍 患者可能出现类似ADHD的行为，如不听话、行为冲动，需从动机上鉴别，若伴有多动冲动、注意障碍，则需同时诊断。

4. 儿童情绪障碍或双相障碍 患者可能出现注意力不集中和行为冲动，需与ADHD相鉴别，前者病程为发作性，后者为慢性和持续性。

5. 儿童精神分裂症 患者早期可能以注意障碍、多动/冲动、情绪不稳为主要表现，但起病年龄较晚，病前社会功能良好，抗精神病药治疗有效。

6. 抽动秽语综合征 患者表现为不自主的突发、快速、重复、非节律性肌肉运动，可出现注意力不集中，多动、冲动，试用氟哌啶醇有效，兴奋剂可使症状恶化。

四、治疗

ADHD儿童的治疗需要老师、家长和医生共同采用心理支持、行为矫正、家庭和药物治疗的综合措施，才能取得好的效果。目前以行为矫正和药物治疗的疗效得到肯定，其他治疗方法有待进一步证实。ADHD治疗，2011年美国儿科学会《儿童青少年ADHD诊断、评估和治疗的临床实践指南》推荐，对于4～5岁的学龄前期儿童建议以行为治疗为主，如行为治疗无效考虑药物治疗；6～11岁学龄期儿童建议首选药物治疗，推荐药物治疗和行为治疗的联合疗法；12～18岁青少年建议以药物治疗为首选，推荐辅以心理治疗。

（一）药物治疗

1. 主要治疗药物

（1）中枢兴奋药：是目前治疗ADHD的主要药物，如哌甲酯、右哌甲酯等。哌甲酯短效制剂，从每次5mg，每日1～2次开始，每周逐渐增加5～10mg，常用最适量0.3～0.7mg/（kg·d）。哌甲酯长效制剂，一般从18mg/d，每日1次开始，最大推荐量为54mg/d，用于6岁以上儿童。长效制剂需要整片吞服，不可咀嚼、压碎服用。

（2）选择性去甲肾上腺素再摄取抑制剂：托莫西汀，可用于7岁以上儿童及成人，疗效与哌甲酯相当。体重＜70kg患者，每日初始剂量0.5mg/kg，逐步至目标剂量1.2mg/kg。体重＞70kg患者，初始剂量 40 mg，目标剂量 80 mg。

2. 其他药物

（1）中枢去甲肾上腺素激动剂：可乐定、胍法辛，降低警觉度，提高任务指向性。

（2）多巴胺和去甲肾上腺素调节剂：安非他酮，间接促进多巴胺与去甲肾上腺素神经递质。

（3）抗抑郁药：用于共患病治疗，如舍曲林。

（4）中医方剂：缺乏双盲随机对照研究证明其疗效。

（二）非药物治疗

非药物治疗包括心理治疗、父母管理训练、学校干预等。

五、预后

ADHD 的病程具有连续性。在学龄期前，以多动冲动表现为主，表现为单纯的 ADHD；在学龄中期，注意力不集中表现更为明显；在青春期，多动症状不明显，表现为内心的不安宁、烦躁和坐立不安，但是一些个体有加重的病程并伴有反社会行为。在学龄中期和青春期，常共病其他的行为问题和情绪障碍。

ADHD 的预后受多种因素影响。总体而言，与疾病的轻重、是否及时进行有效的治疗、有无家族史以及是否共患其他精神障碍等有关。ADHD 的预后和预防：15%～20% 的 ADHD 儿童症状在儿童期或青少年期消失；一部分儿童只保留一些较轻的症状；约 1/3 的儿童将终身患有 ADHD。ADHD 持续至成年期的危险因素包括：具有明显的 ADHD 家族史，共患其他精神障碍或者不良家庭环境等。

（陈路军）

第九节　孤独症谱系障碍

孤独症谱系障碍（autism spectrum disorder，ASD）是以社会交往和交流障碍、狭隘兴趣、重复刻板行为以及感知觉异常等表现偏离正常为共同临床特点的一组神经发育性障碍的通称。ASD 病因可能与基因突变和（或）基因、环境相互作用有关。

一、病因

ASD 是先天性的神经发育障碍，由不同病因（病因异质性）引起的有着不同表现（临床异质性）的一组疾病。近年来一些 ASD 的病因已经明确，由基因突变或变异造成，而更多的 ASD 的病因仍不完全明了，可能是由基因和环境因素相互作用引起，即基因的异常造成了特定个体的遗传易感性，受孕前、妊娠中或分娩时的不良环境因素是患病的触发因子。

二、临床表现

1. 核心症状　社会交往与交流障碍、狭隘兴趣、刻板行为及感知觉异常是 ASD 的核心症状，是 ASD 确诊的必需条件。不同的患儿因为个性、年龄、病情程度、智力和是否有共患病而表现迥异，同一个患儿随着年龄的增长，如未获科学干预，临床表现存在瀑布效应，多数患儿症状逐渐明显或典型。

2. 社会交往与交流障碍

（1）社会交往障碍是 ASD 的核心症状，最早期的发现多数为父母注意到患儿似乎叫不应、眼不看。常见有以下表现：喜欢独自玩耍，对父母的多数指令常常充耳不闻；患儿不愿意、不懂得或不擅长与父母或小朋友之间进行合作性、分享性、对话性、模仿性、轮流性、竞争性、对抗性游戏等。

（2）ASD 患儿在语言交流方面存在障碍，不同患儿因病情轻重，存在不同程度的语言障碍，多数患儿语言发育落后，通常在 2 岁甚至 3 岁时仍然不会说话；部分患儿在正常语言发育后出现语言倒退或停滞；部分患儿具备语言能力，但是语言缺乏交流互动性质，表现为无意义的发音、重复刻板语言，少数患儿语言过多，但是也多数为单向交流。

3. 狭隘的兴趣和重复刻板行为 主要体现在身体运动的刻板，对物件、玩具的不同寻常的喜好和方式，患儿可能对多数儿童喜爱的活动、游戏和玩具不感兴趣，但却会对某些特别的物件或活动表现出超乎寻常的兴趣，并因此表现出这样或那样的重复刻板行为或刻板动作，例如反复转圈、摇晃、敲打、双手舞动等。

4. 共患病 ASD 患儿常常共患各类发育障碍、躯体疾病及心理行为障碍。

（1）各类发育障碍：①智能障碍。智能障碍是由于各种原因导致的 18 岁以前出现的智力显著落后，同时伴有社会适应行为的显著缺陷。智能障碍和 ASD 是两个高度共患的发育障碍，在既往报道中典型 ASD 共患智能障碍的比率高达 75%，而在目前 ASD 中共患智能障碍的比例也有约 50%。②言语和语言发育障碍。ASD 患儿中语言发育的水平高度不一致，可以完全没有口语，也可以拥有完整的语言结构仅在实际交流上有缺陷。许多 ASD 患儿同时合并言语和语言发育障碍等各类语言发育的问题，比如语言理解能力落后、语言表达困难、构音困难以及语调异常等。③注意缺陷与多动障碍。多动和注意力分散行为在大多数 ASD 患儿较为明显，常常成为被家长和医生关注的主要问题，也因此常常被误诊为儿童注意缺陷多动障碍。患儿往往注意力过度集中与过度分散并存，少数 ASD 患儿表现安静甚至总是一人在某个角落或场所玩耍。

（2）躯体疾病：①营养问题。ASD 患儿的体格发育、营养状况等常规儿童保健内容也需要特别关注。营养不良、超重和肥胖等现象在 ASD 患儿中均可见到，膳食调查发现 ASD 患儿摄入蔬菜、新鲜水果少，多数患儿饮食中钙、铁、锌、维生素 A 等摄入不足。较多 ASD 患儿外周血中存在营养素水平异常，如泛酸、生物素、叶酸、维生素 B、维生素 D 低于正常水平；血浆花生四烯酸、亚油酸等增高。②饮食行为问题。约 70% 的 ASD 患儿有喂养和（或）饮食行为问题，饮食行为问题是 ASD 患儿兴趣狭隘、重复刻板行为的一种表现，常见的饮食行为问题有挑食、吃得慢、需要家长喂等。③胃肠道问题。ASD 患儿出现一种或多种胃肠道问题的比例为普通儿童的 8 倍，可表现为便秘、腹痛、嗳气、腹泻和大便恶臭等。引起 ASD 患儿慢性便秘的常见原因有饮食中纤维素不足、药物不良反应及肠道动力学异常等。④睡眠障碍。50%~80% 的 ASD 患儿罹患一种或多种慢性睡眠问题，包括入睡困难、经常或长时间的夜醒、过度早起、日夜节律紊乱等。睡眠问题常伴随日间疲劳、刻板行为、交流困难、多动、易激惹、攻击和注意缺陷等问题行为，这些均影响学习和整体生活质量。⑤癫痫。ASD 患儿中癫痫的发生率远高于普通人群发病率，在 ASD 伴发严重智能障碍和运动障碍时发生癫痫的比例更高，同时癫痫发作也是 ASD 患者的致死原因。ASD 患儿可以出现各种类型癫痫发作，且发作可出现于任何年龄，但有两个高峰期，一个是学龄前期（5 岁之前），另一个是青春期。

（3）心理行为障碍：①易激惹和问题行为：易激惹是指当患儿愤怒、受挫或痛苦时言语和动作上的爆发，通常表现为攻击性行为，ASD 患儿的攻击行为包括打、踢、咬、扔东西等伤害性、破坏性行为，部分也表现为自伤行为，如撞头、打自己、抓挠自己、拔头发等，严重者的自伤行为可导致不可逆的损伤或死亡。②焦虑障碍：是青春期 ASD 患儿最易患且功能损害明显的共患疾病，多见于智能正常的高功能 ASD 患儿，ASD 共患焦虑障碍时往往有独特的行为层面上的表现，如刻板行为增加等。

三、诊断及鉴别诊断

（一）诊断

根据患儿家长提供的病史，医生对患儿的直接行为观察，结合结构化和半结构化的诊断量表和问卷，最后根据诊断标准做出诊断。

（1）在多种场景下，社会交往和社会交流方面存在持续性缺陷，表现为当前或曾经有下列情况。例如：社交情感互动缺陷；在社交互动中使用非语言交流行为缺陷；发展、维持和理解人际关系缺陷。

（2）狭隘的、重复的行为模式、兴趣或活动，至少表现为当前或曾经有下列两种情况。例如：刻板或重复的躯体运动；坚持相同性，缺乏弹性地坚持常规或仪式化的语言或非语言的行为模式；高度狭隘的、固定的兴趣，其强度和专注度方面是异常的。

（3）症状必须存在于发育早期，但是直到社交需求超过受限的能力时，缺陷可能才会完全表现出来，或可能被后天学会的策略所掩盖。

（4）这些症状导致社交、职业或目前其他重要功能方面的有临床意义的损害。

（5）这些症状不能用智力障碍或全面发育迟缓来更好地解释。同时，应说明下列情况：①伴或不伴随智力损害；②伴或不伴随语言损害；③与已知的躯体或遗传病或环境因素有关；④与其他神经发育、精神或行为障碍有关；⑤伴紧张症。

早期诊断：对于 6 月龄至 2 岁的婴幼儿，以下特征可以作为早期发现的警示指标：① 6 月龄后不能被逗乐，眼睛很少注视人；② 10 月龄左右对叫自己名字没反应，但听力正常；③ 12 月龄对于言语指令没有反应；④ 16 月龄不说任何词汇，对语言反应少；⑤ 18 月龄不能用手指指物；⑥ 2 岁没有自发的双词短语；⑦任何年龄阶段出现语言功能倒退或社交技能倒退。

（二）鉴别诊断

本病需要与 ASD 临床表现相似的疾病相鉴别：特发性语言发育延迟、儿童智力障碍与全面发育迟缓、儿童精神分裂症、注意缺陷多动障碍、聋哑。

四、治疗

ASD 的治疗以教育训练为主，精神药物治疗为辅。

1. 教育干预

（1）教育干预原则：早期干预、科学性、系统性、个体化、长期高强度保证、家庭参与、社区化。

（2）教育干预具体方法主要有行为分析疗法、结构化教育方法、社交干预疗法。

2. 药物治疗　　目前为止，ASD 没有特异性药物治疗，只有部分针对抑郁、多动、自我攻击行为、刻板行为等症状的对症治疗药物，如哌甲酯、利培酮、氟西汀等药物。

五、预防

目前对 ASD 尚无明确有效的预防措施，对于某一些特定的罕见的遗传性的症候群性 ASD 可以通过对患者和父母的基因检测进行预防。

（陈路军）

数字资源详见　新形态教材网

　教学课件　　　　拓展阅读　　　　自测题及参考答案

第 三 章

传染性疾病

人类的发展史，同时也是我们人类和病原微生物做斗争的历史。随着科技的进步，人民生活水平的提高，也带来了自然环境的破坏，传染病再次引起大家的重视。三大古老传染病，如结核、疟疾、登革热依然广泛存在。肠道传染病如霍乱、细菌性食物中毒、伤寒等，在自然灾害时随时面临暴发的风险，这些都将影响我们的生活、工作。本章我们重点学习病毒性肝炎及艾滋病的内容，以此激发大家学习传染病的兴趣，提高我们防治传染病的能力。

第一节 病毒性肝炎

病毒性肝炎是危害人民身体健康的常见疾病，乙肝母婴阻断措施使得乙肝的患病率显著下降。自1998 年开始乙肝抗病毒治疗，乙肝抗病毒药及理念不断更新，取得重大突破，特别是丙肝的抗病毒治疗，使得丙肝可临床治愈。通过本节的学习，我们认识病毒性肝炎的分类、发病机制、临床表现，特别是学会识别重型肝炎，以及通过高危因素识别早期发现肝癌，以响应 2016 年世界卫生大会提出的"2030 年病毒性肝炎消除计划"。

病毒性肝炎是由嗜肝病毒引起的常见传染病。临床主要表现为食欲减退、乏力、肝大和肝功能改变等，部分患者有发热和黄疸。肝炎病毒有甲、乙、丙、丁、戊 5 型，各型间无交叉免疫。甲型和戊型经粪 – 口途径传播，只有急性感染。乙型、丙型、丁型主要经血液、体液等胃肠外途径传播，大多呈慢性感染，部分病例可发展为肝硬化和肝细胞癌。

一、分类

根据流行性可分为两类。

（一）甲型和戊型肝炎

1. **相同点** ①传染源均为患者和隐性感染者；②都以粪 – 口途径传播；③有季节性，可暴发流行，发展中国家多见；④自限性，不转为慢性，感染后免疫力持久。

2. **异同点** ①甲型肝炎儿童发病率高，戊型肝炎孕妇、老年人高发；②甲型肝炎以无黄疸型肝炎多见，戊型肝炎部分患者淤胆明显；③孕妇患戊型肝炎后易重症化，病死率高达 20%，老年患者淤胆重。

（二）乙型、丙型和丁型肝炎

1. 相同点　①传染源均为肝炎患者（包括急、慢性患者）和病毒携带者；②传播途径均以体液传播为主；③无季节性，散发为主；④可慢性化。

2. 异同点　①血液中 HBV 含量高，而 HCV、HDV 含量极低；② HBV 除血液传播外，性接触和垂直传播也是主要途径，而 HCV 垂直传播和性传播意义小；③ HBV 围生期和婴幼儿感染大部分慢性化，成人感染慢性化较少，HCV 感染绝大多数慢性化，与年龄无关；④我国以 HBV 流行为主，成年人群 HBsAg 阳性率为总人口的 10% 左右，而 HCV 感染为 3.2%。

二、病因及发病机制

（一）病因

1. 甲型肝炎病毒（HAV）　呈球形，基因组为单链 RNA，只有 1 个血清型和抗原抗体系统，感染后早期产生 IgM 型抗体，持续 8 ~ 12 周，IgG 型抗体可终身存在，所以甲肝感染后可终身免疫。HAV RNA 早期可从粪便中检出。

2. 乙型肝炎病毒（HBV）　完整病毒呈球形，分包膜和核心两部分，包膜上有乙肝病毒表面抗原（HBsAg），核心含乙肝脱氧核糖核酸（HBV DNA）、DNA 聚合酶（DNAP）、乙肝核心抗原（HBcAg）和 e 抗原（HBeAg）。HBeAg 可使疫苗免疫失败、肝炎慢性化、重症化和肝细胞癌变。HBV 抵抗力强，对热、低温、紫外线和一般消毒剂均能耐受。

HBV 有多个抗原抗体，目前研究明确并广泛运用于临床的有 3 个。

（1）HBsAg 与乙肝表面抗体（HBsAb）：成人 HBV 感染后 1 ~ 2 周，最迟 11 ~ 12 周血清中首先出现 HBsAg，急性自限性 HBV 感染，血清 HBsAg 持续 1 ~ 6 周，最长可达 5 个月，无症状携带和慢性乙型肝炎血清中 HBsAg 持续存在多年；HBsAb 在 HBsAg 消失后出现，6 ~ 12 月达高峰，10 年之内逐渐转阴。HBsAg 只有抗原性，无传染性，可以用于制备乙肝疫苗，HBsAb 有保护性，对 HBV 有免疫力，见于乙肝恢复期、过去感染及乙肝疫苗接种后。

（2）HBcAg 和乙肝核心抗体（HBcAb）：血液中 HBcAg 检测难度大，所以临床上一般不检测 HBcAg，检测 HBcAb 就能知晓 HBcAg。

（3）HBeAg 与 HBeAb：只见于 HBsAg 阳性血清，急性自限性 HBV 感染时 HBeAg 晚于 HBsAg 出现但更早于 HBsAg 消失，HBeAg 持续存在提示趋向慢性感染、HBV 复制量大、传染性强、患者免疫无应答，HBeAb 于 HBeAg 消失后出现，此时病毒复制处于静止状态，传染性低、机体免疫由耐受转为激活。

3. 丙型肝炎病毒（HCV）　HCV 最易发生变异，所以丙型肝炎大多慢性化，目前有 10 个以上的基因型。HCV 感染后 HCVAg 和 HCV RNA 早期在血中出现，但含量低，检出率不高，HCVAb 不是保护性抗体，只说明有 HCV 感染。

4. 丁型肝炎病毒（HDV）　HDV 是一种缺陷病毒，必须有 HBsAg 才能复制，只有一个抗原抗体系统。HDVAb 无保护性，HDV 可与 HBV 同时感染人体，但大部分是在有 HBV 感染的基础上重叠感染。当 HBV 感染结束时，HDV 感染亦结束。

5. 戊型肝炎病毒（HEV）　基因组为单股正链 RNA，有两个基因型，HEVAb 于发病后 6 ~ 12 个月阴转，所以可以再次感染，HEV RNA 早期可从粪便中检出。

（二）发病机制

各型肝炎病毒主要是通过激活机体的特异性和非特异性免疫反应损伤肝细胞，直接损害作用较轻。由于感染肝炎病毒和机体免疫状态不同，病毒性肝炎可表现为不同临床类型。免疫功能正常者表现为急性肝炎，免疫功能低下者表现为慢性肝炎，免疫功能亢进者表现为重型肝炎，免疫功能耐受者表现为病毒长期携带，肝炎病毒变异、两种或两种以上病毒同时或重叠感染可出现重型肝炎。

三、临床表现

病毒性肝炎按临床表现可分为急性肝炎（急性黄疸型和急性无黄疸型）、慢性肝炎（轻、中、重3度）、重型肝炎（急性、亚急性、慢性3型）、淤胆型肝炎、肝炎肝硬化。

各型病毒肝炎潜伏期分别是甲型2~6周，乙型1~6个月，丙型2周~6个月，丁型4~20周，戊型2~9周。

（一）急性肝炎

1. 急性黄疸型肝炎　可分3期，病程2~4个月。

（1）黄疸前期：多数以发热起病，热程不越过6d，主要症状是乏力、食欲减退、恶心、呕吐、厌油、腹胀、肝区痛、尿色加深，但无显性黄疸，肝功能检查以ALT升高为主，本期持续5~7d。

（2）黄疸期：自觉症状好转，发热消退，但皮肤、巩膜出现黄疸，于1~3周达高峰，大部分有肝大，有压痛和叩击痛，部分有脾大，肝功能检查ALT和胆红素升高，尿胆红素阳性，本期持续2~6周。

（3）恢复期：所有症状消失，肝脾回缩和肝功能恢复正常。本期持续2周~4个月。

2. 急性无黄疸肝炎　除无黄疸外，其他临床表现与黄疸型相似，主要表现为乏力、食欲减退、恶心、腹胀、肝大，有压痛，相对黄疸型而言，起病缓，症状轻，恢复较快，病程大多在3个月，发病率远高于黄疸型，其流行病学意义要高于黄疸型。

甲型肝炎以急性无黄疸型多见，戊型肝炎以急性黄疸型多见，两者起病发热明显，乙、丙、丁型急性肝炎起病相对较缓，少数发热，部分有皮疹、关节痛等血清病样表现。成年急性乙型肝炎10%转慢性。急性丙型肝炎无黄疸型占2/3，症状轻，50%转慢性。急性丁型肝炎70%转慢性，如HDV与HBV同时感染多表现为黄疸型，预后好，少数可重型化，如为重叠感染，病情较重，可转为重型肝炎，大多慢性化。

（二）慢性肝炎

急性肝炎病程超过6个月或原有乙型、丙型、丁型肝炎病毒携带而此次肝炎由同一病原所致者，发病日期可不明确，但临床表现和肝组织病理学符合慢性肝炎者，仅见于乙型、丙型、丁型肝炎，可为轻、中、重3度（表5-3-1）。

1. 轻度　病情较轻，可反复出现乏力、头晕、食欲减退、厌油、腹胀等症状，伴有睡眠不佳、烦躁等自主神经功能紊乱症状，肝功能检查仅1~2项轻度异常。

表5-3-1　慢性肝炎实验室检查异常参考指标

项目	轻度	中度	重度
丙氨酸转氨酶（U/L）	≤正常3倍	≥正常3倍	>正常3倍
总胆红素（μmol/L）	≤正常2倍	>正常2~5倍	>正常5倍
血浆蛋白（g/L）	≥35	<35~>32	≤32
白/球比例（A/G）	≥1.4	<1.4~>1.0	≤1.0
γ球蛋白电泳（%）	≤21	>21~<26	≥26
凝血酶原活动度（%）	>70	70-60	<60~>40
胆碱酯酶（CHE）（U/L）	>5 400	≤5 400~>4 500	≤4 500

2. 中度 症状、体征、实验室检查居于轻度和重度之间。

3. 重度 有明显或持续的肝炎症状，如乏力、食欲减退、腹胀、便溏等。有肝病面容、肝掌、蜘蛛痣或肝脾大，排除其他原因所致且无门静脉高压者。肝功能检查 ALT 和（或）AST 反复或持续升高，白蛋白降低，球蛋白明显升高或 A/G 比值异常。如 A≤32 g/L，TBil > 正常上限 5 倍（85.5 μmol/L）PTA 60% ~ 40%，CHE< 2 500 U/L 四项中有一项者，可诊断为重度慢性肝炎。

（三）重型肝炎

所有肝炎病毒均可引发，但甲型、丙型肝炎少见，病死率高，多种原因可诱发，如重叠感染、妊娠、病毒变异、劳累、饮酒、应用肝损药物，有糖尿病、甲亢等合并症，PT 或 PTA 检测是诊断重症肝炎的"金标准"。分为 3 型。

1. 急性重型肝炎（暴发型肝炎） 以急性黄疸型肝炎起病，但病情发展迅猛，2 周内出现肝衰竭表现：①极度乏力，黄疸出现后消化道症状不减轻，反而加重；②出现嗜睡、性格改变、烦躁不安、昏迷等精神症状，体检可见扑翼样震颤及病理反射，表现为Ⅱ度以上肝性脑病；③黄疸急剧加深，胆酶分离，肝浊音界进行性缩小；④有出血倾向，PTA < 40%；⑤血氨升高；⑥出现中毒性肠麻痹、腹水、原发性腹膜炎、肝肾综合征，病死率高。

2. 亚急性重型肝炎（亚急性肝坏死） 以急性黄疸型肝炎起病，15 d ~ 24 周出现肝衰竭表现，病程长，预后差，存活者转化为肝硬化。

3. 慢性重型肝炎 在原有慢性肝炎或肝硬化及肝炎病毒长期携带的基础上出现亚急性重型肝炎的临床表现，有慢性肝炎体征者。

（四）淤胆型肝炎（毛细胆管炎）

以肝内淤胆为主要表现，起病类似急性黄疸型肝炎，症状较轻，黄疸进行性加深持续 3 周以上，有皮肤瘙痒、大便颜色变浅、肝大、心动过缓等。肝功能检查总胆红素升高，以直接胆红素为主，γ-GT、AKP、TBA、CHO 均升高，ALT、AST 轻至中度升高，预后良好。

（五）肝炎肝硬化

可分为活动型或静止型。

1. 活动型肝硬化 有慢性肝炎活动的表现，如乏力、食欲减退、黄疸，ALT 升高，白蛋白下降，伴有腹壁、食管静脉曲张，腹水，B 超示肝缩小、脾增大，门静脉、脾静脉增宽。

2. 静止型肝硬化 无肝炎活动表现，但有门静脉高压体征。

四、实验室检查

（一）肝功能检查

1. 血清酶指标检测 ①丙氨酸转移酶（ALT）和天冬氨酸转氨酶（AST）：用于肝功能检查。胆酶分离现象：重型肝炎时 ALT、AST 随黄疸迅速加深反而下降。②血清碱性磷酸酶（AKP）和 γ- 谷氨酰转移酶（γ-GT）：梗阻性黄疸时 AKP 明显升高，酒精性肝损害和肝癌时 γ-GT 可升高。③胆碱酯酶：由肝细胞合成，其活性降低提示肝细胞损伤明显，减少程度与病情呈负相关。

2. 血清胆红素和尿胆色素检测 黄疸型肝炎及部分肝硬化患者血清直接和间接胆红素均升高，前者幅度高于后者。急性肝炎早期尿中尿胆原增加，黄疸期尿胆原和尿胆红素阳性，梗阻性黄疸时尿胆红素强阳性而尿胆原阴性。

3. 血清蛋白检测 慢性肝炎和肝硬化时血清白蛋白减少和球蛋白增加，甚至出现 A/G 倒置。

4. 凝血酶原时间检测 是检测肝功能损害的最敏感指标，肝损伤严重时凝血酶原时间明显延长，或凝血酶原活动度（PTA）< 30%。

（二）肝炎病毒标志物检测

通过检测血清中各种肝炎病毒感染的标志物可以做出相应的诊断。

五、诊断及鉴别诊断

（一）诊断要点

1. **流行病学**　流行季节，不洁饮食，病毒性肝炎接触史，输血史，垂直传播和吸毒史等调查有助诊断。

2. **临床表现**　各种症状和体征的改变有助于病毒性肝炎分期分型的诊断。

3. **实验室诊断**　肝功能检测可判断肝细胞损伤程度，各种肝炎病毒标志物检测可分型。

（二）鉴别诊断

1. **与其他原因引起的黄疸相鉴别**

（1）溶血性黄疸：有贫血、腰痛，血红蛋白尿、网织红细胞升高，间接胆红素升高为主要表现。

（2）肝外梗阻性黄疸：可有发热、腹痛、黄疸，肝功能损害轻，以直接胆红素升高为主，影像学检查可发现胆道系统占位性病变。

2. **与其他原因引起的肝炎相鉴别**

（1）感染中毒性肝炎：EB 病毒、巨细胞病毒、伤寒沙门菌等其他病原体感染可并发肝损害，结合病史、临床表现和血清学可鉴别。

（2）药物性肝炎：有使用肝损药物史，停药后肝功能恢复，肝炎病毒标志物阴性。

（3）酒精性肝病：有长期饮酒史，肝炎病毒标志物阴性，戒酒后肝功能好转。

六、治疗

急性肝炎一般呈自限性，急性肝炎可予以甘草甜素制剂等护肝支持治疗。慢性乙型肝炎可根据肝功能损害程度分别予以干扰素或核苷类似物（目前临床应用较广泛的是替诺福韦和恩替卡韦等）抗病毒治疗，丙型肝炎极易转为慢性，应早期抗病毒治疗，传统采用干扰素治疗，近年丙型肝炎治疗进展迅速，采用直接抗病毒药为基础的抗病毒方案现可临床治愈丙型肝炎。重型肝炎病死率可达 70% 以上，其治疗在对症、支持治疗的基础上应促进肝细胞再生，治疗各种并发症，适时进行人工肝辅助治疗，以降低病死率。淤胆型肝炎可予熊去氧胆酸及糖皮质激素治疗。肝炎肝硬化除护肝抗病毒治疗外，可选用手术和介入治疗门静脉高压。

七、预防

1. **管理传染源**　隔离患者和病毒携带者，管理血源。

2. **切断传播途径**　消化道传播的甲型和戊型肝炎，以粪-口途径传播，注意水、食品卫生；乙型、丙型、丁型肝炎均以体液传播为主，加强输血前检查及预防垂直血液传播。

3. **保护易感人群**　目前已研发成功甲肝疫苗、乙肝疫苗和戊肝疫苗。加强疫苗接种，尤其是针对新生儿的乙肝疫苗接种。提高乙型肝炎筛查覆盖率，早期发现感染病例。推广有效的抗病毒治疗，如口服抗丙肝药物。加强公众教育，提升人们对病毒性肝炎的认识和预防措施。

（黄家淦）

第二节　艾　滋　病

1981 年，世界第一例艾滋病患者被发现，现如今艾滋病成为重大的公共卫生问题和社会问题。通过本节学习，使读者明白艾滋病的病因、发病机制、临床表现、实验室检查，根据上述知识对艾滋病患者进行诊断、分期，通过抗病毒治疗方案，定期监测病情，延缓病情进展，避免出现并发症，提高患者生活质量。艾滋病重在预防，需洁身自好，同时应关怀艾滋病患者，不能歧视艾滋病患者。

艾滋病是获得性免疫缺陷综合征（acquired immune deficiency syndrome，AIDS）的简称。由人类免疫缺陷病毒（human immunodeficiency virus，HIV）所引起的慢性致死性传染病。通过性接触、血液和垂直传播。病毒主要侵犯辅助性 T 淋巴细胞，使细胞免疫受损，最后并发各种严重机会性感染和肿瘤。

一、病因及发病机制

（一）病因

HIV 呈球形，有高度变异性。HIV 要感染 $CD4^+$ T 淋巴细胞、单核巨噬细胞和神经胶质细胞、骨髓细胞，通过病毒直接作用导致细胞破坏。HIV 抵抗力弱，对加热和化学消毒剂敏感，但对紫外线不敏感。

HIV 感染者终身均是传染源，其血液、精液、阴道分泌物等均含病毒。人群间传播主要通过性接触、血源污染和垂直传播。性乱人群（尤其是男同性恋）、静脉吸毒者感染率高。自 1981 年发现本病至今，全世界有 7 000 万人感染 HIV，已死亡 2 000 万人。目前我国感染人数约 100 万，且数量在逐年递增，还呈现低龄化趋势。

（二）发病机制

HIV 感染人体后直接和间接损伤 CD4 细胞（包括淋巴细胞、单核细胞及巨噬细胞等）为主的多种免疫细胞并在其中繁殖，病毒量不断增加，淋巴细胞减少，最终细胞免疫衰竭，患者并发各种严重的感染、肿瘤死亡。

二、临床表现

感染后潜伏期长，2~10 年后发展为 AIDS。

HIV 感染后可分 4 期。

Ⅰ期（急性感染）：小部分患者感染后出现短暂的发热，乏力，头痛，肌痛，关节痛和淋巴细胞肿大，3~14 d 后自然消失。此时血液中可检出 HIV 及 P24 抗原。

Ⅱ期（无症状感染）：无临床症状，血清中可检出 HIV RNA、抗–HIV，具有传染性，可持续 2~10 年。

Ⅲ期（持续性全身淋巴结肿大综合征）：表现为除腹股沟淋巴结以外，全身其他部位两处或两处以上淋巴结肿大，而且质地柔韧，无压痛及粘连，持续 >3 个月。

Ⅳ期（艾滋病）：①体质性疾病（如发热、消瘦、慢性腹泻和易感冒）；②神经系统症状（如头痛、进行性痴呆、下肢瘫痪）；③各种机会性感染（如卡氏肺孢子虫、弓形虫、隐孢子虫、隐球菌、结核病、疱疹病毒感染等）；④继发肿瘤（如卡波西肉瘤、非霍奇金淋巴瘤）；⑤其他疾病（如间质性肺炎）。

AIDS 常见各系统临床表现如下。

1. **肺部**　以卡氏肺孢子虫肺炎为多见，表现慢性咳嗽及短期发热，呼吸急促及发绀，氧分压下降，肺部啰音少，X 线示间质性肺炎。其次为巨细胞病毒、结核分枝杆菌、隐球菌、念珠菌感染。

2. **胃肠系统**　以口腔和食管念珠菌、疱疹病毒和巨细胞病毒感染多见，表现为口腔炎、食管炎或溃疡，出现吞咽疼痛和胸骨后烧灼感。胃肠黏膜受疱疹病毒感染后表现为腹泻和体重减轻。肝受感染后出现肝大和转氨酶升高。

3. **神经系统**　神经系统感染以脑弓形虫病、隐球菌脑膜炎多见，机会性肿瘤以淋巴瘤为主。或为艾滋病痴呆综合征、无菌性脑膜炎。

4. **皮肤黏膜**　卡波西肉瘤常侵犯下肢和口腔黏膜，可见内脏转移。口腔有毛状白斑，外阴多见疱疹病毒感染和尖锐湿疣。

5. **眼部**　受累广泛易忽视，常见的是各种感染导致的视网膜炎、脉络膜炎及眼部卡波西肉瘤。

三、实验室检查

抗艾滋病抗体，酶联免疫吸附试验（enzyme-linked immunosorbent assay，ELISA）测血清、尿液、唾液或脑脊液抗 HIV 可获阳性结果，主要查血清 gp24 及 gp120 抗体，其阳性率可达 99%。ELISA 抗体检测结果须经蛋白质印迹法（Western blotting，WB）检测确认。

四、诊断及鉴别诊断

（一）临床诊断

高危人群伴严重机会性感染或机会性肿瘤应考虑本病，需做 HIV 抗体或抗原检测确诊。有下列情况两项或两项以上者应考虑 AIDS：①近期体重下降 >10%；②慢性咳嗽或腹泻 >1 个月；③间歇或持续发热 >1 个月；④全身淋巴结肿大；⑤反复带状疱疹或单纯疱疹感染；⑥口腔念珠菌感染。

（二）实验室诊断

1. **抗 –HIV 检测**　作为初筛检查，如抗 –HIV 连续两次阳性，应做 WB 确诊检查。

2. **HIV RNA 检测**　可以定量，并作为诊断和疗效考核标准。

3. **淋巴细胞亚群检测**　以淋巴细胞总数和 $CD4^+$ T 淋巴绝对值分为 3 级。① $CD4^+$ T 淋巴细胞 $>0.5\% \times 10^9$/L，总淋巴细胞数 $>2.0 \times 10^9$/L；② $CD4^+$ T 淋巴细胞为 $(0.20 \sim 0.49) \times 10^9$/L，总淋巴细胞数为 $(1.0 \sim 1.9) \times 10^9$/L；③ $CD4^+$ T 淋巴细胞 $<0.2 \times 10^9$/L，总淋巴细胞数 $<1.0 \times 10^9$/L。

（三）鉴别诊断

艾滋病主要需要与原发性 $CD4^+$ T 淋巴细胞减少症，以及继发性 $CD4^+$ T 细胞减少症相鉴别。

五、治疗

目前无特效治疗，早期抗病毒治疗是关键，可减少机会性感染和肿瘤的发生，延长患者生命。抗病毒药现有核苷逆转录酶抑制剂、非核苷逆转录酶抑制剂、蛋白酶抑制剂、融合抑制剂、进入抑制剂和整合酶抑制剂六大类，因 HIV 易变异产生耐药性，主张联合用药。发生各种机会性感染后可选用敏感抗生素治疗。可酌情给予免疫和支持治疗。

六、预防

加强宣传提升公众认知。艾滋病主要通过血液、性行为和垂直传播，做好输血前筛查，倡导安全性行为，使用避孕套，严禁吸毒，不共用注射器，注意医院内感染。我国制定严格的法律法规阻止艾滋病病毒携带者恶意传播，提供匿名检测服务。社会应消除歧视，为艾滋病感染者提供医疗和心理援助。艾滋病疫苗正在研制中。

（黄家湿）

第三节 肺 结 核

肺结核在 21 世纪仍然是严重危害人类健康的主要传染病，也是我国重点控制的主要疾病之一。自 20 世纪 80 年代以来，结核病疫情出现明显回升呈现全球性恶化的趋势。进入 21 世纪后，全球结核病的疫情出现缓慢下降，但 2021 年全球结核病发病率较 2020 年增加了 3.6%，结核病发病率下降的趋势再次发生逆转，我国作为结核病高负担国家，结核病发病例数占全球的 7.4%。

一、流行病学

全球有 1/3 的人（约 20 亿）曾受到结核分枝杆菌的感染。结核病的高流行与国内生产总值（GDP）的低水平相对应。2021 年，全球新发结核病数量为 640 万例，其中 40 万新发结核病例为 HIV 感染者。我国肺结核病疫情比较严重，各地区差异大，西部地区肺结核患病率明显高于全国平均水平。

二、结核分枝杆菌

结核病的病原体为结核分枝杆菌复合群，包括结核分枝杆菌、牛分枝杆菌、非洲分枝杆菌和田鼠分枝杆菌。人肺结核的致病菌 90% 以上为结核分枝杆菌。结核分枝杆菌抗酸染色呈红色，可抵抗盐酸乙醇的脱色作用，故称抗酸杆菌。结核分枝杆菌对干燥、冷、酸、碱等的抵抗力强，对紫外线比较敏感。

三、结核病在人群中的传播

结核病在人群中的传染源主要是结核病患者，即痰直接涂片阳性者，主要通过呼吸道传播，飞沫传播是肺结核最重要的传播途径，经消化道和皮肤等其他途径传播现已罕见。

四、结核病在人体的发生与发展

（一）原发感染

首次吸入含结核分枝杆菌的气溶胶后，是否感染取决于结核分枝杆菌的毒力和肺泡内巨噬细胞固有的吞噬杀菌能力。如果结核分枝杆菌能够存活下来，并在肺泡巨噬细胞内外生长繁殖，这部分肺组织即出现炎症病变，称为原发病灶。原发病灶中的结核分枝杆菌沿着肺内引流淋巴管到达肺门淋巴结，引起淋巴结肿大。原发病灶和肿大的气管支气管淋巴结结核称为原发复合征。原发病灶继续扩大，可直接或经血流播散到邻近组织器官，发生结核病。当结核分枝杆菌首次侵入人体开始繁殖时，人体通过细胞介导的免疫系统对其产生特异性免疫，原发病灶炎症迅速吸收或留下少量钙化灶，播散到全身各器官的结核分枝杆菌大部分被消灭，但仍有少量结核分枝杆菌没有被消灭，长期处于休眠期，成为继发性结核病的来源之一。

（二）结核病免疫和迟发性变态反应

结核病主要的免疫保护机制是以 T 细胞为主的细胞免疫，体液免疫对控制结核分枝杆菌感染的作用不重要。

机体对结核分枝杆菌再感染和初感染所表现的不同反应的现象称为 Koch 现象。

（三）继发性结核病

目前认为，继发性结核病的发病有两种方式：一种方式是原发性结核感染时期遗留下来的潜在病灶中的结核分枝杆菌重新活动而发生的结核病，此为内源性复燃；另一种方式是由于受到结核分枝杆菌的再感染而发病，称为外源性重感染。

五、病理学

（一）基本病理变化

结核病的基本病理变化是炎性渗出、增生和干酪样坏死。结核病的病理过程特点是破坏与修复常同时进行，故上述三种病理变化多同时存在，也可以某一种变化为主，而且可能相互转化。

（二）病理变化转归

采用化学治疗后，早期渗出性病变可完全消失或仅留下少许纤维条索。一些增生病变或较小的干酪样病变在化学治疗下也可吸收缩小逐渐纤维化。未经化学治疗的干酪样坏死病变常发生液化或形成空洞，可播散到对侧肺或同侧肺其他部位引起新病灶。经化疗后，干酪样病变中的大量结核分枝杆菌被杀死，病变逐渐吸收缩小或形成钙化。

六、临床表现

（一）症状

1. 呼吸系统症状　咳嗽较轻，干咳或咳少量黏液痰。若合并其他细菌感染，痰呈脓性。约 1/3 的患者有咯血。病灶累及胸膜时可表现胸痛，为胸膜性胸痛。呼吸困难多见于干酪样肺炎和大量胸腔积液患者。

2. 全身症状　发热为最常见症状，多为长期午后潮热。部分患者有倦怠乏力、盗汗、食欲减退和体重减轻等。育龄期女性患者可以有月经失调。

（二）体征

体征取决于病变性质和范围。病变范围较小时，可以没有任何体征；渗出性病变范围较大或干酪样坏死时，则可以有肺实变体征。较大的空洞性病变听诊可闻及支气管呼吸音。较大范围的纤维条索影形成时，气管向患侧移位，患侧胸廓塌陷，叩诊浊音，听诊呼吸音减弱并可闻及湿啰音。结核性胸膜炎时有胸腔积液体征。支气管结核可有局限性哮鸣音。

七、诊断

（一）诊断方法
1. 病史、症状和体征
（1）症状、体征：见上文。
（2）诊断治疗过程：确定患者是新发现还是已发现病例，记录首次诊断情况特别是痰排菌情况、用药品种、用药量和时间、坚持规律用药情况等，对将来确定治疗方案有重要价值。

（3）肺结核接触史：有过与肺结核患者的接触。

2. 影像学诊断 胸部 X 线是诊断肺结核的常规首选方法。肺结核病影像学特点是病变多发生在上叶的尖后段、下叶的上段和后基底段，呈多态性，即浸润、增殖、干酪、纤维钙化病变可同时存在，密度不均匀、边缘较清楚和病变变化较慢，易形成空洞和播散病灶。

CT 能提高分辨率，对病变细微特征进行评价，常用于对肺结核的诊断以及与其他胸部疾病的鉴别诊断。

3. 痰结核分枝杆菌检查 是确诊肺结核病的主要方法。

（1）痰标本的收集：通常初诊患者至少要送 3 份痰标本，包括清晨痰、夜间痰和即时痰，复诊患者每次送两份痰标本。

（2）痰涂片检查：是简单、快速、易行和可靠的方法，但不敏感。

（3）培养法：常作为结核病诊断的金标准。

（4）药敏试验：主要是初治失败、复发及其他复治患者应进行药物敏感性测定，为临床耐药病例的诊断、制订合理的化疗方案以及流行病学监测提供依据。

4. 电子支气管镜检查 常应用于支气管结核和淋巴结支气管瘘的诊断，也可以对于肺内结核病灶，获取标本做病原学及组织学检查。

5. 结核菌素试验 目前 WHO 推荐使用的结核菌素为纯蛋白衍化物（PPD）和 PPD-RT23。结核分枝杆菌感染后需要 4~8 周才能建立充分的变态反应，在此之前，结核菌素试验可呈阴性；营养不良、HIV 感染、麻疹、水痘、癌症、严重的细菌感染包括重症肺结核病如粟粒性肺结核和结核性脑膜炎等，结核菌素试验结果多为阴性或弱阳性。

6. γ 干扰素释放试验 可以区分结核分枝杆菌自然感染与卡介苗接种和大部分非结核分枝杆菌感染，特异性高于 PPD 试验。

（二）诊断程序

1. 可疑症状患者的筛选 咳嗽、咳痰持续 2 周以上合并咯血，其次是伴有午后低热、乏力、盗汗、月经失调或闭经。有肺结核接触史或肺外结核的应注意筛选。

2. 是否为肺结核 X 线检查肺部发现有异常阴影者，必须通过系统检查确定病变性质是结核性或其他性质。

3. 有无活动性 活动性病变在 X 线胸片上通常表现为边缘模糊不清的斑片状阴影，可有中心溶解或空洞，或出现播散病灶。X 线胸片表现为钙化、硬结或纤维化，痰检查不排菌，无任何症状，为无活动性肺结核。

4. 是否排菌 明确是否排菌，是确定传染源的唯一方法。

5. 是否耐药 通过药敏试验确定是否耐药。

6. 明确初、复治 病史询问明确初、复治患者，有助于治疗方案的制订。

（三）分类标准

1. 分类和诊断要点

（1）肺结核

1）原发性肺结核：含原发复合征及胸内淋巴结结核。多见于少年和儿童，无症状或症状轻微。

2）血行播散性肺结核：含急性血行播散性肺结核及亚急性、慢性血行播散性肺结核。

3）继发性肺结核：含浸润性肺结核、干酪性肺炎、结核球、慢性纤维空洞性肺结核和毁损肺。

4）气管、支气管结核。

5）结核性胸膜炎。

（2）肺外结核：按部位和器官命名，如骨关节结核、肾结核等。

2. 按病原学检查结果分类 分为病原学阳性、病原学阴性和病原学未查肺结核。痰菌检查记录格式以涂（＋）、涂（－）、培（＋）、培（－）表示。当患者无痰或未查痰时，则注明（无痰）或（未查）。

3. 按耐药状况分类　分为敏感肺结核和耐药肺结核。

4. 按既往治疗史分类　①初治；②复治。

（四）肺结核的记录方式

按结核病分类、病变部位、范围、痰菌情况、化疗史顺序书写，并发症、共病、手术等诊断可在化疗史后按并发症、共病、手术等顺序书写。

八、化学治疗

（一）化学治疗的原则

肺结核化学治疗的原则是早期、规律、全程、适量、联合。整个治疗方案分强化和巩固两个阶段。

（二）化学治疗的主要作用

1. 杀菌作用　迅速杀死病灶中大量繁殖的结核分枝杆菌，使患者由传染性转为非传染性，减轻组织破坏，缩短治疗时间，临床上表现为痰菌迅速转阴。

2. 防止耐药菌产生　防止获得性耐药变异菌的出现是保证治疗成功的主要措施。

3. 灭菌　彻底杀灭结核病变中半静止或代谢缓慢的结核分枝杆菌是化学治疗的最终目的。

（三）化学治疗的生物学机制

1. 药物对不同代谢状态和不同部位的结核分枝杆菌群的作用　结核分枝杆菌根据其代谢状态分为 A、B、C、D 4 个菌群。A 菌群：快速繁殖，大量的 A 菌群多位于巨噬细胞外和肺空洞干酪液化部分。B 菌群：处于半静止状态，多位于巨噬细胞内酸性环境和空洞壁坏死组织中。C 菌群：处于半静止状态，可有突然间歇性短暂的生长繁殖。D 菌群：处于休眠状态，不繁殖，数量很少。抗结核药对不同菌群的作用各异。抗结核药对 A 菌群作用强弱依次为异烟肼 > 链霉素 > 利福平 > 乙胺丁醇；对于 B 菌群作用强弱依次为吡嗪酰胺 > 利福平 > 异烟肼；对于 C 菌群作用强弱依次为利福平 > 异烟肼。抗结核药对 D 菌群无作用。

2. 耐药性　耐药性是基因突变引起的药物对突变菌的效力降低。强调在联合用药的条件下也不能中断治疗，短程疗法最好应用全程督导化疗。

3. 间歇化学治疗　药物使结核分枝杆菌产生延缓生长期，就有间歇用药的可能性。

4. 顿服　抗结核药中高峰浓度的杀菌作用要优于经常性维持较低药物浓度水平的情况。临床研究已经证实顿服的疗效优于分次口服。

（四）常用抗结核药

1. 异烟肼（isoniazid，INH，H）　是单一抗结核药中杀菌力特别是早期杀菌力最强者。INH 对巨噬细胞内外的结核分枝杆菌均具有杀菌作用。成人剂量每日 300 mg，顿服；儿童为每日 5 ~ 10 mg/kg，最大剂量每日不超过 300 mg。结核性脑膜炎和血行播散性肺结核的用药剂量可加大。主要不良反应为周围神经炎，偶有肝功能损害。

2. 利福平（rifampicin，RFP，R）　对巨噬细胞内外的结核分枝杆菌均有快速杀菌作用，特别是对 C 菌群有独特的杀菌作用。INH 与 RFP 联用可显著缩短疗程。利福平及其代谢物为橘红色，服后大小便、眼泪等为橘红色。成人剂量为每日 8 ~ 10 mg/kg，体重在 50 kg 及以下者为 450 mg，50 kg 以上者为 600 mg，顿服。儿童每日 10 ~ 20 mg/kg。间歇用药为 600 ~ 900 mg，每周 2 次或 3 次。流感样症状、皮肤综合征、血小板减少多在间歇疗法出现。

3. 吡嗪酰胺（pyrazinamide，PZA，Z）　主要是杀灭巨噬细胞内酸性环境中的 B 菌群。成人用药为 1.5 g/d，每周 3 次用药为 1.5 ~ 2.0 g/d，儿童每日 30 ~ 40 mg/kg。常见不良反应为高尿酸血症、肝损害、食欲缺乏、关节痛和恶心。

4. **乙胺丁醇（ethambutol，EMB，E）**　抑菌药，成人剂量为 0.75 ~ 1.0 g/d，每周 3 次用药 1.0 ~ 1.25 g/d。不良反应为视神经炎。鉴于儿童无症状判断能力，故不用此药。

5. **链霉素（streptomycin，SM，S）**　对巨噬细胞外碱性环境中的结核分枝杆菌有杀菌作用。肌内注射，每日量为 0.75 g，每周 5 次；间歇用药每次 0.75 ~ 1.0 g，每周 2 ~ 3 次。不良反应主要为耳毒性、前庭功能损害和肾毒性等。

6. **抗结核药固定剂量复合制剂**　由多种抗结核药按照一定的剂量比例合理组成。主要适用对象为初治活动性肺结核患者。

（五）标准化学治疗方案

1. **初治活动性肺结核（含涂阳和涂阴）治疗方案**

（1）每日用药方案：①强化期。异烟肼、利福平、吡嗪酰胺和乙胺丁醇，顿服，2 个月。②巩固期。异烟肼、利福平，顿服，4 个月。简写为 2HRZE/4HR。

（2）间歇用药方案：①强化期。异烟肼、利福平、吡嗪酰胺和乙胺丁醇，隔日一次或每周 3 次，2 个月。②巩固期。异烟肼、利福平，隔日一次或每周 3 次，4 个月。简写为 $2H_3R_3Z_3E_3/4H_3R_3$。

2. **复治肺结核的治疗方案**　对所有复治肺结核患者进行药敏试验，根据耐药结果制订个体化治疗方案。

（六）耐多药肺结核

详细了解患者用药史，该地区常用抗结核药和耐药流行情况，尽量做药敏试验；化学治疗仍然是耐多药结核病的主要治疗手段。长程治疗方案指至少由 4 种有效抗结核药组成的 18 ~ 20 个月治疗方案，分为标准化或个体化治疗方案。短程治疗方案是指疗程为 9 ~ 12 个月的治疗方案，大部分为标准化方案。

九、其他治疗

1. **对症治疗**　咯血是肺结核患者常见症状，可用氨基己酸、氨甲苯酸（止血芳酸）、酚磺乙胺（止血敏）、肾上腺色腙（安络血），垂体后叶素等药物止血。

2. **糖皮质激素**　利用其抗炎、抗毒作用。仅用于结核毒性症状严重者。必须确保在有效抗结核药治疗的情况下使用，使用剂量依病情而定。

3. **肺结核外科手术治疗**　外科手术治疗主要适应证是经合理化学治疗后无效、多重耐药的厚壁空洞、大块干酪灶、结核性脓胸、支气管胸膜瘘和大咯血保守治疗无效者。

十、结核病控制策略和措施

1. **全程督导化学治疗**　指肺结核患者在治疗过程中，每次用药都必须在医务人员或经培训的家庭督导员的直接监督下进行，因故未用药时必须采取补救措施以保证按医嘱规律用药。

2. **病例报告和转诊**　肺结核属于乙类传染病，各级医疗预防机构要专人负责，及时、准确、完整地报告肺结核疫情，同时做好转诊工作。

3. **病例登记和管理**　以便掌握疫情和便于管理。

4. **卡介苗接种**　对预防成年人肺结核的效果不佳，但对预防儿童的结核性脑膜炎和粟粒性肺结核有较好作用。

5. **预防性化学治疗**　对结核分枝杆菌潜伏感染者进行预防性治疗能减少该人群发生结核病的机

会。常用异烟肼 300 mg/d，顿服 6 ~ 9 个月，儿童用量为 4 ~ 8 mg/kg；或利福平和异烟肼，每日顿服 3 个月；或利福喷丁和异烟肼每周 3 次，3 个月。

（丁　彦）

数字资源详见　新形态教材网

　教学课件　　　拓展阅读　　　自测题及参考答案

第 四 章
皮肤科疾病

皮肤性病学包括皮肤病学（dermatology）和性病学（venereology）。皮肤病学是研究皮肤及其相关疾病的学科，其内容包括正常皮肤及附属器的结构和功能，以及相关疾病的病因、发病机制、临床表现、诊断治疗等；性病学是研究性传播疾病的学科，其内容包括各种性传播疾病的病因、发病机制、临床表现、诊断、治疗、预防等。性病学涉及的病种较少，但皮肤病学研究的内容极其复杂，目前可以命名的皮肤病达 2 000 余种，但在疾病分类上比较混乱，大体上可以分为病毒感染性皮肤病、球菌感染性皮肤病、杆菌感染性皮肤病、真菌感染性皮肤病、寄生虫、昆虫及其他动物所致皮肤病、物理性皮肤病、皮炎湿疹类皮肤病、结缔组织病、免疫性大疱病、丘疹鳞屑性疾病、皮肤血管炎、角化性皮肤病、色素性皮肤病、皮肤肿瘤、遗传及先天性皮肤病等，其中病毒感染性皮肤病和丘疹鳞屑性疾病均为常见病。不同的病毒感染对组织的亲嗜性不同，疱疹病毒具有亲神经及表皮性，人乳头瘤病毒具有亲表皮性，但更多的病毒呈泛嗜性，而且不同病毒感染所引起的皮损存在很大差异。带状疱疹、单纯疱疹为病毒感染性疾病的典型代表，银屑病、玫瑰糠疹是丘疹鳞屑性疾病的典型代表。

第一节　银屑病、玫瑰糠疹

银屑病（psoriasis）、玫瑰糠疹（pityriasis rosea）是常见的丘疹鳞屑性疾病之一，其皮肤损害或以红斑、鳞屑为主，亦可出现斑块、脓疱等，严重者可出现发热、关节炎等系统症状。

一、银屑病

银屑病又称牛皮癣，是一种多基因遗传背景下免疫介导的慢性复发性炎症性系统性皮肤病，我国银屑病患病率为 0.59%，有 600 万以上，而全球有银屑病患者 1.25 亿。本病可发生于任何年龄，无性别差异。通常冬天加重，夏天减轻。

（一）病因及发病机制

1. **病因**　国内外对银屑病的病因进行了大量的研究，但其病因仍尚未完全清楚。有可能与遗传、免疫、病毒感染、内分泌物、神经精神因素、生活习惯、药物、环境因素等有关。

2. **发病机制**　银屑病发病机制尚未完全明确，目前认为 T 淋巴细胞（包括 Th17 细胞、Th1 细胞、Th2 细胞等）介导的免疫过程是银屑病发生和发展的关键。中医学认为血热是本病发病的重要原因，也有认为住处潮湿，湿热蕴积肌肤所致。

（二）临床表现

银屑病一般可分为寻常型、脓疱型、关节病型和红皮病型4种
类型，以寻常型银屑病（图5-4-1）最为常见，不同分型有不同的
症状、体征。

1. 症状　寻常型银屑病可有不同程度的瘙痒，一般全身情况
不受影响。脓疱型常伴有高热、关节痛和肿胀、全身不适。关节病
型可出现关节红肿、疼痛，偶可出现发热等全身症状。红皮病型常
伴有发热、畏寒、头痛等全身症状。

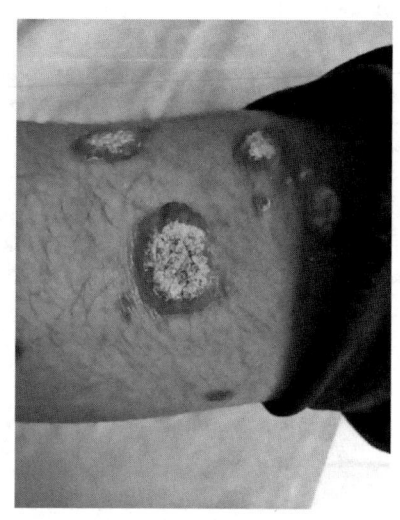

图 5-4-1　寻常型银屑病

2. 体征

（1）寻常型：为最常见的一型，可发生于全身各个部位，但以
头皮和四肢伸侧最为常见，大多急性起病，通常冬天加重，夏天减
轻。一般初起为1～10 mm 的红色炎性丘疹或斑丘疹，后逐渐增大
融合成边界清楚的斑块，可呈多种形态，如点滴状、斑块状、钱币
状、地图状等形状，周围有炎性红晕，表面覆以多层干燥灰白色鳞
屑，轻轻刮除表面鳞屑，如蜡滴样，称为蜡滴现象。刮除鳞屑后，可逐渐露出一层淡红色的半透明薄
膜，称为薄膜现象。再刮除薄膜，可出现小出血点，称为点状出血（Auspitz 征）。蜡滴现象、薄膜现
象和点状出血是本病的临床特征。发生于头皮者，头皮鳞屑较厚，头发因厚积的鳞屑紧缩而成束状，
犹如毛笔，称为束状发，此症状亦为本病的典型临床特征之一。

（2）脓疱型：较为少见，一般分为泛发型和局限型。可发生于全身各处，但以四肢屈侧和皱襞处
多见。大多急性发病，可在数周内泛发全身，表现为在银屑病的皮损上出现密集分布的浅在性无菌性
小脓疱，针尖至粟粒大小，浅白色或黄白色，在表面覆有不典型的银屑病鳞屑，而后脓疱迅速增多形
成大片，部分融合成脓湖或环形红斑，边缘部位常有较多的小脓疱。一般1～2周后脓疱干燥、结痂，
但其下又可出现新发脓疱。病情可自然缓解，但可呈周期性反复发作。患者可因继发感染、全身衰竭
而死亡。

（3）关节病型：又称为银屑病性关节炎，患者除有银屑病损害外，还可发生类风湿关节炎症状，
多数患者关节炎症状继发于皮损后出现，关节炎可同时发生于大小关节，从中轴关节到外周关节均可
发病，但以手、腕、足等小关节多见，尤以指/趾关节，特别是指/趾末端关节受累更加常见。受累
关节可出现肿胀、疼痛、晨僵、关节畸形、活动受限等，严重者呈进行性进展。晚期可出现强直及肌
肉萎缩，从而导致残疾。关节症状的轻重与皮损无直接相关性。

（4）红皮病型：又称为银屑病性剥脱性皮炎，常因银屑病在急性期一些刺激因素或治疗不当等引
起，多见于成人，极少见于儿童，病程顽固，常数月或数年不愈。本病的临床表现为剥脱性皮炎，表
现为全身弥漫性潮红、浸润肿胀，表面覆以大量糠状鳞屑，可不断脱落，几乎累及整个体表。指/趾
甲混浊、肥厚、变形，甚至出现甲剥离而脱落。

（三）银屑病共病

除了皮肤症状，中重度银屑病患者可合并其他相关疾病如高血压、心血管疾病、肥胖、代谢综合
征、抑郁症、皮肤肿瘤、自身免疫病等，目前称为银屑病共病（comorbidity），从而认为银屑病是一
种系统性炎症性疾病。针对这些共病，目前建议轻度银屑病患者应每年筛查，而重度银屑病患者应6
个月筛查一次。

（四）诊断及鉴别诊断

根据本病的皮疹特点（如蜡滴现象、薄膜现象、点状出血、束状发等）、好发部位、病情的季节
性变化等，一般诊断不难，必要时结合关节X线检查。

寻常型银屑病需与脂溢性皮炎、玫瑰糠疹、梅毒、副银屑病、扁平苔藓、毛发红糠疹等相鉴别。

脓疱型银屑病需与连续性肢端皮炎、急性泛发性发疹性脓疱病等相鉴别。关节病型银屑病需与类风湿关节炎相鉴别。红皮病型银屑病需与剥脱性皮炎等相鉴别。

（五）治疗

在制订合理的治疗方案前，需根据银屑病的受累范围、部位、皮损的严重程度、对生活质量的影响程度等来评估银屑病的严重程度。临床上常采用 10 分制规则法来界定银屑病的严重程度。体表受累面积≥10%（BSA，10 个手掌面积的面积）或银屑病皮损面积和严重程度指数评分（PASI 评分）≥10，或皮肤病生活质量指数（DLQI）≥10 为重度银屑病，BSA 为 3%～10%、PASI 为 3～10、DLQI 6～10 为中度银屑病，BSA < 3、PASI < 3、DLQI < 6 为轻度银屑病。

因本病病因未明，发病机制复杂，目前尚无根治和预防的方法。本病的治疗目的：控制及稳定病情，减缓病程进展。尽量避免复发及诱发加重的因素，减少治疗的近期与远期不良反应。控制与银屑病相关的并发症，提高患者生活质量。治疗原则是规范、安全、个体化。轻度银屑病以外用药物治疗为主，若疗效不佳，可遵循联合、轮换、序贯的策略。中度银屑病在外用药物治疗基础上，可联合紫外线光疗和（或）系统药物治疗。重度银屑病则以系统药物和（或）紫外线光疗为主，外用药物为辅。

1. 外用药物治疗

（1）润肤剂：常用于急性期、进展期寻常型和红皮病型银屑病。润肤剂作为局部药物治疗的基础用药，可增加药物的渗透性，提高局部外用糖皮质激素的疗效。

（2）维生素 D_3 衍生物：如卡泊三醇、他卡西醇、骨化三醇等，适用于静止期斑块型银屑病，可单一治疗或联合治疗。与糖皮质激素联合、交替使用，可增强疗效，降低不良反应。禁忌证：用量需超过最大推荐剂量；骨或钙代谢异常；肾功能不全；妊娠期及哺乳期妇女。

（3）维 A 酸类药：可用于躯干和四肢部位且体表面积小于 20% 的静止期斑块状银屑病，孕妇和哺乳期妇女禁用。维 A 酸类药最好与外用糖皮质激素联合，可以减少刺激，增强疗效。维 A 酸类联合 UVB 光疗时，可提高疗效，减少光疗的剂量。

（4）糖皮质激素：糖皮质激素分为 4 级，即超强效、强效、中效和弱效。使用超强效糖皮质激素（如 0.05% 卤米松乳膏、0.02%～0.05% 丙酸氯倍他索、0.1% 哈西奈德等）的时限通常在 2～4 周，取得明显疗效后逐渐减量，不主张长期连续使用。一般寻常型银屑病可选用中效（如 1.0% 丁酸氢化可的松、0.05% 醋酸地塞米松、0.025%～0.1% 曲安奈德、0.01% 氟轻松等）或强效糖皮质激素（如 0.1% 糠酸莫米松、0.025% 氟轻松、0.025% 哈西奈德等）；红皮病型和脓疱型银屑病宜选用弱效或中效糖皮质激素；面部、腋窝、阴囊等部位及儿童可选用低中效非氟化糖皮质激素；掌跖银屑病可用超强或强效类糖皮质激素。为避免长期或持续外用引起的如皮肤萎缩、毛细血管扩张、萎缩纹、紫癜、多毛等不良反应，外用糖皮质激素可采用常规外涂、间歇、联合、轮换、封包和序贯的治疗策略。

（5）钙调磷酸酶抑制剂：可用于治疗面部和反向银屑病。他克莫司或吡美莫司可作为银屑病面部皮损的首选治疗。

（6）其他药物：角质促成剂：常用药物有 2%～5% 焦油或糠馏油、5%～10% 黑豆馏油、3% 水杨酸、3%～5% 硫黄、0.1%～0.5% 蒽林、5% 鱼石脂。煤焦油软膏可与 UVB 联合，对寻常型银屑病的疗效远优于单用煤焦油软膏或单用紫外线疗法。角质松解剂：5%～10% 水杨酸、10% 硫黄、20% 尿素、0.1% 维 A 酸等。还有地蒽酚、抗人 IL-8 单克隆抗体乳膏等均可用于银屑病的治疗。

2. 系统药物治疗

（1）免疫抑制药

1）甲氨蝶呤（methotrexate，MTX）：对各型银屑病均显示较好的疗效。

甲氨蝶呤的临床疗效与剂量相关，推荐起始剂量 2.5～7.5 mg/ 周（小儿常用量为 0.2～0.4 mg/kg），可单次口服或分 3 次口服（每 12 小时服药一次，在 36 h 内连服 3 次），若 7～10 d 后血细胞计数正常，可有规律地使用 MTX。每 2~4 周增加 2.5 mg，逐渐增加剂量到 15~25 mg/ 周，每周总量不超过 30 mg。一旦口服剂量超过 25 mg，可行皮下注射、肌内注射或静脉注射，这样可以增加生物利用度，减轻胃肠道不良反应。推荐用达到最佳疗效的最低剂量，病情控制后至少维持 1~2 个月再逐渐减量，每 4 周减 2.5 mg，直到最小维持量。禁忌证：肾功能损伤；严重的贫血、白细胞减少、血小板减少；显著的肝功能异常、肝炎；同时服用增加肝毒性或甲氨蝶呤血药水平的药物；妊娠期及哺乳期妇女等。其不良反应有恶心、呕吐、腹痛、头痛、骨髓抑制、肝炎、肝硬化、机会性感染等。

2）环孢素（cyclosporin A，CyA）：对各类型银屑病都有效，推荐用于治疗严重及其他疗法如阿维 A、甲氨蝶呤治疗失败的中重度银屑病患者。对于儿童和青少年，只能在严重病例和其他药物治疗无效的情况下慎重使用。环孢素剂量 3~5 mg/（kg·d），分两次口服。每隔 2 周可增加一次剂量。一般用药后 7 d 内见效，4~8 周大部分患者可皮损基本消退，此后应逐渐减量以避免病情反弹，症状控制后每 2 周减量 0.5~1 mg/（kg·d），直至最低有效剂量维持治疗。连续使用最多不超过 2 年。禁忌证：肾功能损伤；无法控制的高血压；原发或继发免疫缺陷；同时进行免疫抑制疗法；过去或现在有恶性肿瘤病史等。如果患者服用可以耐受的最大剂量超过 6 周后还没有满意的疗效则必须停药。环孢素不良反应有多毛症、高血压、肾毒性、胃肠激惹、神经系统紊乱等。

3）其他免疫抑制药：硫唑嘌呤，一般起始剂量为 1~3 mg/（kg·d），在持续治疗期间，可根据临床反应和血液系统的耐受情况在此范围内做相应调整。若用药超过 3 个月无效则应停药。来氟米特：初始剂量 50 mg/d，3 d 后减至 20 mg/d。病情缓解后，可 10 mg/d。吗替麦考酚酯：一般推荐剂量口服 0.5~1.0 g 每日 2 次，或 0.5 g 每日 4 次，起始量可逐渐加量以增加患者的耐受性，可每月增加 0.25 g/d，最大剂量 4 g/d。可根据患者具体情况，逐渐减少剂量，进入维持期治疗，维持剂量 0.5 g，每日 2 次。

（2）维 A 酸类：广泛适用于各种类型银屑病，如斑块状银屑病、脓疱型银屑病。阿维 A 是脓疱型银屑病的一线用药，尤其是掌跖脓疱型，但不适用于治疗银屑病关节炎。单药治疗的最佳剂量为 25 mg 和 50 mg/d，一般用药 1 周后起效，病情控制后逐渐减量。阿维 A 的绝对禁忌证：妊娠期妇女、哺乳期妇女、近期有妊娠计划的妇女或停药 2 年内无足够可靠避孕措施的患者、对阿维 A 或其成分过敏者、肝肾功能损害者、酒精中毒者、不可控制的糖尿病等。使用阿维 A 治疗后需定期监测肝功能、血常规和血脂，育龄期女性需每月进行妊娠检测。

（3）糖皮质激素：一般不系统应用糖皮质激素治疗银屑病，只有皮肤科专科医生认为绝对必要时，在严格监控下酌情使用。适用于难以控制的红皮病型银屑病，其他药物无效或禁忌的泛发性脓疱型银屑病，急性多发性关节病型银屑病，可造成严重关节损害者，应用中等剂量糖皮质激素，如泼尼松每日 1.0 mg/（kg·d）口服，病情控制后逐渐减量。

（4）抗生素：因感染可诱发或加重银屑病，青霉素适用于急性点滴状银屑病。

（5）生物制剂：用于中重度斑块状银屑病和关节病型银屑病的治疗。目前国内已被批准用于银屑病临床治疗的生物制剂主要包括司库奇尤单抗、乌司奴单抗、古塞奇尤单抗、夫那奇珠单抗等。其他 JAK 抑制剂如阿布昔替尼、PDE4 抑制剂如阿普米司特等亦应用于银屑病的治疗。

3. 物理治疗

（1）光疗：长波紫外线（UVA）联合补骨脂素治疗银屑病，简称 PUVA。

1）NB-UVB：UVB 波长为 280~320 nm，适用于寻常型银屑病和关节病型银屑病。红皮病型和脓疱型银屑病患者慎用。初始剂量以 0.5~0.7 MED 照射。也可根据患者的皮肤类型、治疗经验确定初始剂量。每周治疗 3~5 次，隔日 1 次。根据照射后的反应，递增前次剂量的 10%~20% 或固定剂量（0.05 J/cm² 或 0.1 J/cm²）。一般 20 次可有明显疗效，总治疗时间需要 4 个月或更长时间。NB-UVB 主要有皮肤瘙痒、干燥、红斑、疼痛、色素沉着等不良反应。

2）PUVA：适用于中至重度寻常型银屑病，局限性斑块状银屑病（宜外用补骨脂 +UVA），其他治疗无效或因不良反应较大不能继续的红皮病型、脓疱型银屑病。禁忌证：其他光敏性皮肤病、系统性红斑狼疮、皮肌炎、妊娠期和哺乳期、有增加光敏性或增加皮肤癌风险为特征的遗传性疾病等。

3）308 nm 准分子激光：适合皮损面积 < 10% 体表面积的局限性斑块状银屑病和掌跖银屑病。起始剂量一般为 3 MED，踝部等区域 2 MED，厚斑块区域 4 MED，每周治疗 1 ~ 2 次。如原剂量无明显反应，递增 1 MED，直至出现反应。

（七）预防

避免饮酒、吸烟及进食过于辛辣刺激性食物；避免物理性、化学性物质和药物的刺激；避免使用诱发和加重银屑病的药物如锂盐、抗疟药、钙拮抗剂、非甾体抗炎药、干扰素、β 受体阻滞剂等；避免过度或伤害性治疗；避免感染及清除感染性病灶。

二、玫瑰糠疹

玫瑰糠疹是一种多见于春秋季的、好发于躯干和四肢近端的、急性炎症性、自限性丘疹性鳞屑性疾病。

（一）病因及发病机制

病因不明，有可能与人疱疹病毒 HHV-7 及 HHV-6 有关，为活化病毒导致的病毒血症。此外，自身免疫病的易感基因 HLA-DR 抗原在玫瑰糠疹皮损的角质形成细胞中增加，认为本病具有遗传易感性。本病还与细胞免疫反应有关，药物砷剂、金剂、有机汞等可诱发玫瑰糠疹。

（二）临床表现

1. 症状 常伴有不同程度的瘙痒，发生率为 80%。68.8% 的患者发病前有上呼吸道感染病史，部分患者有前驱症状如全身不适、疲劳、发热、头痛、咽喉痛、关节痛等，尚有恶心、食欲减退、肌痛等。

2. 体征 好发于躯干和四肢近端，开始为一个孤立的玫瑰色淡红色丘疹或斑丘疹，1 ~ 2 d 迅速增大，形成直径为 2 ~ 3 cm 或更大的粉红色至橙色斑，呈椭圆形或环状，境界清楚，覆有细薄鳞屑，称为前驱斑或母斑（herald patch），最常见于前胸，50% ~ 90% 患者可见母斑。母斑出现后 2 d ~ 2 个月，通常为 1 ~ 2 周，皮损增多、扩大，在躯干、四肢近端相继出现泛发性、对称性、成批形似母斑的皮损，直径 0.2 ~ 1 cm，常呈椭圆形，边缘覆领圈状、游离缘向内的鳞屑，皮损长轴与皮纹走向一致，皮损数个至数百个不等。本病有自限性，90% 的患者皮疹可在 2 个月内消退，亦有数月甚至数年不愈者，但痊愈后一般不复发。

（三）诊断及鉴别诊断

依据在躯干和四肢近端依次出现母斑、子斑，基本损害为卵圆形淡红色至橙红色斑，分布对称，皮损长轴与皮纹走向一致，上附细小鳞屑，常伴有瘙痒，一般诊断不难。

本病需与二期梅毒疹、钱币状湿疹、体癣、点滴状银屑病、副银屑病、花斑癣等疾病相鉴别。

（四）治疗

本病有自限性，治疗目的主要是减轻症状和缩短病程。

1. 外用药物治疗 可外用炉甘石洗剂及糖皮质激素乳膏等，可迅速减轻症状；皮肤干燥者可外用润肤剂。

2. 系统用药治疗 瘙痒明显者可用抗组胺药、维生素 C、葡萄糖酸钙及硫代硫酸钠等。病程严重可酌情短期使用小剂量糖皮质激素。

3. 物理治疗 如 UVB 照射，1 周连续 5 d，共 2 周，可促进皮损消退、缩短病程。

（卢井发）

第二节　带状疱疹、单纯疱疹

病毒在自然界分布非常广泛，可在人、动物、植物和真菌的细胞中寄居并引起感染，而由病毒感染引起的以皮肤、黏膜为主要表现的疾病称为病毒感染性皮肤病，可表现为以皮肤、黏膜改变为主要表现，亦可能有全身多系统受累的表现，其中带状疱疹、单纯疱疹为最常见的病毒性皮肤病之一。

一、带状疱疹

带状疱疹（herpes zoster）俗称"蜘蛛疮"，中医学称为"缠腰火丹"，是由水痘-带状疱疹病毒（VZV）再激活引起的表现为沿单侧周围神经分布的簇集性小水疱的感觉神经节、神经、皮肤的疾病，常伴有明显的神经痛。

（一）病因及发病机制

VZV属于DNA病毒，人是VZV的唯一宿主，可经飞沫和（或）接触传染。VZV初次感染人类后表面为水痘或潜伏感染，在水痘痊愈后，仍有病毒潜伏于脊髓后根神经节或脑神经感觉神经节内，当某些因素如高龄、受凉、创伤、疲劳、恶性肿瘤、使用糖皮质激素和免疫抑制药等导致患者抵抗力下降时，潜伏病毒被激活，感觉神经轴索迁移至该神经所支配区域的皮肤并复制，产生水疱，同时受累神经发生炎症、坏死，产生神经痛，从而引起带状疱疹。带状疱疹痊愈后可获得持久的免疫，一般不会再发。

（二）临床表现

好发于春季，所有人均可罹患，但好发于成年人，特别是老年患者。

1. **症状**　发病前常有低热、乏力、食欲减退等全身症状，局部皮肤有烧灼感和神经痛等症状，触之有明显的痛觉敏感，但亦有无前驱症状者即发疹者。局部可触及淋巴结肿大，好发部位依次为肋间神经、颈神经、三叉神经和腰骶神经支配区域。当皮疹出现时，前驱症状可消退。

2. **体征**　患处先出现红斑，很快出现粟粒至绿豆大小丘疹、丘疱疹，簇集分布但不融合，继而变为水疱，疱壁紧张发亮，疱液澄清，周围绕以红晕，各簇水疱群间皮肤正常（图5-4-2）。皮损沿某一外周神经呈带状分布，多发生于身体一侧，一般不超过正中线。数天后水疱内容可混浊或呈出血性，部分水疱可破裂形成糜烂面，经5~10 d干燥结痂，痂脱可有暂时性淡红色斑或色素沉着斑，一般不留瘢痕。神经痛为本病特征之一，老年患者较重。病程一般为2~3周，老年人3~4周。老年人、营养不良者，皮损处可出现坏死、溃疡，愈后可留瘢痕。因患者抵抗力有差异，皮损轻重各异，可仅有皮区疼痛而无皮损（无皮疹形）、仅有红斑而不形成水疱（顿挫型）、水疱呈血性（出血型）、水疱基底部组织坏死（坏疽型）、大疱型等。

部分患者可出现特殊类型的带状疱疹如眼带状疱疹、耳带状疱疹和播散性带状疱疹。同时累及膝状神经节、面神经的运动和感觉神经纤维时，可出现面瘫、耳痛及外耳道疱疹三联征，称为Ramsay-Hunt综合征。

（三）诊断及鉴别诊断

本病依据典型的皮疹：簇集性水疱，沿外周神经成簇、带状分布，一般不超过正中线，以及明显的神经痛，一般诊断不难。

本病需与丹毒、单纯疱疹、接触性皮炎、丘疹性荨麻疹、心绞痛、阑尾炎、肋间神经炎等相鉴别。

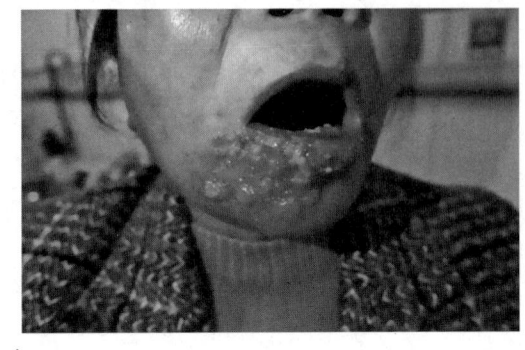

图5-4-2　带状疱疹

（四）治疗

本病有自限性，治疗原则为促进皮疹消退、缓解疼痛、提高患者的生活质量。

1. **抗病毒治疗** 应早期、足量使用，特别是 50 岁以上患者，发病后 24～72 h 及时治疗，有利于减轻神经痛，缩短病程。常用药物：阿昔洛韦每次 5～10 mg/kg，静脉滴注，每 8 小时 1 次，或口服阿昔洛韦每次 800 mg，每日 5 次，用 7～10 d。伐昔洛韦每次 1 g，每日 3 次或泛昔洛韦每次 250 mg，每日 3 次，7 d 为 1 个疗程。溴夫定片每次 125 mg，每日 1 次，共 7 d，肝功能及肾功能不全者，无须调整剂量。

2. **镇静镇痛** 个体综合治疗，需全程管理。给予镇痛药如非甾体抗炎药（如双氯芬酸钠）、三环类抗抑郁药（如阿米替林等）、钙通道调节剂（如普瑞巴林、加巴喷丁）、曲马多、阿片类药（如羟考酮、美沙酮等）。

3. **糖皮质激素** 目前观点尚不一致，多认为早期使用可抑制炎症，缩短急性期疱疹相关性疼痛的病程，尤其对防止持久性脑神经麻痹和严重的眼部疾患有积极意义。疗程为 7 d。

4. **维生素及免疫疗法** 维生素 B_1、维生素 B_6、维生素 B_{12}、α 干扰素、转移因子等口服或注射。

5. **物理疗法** 紫外线、红外线等局部照射，可促进皮损干涸结痂，缓解疼痛。

6. **局部治疗** 以抗病毒、干燥、抗炎为主。皮损未破时可外用炉甘石洗剂、阿昔洛韦乳膏等，皮损破溃者可外用 2% 莫匹罗星软膏或 3% 硼酸溶液。对眼带状疱疹可用 0.1%～0.5% 阿昔洛韦眼药水滴眼。

（五）预防

目前 VZV 疫苗有两种：默克制药生产的 Zostavax 和葛兰素史克生产的 Shingrix，后者保护作用更持久，安全性更佳，不存在病毒播散风险。接种 VZV 疫苗免疫属于一级预防，可降低高危人群的水痘和带状疱疹发生率。

二、单纯疱疹

单纯疱疹（herpes simplex）是一种由单纯疱疹病毒所引起的，临床以簇集性水疱为特征，好发于皮肤黏膜交界处的自限性、复发性感染性疾病。

（一）病因及发病机制

由单纯疱疹病毒（HSV）所致。单纯疱疹病毒是 DNA 病毒，根据病毒蛋白抗原性质的不同，分为 Ⅰ 型（HSV-Ⅰ）和 Ⅱ 型（HSV-Ⅱ）。面部单纯疱疹多由 HSV-Ⅰ 引起，而 HSV-Ⅱ 主要感染生殖器部位。病毒侵入皮肤黏膜后，先在局部增殖，形成初发感染，机体很快产生特异性免疫，将大部分病毒清除，但少数病毒沿神经末梢上行至支配皮损区域的神经节内长期潜伏，这些病毒通过潜伏感染或某些机制逃逸免疫细胞的清除，当受到发热、受凉、消化不良、暴晒、劳累、月经、机械刺激等的影响，病毒被激活并神经轴索迁移至神经末梢分布的上皮，病毒复制、增殖，形成疱疹复发。HSV 感染持续终身。

（二）临床表现

潜伏期为 2～12 d，平均 6 d。临床上可分为原发性感染（初发型）和复发性感染（复发型），前者较后者重，病程更长，自觉症状更加明显。

1. **症状** 可有自觉灼热、疼痛或发痒，或无明显自觉症状。原发者可有发热（体温高达 39℃）、全身不适、局部淋巴结肿大。

2. **体征** 好发于皮肤黏膜交界处，如唇缘、眼角、口角、鼻孔等部位，表现为迅速出现的簇集性小水疱，疱液清，疱壁薄，易破溃形成浅溃疡，疼痛较明显，2～10 d 干燥结痂，痂皮脱落后不留瘢痕（图 5-4-3）。

（三）诊断及鉴别诊断

1. 诊断 根据病史、典型皮疹：簇集性水疱、好发于皮肤黏膜交界处，自觉灼热和瘙痒，易复发等特点，可做出临床诊断。

2. 鉴别诊断 本病应与带状疱疹、脓疱疮、手足口病、水痘、阿弗他口炎、多形红斑等相鉴别。

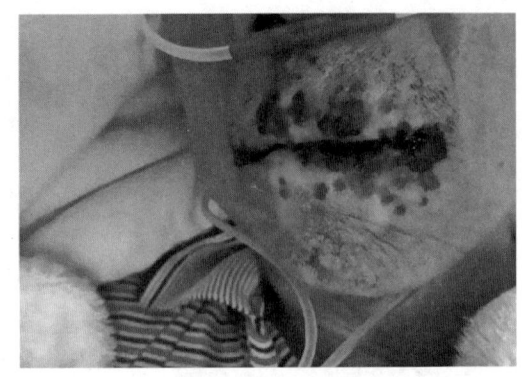

图 5-4-3 原发性单纯疱疹

（四）治疗

治疗原则为缩短病程，防止继发感染和并发症，减少复发和传播机会。

1. 局部治疗 可外用 3% 阿昔洛韦软膏、1% 喷昔洛韦乳膏等。继发感染者可外用莫匹罗星软膏、夫西地酸乳膏等。

2. 全身治疗 对轻度患者及发作不频繁者可不给予全身治疗。对症状较重、抵抗力较差者或频繁发作的复发性疱疹，给予全身治疗。

（1）初发型单纯疱疹：阿昔洛韦 200 mg，每日 5 次；或伐昔洛韦 300 mg，每日 2 次；泛昔洛韦 250 mg，每日 3 次；口服，疗程 7～10 d。

（2）复发性单纯疱疹：采用间歇疗法，最好在出现前驱症状或皮损出现 24 h 内开始治疗。阿昔洛韦 200 mg，每日 5 次；或伐昔洛韦 300 mg，每日 2 次；泛昔洛韦 125～250 mg，每日 3 次；口服，疗程 5 日。

（3）频繁复发者（1 年复发 6 次以上）：为减少复发次数，可应用病毒抑制疗法，一般连续口服 6～12 个月。

（4）原发感染症状严重或皮损泛发者：可以静脉注射阿昔洛韦，疗程一般为 5～7 日。

（五）预防

目前尚无理想的防止单纯疱疹复发的方法，建议加强身体锻炼，减少饮酒、熬夜，必要时可注射单纯疱疹灭活疫苗或口服阿昔洛韦预防单纯疱疹复发。

（卢井发）

数字资源详见 新形态教材网

▣ 教学课件　　🏆 拓展阅读　　📝 自测题及参考答案

第 五 章

耳鼻咽喉科疾病

耳鼻咽喉科学是医学领域中的一个重要分支，它涉及人体耳朵、鼻腔、咽喉等重要器官的疾病诊断和治疗。耳鼻咽喉科学的发展对于人类健康和生活质量有着重要的影响。耳鼻咽喉科的疾病种类多样，常见的有中耳炎、鼻炎、鼻窦炎、咽喉炎，以及与耳鼻咽喉相关的先天性疾病、良恶性肿瘤等。本章旨在全面介绍包括中耳炎、鼻炎、咽喉炎等在内的耳鼻咽喉科常见炎性疾病的种类、特点、诊断以及治疗。通过对本章的学习，读者将对耳鼻咽喉科学有更全面的理解，为今后的临床工作奠定坚实基础。

第一节　急性中耳炎和耳郭软骨膜炎

一、急性中耳炎

急性化脓性中耳炎（acute suppurative otitis media，AOM）是由细菌感染引起的中耳黏膜的急性化脓性炎症。本病好发于儿童，常继发于上呼吸道感染。临床上以耳痛、耳鸣及听力减退、耳漏等为主要症状，且常伴有全身症状的出现。

（一）病因及感染途径

由于各种原因引起的全身抵抗力下降，全身慢性疾病及邻近部位的疾病是本病的诱因。主要致病菌为肺炎链球菌、流感嗜血杆菌、乙型溶血性链球菌、葡萄球菌及铜绿假单胞菌等，前两者在小儿多见。致病菌可通过咽鼓管途径、外耳道鼓膜途径、血行感染途径侵袭中耳。

1. 咽鼓管途径（最常见）

（1）急性上呼吸道感染：如急性鼻炎、急性鼻咽炎、急性扁桃体炎等，炎症向咽鼓管蔓延，咽鼓管黏膜发生充血、肿胀、纤毛运动障碍，局部免疫力下降，此时致病菌乘虚侵入中耳。

（2）急性传染病：如猩红热、麻疹、百日咳、流行性感冒、肺炎、伤寒等，致病微生物可经咽鼓管侵入中耳；亦可经咽鼓管发生其他致病菌的继发感染。

（3）在不洁的水中游泳或跳水，不适当的擤鼻、咽鼓管吹张、鼻腔冲洗及鼻咽部填塞等，致病菌可循咽鼓管侵入中耳。

（4）婴儿哺乳位置不当，如平卧吮奶，乳汁可经短而宽的咽鼓管流入中耳。

2. 外耳道鼓膜途径　因鼓膜外伤、不正规的鼓膜穿刺或鼓室置管时的污染，致病菌可从外耳道侵入中耳。

3. 血行感染　极少见。

（二）病理

感染早期中耳黏膜充血水肿及咽鼓管咽口闭塞，鼓室内形成负压，血浆、纤维蛋白、红细胞及多形核白细胞渗出，聚集于鼓室逐渐成脓液，伴随鼓室内积脓增多，鼓室内压力增大，鼓膜受压而出现缺血，加之血栓性静脉炎，导致局部溃破、穿孔，出现耳流脓。若治疗及时得当，炎症可逐渐消退，黏膜恢复正常，小的鼓膜穿孔可自行修复。

（三）临床表现

急性化脓性中耳炎鼓膜穿孔前后对比见表 5-5-1。

表 5-5-1　急性化脓性中耳炎鼓膜穿孔前后对比

	穿孔前	穿孔后
耳痛	疼痛剧烈，如为搏动性跳痛、刺痛，可放射至同侧头部及牙齿	疼痛减轻
流脓	无	初为脓血样，后变为脓性分泌物
听力减退	耳闷，听力下降	逐渐减轻
耳鸣	搏动性	逐渐消失
全身症状	轻重不一，严重的伴有发热、畏寒、倦怠、食欲减退。儿童重于成人，常伴有呕吐、腹泻等类似消化道中毒症状	体温很快恢复正常，症状明显减轻

（四）检查

1. 耳周检查　可有乳突尖及鼓窦区轻微压痛。儿童乳突区皮肤可出现轻度红肿。

2. 耳镜检查　早期可见鼓膜松弛部充血，紧张部周边及锤骨柄区可见扩张的、呈放射性的血管。随着病情逐渐发展，整个鼓膜弥漫性充血、肿胀，向外膨出，正常标志物不易辨识。穿孔前，局部先出现一小黄点。穿孔初始，穿孔处为一搏动亮点，称之为"灯塔征"，分泌物从该处涌出。待穿孔稍扩大后，方能清晰查见其边界。坏死性中耳炎可发生多个穿孔，并迅速融合，形成大穿孔。

3. 听力检查　多呈传导性聋，听阈可达 40～50 dB。少数患者如耳蜗受累，则可出现混合性聋或感音神经性聋。

4. 血液分析　白细胞总数增多，中性粒细胞比例增加。穿孔后血常规渐趋正常。

（五）诊断及鉴别诊断

根据病史、临床表现及检查，可以明确诊断。但应注意与外耳道疖及急性鼓膜炎的鉴别。

（六）治疗

本病的治疗原则：控制感染，通畅引流，去除病因。

1. 一般治疗　及早应用足量抗生素控制感染，务求彻底治愈，防止发生并发症或转为慢性。鼓膜穿孔后，可取脓液细菌培养及药敏试验，参照结果调整用药。对于全身症状重者予支持治疗。儿童出现呕吐、腹泻时，应注意补液，并及时纠正电解质紊乱。

2. 局部治疗

（1）鼓膜穿孔前

1）酚甘油滴耳剂滴耳，可消炎止痛。鼓膜穿孔时禁用，以免腐蚀鼓膜及鼓室黏膜。

2）当出现以下情况时，应做鼓膜切开术：全身及局部症状较重，鼓膜膨出明显，经保守治疗效果不明显时；鼓膜穿孔太小，分泌物引流不畅；怀疑有并发症可能，但尚无须立即行乳突开放术者。

（2）鼓膜穿孔后

1）可先用3%过氧化氢彻底清洗外耳道脓液，拭干。

2）局部使用滴耳剂，如0.3%氧氟沙星滴耳剂或复方利福平液等，注意滴耳剂勿使用有耳毒性的，勿使用粉剂。

3）当脓液已减少，炎症逐渐消退时，可用甘油或乙醇制剂滴耳，如3%硼酸甘油、3%硼酸乙醇等。

4）炎症完全消退后，穿孔大多可自行愈合。对于已无流脓症状而鼓膜穿孔长期不愈合者，可行鼓膜修补术。

3. 病因治疗　积极治疗鼻部及咽部慢性疾病。

（七）预防

（1）积极锻炼身体，提高身体素质，预防和治疗上呼吸道感染。

（2）宣传正确的哺乳方式，哺乳时应将婴儿抱起，使头部竖直，控制乳汁流出速度，进食后拍嗝。

（3）鼓膜穿孔及鼓室置管者禁止游泳，洗浴时防止污水流入耳内。

二、耳郭软骨膜炎

耳郭化脓性软骨膜炎（suppurative perichondritis of auricle）是指耳郭软骨膜的化脓性炎症，炎症位于软骨和软骨膜之间，疼痛明显，常因软骨坏死而导致耳郭畸形，且病情发展比较迅速，应积极尽早治疗。

（一）病因

常因外伤、手术、冻伤、烧伤等继发感染所致。致病菌以铜绿假单胞菌多见，其次为金黄色葡萄球菌。感染后脓肿形成，脓液聚集在软骨与软骨膜之间，软骨因血供障碍而逐渐坏死，破坏耳郭正常形态。

（二）临床表现

1. 起病初期　耳郭肿痛，随着红、肿、热、痛的逐渐加重患者疼痛加剧，出现发热及食欲减退等全身不适症状。

2. 疾病进展期　随着疾病的不断进展，有脓肿形成时可见局部隆起，有波动感，可破溃流脓。

（三）诊断

根据病因及临床表现可做出诊断。

（四）治疗

1. 脓肿尚未形成时　全身应用足量敏感的抗生素控制感染。可配合局部理疗、鱼石脂软膏外敷或含氯石灰硼酸溶液湿敷等，以促进炎症消退。

2. 脓肿已形成后　需切开清创处理。首先在局麻或全麻下，沿耳轮内侧的舟状窝做半圆形切开，然后充分暴露脓腔，清除脓液，切除肉芽组织及坏死组织，尽可能保留耳轮部位的软骨，以防造成耳郭畸形，术腔予以敏感抗生素溶液反复冲洗，术毕将皮肤覆盖回创面，置入橡皮片引流，不予完全缝合，避免术后出血形成血肿或以后机化收缩，最后用适量纱块加压包扎。术后每日或隔日换药，直至炎症消退拔除引流，局部稍加压包扎。

3. 已形成耳郭畸形者　可3个月后行整形修复术。

（五）预防

（1）耳部手术操作时应严格遵循无菌操作原则。

（2）耳郭外伤需彻底清创，防止继发感染。

（3）积极治疗外耳的感染性疾病。

（兰贤斌）

第二节　鼻炎和鼻窦炎

一、鼻炎

鼻炎（rhinitis）即鼻腔炎性疾病，是病毒、细菌、变应原、各种物理化学因子及某些全身性疾病引起的鼻腔黏膜的炎症。主要病理改变为鼻腔黏膜充血、肿胀、渗出、增生、萎缩或坏死等。本节主要介绍急性鼻炎和慢性鼻炎。

（一）急性鼻炎

急性鼻炎（acute rhinitis）是由病毒感染引起的鼻黏膜的急性炎性疾病，俗称"感冒""伤风"，有一定的传染性，是人类最常见的疾病，四季均可发病，冬季多见。

1. 病因及病理

（1）病因：主要致病微生物为病毒，可继发细菌感染。鼻病毒最为常见，其次是流感和副流感病毒、冠状病毒、腺病毒、柯萨奇病毒等，其主要传播方式是经呼吸道吸入，当机体抵抗力因各种诱因出现下降时，病毒可侵犯鼻腔黏膜。

（2）病理：初期鼻黏膜血管痉挛、缺血、腺体分泌减少，鼻黏膜呈现灼热感。进而鼻黏膜血管扩张、充血、水肿、腺体分泌增多，鼻腔出现水样涕或黏液涕。若继发细菌感染，黏膜下中性粒细胞浸润及上皮细胞脱落坏死，又转变成黏脓涕。恢复期，上皮细胞新生，功能恢复正常。

2. 临床表现　潜伏期 1~3 d。整个病程可分为 3 期。

（1）前驱期：数小时或 1~2 d。鼻腔出现痒、干燥、灼热或异物感，鼻腔检查：鼻黏膜急性充血，干燥。少数患者伴有畏寒、全身不适等症状。

（2）卡他期：为 2~7 d。此期出现鼻塞、打喷嚏、流清水样鼻涕、嗅觉减退、说话时有闭塞性鼻音，同时全身症状达高峰，如发热、倦怠、食欲减退及头痛等，儿童患病时，全身症状较成人严重，常伴有较明显的消化道症状，如呕吐、腹泻等。鼻腔检查：鼻黏膜弥漫性充血、肿胀，鼻道内大量水样或黏液性分泌物。

（3）恢复期：清鼻涕减少，逐渐变为黏脓性，合并细菌感染时，鼻涕变为脓性，全身症状逐渐减轻。如无并发症，7~10 d 后恢复正常。

3. 诊断及鉴别诊断　根据病因及临床表现（前驱期、卡他期、恢复期）可做出诊断，但应注意与流感、变应性鼻炎、急性鼻窦炎、血管运动性鼻炎、急性传染病等疾病相鉴别。

4. 治疗　主要以支持、对症治疗为主，并注意预防并发症。

（1）全身治疗

1）早期用发汗疗法：可减轻症状，缩短病程。

2）解热镇痛药：阿司匹林、对乙酰氨基酚等。

3）中成药：疏风解表，驱邪为主。

4）抗病毒药：可在发病早期使用。

5）抗菌药：合并细菌感染或有可疑并发症时使用。

6）其他治疗：大量饮水，饮食清淡，疏通大便，注意休息。

（2）局部治疗

1）减充血剂喷鼻，减轻鼻塞，儿童用药浓度适当降低。减充血剂连续使用不超过 7 d。

2）使用针灸及穴位按摩方法，可减轻鼻塞。

3）鼻腔冲洗，可用生理盐水或高渗盐水冲洗鼻腔，促使鼻腔分泌物排出，改善鼻腔通气。

5. 预防

（1）增强抵抗力：加强锻炼，冬季增加户外活动，增强对寒冷的适应能力。应注意劳逸结合和合理饮食。

（2）感冒流行期间应避免与患者密切接触：尽量不或少出入公共场所，注意居室通风。可服用板蓝根等抗病毒中药预防。

（二）慢性鼻炎

慢性鼻炎（chronic rhinitis）是鼻黏膜及黏膜下层的慢性炎症。其主要特点是炎症持续3个月以上或反复发作，伴有不同程度的鼻塞，分泌物增多，无明确的致病微生物。根据慢性鼻炎的病理和功能紊乱的程度，可分为慢性单纯性鼻炎和慢性肥厚性鼻炎。

1. 病因及病理

（1）病因

1）全身因素

A. 慢性鼻炎常为一些全身性疾病的局部表现，如贫血、结核、糖尿病、风湿病、急性传染病及慢性心、肝、肾疾病等，均可引起鼻黏膜长期淤血或反射性充血。

B. 营养不良，如维生素A、维生素C缺乏，可致鼻黏膜肥厚，腺体退化。

C. 内分泌失调，如甲状腺功能减退可引起鼻黏膜水肿；青春期、月经期和妊娠期鼻黏膜即可发生充血、肿胀，少数可引起鼻黏膜肥厚。

D. 烟酒嗜好或长期过度疲劳，可致鼻黏膜血管舒缩功能障碍。

E. 免疫功能障碍，如自身免疫病、艾滋病、脉管炎、囊性纤维化及器官移植或肿瘤患者长期使用免疫抑制药等。

2）局部因素

A. 急性鼻炎反复发作或治疗不彻底，逐渐发展为慢性鼻炎。

B. 鼻窦的慢性炎症，或邻近感染灶的影响，如慢性扁桃体炎、腺样体肥大等，鼻黏膜长期受到脓性分泌物的刺激，促使发生慢性鼻炎。

C. 鼻中隔偏曲、鼻腔狭窄、异物及肿瘤妨碍鼻腔通气引流，使病原微生物容易局部存留，以致反复发生炎症。

D. 鼻腔用药不当，如长期滴用血管收缩剂引起鼻黏膜舒缩功能障碍，血管扩张，黏膜肿胀。

3）职业和环境因素：职业或生活环境中长期吸入各种粉尘，如煤、岩石、水泥、面粉、石灰等可损伤鼻黏膜纤毛功能。各种化学物质及刺激性气体（如二氧化硫、甲醛及乙醇等）均可引起慢性鼻炎。另外，环境中温度和湿度的急剧变化也可导致本病。

（2）病理

1）慢性单纯性鼻炎：鼻黏膜深层血管，特别是下鼻甲海绵状血窦慢性扩张，通透性增加，伴有淋巴细胞、浆细胞为主的炎性细胞浸润，黏液腺分泌增加。

2）慢性肥厚性鼻炎：在慢性单纯性鼻炎的基础上进一步发展，引起黏膜、黏膜下层，甚至骨及骨膜的局限性或弥漫性纤维组织增生、肥厚，尤以下鼻甲明显，呈结节状、桑椹状或分叶状。

2. 临床表现 见表5-5-2。

3. 诊断 根据病史、症状可做出诊断，应注意慢性单纯性鼻炎与慢性肥厚性鼻炎之间的鉴别。

4. 治疗

（1）慢性单纯性鼻炎：针对全身及局部病因治疗，及时治疗全身性慢性疾病、鼻窦炎、邻近感染病灶和鼻中隔偏曲等。局部以保守治疗为主，如糖皮质激素喷鼻剂，是目前治疗鼻黏膜炎症性疾病的

表 5-5-2　慢性单纯性鼻炎与慢性肥厚性鼻炎的临床表现比较

症状及体征	慢性单纯性鼻炎	慢性肥厚性鼻炎
鼻塞	间歇性、交替性	持续性
鼻涕	黏液性	黏液性或黏脓性，不易擤出
嗅觉减退	不明显	可有
闭塞性鼻音	无	有
耳鸣及闭塞感	无	可有
咽干及咽痛	可有	常有
头痛及头晕	可有	常有
下鼻甲变化	黏膜肿胀，暗红色，表面光滑，柔软，有弹性	黏膜肥厚，暗红色，呈结节状、桑椹状或分叶状，硬实，无弹性
麻黄碱反应	有明显反应	反应小或无反应
治疗	非手术	以手术为主

首选药物，此外，中药及局部定期热敷或针刺迎香穴等均有一定的疗效。

（2）慢性肥厚性鼻炎：保守治疗同慢性单纯性鼻炎，对肥厚的下鼻甲可采用手术治疗，方式有下鼻甲黏膜下部分切除，切除的黏膜原则上以不超过下鼻甲的 1/3 为宜；下鼻甲黏骨膜下切除术；下鼻甲骨折外移术。

5. 预防　增强体质，改善生活和工作环境，预防感冒并积极治疗急性鼻炎，以避免发展成慢性鼻炎；合理使用鼻腔血管收缩剂等。

二、鼻窦炎

鼻窦黏膜炎症性疾病统称为鼻窦炎（sinusitis）。累及的鼻窦包括上颌窦、筛窦、额窦和蝶窦，这是一种在人群中发病率较高的疾病，影响患者生活质量。鼻窦炎可分为急性、慢性鼻窦炎两种。急性鼻窦炎多由上呼吸道感染引起，细菌与病毒感染可同时并发。慢性鼻窦炎较急性者多见，常为多个鼻窦同时受累。

（一）急性鼻窦炎

急性鼻窦炎（acute nasosinusitis）多继发于急性鼻炎，鼻窦黏膜的急性卡他性炎症或化脓性炎症是其主要病理改变，严重者可累及鼻窦骨质及其周围邻近组织器官，从而引起严重并发症。

1. 病因及病理

（1）病因：急性鼻窦炎多由上呼吸道感染引起，细菌与病毒感染可同时并发。常见致病菌是肺炎链球菌、溶血性链球菌和葡萄球菌等多种化脓性球菌，其次为流感嗜血杆菌和卡他莫拉菌属，由牙源性引起者多属厌氧菌感染，脓液常带恶臭。

急性鼻窦炎的感染常来自鼻腔源性感染、邻近组织源性感染、创伤源性感染、医源性感染，还有全身因素和中毒因素导致的。

（2）病理：与急性鼻炎相似，初为卡他期，进而发展为化脓期，炎症可侵及骨质或经血管扩散引起骨髓炎、眶内及颅内并发症。

2. 临床表现

（1）全身症状：多继发于急性鼻炎，原有症状加重，出现畏寒发热、全身不适、精神不振、食欲减退等，以急性牙源性上颌窦炎的全身症状较剧。儿童发热较常见，严重者可发生抽搐、呕吐和腹泻等全身症状。

（2）局部症状

1）鼻塞：因鼻黏膜充血肿胀和分泌物积存，可出现持续性鼻塞。

2）脓涕：鼻内有较多的黏脓性或脓性分泌物，初起时涕中可能带少许血液，牙源性上颌窦炎者脓涕有臭味。

3）局部疼痛和头痛：这是由于窦腔黏膜肿胀和分泌物潴留压迫或分泌物排空后负压引发，刺激三叉神经末梢而引起。急性上颌窦炎常在前额部、面颊部或上列磨牙发生疼痛，晨起轻，午后重。急性额窦炎晨起前额部剧痛，渐渐加重，午后减轻，至晚间全部消失。急性筛窦炎头痛较轻，局限于内眦或鼻根部，也可放射至头顶部。急性蝶窦炎表现为眼球深处疼痛，可放射到头顶部，还可出现早晨轻、午后重的枕部头痛。

4）嗅觉改变：鼻塞和炎症反应可导致嗅觉减退。

3. 诊断

（1）主要症状：鼻塞，流脓涕。

（2）次要症状：头面部胀满和压迫感，嗅觉减退。

（3）体征：局部红肿及压痛，如上颌窦可有颌面压痛，额窦可有前壁叩击痛，额部皮肤红肿及眶内上角压痛，筛窦可有鼻根部和内眦皮肤红肿及压痛。

（4）影像学检查：鼻窦 CT 可以清晰显示鼻窦黏膜病变、范围及有无骨质破坏等，是诊断鼻窦炎的首选影像学检查。MRI 是鉴别肿瘤性病变的重要手段，但不作为首选。

根据典型症状体征、实验室检查、影像学检查即可做出诊断。

4. 治疗　治疗原则：去除病因，改善鼻腔、鼻窦引流，控制感染，预防并发症。

（1）全身治疗：采用足量抗生素控制感染，一般治疗方法与急性鼻炎相同。

（2）局部治疗

1）鼻用糖皮质激素：临床首选局部用药。

2）鼻用减充血剂：疗程小于 7 d，防止药物性鼻炎发生。

（3）上颌窦穿刺冲洗术：此治疗同时亦有助于诊断。应在全身症状消退、局部急性炎症基本控制后施行。冲洗后可注入抗菌溶液，每周 1～2 次。

（4）牙病治疗：如为牙源性上颌窦炎，应同时治疗牙病。

（5）黏液促排剂：可以使用黏液促排剂，改善分泌物性状并易于排出。

（二）慢性鼻窦炎

慢性鼻窦炎（chronic sinusitis）多因急性鼻窦炎反复发作未及时彻底治愈而迁延导致，可单侧发病或单窦发病，双侧或多窦发病更常见。

1. 病因及病理

（1）病因：病因和致病菌与急性鼻窦炎相似。此外，特应性体质与本病关系甚为密切，本病亦可慢性起病（如牙源性上颌窦炎）。

（2）病理：黏膜改变表现为水肿、增厚、血管增生、淋巴细胞及浆细胞浸润、上皮纤毛脱落或鳞状化生及息肉样变，若分泌腺阻塞，则发生囊性改变。可有骨膜增厚或骨质吸收。黏膜可发生纤维组织增生导致血管阻塞和腺体萎缩。

2. 临床表现

（1）局部症状

1）脓涕：鼻涕多为脓性或黏脓性，黄色或黄绿色，量多少不定，可倒流向咽部，单侧有臭味者，多见于牙源性上颌窦炎或真菌感染。

2）鼻塞：轻重不等，多因鼻黏膜充血肿胀和分泌物增多所致。

3）嗅觉障碍：鼻塞和炎症反应可导致嗅觉减退。

4）头痛：慢性鼻窦炎一般无明显局部疼痛或头痛。如有头痛，常表现为钝痛或头部沉重感，白天重，夜间轻。患牙源性上颌窦炎时，常伴有同侧上列牙痛。

5）其他局部症状：由于脓涕流入咽部和长期用口呼吸，常伴有慢性咽炎症状，如痰多、异物感或咽干痛等。若影响咽鼓管，也可有耳鸣、耳聋等症状。

（2）全身症状：较轻或不明显，一般可有头昏、易倦、精神抑郁、萎靡不振、食欲缺乏、失眠、记忆力减退、注意力不集中、工作效率降低等症状。

3. 检查及诊断

（1）鼻腔检查：病变以鼻腔上部变化为主，可见中鼻甲水肿或肥大，甚至息肉样变。有的可见多发性息肉。前组鼻窦炎可见中鼻道及下鼻甲表面有黏脓性分泌物附着，后组鼻窦炎可见嗅裂及中鼻道后部存有黏脓液，严重者鼻咽部可见脓性分泌物。

（2）辅助检查：鼻窦 CT 有助于明确病变范围，明确局部骨质变化情况，由于其较高的分辨率，观察病变较为细致和全面，是目前诊断慢性鼻窦炎的良好指标。

病史、鼻腔检查及鼻窦 CT 是诊断慢性鼻窦炎的主要依据。

4. 治疗　治疗原则：慢性鼻窦炎不伴有鼻息肉者首选药物治疗，无改善者可考虑手术治疗。伴有鼻息肉或鼻腔解剖结构异常者首选手术治疗，围手术期仍需药物治疗。

（1）局部治疗：鼻内应用减充血剂和糖皮质激素，可改善鼻腔通气和引流，注意减充血剂应控制在 7 d 之内。

（2）鼻腔冲洗：目的是清除鼻腔内分泌物，以利鼻腔的通气和引流。

（3）鼻窦置换法：适用于多个鼻窦发炎者及儿童。

（4）手术治疗：鼻内镜下鼻窦手术为目前首选方法。在鼻内镜直视下，彻底清除各鼻窦病变，充分开放各鼻窦窦口，改善鼻窦引流，并尽可能保留正常组织，是一种尽可能保留功能的微创手术。

5. 预防　增强体质，改善生活和工作环境，预防感冒和其他传染性疾病。积极治疗贫血、糖尿病等全身疾病。积极治疗急性鼻炎以及鼻腔、鼻窦、咽部、牙齿的各种慢性炎症性疾病，保持鼻腔通畅。

（兰贤斌）

第三节　咽炎和扁桃体炎

一、急性咽炎

急性咽炎（acute pharyngitis）是指咽部黏膜与黏膜下组织的急性炎症，咽部的淋巴组织亦常被累及。多继发于急性鼻炎或者急性扁桃体炎。常见于秋冬季或冬春季之交时。

（一）病因

1. 病毒感染　以柯萨奇病毒、腺病毒及副流感病毒多见，鼻病毒及流感病毒次之，通过飞沫和密切接触传播。

2. 细菌感染　以链球菌、葡萄球菌及肺炎球菌多见，其中 A 组乙型链球菌感染者最为严重，可导致远处器官的化脓性病变，称之为急性脓毒性咽炎。

3. 环境因素　如干燥、粉尘、烟雾、刺激性气体等均可引起本病。

（二）临床表现

一般起病较急，患者可以感觉咽部干燥、灼热、微痛，咽痛症状逐渐加重，后出现吞咽疼痛。咽痛可以放射至两侧耳部及颈部。全身症状一般较轻，可出现发热、头痛、食欲减退、四肢酸痛等症状，若无并发症，1周内可愈。

查体时可见咽部黏膜充血肿胀，呈深红色，分泌物明显增多。以口咽外侧壁为主，咽腭弓黏膜肿胀。咽后壁淋巴滤泡肿大、充血。软腭以及扁桃体亦充血。有时可见腭垂水肿下垂，软腭肿胀。感染较重患者，可以出现咽侧壁淋巴滤泡红肿。颈部疼痛时可触及肿大淋巴结，有压痛。

（三）诊断及鉴别诊断

依据典型的症状及体格检查、辅助检查即可明确诊断。应注意与麻疹、猩红热、流感等相鉴别。

（四）治疗

一般嘱患者多休息，多饮水并且进食容易消化食物。咽部局部可以使用复方硼砂液或温生理盐水含漱。如果炎症累及喉部，全身症状明显者可以采用药物治疗，如口服抗病毒药或抗生素等，抗生素一般首选青霉素。

二、慢性咽炎

慢性咽炎（chronic pharyngitis）为咽黏膜、黏膜下及淋巴组织的慢性炎症。本病在临床中常见，病程长，症状容易反复发作。

（一）病因及病理

1. 病因

（1）局部因素：①急性咽炎反复发作所致；②各种鼻病及呼吸道慢性炎症，长期张口呼吸及炎性分泌物反复刺激咽部，或受慢性扁桃体炎、牙周炎的影响；③烟酒过度、粉尘、有害气体的刺激及辛辣刺激性食物等都可引起本病。

（2）全身因素：如贫血、消化不良、下呼吸道慢性炎症、心血管疾病、内分泌功能紊乱、维生素缺乏及免疫功能低下等亦可引发。

2. 病理

（1）慢性单纯性咽炎：咽黏膜充血，黏膜下结缔组织及淋巴组织增生，鳞状上皮层增厚，上皮下层小血管增多，周围有淋巴细胞浸润，黏液腺肥大，分泌亢进。

（2）慢性肥厚性咽炎：黏膜充血增厚，黏膜下有广泛的结缔组织及淋巴组织增生，黏液腺周围淋巴组织增生，形成后壁多个颗粒状隆起。常见咽侧淋巴组织增生肥厚，呈条索状。

（3）萎缩性咽炎与干燥性咽炎：临床少见，病因不明。患者常伴有萎缩性鼻炎。主要病理变化为腺体分泌减少，黏膜萎缩变薄。

（二）临床表现

一般无明显全身症状。咽部有异物感、咽痒、灼热感、干燥或微痛感。常有黏稠分泌物附着于咽后壁，使患者晨起时出现频繁的刺激性咳嗽、恶心等症状。无痰或仅有颗粒状藕粉样分泌物咳出，萎缩性咽炎患者有时可咳出带臭味的痂皮。

（三）诊断

根据患者的连续咽部不适感3个月以上的病史，结合患者咽部黏膜慢性充血，表面有少量黏稠分泌物或咽后壁多个颗粒状滤泡隆起，呈慢性充血状，咽侧淋巴组织增厚呈条索状，或咽黏膜干燥、菲薄，覆盖脓性干痂，可诊断慢性咽炎。

（四）治疗

1. 去除病因　戒烟酒等不良嗜好，积极治疗引起慢性咽炎的原发病。

2. 局部治疗

（1）慢性单纯性咽炎：常用复方硼砂、呋喃西林溶液等含漱。

（2）慢性肥厚性咽炎：对咽后壁隆起的淋巴滤泡进行治疗，可用化学药物或电凝固法、冷冻或激光治疗法等。超声雾化疗法、局部紫外线照射及透热疗法，对肥厚性咽炎也有辅助作用。

（3）萎缩性与干燥性咽炎：可服用或咽部局部涂抹小剂量碘剂以促进黏膜上皮分泌增加；超声雾化治疗也可减轻干燥症状。服用维生素 A、维生素 B$_2$、维生素 C、维生素 E，可促进咽部黏膜上皮组织生长。

（五）预防

1. 生活方面 戒烟、酒等不良嗜好，避免过于劳累，注意适当的运动，以避免使身体抗病力减弱，易受外界致病因素侵犯，使咽部炎症迁延不愈，病情加重。

2. 饮食方面 避免过多食用肉类和油煎食物，应多吃蔬菜，含有维生素、蛋白质等食物。以避免使体质下降。

3. 积极治疗急性咽炎、鼻窦炎、扁桃体炎、牙周炎等 避免周围组织器官的反复慢性炎症刺激引起慢性咽炎。

三、急性扁桃体炎

急性扁桃体炎（acute tonsillitis）是腭扁桃体的一种非特异性急性炎症，常伴有不同程度的咽黏膜及淋巴组织的急性炎症。多发生于儿童及青年，且往往是在慢性扁桃体炎基础上反复急性发作。

（一）病因

急性扁桃体炎的主要致病菌为乙型溶血性链球菌，非溶血性链球菌、葡萄球菌、肺炎链球菌、流感嗜血杆菌及腺病毒或鼻病毒等也可引起本病。细菌和病毒混合感染者常见。人体抵抗力降低、受凉、过度潮湿、过度劳累、烟酒过度、有害气体刺激等均可诱发本病。

（二）临床表现

1. 全身症状 表现为急性起病，可伴畏寒、高热，体温最高可达 39～40℃，可持续 3～5 d。幼儿可呕吐、因高热而抽搐、昏睡等。部分患者可有头痛、食欲减退、全身乏力、便秘、腰背及四肢疼痛等症状。其全身症状的表现并无特异性。

2. 局部症状

（1）咽痛：为最常见的局部症状。起初多为一侧疼痛，继而可发展为双侧。吞咽及咳嗽时疼痛可加重。疼痛剧烈者可致吞咽困难，甚至唾液潴留、言语含糊不清。疼痛可向同侧耳部放射。

（2）呼吸困难：常发生于儿童，因儿童气道较成人狭窄，故显著肿大的扁桃体可堵塞气道，影响儿童睡眠，可表现为睡眠打鼾或睡时憋醒等。

（3）软腭运动障碍：肿大的扁桃体挤压软腭，引起一过性的软腭功能不全，亦可引起言语含糊不清。

（4）炎症向邻近器官蔓延引起的相关症状：炎症若向喉部蔓延，可引起喉部异物感、声音嘶哑、喉痛、咳痰、发声力弱甚至失声等症状；向鼻部蔓延，可引起鼻塞、流水样涕或黏脓涕、头痛等症状；向鼻咽部蔓延，可波及咽鼓管，出现耳闷、耳鸣、耳痛及听力下降等症状。

（三）检查及诊断

患者呈急性病面容，咽部黏膜慢性充血，黏膜呈暗红色，用压舌板挤压腭舌弓时，隐窝口有时可见黄白色干酪样点状物溢出。扁桃体大小不定，成人扁桃体多已缩小，但可见瘢痕，凹凸不平，常与周围组织粘连。患者常有下颌下淋巴结肿大。根据典型病史、体征、辅助检查，急性扁桃体炎诊断基本可以成立。

（四）治疗

1. 一般疗法 患者应充分休息，远离起病诱因，清淡饮食，进流食，多饮水，加强营养及疏通大便。

2. **抗生素治疗** 为主要治疗方法，首选青霉素。

3. **局部治疗** 复方硼砂溶液，1∶5 000呋喃西林液漱口均有一定的止痛抗炎作用。糖皮质激素根据情况可酌情使用。

4. **手术治疗** 对于已形成扁周脓肿等局部并发症的患者，可行脓肿切开引流术。另外，对于反复发作的急性扁桃体炎或扁桃体周脓肿切开引流术后两周的患者，可根据实际情况选择在炎症控制后手术切除扁桃体。

四、慢性扁桃体炎

慢性扁桃体炎（chronic tonsillitis）多由急性扁桃体炎反复发作或因扁桃体隐窝引流不畅，窝内细菌、病毒滋生感染而演变来。

（一）病因

该病的主要致病菌为链球菌和葡萄球菌。反复发作的急性扁桃体炎使隐窝内上皮坏死，细菌与炎性渗出物聚集其中，隐窝引流不畅，导致本病的发生和发展，也可继发于猩红热、白喉、流感、麻疹、鼻腔及鼻窦感染。

（二）临床表现

反复的急性发作史是本病的主要特点，患者平时多无明显自觉症状，发作间隙期时诉咽异物感，咽干，咽痒，刺激性咳嗽，口臭等症状。

1. **反复发作咽痛** 每遇感冒、受凉、劳累、睡眠欠佳或烟酒刺激后咽痛发作，并有咽部不适及堵塞感。

2. **口臭** 由于扁桃体内细菌的繁殖生长及残留于扁桃体内的脓性栓塞物，常可致口臭。

3. **扁桃体肿大** 多见于儿童，肥大的扁桃体可使吞咽困难，说话含糊不清，呼吸不畅或睡眠时打鼾。

4. **全身表现** 扁桃体内的细菌、脓栓常随吞咽进入消化道，从而引起消化不良。如细菌毒素进入体内，可有头痛、四肢乏力、容易疲劳或低热等表现。

5. **扁桃体的大小不定** 表面可见瘢痕收缩，凹凸不平，与腭舌弓可有粘连，隐窝口常有碎屑或化脓性物质，腭舌弓呈暗红色，挤压腭舌弓时，隐窝口可见黄白色干酪样点状物溢出。常可出现下颌下淋巴结肿大。

（三）诊断及鉴别诊断

根据患者腭扁桃体急性发作的病史，结合局部检查不难诊断，但是注意腭扁桃体的大小并不表示其炎症程度。本病应与下列疾病相鉴别。

1. **扁桃体生理性肥大** 多见于小儿和青少年，无自觉症状，扁桃体光滑、淡红色，隐窝口结构清晰，无分泌物潴留，与周围组织无粘连，无反复急性炎症发作史。

2. **扁桃体角化症** 该病为扁桃体隐窝口上皮细胞过度角化，形如黄白色角状或尖形砂粒样角化物，触之坚硬，附着牢固，不能拭掉，可无明显自觉症状，或反觉咽部不适或异物感，可同时发生于咽后壁、咽侧壁和舌根等处。

3. **扁桃体肿瘤** 多为一侧扁桃体迅速增大或扁桃体肿大而有溃疡，如扁桃体肉瘤，早期可局限于扁桃体黏膜下，表面光滑，主要症状为一侧扁桃体迅速增大，常有颈淋巴结转移，活检可确诊。

（四）治疗

1. **非手术治疗** ①使用增强免疫力的药物；②局部淡盐水漱口；③若为细菌感染，可用抗菌药治疗；④同时应加强体育锻炼，增强体质和抗病能力。当保守治疗无效时应采用手术疗法。

2. **手术治疗** 施行扁桃体切除术，目前主要的手术方式为低温等离子扁桃体切除术。手术需严格把握手术适应证。

（五）预防

预防扁桃体炎的关键在于加强个人卫生和养成良好的生活习惯。

1. 注意卫生习惯　勤洗手、保持室内通风、避免与患者亲密接触等，这样可以减少病毒和细菌的传播。

2. 避免接触致病因素　尽量避免接触过敏原和有害物质，如粉尘、烟雾、花粉等，因为这些物质容易引发扁桃体炎的发作。

3. 加强体育锻炼　适当的体育锻炼可以增强身体免疫力，减少感染的风险。

（兰贤斌）

第四节　急性和慢性喉炎

一、急性喉炎

急性喉炎（acute laryngitis）是指喉黏膜及声带的急性非特异性炎症，为呼吸道常见的急性感染性疾病之一，占耳鼻咽喉科疾病的 1%~2%。常见的致病病毒包括流感病毒、副流感病毒、鼻病毒、腺病毒；常见的致病细菌包括溶血性链球菌、肺炎链球菌、流感嗜血杆菌、卡他球菌等。

（一）病因

1. 感染　本病常继发于感冒之后，先为病毒感染，后继发细菌感染。开始时多为鼻腔、鼻咽和口咽急性卡他性炎症，如感染向下扩展便可引起喉黏膜的急性卡他性炎症。

2. 用声过度　如说话过多，大声喊叫，剧烈久咳等，易发生急性喉炎。

3. 其他　吸入有害气体（如氯气、氨气等）、粉尘或烟酒过度等。

（二）临床表现

1. 声音嘶哑　声音嘶哑是急性喉炎的主要症状，主要是由于声带黏膜充血水肿所致。

2. 喉部疼痛　患者感喉部干燥、烧灼感、异物感，轻微疼痛，发声时疼痛加重，一般不影响吞咽。

3. 咳嗽　起初干咳无痰，后期有黏脓性分泌物，因较黏稠，常不易咳出。

4. 呼吸困难　为吸气性呼吸困难，多发生于 3 岁以下儿童，少数重症成人急性喉炎也可出现呼吸困难。

5. 全身症状　成人一般全身中毒症状较轻。较重的细菌感染者可伴有发热、畏寒、倦怠、食欲减退等全身症状。

6. 邻近器官的感染　由于呼吸道黏膜彼此延续，急性喉炎可为急性鼻炎或急性咽炎的下行感染，故常同时伴有鼻部、咽部的炎性症状。急性喉炎也可伴有气管、支气管、肺等下呼吸道感染症状。

（三）检查及诊断

仔细询问病史，患者一般在感冒、劳累或抵抗力下降后，或在上述诱因出现后声音嘶哑、喉部肿痛、咳嗽、喉部分泌物增多，或伴有全身症状，间接喉镜、纤维喉镜或电子喉镜检查可见声带充血、水肿，喉黏膜亦充血肿胀，声带运动好，闭合有间隙，诊断基本成立。

检查可见喉黏膜急性充血、肿胀，特点为双侧对称，呈弥漫性，声带运动正常，闭合有间隙。

（四）治疗

1. 休息　急性喉炎最重要的治疗措施是声带休息。

2. 超声雾化吸入治疗 可用含有类固醇激素的溶液进行经口雾化吸入治疗，可以减轻症状。

3. 药物治疗 对于病毒感染引起的急性喉炎在一般治疗的基础上应用抗病毒药物治疗即可，而继发细菌感染的急性喉炎应予以抗生素口服或注射，及时控制炎症。

4. 激素治疗 声带明显充血肿胀者可口服或静脉应用糖皮质激素，迅速消除喉部黏膜水肿，减轻声音嘶哑的程度。

5. 对症治疗 对于咳嗽严重者应用镇咳药，痰液较多者应用黏液促排剂等。咽喉疼痛可适当应用润喉片及局部喷雾治疗。配合中医中药治疗等。

二、慢性喉炎

慢性喉炎（chronic laryngitis）是指喉部黏膜的慢性非特异性炎症，病程超过 3 个月，可波及黏膜下层及喉内肌。慢性喉炎是造成声音嘶哑的常见原因。临床上分为慢性单纯性喉炎、肥厚性喉炎和萎缩性喉炎。

（一）病因

1. 用声过度 本病多见于长期用嗓人群，如教师、销售人员和长期噪声环境下工作人员。

2. 长期吸入有害气体或粉尘 如长期吸烟，长期在粉尘环境中工作。

3. 鼻腔、鼻窦或咽部慢性炎症 这些部位的炎症可直接扩展到喉部，也可因鼻阻塞，外界空气未经鼻腔处理长期经口呼吸刺激喉黏膜。

4. 反复发作 急性喉炎反复发作或迁延不愈。

5. 下呼吸道慢性炎症 长期咳嗽及脓性分泌物刺激喉部黏膜。

（二）临床表现

1. 声音嘶哑 声音嘶哑是最主要的症状。过度用声后声嘶加重，休息后症状减轻。

2. 喉部不适 多伴有烧灼感、异物感、干燥感等。患者借咳嗽以求暂时减轻喉部不适感觉，这种咳嗽常为无分泌物的干咳，是慢性喉炎的一个特有症状。

3. 分泌物 部分患者喉部分泌物增加，形成黏痰，讲话时感费力，需咳出后讲话才感轻松。

（三）检查及诊断

根据患者的声音嘶哑、喉部分泌物增加、喉部不适感 3 个月以上的病史，结合间接喉镜、直接喉镜、纤维喉镜或电子喉镜检查可初步诊断为慢性喉炎。

检查可见喉黏膜弥漫性充血、水肿，声带呈粉红色，边缘变钝，声带、室带可增生、肥厚。萎缩性喉炎表现为喉黏膜干燥、变薄而发亮，表面附有白色、黄绿色或黑褐色干痂。

（四）治疗

1. 去除病因 去除病因是治疗慢性喉炎的关键。如避免过度用声、戒烟酒、改善工作环境，积极治疗邻近器官炎症性病变。

2. 雾化吸入治疗 可将抗生素及糖皮质激素放在雾化器中行雾化吸入，常用的雾化药液为庆大霉素和布地奈德混悬液。

3. 中成药治疗 可选用黄氏响声丸、清音丸等。

（五）预防

由于急性喉炎的发病与各种因素有关，因而要增强身体抗病能力，避免各种致病因素对身体的侵袭，注意饮食调理，勿过多食用辛辣刺激性食物，戒除烟酒等不良嗜好。勿滥用嗓音，注意声带的休息，并采用正确的发声方法。

（兰贤斌）

数字资源详见   新形态教材网

教学课件   拓展阅读   自测题及参考答案

第 六 章
眼科疾病

眼科学（ophthalmology）是医学领域中一个至关重要的分支，是研究视觉器官疾病的发生、发展和转归以及预防、诊断和治疗的医学学科，专注于眼的健康维护与疾病治疗。睑腺炎与睑板腺囊肿、泪囊炎与结膜炎、白内障与青光眼、屈光不正为常见眼部疾病。随着眼科医疗技术的不断进步，眼科学不再局限于传统的治疗方法，还包括视力矫正、眼部美容，以及眼部疾病的预防与康复等多个方面。本章旨在全面介绍以下眼科疾病的基本概念、发病机制、临床表现、诊断与治疗手段。

第一节　睑腺炎和睑板腺囊肿

一、睑腺炎

睑腺炎（hordeolum）又称麦粒肿，是一种常见的眼睑腺体及睫毛毛囊的急性化脓性炎症，青少年多发。该病容易反复，严重时可破溃，遗留眼睑瘢痕，应及时就诊治疗。

（一）病因及发病机制

1. **病因**　外睑腺炎，俗称"针眼"，又称"睑缘疖"，为睫毛毛囊根部皮脂腺（Zeis 腺）及睑缘腺体（Moll 腺）的急性化脓性炎症。内睑腺炎为睑板腺（Meibomian 腺）急性化脓性炎症或睑板腺囊肿继发感染。病原体多为葡萄球菌，多经睑板腺在睑缘的开口处进入腺体，引起炎症。

2. **发病机制**　葡萄球菌感染眼睑腺体及睫毛毛囊引起的急性化脓性炎症。

（二）临床表现

患处呈红、肿、热、痛等急性炎症的典型表现。①外睑腺炎的炎症主要位于睫毛根部的睑缘处，开始时红肿范围较弥散，触诊时可发现明显压痛的硬结，可伴有同侧耳前淋巴结肿大和压痛；②内睑腺炎局限于睑板腺内，肿胀比较局限，疼痛明显，病变处有硬结，触之压痛，睑结膜面局限性充血、肿胀。

睑腺炎发生 2～3 d 后，可形成黄色脓点。外睑腺炎向皮肤方向发展，局部皮肤出现脓点，硬结软化，可自行破溃。内睑腺炎常于睑结膜面形成黄色脓点，向结膜囊内破溃，少数患者可向皮肤面破溃。

破溃后炎症明显减轻，1～2 d 逐渐消退，多数在 1 周左右痊愈。亦有部分患者不经穿刺排脓，而自行吸收消退。

在儿童、老年人或患有糖尿病等慢性消耗性疾病的患者中，由于体质弱、抵抗力差，当感染的致病菌毒性强时，睑腺炎可在眼睑皮下组织扩散，发展为睑蜂窝织炎。此时整个睑红肿，可波及同侧面部。眼睑不能睁开，触之坚硬，压痛明显，球结膜反应性水肿剧烈，可暴露于睑裂之外，多伴有发热、寒战、头痛等全身症状。如不及时处理，可能引起败血症或海绵窦血栓形成等严重的并发症而危及生命。

（三）实验室检查

血常规检查白细胞总数及其分类计数正常或升高。治疗效果不理想时可考虑进行细菌培养。

（四）诊断及鉴别诊断

根据典型病史及查体见眼睑隆起、红肿，有时可伴球结膜水肿。触诊可触及硬结，边界清，伴压痛，即可基本诊断。

（五）治疗

1. 早期睑腺炎　应给予局部热敷，每次 10～15 min，每日 3～4 次，以缓解症状，促进炎症消退。每日滴用抗生素滴眼液 4～6 次，反复发作及伴有全身反应者，可口服抗生素。

2. 脓肿形成后　应切开排脓。外睑腺炎的切口应在皮肤面，切口与睑缘平行，与眼睑皮纹相一致，以尽量减少瘢痕。如果脓肿较大，应当放置引流条。内睑腺炎的切口常在睑结膜面，切口与睑缘垂直，以免过多伤及睑板腺管。

3. 脓肿尚未形成时　不宜切开。睑腺炎感染扩散可导致睑蜂窝织炎，甚至脓毒性海绵窦血栓形成或败血症而危及生命。一旦发生这种情况，应尽早全身使用足量抑制金黄色葡萄球菌为主的广谱抗生素，并对脓液或血液进行细菌培养和药敏试验，以选择更敏感的抗生素。

（六）预防

本病暂无有效预防措施，一般主张清淡饮食，少油腻，注意眼部卫生。

二、睑板腺囊肿

睑板腺囊肿（chalazion）是睑板腺特发性无菌性慢性肉芽肿性炎症，通常称为"霰粒肿"。它由纤维结缔组织包裹，囊内含有睑板腺分泌物及包括巨噬细胞在内的慢性炎症细胞浸润。在病理形态上类似结核结节，但不形成干酪样坏死。

（一）病因及发病机制

1. 病因　睑板腺囊肿是无菌性慢性肉芽肿性炎症。它是由于睑板腺导管口阻塞后导致腺体分泌物潴留在睑板内，刺激周围组织引起。

2. 发病机制　由于睑板腺分泌功能比较旺盛，油脂将睑板腺开口阻塞，导致通畅性下降，里面的分泌物不能及时排出，形成了囊肿。

（二）临床表现

多见于青少年或中年人，可能与其睑板腺分泌功能旺盛有关。常见于上睑，单个发生，也可以上、下眼睑或双眼同时多个发生，部分患者反复发作。表现为眼睑皮下圆形肿块，一般无疼痛。小的囊肿经仔细触摸才能发现，较大者可使皮肤隆起，但与皮肤无粘连。与肿块对应的睑结膜面局限性充血，呈紫红色或灰红色的病灶。一些患者开始时可有轻度炎症表现和触痛，但没有睑腺炎的急性炎症表现。小的囊肿可以自行吸收，但多数长期不变，或逐渐长大，质地变软。也可自行破溃，排出胶样内容物，在睑结膜面形成肉芽肿或在皮下形成暗紫红色的肉芽组织。睑板腺囊肿如有继发感染，则形成急性化脓性炎症，临床表现与内睑腺炎相同（图 5-6-1）。

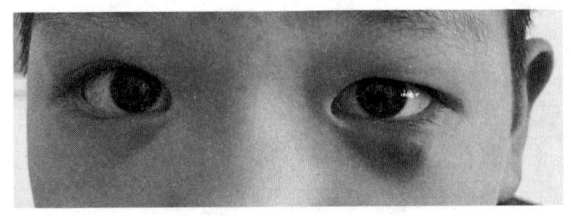

图 5-6-1　睑板腺囊肿继发感染（左眼）

（三）实验室检查

无特殊实验室检查。

（四）诊断及鉴别诊断

根据患者无明显疼痛、眼睑硬结，可以诊断。对于复发性或老年人的睑板腺囊肿，应将切除物进行病理检查，以除外睑板腺癌。

（五）治疗

1. 小而无症状的睑板腺囊肿　无须治疗，有时可自行吸收或通过局部热敷促进其吸收。

2. 大睑板腺囊肿　可通过热敷，或向囊肿内注射糖皮质激素促其吸收。

3. 长期不能消退者　应手术切除。手术在局部麻醉或全身麻醉下进行，用刮匙将囊肿内容物刮除干净，分离后部囊壁并完整摘除囊肿，以防复发。

（六）预防

养成良好卫生习惯、及时矫正视力、选择优质化妆品和彻底的眼部卸妆、清淡饮食等。

1. 养成良好卫生习惯　应该培养良好的眼部卫生习惯，以预防睑板腺囊肿的发作和复发。

2. 及时矫正视力　隐性远视眼常伴有多发性反复性睑板腺囊肿发生，戴眼镜矫正远视可以缓解调节性疲劳，对预防睑板腺囊肿有所帮助。

3. 化妆品的选择和彻底的眼部卸妆　在眼睑上使用眼影眼线液和睫毛膏等，涂抹时易进入眼，造成睑板腺出口阻塞，同时，彻底的眼部卸妆和清洁也是非常必要的。

4. 清淡饮食　少食羊肉、油炸食品和辛辣刺激性食品等，对预防睑板腺囊肿有帮助。

第二节　泪囊炎和结膜炎

一、泪囊炎

泪囊炎（dacryocystisis）一般表现为慢性和急性两种，而以慢性最常见。急性泪囊炎常是慢性泪囊炎的急性发作，是由于毒力强的细菌如链球菌或混合肺炎链球菌等感染所致。泪囊炎是由于患者长时间患沙眼、慢性结膜炎或慢性鼻炎，累及鼻泪管黏膜，造成鼻泪管阻塞。

（一）病因及发病机制

1. 病因　泪囊炎常继发于邻近组织，如结膜、鼻腔和鼻旁窦的炎症，或一些特殊感染如结核或梅毒等。原发于泪道系统者，原因不清楚。

2. 发病机制　泪囊炎是泪囊受到感染，通常因泪（鼻泪）管阻塞导致。

（二）临床表现

1. 急性泪囊炎（acute dacryocystitis）　泪囊区红、肿、热、痛，肿胀蔓延到鼻根部，局部明显压痛，伴有溢泪，可伴有体温升高等全身症状。数日后炎症局限形成脓肿，破溃后症状减轻，部分患者形成泪囊瘘（图 5-6-2）。

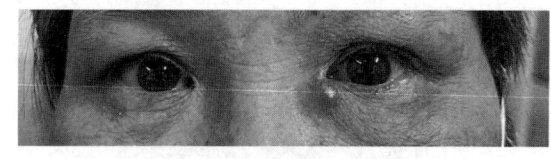

图 5-6-2　急性泪囊炎（左眼）

2. 慢性泪囊炎（chronic dacryocystitis）　主要症状为溢泪。近内眦部下睑皮肤出现湿疹，结膜充血，压迫泪囊区，有黏液或黏液脓性分泌物自泪点溢出。分泌物大量潴留时，可形成泪囊囊肿。

3. 新生儿泪囊炎（neonatal dacryocystitis）　亦称先天性泪囊炎。多单眼发病，婴儿出生后不久即溢泪，眼部分泌物多，压迫泪囊区有黏液脓性分泌物自泪点溢出。

（三）实验室检查

1. 血常规检查　急性泪囊炎时进行血液常规检查，明确感染的程度和性质。

2. 泪囊分泌物的细菌培养及药敏试验　明确感染的性质和致病菌的种类，并为药物治疗提供重要参考。

（四）诊断及鉴别诊断

1. 诊断　①溢泪，内眦部结膜充血，皮肤常有湿疹。②以手指挤压泪囊部，有黏液或黏脓性分泌物自泪点流出。泪道冲洗不通畅、伴有黏脓性分泌物反流。③可由于分泌物大量聚积，泪囊逐渐扩张，内眦韧带下方呈囊状隆起。④ CT 检查、泪囊造影等有助诊断。

2. 鉴别诊断　本病应与睑脓肿、睑蜂窝织炎、睑腺炎、泪囊部的血管神经性水肿等相鉴别。需鉴别的各种疾病泪道冲洗通畅，故一般诊断并不困难。

（五）治疗

除去泪囊感染灶，建立鼻内引流通道，为治疗的基本原则。

1. 药物治疗　局部滴用抗生素眼液，每日 3~4 次，滴药前挤压排空泪囊内分泌物；必要时全身使用抗生素，脓性分泌物可以消失，但不能解除阻塞和潴留，可作为手术前的准备。

2. 泪囊按摩　新生儿泪道阻塞或狭窄首选局部按摩。按摩方法是将示指放在泪囊区，进行有规律的按摩及压迫，每日 3~4 次，坚持数周，促使鼻泪管下端开放。若患者有泪囊炎表现，应在压迫后擦拭干净并滴抗生素眼液。大多数患儿可随着鼻泪管发育，下端开通自愈，或按摩的压力冲破 Hasner 瓣而痊愈。若保守治疗无效，6 月龄后可考虑泪道探通治疗。

3. 泪道激光疏通联合置管术　阻塞部位在鼻泪管处的患者，可以考虑 YAG 激光泪道疏通联合置管术，置入软性 U 形管，3 个月后拔除。

4. 泪囊鼻腔吻合术　在鼻内镜直视下将局部鼻腔黏膜和泪囊通过手术吻合在一起，建立一个引流泪液的新通道，称为内镜泪囊鼻腔吻合术（endoscopic dacryocystorhinostomy）。内镜泪囊鼻腔吻合术为目前主流手术。

5. 泪囊摘除术　通常不选择该手术方式，术后仍然会有溢泪。适用于泪囊恶性肿瘤患者及因身体原因无法配合行泪囊鼻腔吻合者。

要高度重视慢性泪囊炎对眼球构成的潜在威胁，尤其在内眼手术前，应常规检查泪道情况，首先治疗慢性泪囊炎。

（六）预防

日常生活中，应注意用眼卫生，避免脏手、脏物接触眼。注意休息，避免用眼过度。合理膳食，增加锻炼，保证充足睡眠，提高自身抵抗力。

二、结膜炎

结膜炎（conjunctivitis）是结膜组织在外界和自身机制的作用下发生的炎症反应的统称。虽然结膜炎本身对视力并无影响，但当炎症波及角膜或引起并发症时，可导致视力的损害。结膜炎按病程可分为超急性、急性、亚急性、慢性结膜炎；按病因可分为细菌性、病毒性、衣原体性、真菌性和变态反应性等；按结膜的病变特点，可分为急性滤泡性结膜炎、慢性滤泡性结膜炎、膜性及假膜性结膜炎等。

（一）病因及发病机制

1. 病因　结膜炎的病因可根据其性质分为感染性和非感染性两大类。感染性结膜炎主要由细菌、病毒、衣原体等感染所致，非感染性结膜炎则主要由局部或全身的变态反应引起的过敏性炎症最常见，外界的理化因素，如光、各种化学物质也可成为致病因素。

2. **发病机制**　结膜炎的发病机制主要涉及结膜组织的炎症反应，包括血管的扩张、充血，白细胞的浸润，以及纤维蛋白的渗出等。这些炎症反应导致结膜组织的充血、水肿、分泌物增多等症状。

（二）临床表现

结膜炎的症状有异物感、烧灼感、痒、畏光、流泪等症状。查体主要包括结膜充血、水肿、分泌物增多、乳头增生、滤泡形成、膜或假膜形成、球结膜水肿、结膜下出血、结膜肉芽肿、结膜瘢痕等。

（三）实验室检查

1. **结膜刮片检查**　结膜刮片检查有助于临床诊断。细菌性结膜炎涂片多形核白细胞占多数。病毒性结膜炎则是单核细胞特别是淋巴细胞占多数。衣原体性结膜炎涂片中性粒细胞和淋巴细胞各占一半。春季结膜炎上皮细胞中可见大量嗜酸性颗粒。

2. **细菌培养及药敏试验**　对于细菌性结膜炎，通过细菌培养及药敏试验可以确定致病菌的种类和敏感的抗生素，为治疗提供重要参考。

（四）诊断及鉴别诊断

结膜炎的诊断主要依据患者的临床表现、裂隙灯检查和实验室检查。结膜炎需与角膜炎、巩膜炎、虹膜睫状体炎等眼部炎症性疾病相鉴别。

（五）治疗

结膜炎的治疗原则是针对病因进行治疗，以局部给药为主，必要时全身用药。

1. **局部治疗**　对于细菌性结膜炎，急性阶段每 1～2 小时 1 次。目前常使用广谱氨基糖苷类或喹诺酮类药物，如 0.3% 妥布霉素、0.3% 氧氟沙星、0.3% 加替沙星以及 0.3%～0.5% 左氧氟沙星滴眼液或眼膏。对于病毒性结膜炎，使用如干扰素滴眼液、0.1% 阿昔洛韦滴眼液、更昔洛韦眼用凝胶等抗病毒治疗，每日 4～6 次；对于过敏性结膜炎，使用奥洛他定滴眼液、氟米龙滴眼液等抗过敏滴眼液或眼膏。同时，应保持眼部清洁，避免揉眼。

2. **全身治疗**　对于严重的结膜炎或伴有全身症状的患者，可给予全身抗生素治疗、抗病毒治疗及抗过敏治疗。

（六）预防

结膜炎的预防主要包括注意眼部卫生，避免用手揉眼；避免与结膜炎患者密切接触，防止交叉感染；对于过敏性结膜炎患者，应避免接触过敏原。

第三节　白内障和青光眼

一、白内障

白内障（cataract）是指晶状体透明度降低或颜色改变所导致的光学质量下降的退行性改变。

（一）病因及发病机制

1. **病因**　晶状体处于眼内液体环境中，任何影响眼内环境的因素，如老化、遗传、代谢异常、外伤、辐射、中毒、局部营养障碍以及某些全身代谢性或免疫性疾病，都可以直接或间接破坏晶状体的组织结构，干扰其正常代谢而使晶状体混浊。

2. **发病机制**　白内障的发病机制较为复杂，是机体内外各种因素对晶状体长期综合作用的结果。流行病学研究表明，紫外线照射、糖尿病、高血压、心血管疾病、机体外伤、过量饮酒及吸烟等均与白内障的形成有关。

（二）临床表现

1. **症状**　①无痛性渐进性视力下降：这是白内障最明显也是最重要的症状。晶状体周边部轻度混浊可不影响视力，而在中央部的混浊，对视力影响较大。特别是在强光下，瞳孔收缩，进入眼内的光线减少，表现为阳光下视力下降明显。晶状体混浊明显时，视力可下降到仅有光感。②对比敏感度下降：白内障患者在高空间频率上的对比敏感度下降尤为明显。③屈光改变：核性白内障因晶状体核屈光指数增加，晶状体屈光力增强，产生核性近视，原有的老视减轻。若晶状体内部混浊程度不一，也可产生晶状体性散光。④单眼复视或多视：晶状体内混浊或水隙形成，使晶状体各部分屈光力不均一，类似棱镜的作用，产生单眼复视或多视。⑤眩光：晶状体混浊使进入眼内的光线散射所致。⑥色觉改变：混浊晶状体对光谱中位于蓝光端的光线吸收增强，使患者对这些光的色觉敏感度下降。晶状体核颜色的改变也可使患眼产生相同的色觉改变。⑦视野缺损：晶状体混浊使白内障患者视野出现不同程度的缺损。

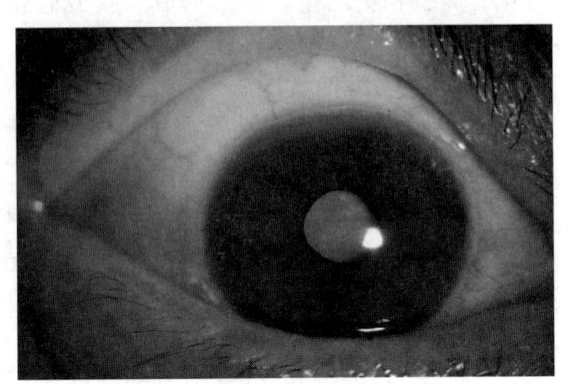

图 5-6-3　白内障

2. 体征　晶状体混浊可在肉眼、聚光灯或裂隙灯显微镜下观察并定性（图 5-6-3）。不同类型的白内障具有其特征性的混浊表现。当晶状体混浊局限于周边部时，需散瞳后才能看到。

3. 晶状体混浊的描述及分类　晶状体混浊分类系统（lens opacities classification system，LOCS）是一种用于判断晶状体混浊范围及程度的系统，使用时简单易行，可应用于白内障研究、流行病学调查和药物疗效评价等。

（三）辅助检查

白内障的常规检验项目包括视力检查、裂隙灯检查、晶状体混浊程度评估、眼压测量、光学相干断层扫描（OCT）、视觉诱发电位、人工晶状体度数测量及角膜内皮显微镜等检查。

（四）诊断及鉴别诊断

白内障的诊断主要是通过视力检查、裂隙灯检查、眼底检查来明确，其鉴别诊断主要包括视网膜母细胞瘤、眼内炎、原发性开角型青光眼等疾病。

1. 诊断　①视力检查：视力下降，通过视力表进行检查。②裂隙灯检查：可通过裂隙灯显微镜了解角膜、虹膜、晶状体、玻璃体的状况，明确是否有晶状体混浊，可进行白内障的诊断。③眼底检查：出现视力下降，应进行眼底检查，了解是否有玻璃体视网膜病变，如视网膜出血、渗出、脱离及变性等病变。

2. 鉴别诊断　①视网膜母细胞瘤：患者可出现白瞳、斜视等，多见于婴幼儿，眼底检查可见视网膜上有圆形或椭圆形边界不清的灰白色实性隆起肿块，可向玻璃体隆起，也可沿脉络膜生长。通过眼底检查、眼部 CT 等检查明确诊断，通过眼部 CT 检查可见钙化灶。②眼内炎：患者可出现眼红、眼痛、视力下降等症状，前房、玻璃体见大量渗出，玻璃体混浊甚至脓肿形成，呈现瞳孔区变白现象。可通过裂隙灯、眼球彩超等检查进行判断。③原发性开角型青光眼：也可出现无痛性渐进性视力下降等症状，检查可见晶状体透明、眼压高、眼底 C/D 值增大、视杯加深，可通过眼压检查、裂隙灯检查及眼底检查进行鉴别。

（五）治疗

白内障的治疗主要有药物治疗和手术治疗两种方法。

1. 药物治疗　仅适用于小部分症状轻微、尚未达到手术标准的患者。多年来人们对白内障药物治疗进行了大量研究。尽管目前临床上有治疗白内障药物在使用，如谷胱甘肽滴眼液、吡诺克辛滴眼液、苄达赖氨酸滴眼液等，但是疗效均不确切。

2. 手术治疗　手术治疗是白内障的主要治疗方式，目的是切除已经混浊的晶状体，并植入人工晶状体。目前的白内障手术治疗术式成熟，疗效较好，开展广泛，可作为患者的首选治疗方案。

（1）白内障囊内摘出术（intracapsular cataract extraction，ICCE）：大切口切开角膜巩膜缘，将混浊的晶状体完整摘除。因其并发症多，目前已经极少使用。

（2）白内障囊外摘出术（extracapsular cataract extraction，ECCE）：将混浊的晶状体核和皮质摘除而保留后囊膜的术式。

（3）晶状体超声乳化术（ultrasonic phacoemulsification）：是目前主流手术方式，是应用超声能量将混浊晶状体核和皮质乳化后吸除、保留晶状体后囊的手术方法。超声乳化技术自 20 世纪 60 年代问世以来发展迅速，配合折叠式人工晶状体的应用，技术趋于成熟，在国内外广泛应用。超声乳化技术将白内障手术切口缩小到 3 mm 甚至更小，具有组织损伤小、切口不用缝合、手术时间短、视力恢复快、角膜散光小等优点，并可在表面麻醉下完成手术。近年来出现的微切口超声乳化术将白内障手术切口缩小至 1.5 ~ 2.2 mm，大大减少了组织损伤和术后角膜散光，术后视力恢复更快。

（六）预防

1. **戴太阳镜**　在户外活动时佩戴合适的太阳镜，能够有效减少紫外线对眼的损害，降低白内障的风险。

2. **戒烟或避免吸二手烟**　吸烟与白内障的发生有关，因此戒烟或尽量避免吸二手烟可以降低患白内障的风险。

3. **饮食健康**　保持均衡的饮食，摄入丰富的维生素 C、维生素 E 和抗氧化剂等营养物质，例如水果、蔬菜和坚果，有助于维护眼部健康。

4. **控制糖尿病**　糖尿病患者，密切控制血糖水平，这有助于降低白内障发生的风险。

5. **避免眼部损伤**　保护眼部免受外伤，例如戴适当的防护眼镜或面具，以避免意外撞击和化学物质灼伤。

二、青光眼

青光眼（glaucoma）是一组以特征性视神经萎缩和视野缺损为共同特征的疾病，病理性眼压增高是其主要危险因素。眼压增高水平和视神经对压力损害的耐受性与青光眼视神经萎缩和视野缺损的发生和发展有关。青光眼是主要致盲眼病之一，有一定遗传倾向。在患者的直系亲属中，10% ~ 15% 的个体可能发生青光眼。

（一）病因及发病机制

不同类型的青光眼发病病因不同。

1. **原发性开角型青光眼**　患者前房角外观正常且是开放的，但小梁网处房水排出系统发生病变，房水流出的阻力增加，从而导致眼压增高。

2. **原发性闭角型青光眼**　患者眼球解剖结构异常，通常前房较浅，角膜相对较小，晶状体偏厚（随年龄增大更加明显），房角狭窄；除此之外，眼轴较短可使晶状体位置相对偏前。晶状体前表面与虹膜紧贴使已狭窄的房角发生关闭，故称之为闭角型。情绪波动、过度疲劳、近距离用眼过度、暗室环境或全身疾病等可促使青光眼发病。

3. **继发性青光眼**　由于眼外伤或全身疾病，或某些药物的不合理应用，干扰了正常的房水循环，造成高眼压。

4. **儿童（发育）性青光眼**　是胚胎期和发育期内眼球的房角组织发育异常所致。

（二）临床表现

1. **原发性闭角型青光眼**

（1）原发性急性闭角型青光眼（primary acute angle-closure glaucoma）：典型的急性闭角型青光眼

有以下几个时期。

1）临床前期：急性闭角型青光眼为双侧性眼病，当一眼急性发作被确诊后，另一眼即使没有任何临床症状也可以诊断为急性闭角型青光眼临床前期。

2）先兆期：表现为一过性或反复多次的小发作。发作多出现在傍晚时分，突感雾视、虹视，可能有患侧额部疼痛，或伴同侧鼻根部酸胀。上述症状历时短暂，休息后自行缓解或消失。眼压增高，常在 40 mmHg 以上，眼局部轻度充血或不充血，角膜上皮水肿呈轻度雾状，前房极浅，瞳孔稍扩大，对光反射迟钝。

3）急性发作期：表现为剧烈头痛、眼痛、畏光、流泪，视力严重减退，常降到指数或手动，可伴有恶心、呕吐等全身症状。体征有眼睑水肿，混合性充血，角膜上皮水肿，裂隙灯下上皮呈小水珠状，前房极浅，周边部前房几乎完全消失。瞳孔中等散大，常呈竖椭圆形，对光反射消失，有时可见局限性后粘连。眼压常在 50 mmHg 以上（图 5-6-4）。

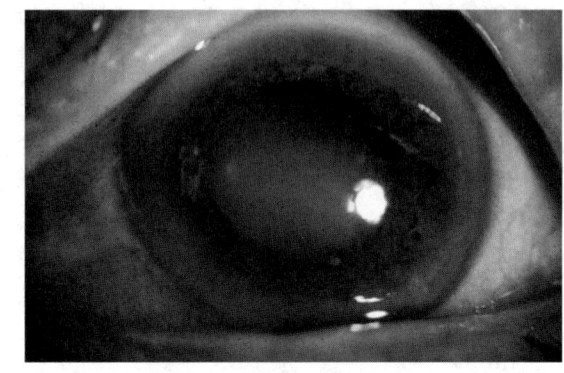

图 5-6-4　急性闭角型青光眼急性发作期

4）间歇期：指小发作后自行缓解，房角重新开放或大部分开放，小梁尚未遭受严重损害，不用药或仅用少量缩瞳剂眼压不再增高。

5）慢性期：急性大发作或反复小发作后，房角广泛粘连（通常 >180°），小梁功能已遭受严重损害，眼压中度增高，眼底常可见青光眼性视盘凹陷，并有相应视野缺损。

6）绝对期：指高眼压持续过久，眼组织，特别是视神经已遭严重破坏，视力已降至无光感且无法挽救的晚期病例，偶尔可因眼压过高或角膜变性而剧烈疼痛。

（2）原发性慢性闭角型青光眼（primary chronic angle-closure glaucoma）：由于房角粘连和眼压增高都是逐渐进展的，所以没有眼压急剧增高的相应症状，眼前段组织除前房偏浅外无明显异常，不易引起患者的警觉，而视盘则在高眼压的持续作用下渐渐萎缩，形成凹陷，视野也随之发生进行性损害。

2. 原发性开角型青光眼

（1）症状：发病隐匿，除少数患者在眼压增高时出现雾视、眼胀外，多数患者可无任何自觉症状，常常直到晚期，视功能遭受严重损害时才发觉。

（2）眼压：早期表现为不稳定性，有时可在正常范围。测量 24 h 眼压较易发现眼压高峰和较大的波动值。随病情进展，眼压逐渐增高。

（3）眼前节：前房深浅正常或较深，虹膜平坦，房角开放。除在双眼视神经损害程度不一致的患者可发现相对性传入性瞳孔障碍外，眼前节多无明显异常。

（4）眼底：青光眼视盘改变主要表现如下。①视盘凹陷进行性扩大和加深；②视盘上、下方局限性盘沿变窄，垂直径 C/D 值（杯盘比，即视杯直径与视盘直径比值）增大，或形成切迹；③双眼凹陷不对称，C/D 值 >0.2；④视盘上或盘周浅表线状出血；⑤视网膜神经纤维层变薄。

（5）视功能：视功能改变，特别是视野缺损，为青光眼诊断和病情评估的重要指标之一。早期青光眼视野缺损多表现为旁中心暗点，随病程进展可互相融合成弓形暗点、环形暗点、鼻侧阶梯及管状视野。

（三）辅助检查

1. 视力检查　包括裸眼视力和最佳矫正视力，以评估患者的视觉功能。

2. 眼压测量　这是青光眼检查中非常重要的一项。眼压的测量方法包括 24 h 眼压、校正眼压、眼压描记等，有助于发现眼压是否高于正常范围，从而判断是否存在青光眼的风险。

3. 裂隙灯显微镜检查　通过裂隙灯显微镜观察眼前节的情况，包括角膜、前房深度、周边前房等，以了解眼球内部结构。

4. 前房角镜检查　直接观察房角结构，有助于判断青光眼的类型，如开角型或闭角型。

5. 检眼镜检查及 OCT 检查　可以观察视盘的颜色、杯盘比、盘沿面积、视盘血管的走形以及视网膜神经纤维层的厚度，这些都是青光眼诊断的重要依据。

6. 视野检查　视野检查对于判断中心及周边视野的缺损情况，以及评估疾病的进展具有重要意义。

7. 超声检查　能够了解眼轴的长度、明确晶状体的厚度，测定前房的深度，有助于进一步的明确诊断。

此外，根据患者的具体情况，还可能需要进行其他辅助检查，如色觉检查、视网膜电图及视觉诱发电位检查等。

（四）诊断及鉴别诊断

1. 眼压　临床眼压测量方法主要有 3 种：①以 Goldmann 眼压计为代表的压平眼压测量，其测量中央角膜被压平一定面积所需要的力量；②以 Schiotz 眼压计为代表的压陷眼压测量；③非接触式眼压计测量，其测量一定力量的气流喷射在角膜上回弹气流的强度。目前公认 Goldmann 眼压计是眼压测量的金标准。

2. 房角　房角的开放或关闭是诊断开角型青光眼或闭角型青光眼的依据，也是鉴别原发性青光眼和继发性青光眼的重要手段。目前最好的方法是通过房角镜检查直接观察房角结构。此外，超声生物显微镜（UBM）及眼前节光学相干断层扫描仪（anterior segment optical coherence tomography，AS-OCT）也可检测生理状态下的虹膜形态和房角结构。

3. 视野　视野改变是诊断青光眼的金标准。青光眼视野缺损的类型、发展方式，以及视野缺损与视盘改变的关系都具有一定特征性。定期视野检查对于青光眼的诊断和随访十分重要。

4. 视盘　青光眼视盘改变是诊断青光眼的客观依据。视杯扩大是青光眼视盘损害的重要特征。目前临床常用检测青光眼视盘改变的方法有方便易行的直接检眼镜检查，以观察视盘表面轮廓改变为特点的裂隙灯显微镜检查，以及对资料可作永久记录的眼底照相。

本病需和青光眼症状相似的疾病相鉴别，如急性结膜炎、虹膜睫状体炎、青光眼睫状体炎综合征、恶性青光眼、继发性闭角型青光眼等疾病相鉴别。

（五）治疗

青光眼的治疗原则是降低患者的眼压，保留视功能。主要治疗方式有药物及手术两种方式。

1. 常用降眼压药物治疗　药物降低眼压主要通过 3 种途径：增加房水流出、抑制房水生成及减少眼内容积。

（1）拟副交感神经药（缩瞳剂）：最常用为 1% 毛果芸香碱（pilocarpine）滴眼液，每日 3～4 次。毛果芸香碱直接兴奋瞳孔括约肌，缩小瞳孔和增加虹膜张力，解除周边虹膜对小梁网的堵塞，使房角重新开放，为治疗闭角型青光眼的一线用药。但该药可引起眉弓疼痛、视物发暗、近视加深等不良反应。

（2）肾上腺素能受体阻滞剂：常用 0.25%～0.5% 噻吗洛尔（timolol）和 0.25%～0.5% 倍他洛尔（betaxolol）等滴眼液，每日 1～2 次滴眼。β 受体阻滞剂通过抑制房水生成降低眼压，不影响瞳孔大小和调节功能。对有房室传导阻滞、窦房结病变、支气管哮喘者忌用。

（3）肾上腺素能受体激动剂：α_2 受体激动剂有 0.2% 酒石酸溴莫尼定（brimonidine），其选择性兴奋 α_2 受体，可同时减少房水生成和促进房水经葡萄膜巩膜外流通道排出。酒石酸溴莫尼定对心肺功能无明显影响。

（4）前列腺素衍生物：0.005% 拉坦前列素（latanoprost）、0.004% 曲伏前列素和 0.03% 贝美前列素，其降眼压机制为增加房水经葡萄膜巩膜外流通道排出，但不减少房水生成。每日傍晚 1 次滴眼，可使眼压降低 20%～40%。

（5）碳酸酐酶抑制剂：以乙酰唑胺（diamox）片为代表，每片 0.25 g，其通过减少房水生成降低眼压，多作为局部用药的补充。久服可引起口唇、面部及指/趾麻木、全身不适、肾绞痛、血尿等不良反应。有局部用药制剂，如 1% 布林佐胺（azopt）滴眼液，滴眼，每日 3 次。

（6）高渗剂：常用 50% 甘油（glycerol）和 20% 甘露醇（mannitol）。前者供口服使用，2～3 ml/kg 体重；后者静脉快速滴注，1～2 g/kg 体重。

2. 手术治疗

（1）解除瞳孔阻滞的手术：如周边虹膜切除术（peripheral iridectomy）、激光虹膜切开术（laser iridotomy）。本手术的基本原理是通过切除或切开周边虹膜，使前后房沟通，瞳孔阻滞得到解除。适用于发病机制为瞳孔阻滞，房角尚无广泛粘连的早期原发性闭角型青光眼和继发性闭角型青光眼。

（2）解除小梁网阻力的手术：如前房角切开术（goniotomy）、小梁切开术（trabeculotomy）、选择性激光小梁成形术（selective laser trabeculoplasty, SLT）。本类手术对于原发性婴幼儿型青光眼常常可达到治愈的效果。

（3）建立房水外引流通道的手术（滤过性手术）：如小梁切除术（trabeculectomy）、非穿透性小梁手术（non-penetrating trabecular surgery）、激光巩膜切除术（laser sclerostomy）、房水引流装置植入术（implantation drainage device）。滤过性手术基本原理是切除一部分角巩膜小梁组织，形成一瘘管，房水经此瘘管引流到球结膜下间隙，然后再由结膜组织吸收，达到降眼压的目的。

（4）减少房水生成的手术：如睫状体冷凝术（cyclocryotherapy）、睫状体透热术（cyclodiathermy）和睫状体光凝术（cyclophotocoagulation）。本类手术通过冷凝、透热、激光破坏睫状体及其血管，减少房水生成，以达到降低眼压、控制症状的目的。

（5）青光眼白内障联合手术：晶状体膨胀、位置前移是引起闭角型青光眼患者瞳孔阻滞的主要因素，去除晶状体因素可从发病机制上有效阻止闭角型青光眼的发生。青光眼白内障联合手术适用于具有进行性的中等到严重青光眼视神经损害的青光眼患者，经两种以上抗青光眼药物治疗眼压控制在正常或临界水平的患者。

3. 急性闭角型青光眼的治疗　对于原发性闭角型青光眼急性发作期患者，应急诊抢救，在最短时间内控制眼压，以挽救视力和保护视功能。

（1）缩小瞳孔：先兆期小发作时，用 1% 毛果芸香碱滴眼液，每 30 分钟滴眼一次，2～3 次后一般即可达到缩小瞳孔、降低眼压的目的。急性大发作时，每隔 5 min 滴眼一次，共滴 3 次，然后每隔 30 min 一次，共 4 次，以后改为每小时一次。

（2）联合用药及治疗：急性发作期，除局部滴用缩瞳剂外，常需联合用药，如全身应用高渗剂、碳酸酐酶抑制剂，局部滴用 β 受体阻滞剂，静脉快速滴注 20% 甘露醇（mannitol）注射液 250 ml，每日 1～2 次，以迅速降低眼压。上述药物无法缓解的患者，可急诊行前房穿刺术以暂时降低眼压。

（3）辅助治疗：全身症状严重者，可给予镇吐、镇静、催眠药。局部滴用糖皮质激素有利于减轻充血及虹膜炎症反应。

（4）手术治疗：急性闭角型青光眼缓解后，如房角仍然开放或粘连范围 <1/3 周，眼压稳定在 21 mmHg 以下，可做周边虹膜切除术或激光虹膜切开术。如房角已有广泛粘连，应用毛果芸香碱眼压仍超过 21 mmHg，表示小梁功能已遭永久性损害，应做滤过性手术。

（六）预防

青光眼的预防包括生活饮食起居要规律，劳逸结合；保持心情舒畅，避免情绪过度波动；控制血压等。

第四节　屈 光 不 正

屈光不正是指眼在不使用调节时，平行光线通过眼的屈光作用后，不能在视网膜上形成清晰的物像，而在视网膜前或后方成像。它包括近视、远视及散光。

一、病因

1. **遗传因素**　父母近视的青少年发生近视的风险明显增大，并与父母近视的度数呈正相关。对于高度近视，尤其是病理性近视者，遗传因素的作用更为明显。

2. **环境因素**　长期不良的阅读习惯、处于较暗的环境、高强度的近距离工作（视疲劳）、户外活动缺乏等，均会加重屈光不正的发生和进展。

3. **营养因素**　长期摄入甜食、缺钙及营养不均衡。

4. **角膜和（或）晶状体先天发育不良**　这类发育不良可引起散光，也有后天疾病导致的散光。

5. **其他因素**　眯眼、揉眼不良习惯等容易压迫角膜，使其形状改变，发生屈光不正。圆锥角膜、角膜外伤或溃疡造成瘢痕可引起角膜不规则，从而引起散光。

二、并发症

1. **玻璃体异常**　玻璃体是眼内屈光系统的主要组成部分。随年龄增长，玻璃体逐渐液化、凝缩，易于发生玻璃体脱离，屈光不正患者发生玻璃体脱离概率高于正常视力者。玻璃体脱离分为玻璃体前脱离和玻璃体后脱离，其中后者可引起玻璃体积血、视网膜裂孔、黄斑裂孔等，患者可出现飞蚊症、闪电感，甚至视野缺损。

2. **视网膜脱离**　高度近视患者更易发生视网膜脱离。初期表现为眼前有漂浮物、闪电感或幕样遮挡等症状，随着视网膜脱离面积扩大波及黄斑部，可出现视力进行性下降，直至仅剩光感。

3. **青光眼**　青光眼的发生属于多因素疾病，多有家族史，环境因素也起到一定的作用。研究表明，近视患者发生开角型青光眼的概率比正常视力者高，初期表现为视野盲点，眼压逐渐升高，病程缓慢，常因青光眼症状不典型而被忽略。

三、临床表现

1. **近视**　轻度或中度近视，除视远物模糊外，并无其他症状，在近距离工作时，不需调节或少量调节即可看清细小目标，反而感到方便。但在高度近视眼，工作时目标距离很近，两眼过于向内集合，造成内直肌使用过多而出现视疲劳症状。

2. **远视**　远视眼的视力，由其远视屈光度的高低与调节力的强弱而决定，轻度远视，用小部分调节力即可克服，远、近视力都可以正常，一般无症状，这样的远视称为隐性远视。较高度数的远视或调节力稍不足的，远、近视力均不好，这些不能被调节作用所代偿的剩余部分称为显性远视，隐性远视与显性远视之总合称为总远视，远视眼由于长期处于调节紧张状态，很容易发生视疲劳症状。

3. **视疲劳症状**　指阅读、写字或做近距离工作稍久后，出现字迹或目标模糊，眼部干涩，眼睑沉重，有疲劳感，以及眼部疼痛与头痛。休息片刻后，症状明显减轻或消失。此种症状一般以下午和晚上为最常见，严重时甚至恶心，呕吐。有时慢性结膜炎、睑缘炎或睑腺炎可反复发作。

4. **散光**　屈光度数低者可无症状，稍高的散光可有视力减退，看远、近都不清楚，似有重影，且常有视疲劳症状。

四、辅助检查

1. **主观检查法**　①根据视力检查初步分析判断屈光性质法；②插片验光法；③交叉柱镜及散光矫正器验光法；④云雾法；⑤散光表验光法；⑥针孔片及裂隙片检查法；⑦激光散斑图法。

2. **客观检查法**　①直接检眼镜检查法；②视网膜镜检查法；③带状光检影法；④角膜计；⑤自动验光仪等。

五、诊断及鉴别诊断

1. **诊断**　一般通过患者的病史、临床表现以及视力检查、屈光检查法、裂隙灯显微镜检查、眼底检查等可初步判断是否存在屈光不正，并可明确具体的类型。

2. **鉴别诊断**　①近视需与假性近视相鉴别；②远视需与视乳头炎、近视、老视相鉴别。

六、治疗

现代眼视光学的目标就是通过各类屈光矫治方法，达到看得清楚、看得舒服、看得持久的目的，以获得最佳视觉效果。矫正或治疗屈光不正的方法目前主要分 3 种类型：框架眼镜、角膜接触镜和屈光手术。

1. **框架眼镜（spectacles）**　是日常生活中最常见的一种光学矫正器具，一副框架眼镜通常由眼镜架和眼镜片组成。具有简单、便捷、经济实用特点。

2. **接触镜（contact lens）**　亦称隐形眼镜。矫正原理与框架眼镜基本相同，不同之处为接触镜与角膜直接接触，使得镜片后表面和角膜顶点距离缩短，减少了框架眼镜所致的像放大率改变等问题。但由于镜片与角膜、结膜、泪膜等直接接触，容易影响眼表正常生理，导致干眼甚至角膜感染出现。

接触镜从材料上分为软镜（soft contact lens）和硬镜（rigid contact lens）。

3. **屈光手术**　屈光手术是通过手术方法改变眼的屈光状况。按其手术部位分为角膜屈光手术、眼内屈光手术和巩膜屈光手术。

（1）角膜屈光手术：一般分两大类，一类为表层切削术，另一类为板层（基质）切削术。表层切削术代表手术方式为准分子激光屈光性角膜切削术（photorefractive keratectomy，PRK）。板层（基质）切削术代表手术为飞秒激光辅助制瓣的准分子激光原位角膜磨镶术（Femto-LASIK）和飞秒激光小切口角膜基质透镜取出术（femtosecond small incision lenticule extraction，SMILE）两种术式，Femto-LASIK 及 SMILE 是两大主流术式。其中 SMILE 手术以微创无瓣优势受到广大近视患者的喜爱。

（2）眼内屈光手术：代表手术方式为有晶状体眼后房型人工晶状体植入术（ICL），采用软性晶状体材料，适合于小切口折叠式植入、单片式后拱形设计，以适应自身晶状体的前表面形态，保持植入人工晶状体与自身晶状体之间有一定的间隙。理论上有晶状体眼人工晶状体植入术可以矫正的屈光力范围是 +10.00 ～ -20.00D（根据不同产品选择）。

（3）巩膜屈光手术：后巩膜加固术（posterior scleral reinforcement，PSR）又称巩膜后兜带术或后巩膜加强术，是应用异体或自体的生物材料或人工合成材料加固眼球后极部巩膜，以期阻止或缓解近视发展的一种手术。临床可用于近视度数在 -8.00 ～ -10.00D 及以上，且每年进展 0.50 ～ 2.00D 以上的进展性近视患者。

七、预防

1. **定期检查**　每年定期检查视力，尤其是上学之后，当视力下降时可以尽早发现，尽早进行治疗。

2. **加强户外活动**　研究表明，每天户外活动 2 h 以上可以显著降低儿童发展近视的风险。此外，每天户外活动时间每增加 1 h，发生近视的风险可降低 2%。

3. **良好生活习惯**　平时注意用眼卫生，避免过度用眼，不熬夜，养成良好的生活习惯。

4. **均衡饮食**　不偏食，不挑食，保证营养全面，控制甜食摄入。

（刘琳琳）

数字资源详见　新形态教材网

　教学课件　　　拓展阅读　　　自测题及参考答案

第 七 章

口腔科疾病

　　口腔科学是医学中的主干学科之一，是研究口腔及颌面部疾病的发病机制，诊断分析及其预防的一门科学。本章旨在介绍复发性阿弗他溃疡、智齿冠周炎、涎腺炎及颞下颌关节功能紊乱的病因、临床表现及治疗原则。通过系统学习使读者对口腔科常见疾病有一个深入的理解，为今后临床实践中有效开展工作奠定坚实基础。

第一节　复发性阿弗他溃疡

　　复发性阿弗他溃疡（recurrent aphthous ulcer，RAU）又称复发性阿弗他口炎（recurrent aphthous stomatitis，RAS）、复发性口腔溃疡（recurrent oral ulcer，ROU），是最常见的口腔黏膜溃疡类疾病，调查发现女性的患病率一般高于男性，好发于 10~30 岁。本病具有周期性、复发性、自限性特征，溃疡灼痛明显，故病名被冠以希腊文"阿弗他"（灼痛）。目前病因及致病机制仍不明，无确切的实验室指标可作为诊断依据。

一、病因

　　病因不明，但存在明显的个体差异。目前尚无统一说法。发病因素包括以下方面。

　　1. **免疫因素**　①细胞免疫异常；②体液免疫异常和自身免疫异常。

　　2. **遗传因素**　对 RAU 的单基因遗传、多基因遗传、遗传标志物和遗传物质的研究表明，RAU 的发病有遗传倾向。

　　3. **系统性疾病因素**　临床实践经验和流行病学调查均发现 RAU 与胃溃疡、十二指肠溃疡、溃疡性结肠炎、克罗恩病、肝胆疾病及由寄生虫引起的各种消化道疾病或功能紊乱密切相关。

　　4. **感染因素**　感染是否作为 RAU 的发病因素或 RAU 是否属于感染性疾病目前仍有争议。

　　5. **环境因素**　RAU 患者的行为类型、生活事件和工作环境引起的心理反应、食品添加剂和营养失衡以及生活节奏和生活习惯等环境和社会因素均与 RAU 的发生有一定的关系。

　　6. **其他因素**　事实上有关 RAU 发病因素的研究范围远远不止上述 5 个方面。大量的临床实践和动物实验证实，尚有许多其他因素值得探讨，如氧自由基、微循环状态异常等。

二、临床表现

一般表现为反复发作的圆形或椭圆形溃疡，具有"黄、红、凹、痛"的临床特征，即溃疡表面覆盖黄色假膜，周围有红晕带，中央凹陷，疼痛明显。溃疡的发作周期长短不一，可分为发作期（前驱期 – 溃疡期）、愈合期、间歇期，且具有不治自愈的自限性。根据临床特征，按 Lehner 分类，RAU 可分为 3 种类型。

1. **轻型复发性阿弗他溃疡（minor recurrent aphthous ulcer，MiRAU）** 患者初发时多数为此型。溃疡好发于唇、舌、颊、软腭等无角化或角化较差的黏膜，附着龈及硬腭等角化黏膜很少发病。初起为局灶性黏膜充血水肿，呈粟粒状红点，灼痛明显，继而形成浅表溃疡，圆形或椭圆形，直径 5 ~ 10 mm。约 5 d 溃疡开始愈合，此时溃疡面有肉芽组织形成，创面缩小，红肿消退，疼痛减轻。10 ~ 14 d 溃疡愈合，不留瘢痕。溃疡数一般 3 ~ 5 个，最多不超过 10 个，散在分布。溃疡复发的间歇期从半个月至数月不等，有的患者会出现此起彼伏、迁延不断的情况。一般无明显全身症状与体征。

2. **重型复发性阿弗他溃疡（major recurrent aphthous ulcer，MaRAU）** 亦称复发性坏死性黏膜腺周围炎（periadenitis mucosa necrotica recurrens）或腺周口疮。溃疡大而深，愈合后可形成瘢痕或组织缺损，故也称复发性瘢痕性口疮（recurrent scarring aphthae）。此型好发于青春期。溃疡大而深，似"弹坑"，可深达黏膜下层腺体及腺周组织，直径可 > 10 mm，周围组织红肿，微隆起，基底微硬，表面有灰黄色假膜或灰白色坏死组织。溃疡期持续时间较长，可达 1 ~ 2 个月或更长。通常是 1 ~ 2 个溃疡，但在愈合过程中又可出现 1 个或数个小溃疡。疼痛剧烈，愈后可留瘢痕。初始好发于口角，其后有向口腔后部移行的发病趋势，发生于舌腭弓、软硬腭交界处等口腔后部时可造成组织缺损，影响言语及吞咽。常伴低热乏力等全身不适症状和 MiRAU 病损局部区域的淋巴结肿痛。溃疡也可在先前愈合处再次复发，导致更大的瘢痕和组织缺损。

3. **疱疹型复发性阿弗他溃疡（herpetiform recurrent aphthous ulcers，HRAU）** 亦称口炎型口疮。多发于成年女性，好发部位及病程与轻型相似。但溃疡直径较小，约 2 mm，不超过 5 mm。溃疡数目多，可达 10 个以上，甚至几十个，散在分布如"满天星"。相邻的溃疡可融合成片，黏膜充血发红，疼痛最重，唾液分泌增加。可伴有头痛、低热等全身不适及病损局部的淋巴结肿痛等症状。

三、诊断

由于 RAU 没有特异性的实验室检测指标，因此 RAU 的诊断主要以病史特点（复发性、周期性、自限性）及临床特征（黄、红、凹、痛）为依据，一般不需要做特别的实验室检查及活检。但做血常规检查，对及时发现与 RAU 关联的患者营养不良、血液疾病或潜在的消化道疾病有积极意义。对大而深、病程长的溃疡，应警惕癌性溃疡的可能，必要时可以进行组织活检以明确诊断。

四、治疗

（一）治疗目的
由于 RAU 的病因及发病机制尚未完全明确，目前国内外还没有根治 RAU 的特效方法，因此 RAU 的治疗以对症治疗为主，并将减轻疼痛、促进溃疡愈合、延长复发间歇期作为治疗的目的。

（二）治疗原则
（1）积极寻找 RAU 发生的相关诱因并加以控制。
（2）优先选择局部治疗，其中局部应用糖皮质激素已成为治疗 RAU 的一线药物。对于症状较重及复发频繁的患者，采用局部和全身联合用药。

（3）加强心理疏导，缓解紧张情绪。

（三）治疗方法

1. 局部用药治疗　目的是抗炎、镇痛、防止继发感染、促进愈合，是改善 RAU 症状有效方法，也是研究报道最多的。常用的药物有以下几种：

（1）抗炎类药物

1）膜剂：用羧甲纤维素钠、山梨醇为基质，加入金霉素、氯己定及表面麻醉药、糖皮质激素等制成药膜，贴于患处。也可用羟丙甲纤维素（HPMC）和鞣酸、水杨酸、硼酸制成霜剂，涂布于溃疡表面，通过脂化作用形成具有吸附作用的难溶性薄膜，起到保护溃疡表面作用。

2）软膏或凝胶：用 0.1% 曲安西龙（去炎松、氟羟氢化泼尼松）软膏等涂于溃疡面。

3）含漱剂：用 0.1% 高锰酸钾液、0.1% 依沙吖啶液（利凡诺）、0.02% 呋喃西林液、3% 复方硼砂溶液、0.02% 盐酸氯己定（盐酸双氯苯双胍己烷）液及聚维酮碘溶液，三氯生含漱液等含漱，每日 4～5 次，每次 10 ml，含于口中 5～10 min 后唾弃。

4）含片：含服西地碘片，每日 3 次，每次 1 片，具有广谱杀菌、收敛作用；含服溶菌酶片，每日 3～5 次，每次 1 片，有抗菌、抗病毒作用和消肿止血作用。

5）散剂：用复方皮质散，中药锡类散、珠黄散、青黛散、冰硼散、养阴生肌散、西瓜霜等散剂，少量局部涂布于溃疡病损区，每日 3～4 次。

6）超声雾化剂：将庆大霉素注射液 8 万 U、地塞米松注射液 5 ml、2% 利多卡因或 1% 丁卡因 20 ml 加入生理盐水到 200 ml，制成合剂用于雾化，每日 1 次，每次 15～20 min，3 d 为 1 个疗程。

（2）镇痛类药物：包括利多卡因凝胶、喷剂，苯佐卡因凝胶，苄达明喷雾剂、含漱液等。仅限在疼痛难忍严重影响进食和生活质量时使用，以防成瘾。擦干溃疡面后可用棉签蘸取少量镇痛药液涂布于溃疡处，有迅速麻醉镇痛的效果。

（3）促进愈合类药物：重组人表皮生长因子凝胶、外用溶液，重组牛碱性成纤维细胞生长因子凝胶、外用溶液。

（4）糖皮质激素类药物：曲安奈德口腔糊剂，地塞米松软膏、喷雾剂、含漱液，泼尼松龙软膏，倍他米松含漱液，氢化可的松黏附片，氟轻松乳膏，丙酸倍氯米松喷雾剂、乳膏等。

（5）局部封闭：对经久不愈或疼痛明显的 MaRAU，可做溃疡黏膜下封闭注射，每个封闭点局部浸润注射 5～10 ml。有镇痛和促进愈合作用。常用曲安奈德混悬液加等量的 2% 利多卡因液，每 1～2 周局部封闭 1 次；或醋酸泼尼松龙混悬液加等量的 2% 利多卡因液，每周局部封闭 1～2 次。

（6）其他局部制剂：氨来呫诺糊剂或口腔贴片，甘珀酸钠含漱液，环孢素含漱液，美沙拉秦乳膏，双氯芬酸透明质酸钠凝胶，硫糖铝混悬液。

2. 全身用药治疗　目的是对因治疗，减少复发，争取缓解。全身治疗有望在消除致病因素、纠正诱发因子的基础上，改变 RAU 患者的发作规律，延长间歇期，缩短溃疡期，使病程得到缓解。常用的药物和方法有以下几种。

（1）糖皮质激素：包括泼尼松、地塞米松、泼尼松龙等。该类药物有抗炎、抗过敏、降低毛细血管通透性、减少炎性渗出、抑制组胺释放等多重作用。

（2）免疫抑制药：具有抗炎作用，但长期大量使用有骨髓抑制、肾功能损伤、粒细胞减少乃至全血减少等不良反应，故使用前必须了解肝肾功能和血象。常用药有硫唑嘌呤、环磷酰胺、甲氨蝶呤，一般用药在 2 周之内，最长不超过 4～6 周。

（3）免疫增强药：包括转移因子、胸腺素、卡介苗等，有增强机体细胞免疫功能的作用；胎盘球蛋白、丙种球蛋白等适用于体液免疫功能降低者。

（4）生物治疗：干扰素 α-2a，沙格司亭（粒细胞巨噬细胞集落刺激因子），地诺前列酮，阿达木单抗，依那西普，英夫利昔单抗。

（5）其他治疗药物：包括针对系统性疾病、精神神经症状、营养状态等的内科用药，民间单方验方值得研究。

3. 中医病机与中医中药 可根据中医病机采用辨证施治的方剂，或昆明山海棠片、冰硼散等中成药。

4. 物理治疗 可用 Ga、Al、As、He-Ne 等激光疗法，超声波雾化疗法，微波疗法，毫米波疗法，紫外线疗法，共鸣电火花疗法，冷冻疗法。

5. 心理治疗 由于 RAU 患者多数有恐癌等心理问题，所以适当的心理治疗十分必要。

五、预防

（1）避免粗糙、硬性食物（膨化、油炸食品）和过烫食物对黏膜的创伤。营养均衡，饮食清淡，少食烧烤、腌制、辛辣食物，保持有规律的进餐习惯。

（2）保证充足的睡眠时间，提高睡眠质量。保持乐观精神，避免焦虑情绪。

（3）养成每日定时排便习惯。若有便秘，可多食含纤维丰富的食物，适当活动，必要时可使用通便药物。

（4）去除口腔局部刺激因素，避免口腔黏膜创伤。保持口腔环境卫生。

（黄　闽）

第二节　智齿冠周炎

智齿冠周炎（pericoronitis of wisdom tooth）是指第三磨牙萌出不全或阻生时，牙冠周围软组织发生的炎症。临床上以下颌智齿冠周炎多见，上颌智齿冠周炎发生率较低，且临床症状较轻，并发症少，治疗相对简单。本节主要介绍下颌智齿冠周炎。

一、病因

人类种系发生和演化过程中，随着食物种类的变化，带来咀嚼器官的退化，造成颌骨长度与牙列所需长度的不协调。下颌第三磨牙是牙列中最后萌出的牙，因萌出位置不足，可导致程度不同的阻生。阻生智齿及智齿萌出过程中，牙冠可部分或全部为龈瓣覆盖，龈瓣与牙冠之间形成较深的盲袋，食物及细菌极易嵌塞于盲袋内；加之冠部牙龈常因咀嚼食物而损伤，形成溃疡。当全身抵抗力下降、局部细菌毒力增强时可引起冠周炎的急性发作，因此智齿冠周炎主要发生在 18～30 岁智齿萌出期的青年人和伴有萌出不全阻生智齿的患者。

二、临床表现

智齿冠周炎常以急性炎症形式出现。急性智齿冠周炎的初期，一般全身无明显反应，患者自觉患侧磨牙后区胀痛不适，当进食咀嚼、吞咽、开口活动时疼痛加重。如病情继续发展，局部可呈自发性跳痛或沿耳颞神经分布区产生放射性痛。若炎症侵及咀嚼肌，可引起肌的反射性痉挛而出现不同程度的张口受限，甚至出现"牙关紧闭"。由于口腔不洁，出现口臭、舌苔变厚，患牙龈袋处有咸味分泌物溢出。

全身症状可有不同程度的畏寒、发热、头痛、全身不适、食欲减退及大便秘结、白细胞总数稍有增高，中性粒细胞比例上升。

慢性智齿冠周炎在临床上多无明显症状，仅局部有轻度压痛、不适。

口腔局部检查，多数患者可见智齿萌出不全，如为低位阻生或牙冠被肿胀的龈瓣全部覆盖，需用探针探查，才可在龈瓣下查出未全萌出的智齿或阻生牙。智齿周围的软组织及牙龈发红，伴有不同程度的肿胀。龈瓣边缘糜烂，有明显触痛，或可从龈袋内压出脓液。病情严重者，炎性肿胀可波及腭舌弓和咽侧壁，伴有明显的开口困难。但化脓性炎症局限后，可形成冠周脓肿，有时可自行溃破。相邻的第二磨牙可有叩击痛。有时第二磨牙远中颈部可因阻生牙等局部因素导致龋坏，在检查时应多加注意，切勿遗漏，此外，通常有患侧下颌下淋巴结的肿胀、压痛。

三、诊断

根据病史、临床症状和检查所见，一般不难做出正确诊断。用探针检查可触及未萌出或阻生的智齿牙冠存在。X 线检查，可帮助了解未全萌出或阻生牙的生长方向、位置，牙根的形态及牙周情况；在慢性智齿冠周炎的 X 线片上，有时可发现牙周骨质阴影（病理性骨袋）的存在。

四、治疗

智齿冠周炎发病初期，仅有轻微的症状，常被患者忽视而延误治疗，致使炎症迅速发展甚至引起严重的并发症。因此，早期诊断及时治疗是非常重要的。

智齿冠周炎的治疗原则：在急性期应以抗炎、镇痛、切开引流、增强全身抵抗力的治疗为主。当炎症转入慢性期后，若为不可能萌出的阻生牙则应尽早拔除，以防感染再发。

1. **局部冲洗**   智齿冠周炎的治疗以局部处理为重点，局部又以清除龈袋内食物碎屑、坏死组织、脓液为主。常用生理盐水、1% ~ 3% 过氧化氢溶液、1∶5 000 高锰酸钾液、0.1% 氯己定（洗必泰）液等反复冲洗龈袋，至溢出液清亮为止。擦干局部，用探针蘸 2% 碘酒、碘甘油或少量碘酚液入龈袋内，每日 1~3 次，并用温热水等含漱剂漱口。

2. **抗菌药使用**   根据局部炎症及全身反应程度和有无其他并发症，选择抗菌药及全身支持疗法。

3. **切开引流术**   如龈瓣附近形成脓肿，应及时切开并置引流条。

4. **冠周龈瓣切除术**   当急性炎症消退，对有足够萌出位置且牙位正常的智齿，可在局部麻醉下切除智齿冠周龈瓣，以消除盲袋。

5. **下颌智齿拔除术**   下颌智齿牙位不正；无足够萌出位置；相对的上颌第三磨牙位置不正或已拔除者，以及为避免冠周炎的复发，均应尽早予以拔除。伴有颊瘘者，在拔牙的同时应切除瘘道，刮尽肉芽，缝合面部皮肤瘘口。

（黄　闽）

第三节　涎　腺　炎

根据感染性质，涎腺炎（sialadenitis）分为化脓性、病毒性和特异性感染 3 类。此外，尚可有放射性、过敏性、退行性及 IgG4 相关涎腺炎，以腮腺为最常见，其次为下颌下腺，而舌下腺和小唾液腺极少见。

一、急性化脓性腮腺炎

急性化脓性腮腺炎（acute suppurative parotitis）以前常见于腹部大手术以后，称之为手术后腮腺炎（postoperative parotitis）。由于加强了手术前后处理，加强体液平衡和口腔清洁，以及有效的抗菌药的应用，手术后并发的腮腺炎已很少见。所见的大多是慢性腮腺炎基础上的急性发作或系邻近组织急性炎症的扩散。

（一）病因及病原菌

急性化脓性腮腺炎的病原菌主要是金黄色葡萄球菌，少数是链球菌。在一些长期住院或免疫力低下的患者，也可由革兰阴性的肠道菌和厌氧菌感染所致。严重的全身疾病，如脓毒血症、急性传染病等，患者机体抵抗力及口腔生物学免疫力降低；且因高热、脱水、进食减少及咀嚼功能下降，唾液分泌也相应减少，机械性冲洗作用降低，口腔内致病菌逆行侵入导管。严重的代谢紊乱，如腹部大手术后，由于禁食，反射性唾液腺功能降低或停止，唾液分泌明显减少，易发生逆行性感染。腮腺区损伤及邻近组织急性炎症的扩散也可引起急性化脓性腮腺炎。腮腺淋巴结的急性化脓性炎症，破溃扩散后波及腺实质，引起继发性急性化脓性腮腺炎，但其病情及转归与上述原发性急性化脓性腮腺炎有明显区别。

（二）临床表现

常为单侧腮腺受累，双侧同时发生者少见。炎症早期，症状轻微或不明显，特别是并发于全身疾病或腹部大型手术后者，常被全身的严重病情掩盖而被忽视及至病情发展，腮腺区肿痛明显时方引起患者注意。腮腺区有轻微疼痛、肿大、压痛。导管口轻度红肿、疼痛。如果能在这一早期浆液性炎症阶段得到适当处理，可以控制病情发展。

如果早期急性炎症未能得到控制，则进入化脓、腺组织坏死期。此时疼痛加剧，呈持续性疼痛或跳痛，腮腺区以耳垂为中心肿胀更为明显，耳垂被上抬。进一步发展，炎症扩散到腮腺周围组织，伴发蜂窝织炎。皮肤发红、水肿，呈硬性浸润，触痛明显。可出现轻度张口受限。腮腺导管口明显红肿，轻轻按摩腺体可见脓液自导管口溢出，有时甚至可见脓栓堵塞于导管口。患者全身中毒症状明显，体温可高达40℃以上，脉搏、呼吸增快，白细胞总数增加，中性粒细胞比例明显上升，核左移，可出现中毒颗粒。

纤维结缔组织将腮腺分隔为很多小叶，腮腺炎形成的脓肿多为散在的多发性脓肿，分散在小叶内。腮腺浅面的腮腺咬肌筋膜非常致密，脓肿未穿破以前不易扪及波动感而呈硬性浸润块。脓液在腮腺被膜内聚积增多时，压力增大，疼痛也加剧。穿破腮腺被膜后，脓液进入邻近组织或间隙，引起其他间隙的蜂窝织炎或脓肿。

（三）诊断

急性化脓性腮腺炎依靠病史及临床检查，诊断并不困难，特别是全身情况衰弱或腹部外科手术后发生者。

急性化脓性腮腺炎不宜做腮腺造影，因造影剂可通过薄弱的导管壁，进入导管周围组织，使炎症扩散。

（四）预防

本病主要系脱水及逆行感染所致。故对接受腹部大手术及患严重全身性疾病的患者，应加强护理，保持体液平衡，加强营养及抗感染，同时应加强口腔卫生，食后漱口、刷牙，并可用过氧化氢液或氯己定溶液清洗口腔。

（五）治疗

诊断一经确定，应立即采取积极的治疗措施。

1. **针对发病原因**　纠正机体脱水及电解质紊乱，维持体液平衡。必要时输复方氨基酸等以提高机体抵抗力。

2. **选用有效抗生素**　急性化脓性腮腺炎的致病菌主要为金黄色葡萄球菌，因而可及早应用大剂量青霉素或适量头孢类等抗革兰阳性球菌的抗生素。并从腮腺导管口取脓性分泌物做细菌培养及药敏试验，选用最敏感的抗生素。

3. **其他保守治疗**　炎症早期可用热敷、理疗、外敷如意金黄散，均有助于炎症的消散。饮用酸性饮料或口含维生素 C 片，或口服 1% 毛果芸香碱（pilocarpine）3 ~ 5 滴（2 ~ 3 mg），每日 2 ~ 3 次，可增加唾液分泌。温热的硼酸、碳酸氢钠溶液等消毒漱口剂也有助于炎症的控制。

4. **切开引流**　急性化脓性腮腺炎已发展至化脓时，必须切开引流。腮腺的被膜致密，脓肿形成后不易扪得波动感，因此不能以扪得波动感作为脓肿切开引流的指征。当出现下列征象时，应切开引流：①局部有明显的凹陷性水肿；②局部有跳痛并有局限性压痛点，穿刺抽出脓液；③腮腺导管口有脓液排出，全身感染中毒症状明显。

二、慢性复发性腮腺炎

慢性复发性腮腺炎（chronic recurrent parotitis）以前统称为慢性化脓性腮腺炎（其中包括慢性阻塞性腮腺炎），临床上较常见，儿童和成人均可发生，但其转归很不相同。

（一）病因

儿童复发性腮腺炎的病因较复杂，发病机制尚不十分清楚，可能是多方面因素综合作用的结果，一般认为与以下因素有关。

1. **腮腺发育不全**　不少研究报告表明，该病有遗传倾向，有的患者有典型家族史，祖孙三代家族发病或同胞姐妹兄弟发病。也有的患者临床表现为单侧腮腺肿胀，但腮腺造影显示双侧腮腺均有末梢导管扩张。这些现象提示可能有腺体的先天性发育异常，成为潜在的发病因素。

2. **免疫功能低下**　儿童期免疫系统发育不成熟，免疫功能低下，容易发生逆行性感染。患儿免疫系统发育成熟后可以痊愈。

3. **细菌逆行感染**　许多患儿腮腺肿胀发作与上呼吸道感染及口腔内炎性病灶相关，细菌通过腮腺导管逆行感染。

成人复发性腮腺炎为儿童复发性腮腺炎迁延未愈而来。

（二）临床表现

儿童复发性腮腺炎发病年龄自婴幼儿至 15 岁均可发生，以 5 岁左右最为常见。男性稍多于女性，发病可突发，也可逐渐发生。腮腺反复肿胀，伴不适，肿胀不如流行性腮腺炎明显，仅有轻度水肿，皮肤可潮红。个别患儿表现为腮腺肿块，多为炎性浸润块。挤压腺体可见导管口有脓液或胶冻状液体溢出，少数有脓肿形成。大多数持续 1 周左右。静止期多无不适，检查腮腺分泌液偶有混浊。间隔数周或数月发作一次不等。年龄越小，间歇时间越短，越易复发。随着年龄的增长，间歇时间延长，持续时间缩短。

（三）治疗

复发性腮腺炎具有自愈性，因此，以增强抵抗力、防止继发感染，减少发作为原则。嘱患者多饮水，每天按摩腺体帮助排空唾液，用淡盐水漱口，保持口腔卫生。咀嚼无糖口香糖，刺激唾液分泌。若有急性炎症表现，可用抗生素。腮腺造影本身对复发性腮腺炎也有一定的治疗作用。复发频繁者可肌内注射胸腺肽，调节免疫功能。

三、慢性阻塞性腮腺炎

慢性阻塞性腮腺炎（chronic obstructive parotitis）又称腮腺管炎，以前与复发性腮腺炎一起，统称为慢性化脓性腮腺炎。

（一）病因

大多数患者由局部原因引起。如智齿萌出时，导管口黏膜被咬伤，瘢痕愈合后引起导管口狭窄。不良义齿修复后，使导管口、颊黏膜损伤，也可引起瘢痕而造成导管狭窄。少数由导管结石或异物引起。由于导管狭窄或异物阻塞，使阻塞部位远端导管扩张，唾液淤滞。腮腺导管系统较长、较窄，易于唾液淤滞，也是造成阻塞性腮腺炎的原因之一。

（二）临床表现

男性发病略多于女性，大多发生于中年。多为单侧受累，也可为双侧。患者常不明确起病时间，多因腮腺反复肿胀而就诊。约占半数患者肿胀与进食有关，称作"进食综合征"（"mealtime syndrome"）；发作次数变异较大，多者每次进食都肿胀，少者 1 年内很少发作。大多平均每月发作 1 次以上。发作时伴有轻微疼痛，这是因为进食时唾液分泌增加并黏稠，排出受阻所致。有的患者腮腺肿胀与进食无明确关系，晨起感腮腺区发胀，自己稍加按摩后即有"咸味"液体自导管口流出，随之局部感到松快。

临床检查示腮腺稍增大，能扪到肿大的腮腺轮廓，中等硬度，轻微压痛。导管口轻微红肿，挤压腮腺可从导管口流出混浊的"雪花样"或黏稠的蛋清样唾液，有时可见黏液栓子。病程较久者，可在颊黏膜下扪及粗硬、呈索条状的腮腺导管。

（三）诊断

诊断主要根据临床表现及腮腺造影。患者有进食肿胀史，挤压腺体，腮腺导管口流出混浊液体。有时在颊部可触及索条状导管。腮腺造影显示主导管、叶间、小叶间导管部分狭窄、部分扩张，呈腊肠样改变。部分伴有"点状扩张"，但均为先有主导管扩张，延及叶间、小叶间导管后，才出现"点状扩张"。

（四）治疗

阻塞性腮腺炎多由局部原因引起，故以去除病因为主。有唾液腺结石者，先去除唾液腺结石。导管口狭窄者，可用钝头探针插入导管内，先用较细者，再用较粗者逐步扩张导管口。也可向导管内注入药物，如碘化油、抗生素等，具有一定的抑菌或抗菌作用。也可用其他的保守治疗，包括自后向前按摩腮腺，促使分泌物排出；咀嚼无糖口香糖或含维生素 C 片，促使唾液分泌。用温热盐水漱口，有抑菌作用，减少腺体逆行性感染。

采用唾液腺内镜，不仅可以直视下观察导管病变，而且可经腮腺导管冲洗，灌注药物，效果良好。

病变严重，经上述治疗无效者，可考虑手术治疗，手术方式为保存面神经的腮腺腺叶切除术。

（黄　闽）

第四节　颞下颌关节功能紊乱

颞下颌关节紊乱病（temporomandibular disorder，TMD）是口腔颌面部常见的疾病之一，在颞下颌关节疾病中，此病最为多见。好发于青中年，以 20～30 岁患病率、就诊率最高。开始发生在一侧，有的可逐渐累及两侧。本病多属功能紊乱，但也可有关节结构紊乱或破坏。功能紊乱的患者也可发展成关节结构紊乱，甚至出现器质性破坏。由于对本病的发病原因至今尚未完全阐明，因此对其命名也较混乱。随着对本病的认识不断深入，在国内、外文献可看到不同的名称更改，近年来，国际上广为接受和应用的名称为颞下颌关节紊乱病（TMD）。

　　颞下颌关节紊乱病并非指单一疾病，它是一类病因尚未完全清楚而又有相同或相似临床症状的一组疾病的总称。一般都有颞下颌关节区和（或）咀嚼肌肌痛；下颌运动异常和伴有功能障碍及关节弹响、破碎音及杂音等三类症状。可单独累及颞下颌关节或咀嚼肌群，也可两者都累及。颞下颌关节紊乱病多数为功能紊乱性质，也可累及关节结构紊乱甚至器质性破坏，但是一般都有自限性（self-limited），属肌骨骼类紊乱疾病（musculoskeletal disorders）。

一、病因

　　颞下颌关节紊乱病的发病原因目前尚未完全阐明，一般认为与以下因素有关。

　　1. **心理社会因素**　在临床上，患颞下颌关节紊乱病者被认为与心理社会因素（psychosocial factor）有关。患者常有情绪焦急、易怒、精神紧张、容易激动及失眠等精神症状，有的患者可以明显地存在精神情绪因素与发病之间的因果关系；在慢性迁延性的患者，也可以发现精神因素对症状反复发作的影响。

　　2. **𬌗因素**　对颞下颌关节紊乱病患者的临床检查常常发现有明显的𬌗因素（occlusal factor），包括𬌗干扰、牙尖早接触、严重的锁𬌗、深覆𬌗、多数后牙缺失及𬌗面过度磨耗致垂直距离过低等。有时一旦消除这些因素，症状可缓解或消失。

　　3. **免疫因素**　颞下颌关节紊乱病也存在着免疫因素（immunological factor）：免疫学研究表明关节软骨的主要成分如胶原蛋白多糖和软骨细胞都具有抗原性。由于关节软骨有基质包裹，从胚胎到成人都和血管系统隔绝，成为封闭抗原，不能被自身免疫系统识别。如因外伤或疾病等原因而使这些封闭抗原暴露于免疫系统则可引起自身免疫反应。

　　4. **关节负荷过重**　颞下颌关节是一个负重关节，适度的负重对维持关节的正常结构、功能是必需的，有重要意义。但是过度的负重，超出生理限度则可造成关节的退行性改变甚至破坏。造成关节负荷过重的因素，如上述创伤可引起关节内持续微小损伤，负荷增加；夜磨牙和白天紧咬牙使关节内压力增高；一侧关节手术，一侧髁突骨折或两侧下颌发育不对称引起两侧关节不平衡，可造成同侧或对侧关节压力增高；此外，如经常吃硬食物，长时间嗑瓜子、嚼口香糖等都可使关节负荷增加。

　　5. **关节解剖因素**　人类演化过程中，由于人的直立，食物变得精细，以及颅脑的扩张，使颞下颌关节和颌骨的解剖结构发生明显改变，这就是本病的解剖因素。

　　6. **其他因素**　此外，突然关节区受到寒冷刺激，不良姿势，如用手支撑下颌的不良习惯，长期低头驼背伏案工作，可造成头颈部肌链的肌张力不平衡，引起肌功能紊乱而影响下颌骨及髁突的正常位置等，也是诱发颞下颌关节紊乱病的因素。

　　关于颞下颌关节紊乱病的发病机制目前尚未清楚，但多数学者解释为是在多因素相互作用下发生的。在颞下颌关节解剖因素基础上，关节内持续的微小创伤引起关节结构紊乱，大多数处于亚临床状态；一旦生活事件造成的心理情绪改变和肌紧张、痉挛等因素作用下，由此诱发心理神经内分泌和心理神经免疫反应的参与，遂由临床前状态发展为临床疾病，出现功能障碍和疼痛。关节内持续的微小创伤使软骨作为隐蔽抗原的暴露，也大多数处在临床前状态；一旦自身免疫应答由生理性发展为病理性，则可由临床前状态发展为临床疾病，出现功能障碍和疼痛。

二、临床表现

　　颞下颌关节紊乱病的发展可有 3 个阶段：功能紊乱（dysfunction）阶段；结构紊乱（structural

disorder）阶段；关节器质性破坏（organic destroy）阶段。这三个阶段一般显示了疾病的早期、中期和后期。早期的功能紊乱常是临床前状态，有的自限和自愈；有的即使出现临床症状也可经过治疗后痊愈；有的则逐步发展到后期的关节器质性破坏。但也有不少患者，在某一阶段相对稳定而并不发展到另一阶段；有的即使已发展到关节结构紊乱阶段，经过适当的治疗后，仍然可以恢复到病变的早期阶段。此外，还可以见到两个阶段的症状同时存在或交替发生。

颞下颌关节紊乱病虽然病期一般较长，可几年或十几年，并经常反复发作，但是，本病有自限性，一般不发生关节强直，预后良好。其临床表现有以下 3 个主要症状。

1. 下颌运动异常　包括开口度异常（过大或过小）；开口型异常（偏斜或歪曲）；开闭运动出现关节绞锁等。正常成人自然开口度平均约 4 cm，开口型不偏斜，呈"/"。如两侧翼外肌功能亢进，在开口运动时，髁突可超越关节结节，而发生半脱位使开口度过大。如慢性滑膜炎则出现开口度过小。如一侧翼外肌痉挛或不可复性关节盘前移位，可出现开口型偏向患侧。如关节盘脱出、破裂已成为运动中的障碍物，在开口运动时，髁突要做一个特殊动作，绕过关节盘的障碍后才能完成大开口运动，则出现关节绞锁（lock）症状。

2. 疼痛　主要表现在开口和咀嚼运动时关节区或关节周围肌群的疼痛。一般无自发痛。但是在症状发作时如急性滑膜炎，也偶有自发痛。如关节有器质性破坏或肌痉挛，相应的关节区和肌组织有压痛。有的患者有肌肉和肌筋膜的疼痛扳机点，压迫扳机点可引起远处的牵涉区疼痛。此外，一些经久不愈、病程迁延的患者，常常有关节区发沉、酸胀、咀嚼肌容易疲劳，以及面颊、颞区、枕区等慢性疼痛和感觉异常。

3. 弹响和杂音　正常关节在下颌运动时无明显弹响和杂音。本病常见的异常声音有：①弹响音，即开口运动中有"咔、咔"的声音，多为单音，有时为双音，可复性关节盘前移位时可出现这类弹响；②破碎音，即开口运动中有"咔叭、咔叭"的破碎声音，多为双声或多声，关节盘穿孔、破裂或移位可出现这类杂音；③摩擦音，即在开口运动中有连续的似揉玻璃纸样的摩擦音，骨关节病骨、软骨面粗糙可出现这类杂音。

近年来，国外的许多学者发现咀嚼肌疼痛与头痛有明显关系，紧咬牙也与头痛有明显关系。

三、诊断

根据病史，存在上述主要症状诊断颞下颌关节紊乱病并不困难。辅助诊断常用的方法有以下几种。① X 线平片（许勒位片和髁突经咽侧位片）：可发现有关节间隙改变和骨质改变，如硬化、骨破坏和增生、囊样变等；②关节造影（上腔造影因操作容易而多用，下腔造影国内应用较少）和磁共振成像检查：可发现关节盘移位、穿孔及关节盘诸附着的改变等。近年来，不少学者应用关节内镜检查，可发现本病的早期改变，如关节盘表面粗糙变性；滑膜充血、渗出、增生；关节骨面软骨剥脱、骨面裸露；关节腔内有絮状物、纤维素渗出以及关节盘和关节面粘连、瘢痕条索等。由于本病有许多类型，治疗方法各异。因此，应做出具体类型的诊断，如翼外肌痉挛、可复性关节盘移位或关节盘穿孔等。

四、防治原则

颞下颌关节紊乱病的治疗方法很多，如各种药物治疗、各种物理治疗、各种𬌗治疗包括各种𬌗垫、局部封闭治疗、关节腔内注药疗法和冲洗疗法、关节镜外科治疗、正畸治疗、修复治疗、肌训练治疗、心理支持疗法及手术治疗等。归纳起来其防治原则如下。

（1）以保守治疗为主，采用对症治疗和消除或减弱致病因素相结合的综合治疗。包括：①减少和消除各种可能造成关节内微小创伤的因素，如𬌗创伤、经常吃硬食物等；②减弱和消除自身免疫反应，如清洗关节腔内免疫复合物，皮质激素类药物关节腔内注射等。

（2）治疗关节局部症状的同时应改善全身状况和患者的精神状态，包括积极的心理支持治疗。

（3）应对患者进行医疗知识教育，有时需反复进行，使患者能理解本病的性质，相关的发病因素以及有关的下颌运动的知识，以便患者进行自我治疗，自我保护关节，改变不良生活行为，如不控制地打哈欠；一口咬半个苹果；用牙咬开瓶盖等。

（4）遵循一个合理的、合乎逻辑的治疗程序。

治疗程序应先用可逆性保守治疗，如服药、理疗、封闭和𬌗板等；然后用不可逆性保守治疗，如调𬌗、正畸矫治等；最后选用关节镜外科和各种手术治疗。当然，如果是由明显𬌗因素引起的，应首选相应的治疗，或有明显手术适应证者，也可先采用手术疗法，但应严格掌握适应证。

（黄　闽）

数字资源详见　新形态教材网

　教学课件　　　拓展阅读　　　自测题及参考答案

第 八 章

精神心理疾病

与之前学习的内容相比，本章教学内容更具有复杂性和特殊性。虽然在这一系列疾病中，我们习惯于称严重者为"精神病"，轻度者为"心理疾病"，但从医学视角，我们统称其为精神障碍（mental disorders），指一类具有诊断意义的精神问题，其特征为情感、认知、行为等方面的改变，伴有功能损害和（或）痛苦体验。如抑郁障碍患者往往具有诊断意义的情绪低落，焦虑障碍患者的焦虑情绪明显较普通人严重，阿尔兹海默病患者记忆方面存在明显异常。目前，我国精神病性障碍患者约1 600万例，抑郁障碍患者达3 000万例，是我国医疗卫生事业的巨大挑战之一。但需要指出，精神障碍与躯体疾病并非对立而是相互影响的，如高血压脑病患者可出现幻视等精神病性症状。因此，非精神科医生也需要识别常见的精神障碍，以便使躯体疾病患者得到有效的精神治疗。精神障碍内容较多，受篇幅所限，本章主要介绍精神分裂症、情感性精神障碍、神经症性障碍等常见的精神障碍。

第一节　精神分裂症

精神分裂症（schizophrenia）是一组病因未明的精神病性障碍，表现为思维、感知觉、情感、意志行为等多方面障碍，通常以精神活动与环境不协调为典型特征。通常患者意识清晰、智能正常，但部分患者可出现认知功能损害。本病多起病于青壮年，通常缓慢起病，病程迁延，有慢性化倾向及衰退可能，部分患者可保持痊愈或基本痊愈的状态。精神分裂症是精神专科医院最为常见的精神障碍，多数医院精神分裂症患者可占住院患者50%以上，甚至民间所称的"精神病"就是此病。部分患者因发作后治疗不当甚至治疗不及时导致病情恶化，反复发作者可出现人格改变、社会功能严重下降，致使出现不同程度的精神残疾状态，是影响我国人民健康的重要疾病之一。

一、病因

精神分裂症病因不明，但一般认为与遗传、神经发育、神经生化、社会心理因素等多种因素有关。

1. **遗传**　虽然并没有明确证据表明精神分裂症由遗传基因决定，但家系调查、同卵双生子、寄养子等研究均表明遗传因素在精神分裂症发病起着重要的作用。如国内外调查均显示本病直系亲属比一般群体发病率高数倍，精神分裂症患者子女即使寄养于正常家庭，其成年后也有较高的精神分裂症发病率。提示遗传因素是本病重要的发病因素。

2. 神经发育异常 本观点认为受遗传因素及母孕或出生时并发症等神经发育危险因素影响，胚胎期大脑发育过程中便出现某些神经病理改变，导致心理整合功能出现异常。这种异常可能即刻效应不显著，但随着进入青春期，在外界因素刺激下可能出现幻听、妄想等精神病性症状。此观点为假说，但神经病理学、脑影像学等研究显示，精神分裂症患者脑结构较普通人存在差异。这种差异可能为神经发育源性。

3. 神经生化 精神分裂症可能与多巴胺、5- 羟色胺、神经肽、谷氨酸等改变和（或）之间的相互作用有关。但目前还无法证明是精神分裂症导致神经生化改变还是神经生化改变导致精神分裂症，也无法证明单独致病还是多种神经生化共同作用的结果。但部分抗精神病药（如利培酮）通过针对上述神经递质起到治疗精神分裂症的效果。

4. 社会心理因素 虽然大多数人倾向于认为精神障碍由压力、重大刺激等社会心理因素导致，但到目前为止，没有任何证据表明社会心理因素是精神分裂症发病的决定性因素。虽然存在因刺激导致精神障碍的现象，但这些精神障碍多为适应障碍等应激相关精神障碍。目前观点倾向于认为压力等社会心理因素可诱发精神分裂症，甚至是精神分裂症复发的重要因素，但难以影响其最终病程和结局。

二、临床表现

需要指出，精神分裂症为一类疾病的统称而非某种单独疾病，这就导致该病临床表现复杂多样，不同类型，甚至同一患者在不同阶段症状表现可能差异极大。此外，精神分裂症的症状不具有诊断绝对特异性，其常见症状也可见于其他精神障碍或神经疾病。但无论何种情况，精神分裂症均表现出思维、情感、感知觉等心理活动不协调并脱离现实环境等特征。

1. 前驱期症状 指在幻听等典型的精神病性症状出现前，患者往往会出现非特异性症状，如人格改变，过去开朗外向的人变得内向、沉默寡言；过去勤奋向上、注重仪表的人变得生活懒散，不修边幅。有的患者会出现对周围环境惧怕，认为有人针对自己等多疑、敏感、敌对表现；有的患者会出现奇怪的想法，如突然关注哲学、奇怪的概念等；也有的患者会出现相对古怪的言行，如做事必须按照一定顺序，无明显原因突然辞职等；此外，还有患者会出现躯体或类神经症症状，如虚弱、睡眠或饮食改变、焦虑、不典型强迫症状、缺乏学习或工作热情等。但前驱期症状出现时，患者其他方面基本正常，社会功能相对完好，上述症状往往也能得到合理解释，因此很难得到周围人重视，绝大多数患者前驱期症状均为确诊精神分裂症后才回顾性认定。

2. 感知觉症状 精神分裂症最常见的感知觉症状是幻觉，其中幻听最为常见。幻听可为非言语性幻听，如患者能听到汽车开过的声音。但精神分裂症患者的幻听多为言语性幻听，如听到有人叫自己的名字，其中评论性幻听（有人评价自己）、命令性幻听（声音对患者发号施令）往往是精神分裂症典型症状。

幻视（患者自称看到不存在的东西）在精神分裂症中也较为常见，但多与幻听共同出现，幻嗅、幻味、幻触相对较少。如果单独出现此类幻觉，需要考虑幻觉是否由中毒、病毒性脑炎等脑器质性疾病、物质滥用等引起而非优先考虑精神分裂症。

需要指出，无论幻觉是否合理，无论清晰还是模糊，患者对于幻觉均深信不疑，在幻觉影响下，患者可能做出不合常理的举动，如命令性幻听要求患者跳楼，患者也会执行。

3. 思维障碍 是精神分裂症的核心症状，主要表现为患者在意识清晰的情况下，出现各类思维形式障碍和思维内容障碍，具体如下。

思维形式障碍指患者在言语表达过程中明显的思维形式或思维活动量出现紊乱，可见于多种疾病。精神分裂症较为常见的思维形式障碍包括以下方面。

（1）思维散漫：患者思维活动内容散漫，联想松弛，回答问题说不到点子上，不切题，听者无法抓住重点，"答非所问"，如医生："你为什么住院？"患者："我买的东西没有到，天上出太阳，没带手机。"

（2）思维破裂：较思维散漫的言语更加支离破碎，甚至字与字之间缺乏联系，完全无法交谈，如医生："你为什么住院？"患者："天鬼不知王，高考上鬼人。"

（3）语词新作：患者创作字词、符号并赋予新的含义，如用"白＋夕"表示一天一夜。

（4）思维云集：也称强制性思维，患者头脑中突然强制出现大量无意义的内容，与当前环境和之前经历无关，往往突然出现，突然消失。如患者称突然脑子里出现宇宙的边缘是什么等内容。

（5）病理性象征性思维：患者以无关的概念代替某一抽象概念，如果患者不解释别人根本无法理解。如患者经常张开双臂表示自己大公无私。

（6）思维贫乏：当患者进入衰退期后，可出现此症状，即患者自感头脑空空如也，说话简单，严重时无论对于什么问题都只回答"不知道""嗯"等。

思维内容障碍在精神分裂症中主要为妄想。妄想是病理性歪曲信念，是病态的判断和推理。无论多么荒谬的妄想内容，患者往往对妄想本身深信不疑，即不能采用摆事实、讲道理的方式说服存在妄想的精神障碍患者。妄想本身往往也缺乏逻辑，无法用正常的逻辑思维理解，如某患者仅因看了领导，便觉得领导会害他，其妄想来源完全不符合正常的逻辑思维。此外，因个人经历不同，妄想内容往往是个人独有，这与某些文化相关的群体迷信观念不同。精神分裂症常见的妄想包括：①关系妄想。患者认为周围一切都和自己有关，如认为周围人讨论的内容虽然是影视节目，但其实是含沙射影讽刺自己。②被害妄想。患者认为自己被其他人或组织迫害，如患者认为领导要通过在饭里下毒杀害自己。关系妄想和被害妄想往往和言语性幻听同时出现，在症状影响下，患者可能出现报警、冲动行为、伤人或自杀等行为。③夸大妄想。患者无端夸大自己的财富、能力、血统、地位、智慧等，如患者认为自己是天神下凡，拥有改变国家命运的能力。④物理影响妄想。也称被控制感，患者感到自己的情感、思想、行为被外界某种神秘力量所控制。如患者认为自己被外国某种脑控武器控制，一旦武器开启，自己就什么也干不了，只能一动不动，仪器关闭后才能自由行动。此症状是精神分裂症典型症状。⑤被洞悉感。患者感到自己心里的想法别人都能知道，但别人如何知道患者则描述不清。此症状是精神分裂症典型症状。⑥钟情妄想。患者坚信某异性喜欢自己，其言语和行为是在向自己表达爱意。如果对方拒绝自己，患者也会认为这是对方在考验自己。

4. 情感障碍　精神分裂症最常见的情感障碍是情感淡漠。患者对外界刺激缺乏情感体验及相应的行为反应，具体表现为面部表情呆板，对周围发生的一切事物漠不关心。如存在被害妄想症状的精神分裂症患者在谈及自己可能被害时表情依然没有紧张感，反而非常平淡，即使亲人去世也不见悲伤表情。此外，也有患者存在焦虑、抑郁等情绪。

5. 意志与行为障碍　精神分裂症常见的意志障碍是意志减退和意志缺乏。精神分裂症患者随着疾病的进展会出现动机不足，缺乏进取心，或虽然有计划但从不实施，对周围一切缺乏兴趣，不愿工作，有时呆坐几个小时没有任何活动。严重时会随地大小便，甚至连料理个人卫生等最基本的意志活动也会消失。两者往往与情感淡漠、思维贫乏共同出现，是精神分裂症后期精神衰退的主要表现，治疗较为困难。

精神分裂症行为障碍可出现紧张综合征，包括紧张性木僵和紧张性兴奋，两者可交替出现。紧张性木僵以患者全身肌张力增高为典型表现，其典型症状为木僵，患者可以保持一个固定姿势不动不语，严重时可出现蜡样屈曲，患者即使被摆成不舒服的姿势也能长久不动，如将躺着的患者头部抬高，患者也能保持长时间不动，像枕着"空气枕头"一样。木僵患者也可能突然出现紧张性兴奋，如冲动行为。此外，也有部分精神分裂症患者会出现兴奋、活动增多的表现，如砸东西、做鬼脸等不协调精神运动性兴奋。

6. 自知力障碍　自知力指患者对自己精神状态的认识能力，即自己是否患有精神障碍的分析和判断能力。精神分裂症患者一般不认为自己患有精神病。这也导致临床上精神分裂症患者往往需要强制入院治疗。

三、临床分型

不同精神分裂症患者临床症状表现有很大差异，根据患者主要症状，可将精神分裂症分成不同亚型。目前国际疾病分类第十一修订本（international classification of diseases，11th revision，ICD-11）已取消精神分裂症的分型，但精神分裂症临床表现复杂，为便于理解，本书继续介绍精神分裂症的临床分型。

1. 偏执型　为精神分裂症最常见的亚型，占 50% 以上。患者以妄想和言语性幻听为主要临床表现。部分患者可出现情感淡漠等症状。本亚型起病一般较晚，对人格影响相对较轻，也很少出现精神衰退，甚至部分患者可在某种程度自行缓解，治疗效果和预后均相对较好。

2. 紧张型　本亚型多急性起病，临床表现为紧张性兴奋和紧张性木僵单独或交替出现。此亚型预后最好，治疗效果理想。近年来本亚型发病率越来越低。

3. 青春型　本亚型多在青春期急性起病，以思维破裂、情感、行为不协调为主要临床表现，患者言语多但凌乱，内容离奇，情感肤浅，行为混乱，幼稚，怪异，本能欲望亢进，甚至可能出现吃大小便等行为。本病可自行缓解，但复发率高，如治疗不及时可导致疾病迅速进展，出现精神衰退症状。预后较偏执型、紧张型差。

4. 单纯性　本亚型少见但治疗困难。常在青春期起病，疾病进展缓慢，病程往往在 2 年以上，具体表现为渐行性意志减退、情感淡漠、思维贫乏，较少出现幻听、妄想等症状。患者早期表现类似"压力大""意志不坚定"，如学习效率下降、易疲劳等，后逐渐出现意志减退、生活懒散等表现。因早期表现不明显往往得不到重视，发现时病情已较为严重，社会功能严重受损，已出现精神衰退表现，故预后最差，治疗效果欠佳。

5. 未分化型　患者符合精神分裂症诊断，但不符合任何一种亚型标准，或表现为上述亚型混合形式。目前，此类患者临床上较为常见。

四、诊断及鉴别诊断

精神分裂症诊断需要结合病史、临床表现、病程及体格和实验室检查。一般而言，在排除躯体疾病、成瘾物质影响、智力障碍、情感性精神障碍后，出现精神分裂症常见的临床症状，就需要考虑精神分裂症，出现症状越多，其可能性越大。从病程标准来看，精神分裂症多为持续病程，一般没有明显的发作间歇期。首次发作者一般需要有两个精神分裂症临床症状，病程持续 1 个月以上。单纯型精神分裂症只需要具有渐行性意志减退的临床表现，但病程需要达到 2 年。

本病需要与躯体疾病、脑器质性疾病所致精神障碍进行鉴别，某些精神活性物质和激素类治疗药物的使用可能导致精神病症状。此外，急性短暂性精神障碍、妄想性精神障碍、情感性精神障碍也存在与精神分裂症相似的临床表现，需要在病程、精神病症状的特点等方面予以鉴别。

五、治疗

无论何种精神分裂症，药物治疗均为首选治疗方案，目前常用药物为利培酮、奥氮平等非经典抗精神病药，针对部分情绪不稳、伴有抑郁、焦虑情绪患者可结合心境稳定剂、抗抑郁药、抗焦虑药等。同时注意药物不良反应。对于急性发作精神分裂症患者可考虑电休克治疗。心理干预、工娱治疗应贯穿治疗全过程。总体而言，在疾病急性发作期以药物治疗为主，症状基本控制后，在坚持服药的前提下通过心理治疗、社区康复恢复患者社会功能。

精神分裂症患者结局大致有以下 3 类：①症状彻底消失，基本康复；②症状得到控制，但依然残留，社会功能能够基本保持；③出现思维贫乏、情感淡漠、意志缺乏等精神衰退症状，社会功能损害严重，患者"没有明显症状但什么也干不了"。影响本病治疗效果因素较多，但一般认为"早治疗，早康复"，切忌讳疾忌医。

（郑亚楠）

第二节 情 感 障 碍

情感障碍（affective disorder）也称心境障碍（mood disorder），是以显著而持久的情感改变为主要特征的一组疾病，主要表现为情感高涨或低落，并伴有相应的认知和行为改变，部分患者可伴有幻觉、妄想等精神病性症状，也可出现躯体症状。本病有反复发作的倾向，发作间歇期患者精神状态基本正常，部分患者可转为慢性病程或残留症状。常见的情感障碍包括抑郁障碍、双相情感障碍、持续性心境障碍等。近年来，我国抑郁障碍患病率逐年增高，带来严重的医疗卫生负担，由此带来的自杀、自伤已成为重要的公共卫生问题。

一、病因

情感障碍病因不明，目前认为与遗传、社会心理因素、神经生化等多种因素有关。

1. 遗传 目前认为遗传因素是情感障碍发生的重要因素之一。相关研究表明，情感障碍一级亲属患病率远高于其他亲属，有情感障碍亲属患病概率远高于一般人群。但相关基因研究还有待进一步探索。

2. 社会心理因素 相对于精神分裂症，情感障碍与应激事件关系密切，尤其是抑郁障碍，在发作前约 92% 存在明显诱发事件，而精神分裂症发作前仅有 53% 有明显诱发事件。虽然不能将应激事件视为情感障碍发病的决定性因素，但在治疗过程中依然需要考虑针对诱发因素开展心理治疗。

3. 神经生化 有研究初步证实神经递质代谢异常可能与情感障碍发病有关，目前认为 5- 羟色胺扮演着重要角色，此外去甲肾上腺素、多巴胺也认为与本病发生有关。

二、临床表现

依据情感障碍的临床表现，习惯于将其分为两类：既有抑郁发作又有躁狂发作者称为双相情感障碍，反复抑郁发作称为单相情感障碍（抑郁障碍，目前认为不存在单纯的躁狂发作）。一般认为情感障碍包括躁狂发作、抑郁发作、双相情感障碍、持续性心境障碍等类型。

1. 躁狂发作 典型临床表现为"三高症状"，即情感高涨、思维奔逸、活动增多，在此基础上可因出现夸大妄想、冲动、注意转移等症状。病程应至少持续 1 周，并有社会功能损害。

情感高涨指患者正性情感体验明显增加，表现为与周围环境不协调的病态喜悦情绪。患者表情丰富，说话眉飞色舞，自我感觉良好，可导致自我评价偏高而继发夸大妄想。躁狂发作患者的情感高涨往往有一定渲染性，能够引起周围人共鸣，症状较轻时可能不会被认为异常，反而认为说话有"煽动性""具有感染力"。但随着疾病进展，患者可出现情绪不稳，在情绪愉悦基础上出现易激惹，当别人与自己的观点不同时可出现暴跳如雷等极端情绪，甚至攻击人，但患者因情绪不稳，易激惹往往持续时间较短，很快便转怒为喜，或向攻击对象道歉。

思维奔逸指患者思维联想速度加快，语速快，语量大，内容丰富，反应快，逻辑性强于一般人。患者常表现高谈阔论、口若悬河，联想丰富，受周围环境影响较大，谈论内容可以随时从一个主题快速切换至另一个主题，表现为"音联"和"意联"。患者自觉脑子好使，严重时会称"舌头跟不上脑子运转速度"。患者可因说话过多而导致声音嘶哑、口干舌燥。

活动增多表现为患者精力旺盛，做事不知疲倦，往往自称"有使不完的力气"，爱管闲事，但多虎头蛇尾，难以坚持。有的患者注重打扮但不得体，有的患者表现为行为鲁莽，如大肆挥霍、做事不计后果等。好接触异性，性欲亢进，举止轻浮。严重时患者自控能力下降，可出现攻击、破坏行为。

多数患者发病早期即丧失自知力。此外，患者睡眠量明显减少，有时睡眠不足 3 h 但依然"精力充沛"。但患者因自我感觉良好，很少有躯体不适感。但患者过度兴奋、休息不足，容易引起脱水等，对于老年躁狂患者尤需注意。少数躁狂患者发作时可伴有意识障碍，临床上称为"谵妄性躁狂"。

2. 抑郁发作 过去认为抑郁发作的核心症状为"三低症状"，即情感低落、思维迟缓、活动减少，与躁狂发作相对应。但目前认为"三低症状"是重度抑郁发作的典型表现，在轻中度抑郁发作中可能并不具备以上症状。现倾向于认为抑郁发作的核心症状是情感低落、兴趣减退、快感丧失。病程应至少持续 2 周，并有社会功能损害，或对本人造成痛苦。

情感低落指患者负性情感体验明显增加，表现为唉声叹气、忧愁、痛苦等，进而可自觉前途无望，严重时可因绝望导致自伤、自杀行为。抑郁发作患者往往自称"活着没意义""根本高兴不起来"，在情感低落的基础上，患者可出现焦虑、激越症状。随着情感低落加重，患者会贬低自己，认为自己一无是处、毫无价值，逐渐出现罪恶妄想，认为自己罪大恶极，应被惩罚。情感低落往往具有昼重夜轻的特点，多数患者早晨时情感低落最为严重，在晚上有所好转。

兴趣减退指患者在情感低落的影响下，各类以前兴趣爱好均有所减退，甚至完全丧失。

快感丧失指患者在情感低落影响下，体验快乐能力逐渐下降，无法从各类活动中体验快感。部分抑郁发作患者可能会读书、运动，但患者并不能从这些活动中体验快乐，往往称是为了"打发时间"。甚至有患者表示这些活动对自己本身就是负担。

精神运动迟滞指患者精神活动明显抑制，主要表现为思维迟缓，患者称脑子反应慢，考虑问题极为吃力，"像生锈了"，即使完成日常生活中的基本事情也感到吃力，自感注意力、记忆力差。同时因自我评价低，认为自己做什么都可能失败，进而丧失主动性，表现为整日呆坐，严重者可出现不料理个人卫生等类似意志缺乏症状。

抑郁发作患者可出现幻听等精神病性症状。此外，多数抑郁发作患者食欲减退，体重下降较为明显，少数患者可出现食欲增强。患者也可出现性欲减退。睡眠障碍也是抑郁发作患者常见的症状，主要表现为早醒，一般比平时早醒两个小时，醒后即出现痛苦情绪而无法入睡。但也有少数抑郁发作患者可出现睡眠增多，但在一次发作周期内患者睡眠增多往往和食欲增强共同出现。此外，多数抑郁发作患者有自知力。

3. 双相情感障碍 主要表现为情感高涨和低落交替、反复出现，发作间歇期通常无症状。临床上，躁狂发作和抑郁发作往往交替出现，也可在一次发作中同时出现躁狂和抑郁的特点。双相情感障碍复发率较高。

4. 环性心境 主要表现为心境持续不稳定，包括轻度情感低落和轻度情感高涨，但均达不到抑郁发作和躁狂发作的最低诊断标准。患者情感波动与生活事件无明显关系，每次出现可持续数月甚至数年，但也有长时间的正常心境。本病对社会功能影响较小，如果对患者不熟悉往往很难做出诊断。

5. 心境恶劣 主要表现为持久的轻度情感低落，从不出现躁狂，过去称"抑郁性神经症"。患者常有睡眠障碍、焦虑情绪及躯体不适，但无明显的意志减退等精神运动性抑制表现。心境恶劣通常始于成年早期，持续 2 年以上，甚至终生无明显缓解。即使受升学、结婚等正性生活事件影响，患者情绪缓解期一般也不超过 2 个月。患者自知力完整，有求治欲望，但患者本人社会功能一般不受明显影响。心境恶劣与个人人格特征和生活事件关系较大。

三、诊断及鉴别诊断

对情感障碍的诊断，必须对患者进行全面的生物 – 心理 – 社会评估，了解是否存在其他躯体疾病和精神问题。躁狂发作以持久的情感高涨为临床表现，常伴有思维奔逸、活动增多、夸大妄想、睡眠减少等症状，抑郁发作以情感低落为临床表现，常伴有思维迟缓、兴趣减退、自罪妄想、自杀观念等症状，如患者过去曾有反复类似发作，发作间歇期基本恢复至病前状态可考虑双相情感障碍。

本病需要与脑器质性精神障碍等继发性心境障碍进行鉴别。此外，精神分裂症、创伤后应激障碍、焦虑障碍均可能存在抑郁障碍的情感低落，临床工作中可根据症状出现的先后顺序、是否有昼重夜轻的表现、症状与诱发生活事件关联程度等方面予以鉴别。

四、治疗

情感障碍的治疗方法主要包括躯体治疗和心理治疗两大类。在临床上往往将两者结合才能取得较好的治疗效果。一般而言，急性发作期通过躯体治疗控制症状，在恢复期通过心理治疗恢复患者社会功能。针对躁狂发作主要采用心境稳定剂治疗，如碳酸锂、卡马西平、丙戊酸钠等；针对抑郁发作主要采用 5– 羟色胺再摄取抑制剂等药物，如氟西汀、帕罗西汀等，也可考虑传统抗抑郁药，如氯米帕明、多塞平、阿米替林。对于伴有精神病性症状、焦虑症状的患者可结合抗精神病药、抗焦虑药等。对于急性重症躁狂发作或难治性抑郁障碍也可考虑电休克治疗。认知行为疗法、人际关系疗法等心理治疗对于矫正抑郁障碍患者负性认知、改善应对能力有重要价值，能够帮助患者更好的恢复社会功能。

此外，本病复发率极高，在治疗过程中需要通过维持治疗预防复发，一般认为第一次发作、经治疗症状缓解的患者需要药物维持治疗 6 ~ 12 个月，如果是第二次发作，则需要维持治疗 3 ~ 5 年，若是第三次发作，可能需要终身服药。坚持心理治疗对于预防复发也有重要作用。

（郑亚楠）

第三节　神经症性障碍

神经症性障碍，亦称神经官能症，是一组表现为焦虑、恐惧、强迫、疑病及各种躯体不适的精神障碍。本病患者通常具有多愁善感、刻板、忧心忡忡等人格基础，发病常与社会心理因素有关；患者无可证实的器质性病变基础；一般没有明显的精神病症状，主要表现为焦虑、烦恼、紧张、恐惧等情绪问题；自知力大都良好，能够意识到自己存在心理问题，常主动求治；社会功能相对良好，但与正常人相比在人际关系、学习效率、社会适应等方面有所不足。神经症性障碍是常见的精神障碍，尤其在综合医院心理科、神经内科较为常见。WHO 推测本类疾病罹患人数是重性精神障碍 5 倍以上。

一、焦虑障碍

本病是以广泛和持续的焦虑或反复发作的惊恐不安为主要临床表现的精神障碍，患者常有不明原因的紧张不安，出现显著的头晕、胸闷、呼吸困难、心悸、尿频尿急等自主神经功能紊乱、运动性不安。患者紧张程度与现实处境不符，其焦虑情绪并非来自现实威胁。患者也能够意识到这些担忧毫无必要但无法控制。焦虑障碍患者常求助于综合医院神经内科、心内科等临床科室，常接受不必要的检查和治疗。焦虑障碍临床上可分为广泛性焦虑和惊恐障碍两种形式。

（一）病因

焦虑障碍与人格特征关系密切，而人格特征与遗传因素关联度较高。有研究表明，焦虑障碍患者近亲本病患病率远高于一般居民。从心理学视角来看，不同学派对焦虑障碍解释不同，如行为学派观点认为焦虑是个体对某些环境的恐惧形成的条件反射，精神分析学派认为内心冲突可导致焦虑障碍的发生。从临床视角来看，大量焦虑障碍患者发病前往往有明确的生活事件刺激。此外，5-羟色胺、多巴胺等也可能与焦虑障碍的发病有关。

（二）临床表现

广泛性焦虑也称慢性焦虑障碍，可见于任何年龄段，但多于40岁前起病。主要表现如下。

（1）精神焦虑：主要表现为过度担心引起的焦虑体验，这是广泛性焦虑的核心症状。患者不能明确担心对象而表现为提心吊胆，也有患者担心现实中可能发生的事，但焦虑程度与现实不相称，如担心出门会发生车祸。

（2）躯体焦虑：主要表现为运动性不安，如静坐不能、搓手顿足等，或表现为肌肉紧张，如胸部、肩背部、头部的紧张性疼痛。

（3）自主神经功能紊乱：主要表现为心悸、胸闷、腹胀、腹泻、便秘、尿频等。此外，患者也存在强迫、易疲劳、抑郁情绪等症状，但不是本病的主要临床表现。

惊恐障碍也称急性焦虑障碍，其主要症状为惊恐发作，即患者在没有任何诱因的情况下突然出现极度的自主神经紊乱，伴有濒死感，通常持续15~20 min，很少持续1 h以上，然后症状自行缓解。发作后患者恢复正常但不久后可复发。发作期间患者意识清晰，事后可以回忆；发作后患者担心再次发作而处于紧张不安的焦虑状态。因患者担心再次发作，往往存在明显的回避行为，如不敢独处，不敢去人多的地方。

（三）诊断及鉴别诊断

广泛性焦虑诊断需要至少6个月内存在原发性焦虑，如过度焦虑、运动性不安、自主神经活动亢进等；惊恐障碍以惊恐发作为主要临床表现，1个月内发作3次，或发作1次后持续担心再次发作并伴有回避等相应的行为改变。

本病尤其需要注意与心血管疾病相鉴别，此外甲亢、癫痫等疾病也可能出现惊恐发作；精神活性物质滥用、戒断也可能出现惊恐发作的表现。另外惊恐障碍可出现惊恐发作，但不能诊断为焦虑障碍。

（四）治疗

本病治疗包括心理治疗和药物治疗，一般认为应以心理治疗为主。具体可采用放松训练、认知行为疗法等方式帮助患者学会放松，减轻焦虑，调整错误认知，缓解焦虑情绪及带来的负面影响，避免进一步加重负性情绪。药物治疗可考虑抗焦虑药，如苯二氮䓬类，但需要注意药物依赖。对于伴有抑郁情绪的焦虑障碍患者可考虑抗抑郁药。

二、惊恐障碍

本病以恐惧症状为主要临床表现，患者往往对特定的客观事物或某种情境产生异乎寻常的恐惧情绪，伴有明显的自主神经紊乱。患者明知恐惧不合理但难以控制，再次遇到该事物或相近情境依然出现恐惧，因此患者往往会选择回避其恐惧的事物，进而影响社会功能。

（一）病因

本病可能与遗传有关，有研究表明惊恐障碍患者近亲发病率高于一般居民，但这也可能是家庭因素影响。从心理学视角来看，恐惧是由操作性条件反射建立的，某些场景或事物可能与患者不适感相联系，进而引起焦虑情绪，为缓解焦虑情绪，患者会通过回避减轻焦虑，但这种缓解形成强化因素，使患者习惯于通过回避缓解焦虑，进而固化该行为并不断泛化，引起惊恐障碍。

（二）临床表现

惊恐障碍依据恐惧对象，可分为以下 3 类。

1. 特定恐惧症　也称单纯恐惧症，以害怕特定物体或情境为主要临床表现。主要表现为对特定事物或情境出现恐惧或远超于常人的不合理恐惧并伴有回避行为而影响生活或引起焦虑情绪。患者也能够意识到恐惧本身不合理但无法控制。常见恐惧对象有猫、犬、蛇、蜘蛛、蟑螂等动物，以及血液、恐高、尖端物体、黑暗、闪电等。

2. 社交恐惧症　也称社交焦虑障碍，以明显、持久恐惧社交或社交场所为主要临床表现。患者在社交场合会表现害羞、手足无措、担心出丑等，进而回避当众发言、接触领导或陌生人。患者能够意识到自己存在问题但难以控制。因患者回避社交场合，对个人职业发展影响较大。

3. 广场恐惧症　也称场所恐惧症，以害怕某些特定的场所或环境为主要临床表现。广场恐惧症在恐惧症中占 60% 以上。患者恐惧的场所可能是广场等空旷的空间，也可能是幽闭的空间，或是商场等人群拥挤的场所。患者因恐惧而回避上述场景，或需要有人陪伴才敢出行。

（三）诊断及鉴别诊断

本病诊断以恐惧情绪为主，表现为对某些物体或场景有强烈恐惧但与实际程度不符，发作时有自主神经症状，知道自己恐惧不合理但无法控制，存在反复或持续的回避行为等。

本病需要与正常的恐惧情绪相鉴别，同时需要注意排除精神分裂症、抑郁障碍等疾病导致的恐惧症状。

（四）治疗

惊恐障碍以心理治疗为主，目前认为系统脱敏疗法、冲击疗法等行为心理治疗方法是首选治疗手段，尤其需要注意对回避行为的克服。针对患者的抑郁情绪、焦虑情绪可考虑抗抑郁药、抗焦虑药。需要注意，目前没有任何能够针对恐惧情绪的药物。

三、强迫障碍

本病以有意识的强迫与反强迫为主要临床表现，患者能够意识到自己强迫内容没有必要、毫无意义但无法控制。本病自知力良好，患者常主动求治。本病多数患者在一年内病情有所缓解，但部分患者症状可持续数年，对个人职业、情感、婚姻家庭，甚至社会功能均可造成严重影响。

（一）病因

强迫障碍往往呈家族聚集性，因此认为与遗传因素有关。而人格特征与本病关系密切。强迫障碍患者往往具有做事要求完美无缺、一丝不苟、缺乏灵活性、不安全感等人格特征。此外，社会心理因素是本病的诱发因素，如工作压力、重大打击等可诱发强迫障碍。

（二）临床表现

强迫障碍主要临床症状是强迫观念和强迫行为。多数患者强迫观念症状较为明显，少数患者以强迫行为为主要临床表现。

强迫观念是强迫障碍核心症状，表现为反复、持久思考毫无意义的问题，患者明知没有必要但无法控制，进而痛苦、紧张、焦虑。常见的强迫观念有以下几种。

1. 强迫怀疑　如反复怀疑自己是否锁门、是否关闭煤气，进一步导致反复检查等强迫行为。

2. 强迫性穷思竭虑　患者反复思考日常琐事或自然现象，如为什么要过年，1+1 为什么等于 2，明知毫无必要但无法控制而苦恼。

3. 强迫回忆　患者对过去经历反复回忆，往往越不想回忆越控制不住而苦恼。

4. 强迫性对立观念　患者看到事物会出现完全相反的想法，如看到红色就想到黑色，看到正义就想到邪恶。

5. 强迫联想　患者看到事物后会产生与此相关的联想，但多为不好的联想，如碰到别人会担心被传染疾病，看到火柴会联想到放火，在联想过程中患者会越想越紧张，进而反复思考、无法控制。

6. 强迫意向　患者会反复出现违背自己意愿的强烈冲动，如在窗边会产生跳下去的冲动，进而可能强迫自己蹲下以避免冲动行为的发生。

强迫动作常继发于强迫观念，为减轻强迫观念而出现，如反复怀疑门是否锁了，患者会通过检查以缓解强迫观念，但不断的强迫行为反而会加重自身症状。常见的强迫动作有：①强迫洗涤，如强迫洗手、洗衣服等；②强迫检查，多继发于强迫怀疑而出现的反复检查；③强迫询问，为缓解强迫性穷思竭虑，患者往往通过反复询问他人以缓解自身症状；④强迫计数，主要源于患者对数字的强迫观念，如数楼梯、楼层、看车牌单双数等；⑤强迫性仪式动作，随着强迫障碍的严重，患者会为自己制定一套完整的仪式动作缓解强迫观念，如物品摆放要按照一定顺序，做事情要有一套流程，甚至内心要默念一段话语缓解压力，稍有偏差或被人打断就需要再来一遍流程，否则便会焦虑不安，少数患者的强迫仪式动作耗时可达数小时。

（三）诊断及鉴别诊断

强迫障碍症状相对明显，诊断不难，患者以强迫症状为主，症状持续 3 个月以上。但需要注意强迫症状需要源于患者内心而不能是外界强加，如某些严格的规章制度可导致个人反复检查，但这种情况不能考虑为强迫障碍。

本病需要排除脑器质性精神障碍，尤其是基底核病变继发的强迫症状。此外，精神分裂症、抑郁障碍等也可出现强迫症状，可结合自知力、症状是否原发加以判断。

（四）治疗

药物治疗对强迫障碍有较为明显的治疗效果，常用药物为部分抗抑郁药，如氯米帕明、氟西汀。对于伴有严重焦虑情绪的强迫障碍患者可考虑结合抗焦虑药。药物治疗不宜少于 6 个月。心理治疗对于强迫障碍的康复具有重要意义。森田疗法、认知行为疗法、精神分析疗法均适用于强迫障碍治疗，心理治疗主要目的是帮助患者克服自身人格缺陷，增强自信心，选用合理的应对方式面对压力。大量研究表明，心理治疗结合药物治疗的效果强于单一治疗方案。

四、躯体形式障碍

本病以持久认为担忧或相信自身躯体症状的优势观念为临床表现的神经症。此类患者往往反复陈述自己的躯体不适而就诊于综合医院，即使通过各类检查和医生保证仍无法打消其疑虑，常伴有抑郁、焦虑情绪但达不到相关疾病诊断标准。患者往往有明显的生活事件或精神压力为诱因，但患者拒绝承认上述心理因素。

（一）病因

本病与人格特征有一定关系。躯体形式障碍患者往往具有过分关注自身、固执、多疑敏感的人格特征。从心理学视角来看，躯体形式障碍可能通过躯体不适表述获得他人关注，免除自身某些责任，通过"继发性获益"进而强化症状。此外，更年期的自主神经症状可能会导致疑病观念。

（二）临床表现

躯体形式障碍可涉及各个系统，有不同类型不舒适的表现，但没有明确的器质性损伤证据。患者通常伴有焦虑、抑郁情绪，但达不到焦虑障碍、抑郁障碍诊断标准。本病主要种类如下。

1. **躯体化障碍**　本病以反复出现、表现多样的躯体症状为主，至少持续2年，但没有任何躯体疾病解释上述躯体症状。常见症状有呕吐、反酸等胃肠道症状，气短等呼吸道症状，皮肤瘙痒、刺痛感等皮肤异常感觉及性功能、月经等方面的表现。患者不遵医嘱，不接受医生对自身状况的解释，疾病受心理因素影响较为明显，常呈波动病程。

2. **疑病症**　本病主要表现为患者坚信自己患有某种严重疾病，反复求医，但不接受检查结果和医生的保证，甚至质疑检查结果和医生水平。

3. **未分化躯体形式障碍**　本病可视为不典型躯体化障碍，如涉及症状范围不如躯体化障碍广泛。

4. **躯体形式自主神经紊乱**　本病以明显的心悸、脸红、出汗等自主神经兴奋症状为临床表现，但经检查无法找到相关躯体问题。

5. **躯体形式疼痛**　患者主诉存在持久的疼痛，但无法找到器质性损伤的证据。本病受社会心理因素影响明显。

（三）诊断及鉴别诊断

本病诊断不难，患者以躯体症状为主，担心自身健康但不是妄想，缺乏可以解释的器质性损伤，要求反复就医且无法通过医生保证和检查结果打消疑虑。

本病需要与躯体疾病相鉴别，诊断前需要完善的相关检查。此外，精神分裂症、抑郁障碍、焦虑障碍等也有躯体症状，诊断时需要注意排查上述疾病的典型症状。

（四）治疗

心理治疗对本病具有重要意义，努力帮助患者客观认识自身问题，提高对各类心理压力的应对能力，调整错误认知，是本病治疗的关键。森田疗法、认知行为疗法对本病均有较好的效果。针对患者的焦虑、抑郁情绪，可考虑相应药物治疗。

（郑亚楠）

🌐 **数字资源详见　新形态教材网**

📽 教学课件　　👥 拓展阅读　　📝 自测题及参考答案

第六篇

常用临床急救基本
操作技术

第 一 章
生命体征的监测

体温、脉搏、呼吸、血压统称为生命体征，是体内活动的客观反应，是衡量机体状态的可靠指标，也是评估患者身心状态的基本资料。

一、准备工作

1. 用物准备

（1）检查体温计是否完好，水银柱是否在 35℃ 以下。检查血压计，注意玻璃管有无损坏，水银有无漏出，加压气球、橡胶管有无老化、漏气，听诊器是否完好。

（2）准备好以下物品：测温盘内盛体温计、消毒液、纱布、记录本、笔、有秒钟的表，听诊器、血压计。

2. 环境准备
向患者做好宣传教育，保持病室安静、舒适。

3. 患者准备
解释目的，根据病情选择体位和测量方法，测量前平静休息 20 min。

4. 操作者准备
着装整齐，洗手，根据情况戴口罩。

二、生命体征检查

（一）体温测量法

1. 口温测量法　嘱患者张口将体温表水银端斜放于舌下，嘱患者紧闭口唇，5 分钟后取出，擦净，读取度数。

2. 腋温测量法　解开衣服，抹干腋下，将体温计水银端放于腋窝深处紧贴皮肤，屈臂过胸，紧夹体温计 10 min 后取出，擦净，读取度数。

3. 直肠测温法　使患者屈膝侧卧或仰卧，露出臀部，润滑肛表水银端，将水银头轻轻插入肛门 3 ~ 4 cm，5 min 后取出，擦净，读取度数。

（二）脉搏测量法

可选择桡动脉、肱动脉、股动脉、颈动脉及足背动脉。一般患者数半分钟，将所测得的脉率乘以 2 即为每分钟脉搏数。异常脉搏应测 1 min。脉搏细弱而触不清时，用听诊器听心率 1 min。

（三）呼吸测量法

观察患者胸腹部起伏，一般成人或儿童数半分钟乘以 2。呼吸不规则者及婴儿默数 1 min。气息微弱不易观察者，用棉花少许置于患者鼻孔前，观察棉花吹动情况计数 1 min。

（四）血压测量法

取水银血压计，患者取坐位或卧位，露出一臂至肩部，袖口不可太紧，伸直肘部、手掌向上，血压计"0"点应和肱动脉、心脏处于同一水平。放平血压计，放空袖带内空气，平整地缠于上臂中部，其下缘距肘部 2～3 cm，松紧适宜，打开水银槽开关，在肘窝部扪及肱动脉的搏动，戴听诊器，将听诊器胸件贴肱动脉处，关闭气门，打气至肱动脉搏动音消失，再升高 30 mmHg。慢慢放开气门使汞柱缓慢下降，注意汞柱所指刻度，听诊器出现的第一搏动音，此时水银柱所指的刻度即为收缩压；当搏动音突然变弱或消失，水银柱所指的刻度即为舒张压。

（丁　彦）

🌐 **数字资源详见　新形态教材网**

　　▣ 教学课件　　　　🎭 拓展阅读　　　　🖥 操作视频　　　　🗏 自测题及参考答案

第 二 章

简易呼吸器的使用

简易呼吸器，又称复苏球、人工呼吸器、加压给氧气囊，是进行人工通气的简易工具，适用于急救复苏和需人工呼吸的场合。尤其适用于来不及气管插管病情危急的情况，可利用简易呼吸器面罩加压直接给氧，使患者得到充足的氧气供应，改善组织缺氧状态。具有使用方便、痛苦轻、并发症少、便于携带、有无氧源均可立即通气的特点。

一、目的

（1）维持和增加机体通气量。
（2）改善患者的气体交换功能。
（3）纠正威胁生命的低氧血症，缓解组织缺氧状态。
（4）为临床抢救争取时间。

二、适应证

（1）心肺复苏。
（2）各种中毒所致的呼吸抑制。
（3）神经、肌肉疾病所致的呼吸肌麻痹。
（4）各种电解质紊乱所致的呼吸抑制。
（5）各种大型的手术。
（6）运送病员。适用于机械通气患者做特殊检查、进出手术室等情况。
（7）临时替代呼吸机。遇到呼吸机因故障、停电等特殊情况时，可临时应用简易呼吸器替代。

三、禁忌证

（1）未经减压及引流的张力性气胸、纵隔气肿。
（2）中等量以上的活动性咯血。
（3）重度肺囊肿或肺大疱等。
（4）大量胸腔积液。

（5）急性心肌梗死。

（6）严重误吸引起的窒息性呼吸衰竭。

四、简易呼吸器的组成结构

面罩，单向阀，压力安全阀，球体，进气阀，氧气储气阀，氧气储气袋，氧气导管，呼气阀。其中氧气储气阀及氧气储气袋必须与外接氧气组合使用，如未接氧气时将两项组件取下。

五、简易呼吸器的使用

1. 评估患者

（1）患者的年龄、体位、呼吸道是否通畅、呼吸情况（频率、节律、深浅度），是否符合使用简易呼吸器的指征和适应证，无自主呼吸或自主呼吸微弱。

（2）评估有无使用简易呼吸器的禁忌证。

（3）评估患者有无活动义齿。

（4）检查简易呼吸器的状况、完好性。

2. 用物准备

（1）简易呼吸器一套，检查各配件性能并连接。包括面罩完好无漏气、单向阀安装正确、压力安全阀正常开启、气囊及氧气储气袋完好无损且无漏气、氧气连接管配套。

（2）开口器、口咽通气道、氧气、氧气连接管、吸痰管、吸痰装置。

3. 操作流程

（1）将患者仰卧，去枕、头后仰。

（2）清除口腔与喉中义齿等任何可见的异物。

（3）插入口咽通气道，防止舌咬伤和舌后坠。

（4）抢救者应位于患者头部的后方，将头部后仰，托起下颌使其朝上，开放气道，使气道保持通畅。开放气道方法：①仰头举颏法。抢救者将一手掌小鱼际（小拇指外侧）置于患者前额，下压使其头部后仰，另一手的示指和中指置于靠近颏部的下颌骨下方，将颏部向前抬起，帮助头部后仰，气道开放。必要时拇指可轻牵下唇，使口微微张开。②仰头抬颈法。患者仰卧，抢救者一手抬起患者颈部，另一手以小鱼际侧下压患者前额，使其头后仰，气道开放。③双手抬颌法。患者平卧，抢救者用双手从两侧抓紧患者的双下颌并托起，使头后仰，下颌骨前移，即可打开气道。此法适用于颈部有外伤者，以下颌上提为主，不能将患者头部后仰及左右转动。注意：颈部有外伤者只能采用双手抬颌法开放气道。不宜采用仰头举颏法和仰头抬颈法，以避免进一步加重脊髓损伤。

（5）采用"EC"手法扣面罩：将面罩盖住口鼻，左手拇指和示指紧按面罩，其他的手指则放在颏下托起下颌，使头后仰。

（6）用另一只手挤压球体，将气体送入肺中，规律性地挤压球体，提供足够气体进入肺，按压与放松的时间比为1:2，操作者可在心里默念"吸－呼－呼"来规律性挤压球体。挤压频率一般为成人10~12次/分，儿童14~20次/分。

（7）抢救者应注意患者是否有以下情形以确认患者处于正常的通气：①注视患者胸部上升与下降（是否随着压缩球体而起伏）；②经由面罩透明部分观察患者嘴唇与面部颜色的变化；③经由透明盖，观察单向阀是否适当启用；④在呼气时，观察面罩内是否呈雾气状。

4. 效果评价

（1）操作方法是否有效。

（2）患者缺氧及发绀是否有所改善，患者有无不适。

（3）医患沟通是否有效，患者有安全感，愿意配合。

六、简易呼吸器使用的注意事项

1. **双手挤压呼吸囊的方法**　两手捏住呼吸囊中间部分，两手拇指相对朝内，四指并拢或略分开，两手用力均匀挤压呼吸囊，待呼吸囊重新膨起后开始下一次挤压，应尽量在患者吸气时挤压呼吸囊。

2. **单手挤压呼吸囊的方法**　用左手拇、示指固定面罩，并紧压使患者口鼻与面罩紧合，其余三指放在颏下以维持患者头呈后仰位。用右手均匀挤压、放松呼吸囊，使呼吸活瓣恢复原形，患者呼出气排入大气，重复挤压动作。

3. **成人球囊容量及潮气量**　成人球囊一般为 1 500 ml，双手捏到底压缩气体量可达 1 350 ml，而我们正常成人呼吸潮气量 400～600 ml 就足以达到通气目的，所以平时抢救或转运挤压气囊时，要注意压力适中，挤压气囊的 1/3～2/3 为宜，节律均匀，勿时快时慢，以免损伤肺组织，或造成呼吸中枢紊乱，影响呼吸功能恢复。

4. **患者自主呼吸**　挤压球囊应与自主呼吸同步。

5. **简易呼吸器要合适**　婴儿及儿童最好不要使用成人型简易呼吸器，且应具备安全阀装置，能自动调整压力，以确保患儿安全。

6. **心理护理**　对清醒患者做好心理护理和解释工作，使其配合。

7. **氧源与氧浓度**　无氧源时，应该取下氧气储气袋及氧气连接管。有氧源时，要使用氧气储气袋，并且氧流量要调节为 8～10 L/min。氧气储气袋作用是提高氧浓度，使氧浓度达 99%；无氧气储气袋氧浓度为 45%；如无氧源时，氧浓度为大气氧浓度 21%。

8. **密切观察**　①挤压气囊时，注意观察患者胸部起伏情况；②观察患者自主呼吸恢复情况；③观察患者口唇、面色、脉搏、氧饱和度的变化，观察呼吸改善情况；④观察单向阀（鸭嘴阀是否正常工作）；⑤在呼气过程中，观察面罩内是否呈雾状；⑥观察胃区是否胀气，避免过多气体挤压到胃部而影响呼吸的改善。

9. **气道管理**　注意保持气道通畅，及时清理分泌物。

10. **单向阀的清洗**　如果操作中单向阀受到呕吐物、血液等污染时，用力挤压气囊数次，将积物清除，将单向阀卸下，用水清洗。

七、并发症及防治

1. **皮肤、眼损伤**　重在预防，选择大小适中的面罩，扣面罩时力度适中，避免用力过大挤压眼。

2. **胃胀气、胃内容物反流误吸**　多见于饱胃患者，使用前备好吸引器、吸痰管等，挤压呼吸囊时应充分开放气道，避免挤压过程中因气道不通畅将大量的气体压入胃内。

3. **气压伤**　多见于用力挤压呼吸囊，使潮气量过大、气道压过高。重在规范简易呼吸器的使用，避免过度挤压。

（单热爱　占丽芳）

数字资源详见　新形态教材网

📺 拓展阅读　　💻 操作视频　　📄 自测题及参考答案　　🖥 教学课件

第 三 章
心肺复苏术

心肺复苏是急救医学的重要内容之一，它是针对呼吸心搏骤停所采取的一系列救治措施，即胸外按压形成暂时的人工循环，快速电除颤转复心室颤动（简称室颤），促使心脏恢复自主搏动；采用人工呼吸以纠正缺氧，并努力恢复自主呼吸，其最终目的是使脑功能完全恢复，并能存活出院。因此，目前把心肺复苏扩大为心肺脑复苏，临床上将心肺复苏分为 3 期，即基本生命支持、高级生命支持和后续生命支持，后两者分别在医院急诊科和重症监护病房（intensive care unit，ICU）进行，在此简述现场心肺复苏的基本生命支持。

一、目的

开放气道、重建呼吸和循环是针对呼吸心搏骤停的急危重症患者所采取的抢救关键措施，即胸外按压形成暂时的人工循环并恢复自主搏动，采用人工呼吸代替自主呼吸。

二、适应证

1. **呼吸骤停**　造成呼吸骤停的原因很多，包括溺水、气道异物阻塞、药物过量、电击伤、窒息及各种原因引起的昏迷。原发性呼吸停止后 1 min，心脏也将停止搏动。当呼吸骤停或自主呼吸不足时，保证气道通畅，进行紧急人工通气非常重要，可防止心脏发生停搏。

2. **心搏骤停**　上述原因能引起呼吸骤停并进而引起心搏骤停，急性心肌梗死、严重的心律失常如心室颤动、重型颅脑损伤、药物或毒物中毒等原因还可直接导致心搏骤停。心搏骤停时血液循环停止，各重要器官失去血供和氧供，如不能在数分钟恢复，大脑等生命重要器官将发生不可逆的损害。

三、禁忌证

（1）胸壁开放性损伤。
（2）肋骨骨折。
（3）胸廓畸形或心脏压塞。

四、心肺复苏的实施

一旦确立呼吸、心搏骤停的诊断，应立即进行。其主要措施包括开放气道（airway A）、人工呼吸（breathing B）和人工胸外按压（compression C），被简称 ABC 三步曲。根据 2010 年心肺复苏指南，基础生命支持程序更改为 C–A–B。

1. 评估现场环境安全。

2. 判断患者反应（心搏骤停预判，把握"三停"）。

（1）意识停止：面对突然倒地或不动的患者，首先要判断患者的意识状态，一般常用的方法为轻拍重喊，看患者是否有反应来确定患者意识。

（2）呼吸停止：如果患者意识消失，要迅速判断患者是否有呼吸。一般常用的方法为用手指置于患者鼻前感受是否有气流及侧头平视患者胸廓是否有起伏变化。观察患者胸部起伏 5~10 s（数 1 001、1 002、1 003、1 004、1 005、1 006…）告知无呼吸。

（3）心搏停止：是心搏骤停发生最为重要的一点，触摸颈动脉搏动是最常用方法，具体做法为右手示指与中指并拢伸直，其余手指弯曲，置于患者气管正中部（相当于喉结的位置）旁开两指的凹陷处，判断时间 5~10 s，用指腹感受是否有搏动。用右手的中指和示指从气管正中环状软骨划向近侧颈动脉搏动处，告之无搏动（数 1 001，1 002，1 003，1 004，1 005，1 006…）。

当目击者为非医务人员，患者没有呼吸、不咳嗽、对刺激无任何反应（如眨眼或肢体移动等），即可判定呼吸心搏停止，并立即开始心肺复苏。

3. 启动紧急呼救系统　拨打急救电话后立即开始心肺复苏。对溺水、严重创伤、中毒应先心肺复苏再电话呼救，并由医生在电话里提供初步的救治指导。如果有多人在场，启动紧急呼救系统与现场心肺复苏应同时进行。

4. 患者的体位　急救前，尽可能让患者躺在地上或者硬木板上，这样能够保证按压深度达到标准，必要时可以松开患者腰带和领口。如要将患者翻转，颈部应与躯干始终保持在同一个轴面上，对有脊髓损伤的患者不适当地搬动可能造成截瘫，并站在患者的一侧进行复苏。

5. 胸外按压的定位　按压的部位在胸骨中下 1/3 处，也就是用掌根按压两乳头连线的中点（乳房下垂的除外），这种压力可使心脏产生一定的血液流动，并辅以适当的人工呼吸，就可为大脑和其他重要器官提供有氧血供，维持最基本的代谢。

6. 胸外按压手法　双手掌根重叠放于按压部位，手指不触及胸壁，垂直按压，每次按压后使胸廓完全反弹，放手时手掌不能离开胸壁。按压深度成人 5~6 cm，儿童约 5 cm，婴儿 4 cm，按压 30 次后通气 2 次。

7. 开放气道　造成呼吸道阻塞最常见原因是舌根后坠。因为舌附着在下颌上，意识丧失的患者肌肉松弛使下颌及舌后坠；有自主呼吸的患者，吸气时气道内呈负压，也可将舌、会厌吸附到咽喉壁，产生气道阻塞。将下颌上抬，舌根便可离开咽喉部，气道即打开。如无颈部创伤，可采用仰头抬颏法开放气道。清除患者口中的异物或呕吐物，用指套或指缠纱布清除口腔中的液体分泌物；清除固体异物时，可用一手按压下颌，用另一手示指将固体异物钩出。

8. 人工呼吸　气管内插管是建立人工通气的最好方法。当时间或条件不允许时，可以采用口对口、口对鼻或口对通气防护装置呼吸。口对口呼吸是一种快捷有效的通气方法，施救者呼出气体中的氧气足以满足患者需求，但首先要确保气道通畅。正确的人工呼吸：平静呼吸下，捏住患者鼻子，包住患者的口唇，吹气一次。对婴幼儿，建议直接包住口鼻进行吹气。松开鼻子的同时，侧头观察胸廓的起伏，胸廓有起伏才算有效。吹气的时候捏着患者鼻子，不吹气的时候松开。如果捏鼻子的手没有松开，会影响复苏效果。

9. **按压和通气**　按压和通气比为30∶2，按压频率100~120次/分，通气频率，成人10~12次/分，婴儿14~20次/分，有氧情况下，简易呼吸器连接氧气，调节流量至少8~10 L/min。

10. **反复5个循环后，进行复苏效果评估**　复苏有效的体征：①颈动脉搏动可触及；②意识逐渐恢复；③自主呼吸恢复；④颜面口唇由紫绀转为红润；⑤瞳孔由大变小。

五、心肺复苏术的注意事项

（1）意识清醒的人，不要按压。

（2）胸部外伤、胸部内伤、张力性气胸、严重的肺气肿，不要按压。

（3）在心肺复苏操作过程中，抢救者应尽量减少胸外按压中断的次数，中断时间不超过10 s，以免影响复苏效果。

注：在持续胸外按压无效时，若有充分经验的医生在场，医疗设备允许时，可改为胸内心脏挤压等必要的急救手术。

六、并发症及防治

1. **肋骨骨折、胸骨骨折、胸骨分离**　多由于用力过猛、按压深度过深所导致，也有可能是患者年龄过大、骨质疏松等原因。

2. **内脏损伤**　如肝、脾、肾、胰腺的损伤。应明确按压位置、力度及方法是否正确，如有需要进行外科处理。

3. **急性胃扩张**　部分气体进入食管引起胃扩张，心肺复苏过程中注意观察胃区有无隆起。发生反流时将头偏向一侧，院内实施时备好吸引用物。

4. **血气胸**　按压时出现骨折后容易刺破肺组织引起血气胸。紧急时针头穿刺排气，大量血胸时行胸腔闭式引流，严密观察血氧饱和度和血压的情况。

（占丽芳）

数字资源详见　新形态教材网

📖 拓展阅读　　💻 操作视频　　📄 自测题及参考答案　　🖥 教学课件

第 四 章
电除颤术

电除颤的原理是用高功率与短时限的电脉冲通过胸壁或直接通过心脏，在短时间内使全部心肌纤维同时除极，折返通路中断，异位兴奋灶消除，窦房结重新控制心律，转复为正常的窦性心律。当可以立即取得自动体外除颤器（automated external defibrillator，AED）时，对于有目击者的成人心搏骤停，应尽快使用除颤器。若成人在未受监控的情况下发生心搏骤停或不能立即取得 AED 时，应该在他人前往获取及准备 AED 的时候开始心肺复苏。而且视患者情况，应在设备可提供使用后尽快尝试进行除颤。尽早快速除颤是生存链中最关键的一环，早期除颤的理由是：①引起心搏骤停最常见的致命心律失常是室颤，约占 80%；②室颤最有效的治疗是电除颤；③除颤成功的可能性随着时间的流逝而减少或消失，除颤每延迟 1 分钟成功率将下降 7% ~ 10%；④未行转复的室颤可能在数分钟内转为心脏停止；⑤基本的心肺复苏术（cardiopulmonary resuscitation，CPR）并不能把心室颤动转为正常心律。

一、目的

纠正患者心律失常，通过电除颤时释放的脉冲电流直接、间接作用于心脏，进而使全部的心肌同时除极，消除异位心律，恢复窦性心律。

二、适应证

（1）心室颤动。
（2）心室扑动。
（3）快速性室性心动过速伴随血流动力学不稳定、QRS 波畸形增宽不能与 T 波分辨，无法识别 R 波的快速性室性心动过速，无脉性电活动。这些情况都可以尽早给予除颤治疗。

三、禁忌证

（1）洋地黄中毒引起的心律失常。
（2）室上性心律失常伴高度或完全房室传导阻滞。
（3）检查发现心房内血栓或血栓栓塞史。

（4）病态窦房结综合征伴发的慢快综合征。

（5）阵发性心动过速反复频繁发作者。

（6）低血钾未纠正者。

四、除颤器的使用

（一）电除颤实施要点

1. **评估患者**　①了解患者病情状况，评估患者意识、大动脉搏动消失，呼吸断续或停止，皮肤发绀，心音消失、血压测不出；②评估心电图状况以及是否有室颤波。

2. **备齐用物**　生理盐水纱布或导电糊、除颤器装置一套，抢救物品和药品。

3. **电极板位置**　选择胸骨右缘第 2 肋间和心尖部为电极板放置部位，两个电极板的距离要在 10 cm 以上，使用导电糊使电极板与皮肤充分接触或使用粘贴式电极板。

4. **能量选择**　如采用双相波电除颤可以选择 150~200 J，如使用单相波电除颤应选择 360 J。一次电击无效应继续胸外按压和人工通气，5 个周期的 CPR 后（约 2 min）再次分析心律，必要时再次除颤，第二次或以后的能量需要等于或必要时高于首次能量。儿童电除颤单相波或双相波的除颤能量首次应为 2~4 J/kg；第二次或后续至少为 4 J/kg，不超过 10 J/kg 或成人强度。

5. **再次观察心电示波**　确实需要除颤的，按压"充电"按钮充电后，嘱其他人员离开床旁，双手拇指同时按压"放电"按钮电击除颤。

6. **放电后**　立即恢复 5 个循环的心肺复苏。

7. **观察患者的心电图**　观察除颤是否成功并决定是否需要再次电除颤，再次除颤前视情况可给予肾上腺素 1 mg 静脉注射。

8. **电除颤完毕**　将电极板擦干净，收存备用。

（二）电除颤的注意事项

（1）除颤前确定患者除颤部位无潮湿、无敷料：如患者带有植入性起搏器，应注意避开起搏器部位至少 10 cm。

（2）若心电图显示心室颤动为细颤，应坚持心脏按压或用药：先用肾上腺素 1 mg 静脉推注，3~5 min 后可重复使用一次，使细颤波转为粗颤波后方可除颤。

（3）除颤前去除患者身上所有金属物品，确定周围人员无直接或间接与患者接触。

（4）操作中身体不能与患者接触，不能与金属类物品接触。

（5）电击时电击板要与皮肤充分接触，勿留缝隙，以免发生皮肤灼伤。

五、自动体外除颤器

由于医院使用的除颤设备难以满足现场急救的要求，20 世纪 80 年代后期出现自动体外除颤器（AED，见图 6-4-1）为早期除颤提供了有利条件，AED 使复苏成功率提高了 2~3 倍，对可能发生室颤危险的危重患者实行 AED 的监测，有助于及早除颤复律。

大多数成人突发非创伤性心搏骤停的原因是心室颤动，电除颤是救治心室颤动最为有效的方法。目前 AED 对心律失常识别的特异性、敏感性及电除颤工作的安全性、有效性都有了极大的提高，无论是否受训的专业人员还是普通的目击者，均可依据提示有效使用 AED 设备进行操作，AED 的应用使"尽早除颤"真正成为可能，它能够自动识别可除颤心律，且与常规除颤器相比，AED 可使患者的存活率提高 1.8 倍。如果施救现场有 AED，施救者应从胸外按压开始 CPR，并尽快使用 AED。

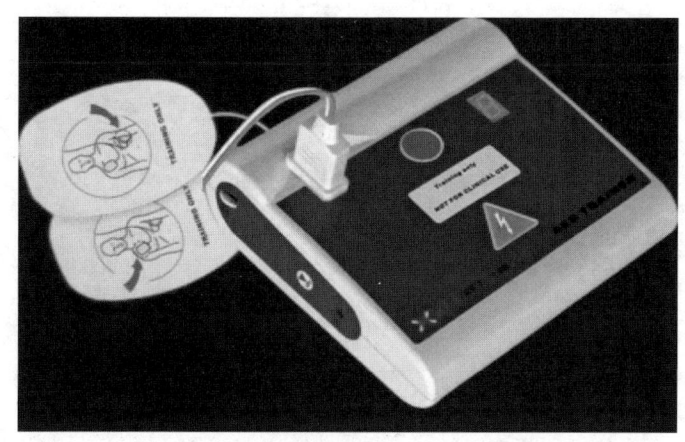

图 6-4-1　自动体外除颤器（AED）

六、公众启动除颤

"公众启动除颤"（public access defibrillation，PAD）要求受过训练的急救人员，包括警察、消防员等，在 5 min 内使用就近预先准备的 AED 对心搏骤停患者实施电击除颤。实施 PAD 的初步实践表明，心搏骤停院前急救生存率明显提高（49%）。

七、心前叩击

心前叩击可使室速转为窦性心律，其有效性报道在 11% ~ 25%。极少数室颤可能被心前叩击终止。由于心前叩击简便快速，在发现患者心脏停搏、无脉搏，且无法获得除颤器进行除颤时可考虑使用。

八、并发症及防治

1. **诱发心律失常**　电击后心律失常以期前收缩最常见，心动过缓、心脏停止搏动、心脏电生理传导异常，轻微的能自行恢复，必要时可用阿托品、异丙肾上腺素提高心率。
2. **急性肺水肿**　急性肺水肿发生率低，对老年患者和心功能减退的患者应权衡利弊。
3. **低血压**　多见于高能量电击后，轻微血压下降不需要治疗，严重低血压者可使用升压药治疗。
4. **心脏损伤**　电流直接作用于心脏，心肌损伤不可避免，易出现血清心肌酶增高。
5. **皮肤灼伤**　除颤时局部会产生较高的能量，可以引起皮肤灼伤。

（占丽芳）

数字资源详见　新形态教材网

📺 拓展阅读　　💻 操作视频　　📝 自测题及参考答案　　📹 教学课件

第五章
海姆利希急救法

海姆利希急救法（Heimlich maneuver）是一种常见的紧急救护技术，主要用于气道异物阻塞导致窒息的紧急情况。这项急救法由美国医生海姆利希（Henry Heimlich）于 1974 年提出的，并被世界卫生组织（WHO）和美国心脏协会（AHA）推荐作为窒息急救的标准方法。它是通过施加压力在人体上腹部或胸部的特定位置，以推动气道中的阻塞物排出，恢复呼吸。这一方法简单易行，且在窒息等急救情况中效果显著，因此被广泛推荐和使用。"海姆立克"是"海姆利希急救法"的另一种中文译名，指同一种急救技术。

一、原理

当腹部、膈肌下软组织被突然的冲击时可产生向上的压力，压迫两肺下部，从而驱使肺部残留空气形成一股强大的气流，这股带有冲击性、方向性的长驱直入于气管的气流，可将堵住气管、喉部的食物硬块等异物去除，使人获救。

二、适应证

1. **气道异物梗阻**　当误食或意外吸入异物而导致气道阻塞时。
2. **溺水**　在溺水事故中，当受害者可能因为水进入呼吸道而导致气道阻塞时。
3. **婴儿气道异物**　对于婴儿发生气道异物梗阻的情况，使用海姆利希急救法可以通过背部拍击和胸部按压的方式来帮助异物排出。
4. **老年人或体弱人群**　老年人或体弱人群由于咀嚼和吞咽功能下降，容易发生气道异物梗阻。

三、禁忌证

患者非异物窒息；气道轻度阻塞的患者。

四、海姆利希急救法的实施

无论是婴幼儿还是成人，都有可能面临被异物卡住呼吸道进而窒息的危险情况。一旦呼吸道被异物卡住，随时面临死亡威胁。因此，学会海姆利希急救法，在关键时刻能挽救一条生命。

1. 确定为异物窒息　发现被救助者剧烈咳嗽或者咳嗽不止，可以询问："你被东西噎住了吗？"如果点头表示"是的"，应该立即判断为异物卡喉并实施海姆利希急救法。如为婴幼儿无法回答或者无反应者，则应观察以下征象：①呼吸困难或者嘴唇发绀；②无法哭泣；③吸气时出现尖锐的噪声或者完全没有噪声；④手抓喉咙。如果存在以上现象，也应该考虑为异物窒息。

2. 体位　成人或者大于1岁儿童窒息时，施救者站在或者跪在患者的后面，并将双手环绕在患者腰部，1岁以内的婴儿窒息时，可采取头低脚高倒提法。如果发现患者意识不清卧倒在地，或者患者站立位不便于进行施救时，将患者取仰卧位，首先开放患者的呼吸道，然后施救者骑跨在患者大腿的外侧。

3. 具体施救方法

（1）应用于成人：用简称"石头剪刀布"的方法紧急施救。被救助者双腿分开，施救者站在被救助者身后，右腿放在患者两腿中间，被救助者站立或者坐在施救者的腿上，尽量维持上身前倾。施救者两手臂从身后绕过伸到患者腹部，左手示指与中指伸出，其余手指曲屈并拢似剪刀状放在脐上方2横指处，右手握拳即"石头"，将握拳的拇指侧紧抵患者腹部，左手握住握拳的右手像"布"一样放在"石头"上，双手快速有力地向内上方冲击压迫患者腹部，反复有节奏、有力地进行，以形成气流直至将异物排出。

（2）应用于婴幼儿：应该马上把孩子抱起来，一手捏住孩子颧骨两侧，手臂贴着孩子的前胸，另一手托住孩子后颈部，让其脸朝下，趴在救护人膝盖上。在孩子背上拍1~5次，并观察孩子是否将异物吐出。

如果上述操作异物没出来，可以采取另外一个姿势。把孩子翻过来，躺在坚硬的地面或床板上，抢救者跪下或立于其足侧，或取坐位，并使患儿骑在抢救者的大腿上，面朝前。抢救者以两手的中指或示指，放在患儿胸廓下和脐上的腹部，快速向上重击压迫，但要很轻柔。反复实施，直至异物排出。

（3）应用于自救：当无施救者在场时，如出现异物阻塞气道时需要自己进行自救。此时需要弯下腰去，靠在一固定的水平物体上（如桌子边缘、椅背、扶手栏杆等），以物体边缘压迫上腹部，快速向上冲击。反复实施，直至异物排出。

4. 异物排出后处理　检查口腔，如异物已经被冲出，迅速用手指从口腔一侧勾出。呼吸道异物取出后应及时检查患者的呼吸、心搏等。如无生命体征，应立即行心肺复苏术。

五、注意事项

1. 判断为异物窒息，立即施救　当遇到被异物堵塞气管无法咳出，或不能说话、几乎无法呼吸，剧烈咳嗽并出现手呈"V"字形抓住颈部，面色发绀，声音嘶哑、失声或喘鸣等症状时，应立即用海姆利希手法展开急救。

2. 确保安全　海姆利希手法属于急救方法，要确保自己和被救助者的安全，避免造成进一步伤害。

3. 及时就医或急救　气道异物无法通过海姆利希手法排出，并持续有呛咳和呼吸困难症状时，应立即到医院急诊就医。如果异物堵塞引起窒息、意识丧失，则在尝试过海姆利希手法无效后，立即就地进行心肺复苏。

4. 寻求专业人员帮忙　如果不确定如何进行急救，或者急救无效，应立即拨打急救电话并寻求专业医疗人员的帮助。

5. 异物排出后需检查　即使通过海姆利希手法排出气管异物，也需要前往医院进行检查。

六、并发症

1. **器官损伤** 腹部或胸腔内器官的破裂、撕裂及出血，如果出现此类并发症，必须严密监测生命体征，必要时手术治疗。
2. **肋骨骨折** 老年人或严重骨质疏松者易出现，防止肋骨骨折后造成严重的血气胸。

七、急性气道异物阻塞的预防

1. **养成良好的进食习惯** 戒除不良的行为习惯，如一边讲话嬉笑，一边进食喝水、进食。
2. **不把小的物品含在口中** 不要让幼儿口含小、圆、滑的物品如硬币、弹球、纽扣等。
3. **特殊人群进食速度要慢** 对于老年人，特别是患过脑血管病的老年人和患有痴呆症的老年人，还有平时易发生呛咳的患者，进食时要随时提醒患者要细嚼慢咽；对不能自行饮食者，一定要把固体食物弄成小块儿，喂饭时一定要确认上一口已经完全咽下，才能喂下一口，切不可操之过急。尤其在吃汤圆和元宵时要注意，千万不要将整个元宵放在老年人口中。

（占丽芳 兰贤斌）

🌐 **数字资源详见 新形态教材网**

📺 教学课件   ☎ 拓展阅读   🖥 操作视频   🗒 自测题及参考答案

第 六 章
外伤包扎与止血

一、外伤包扎

包扎是指用绷带、三角巾、止血带等物品直接用于伤口或结扎某一部位的处理措施。包扎材料尤其是直接覆盖伤口的纱布应严格无菌，如果没有无菌敷料则尽量应用相对清洁的材料，如干净的毛巾、布类等。包扎不能过紧或过松，打结或固定的部位应在肢体的外侧面或前面。

（一）包扎目的和方法

包扎是为保护伤口、减少污染、压迫止血、固定骨折和止痛。最常用的材料是绷带、三角巾和多头带。无上述物品时，可就地取材用干净毛巾、包袱布、手绢、衣服等替代。在进行伤口包扎时，动作要轻巧，松紧要适宜、牢靠，既要保证敷料固定和压迫止血，又不影响肢体血液循环，包扎敷料应超出伤口边缘 5 ~ 10 cm，若遇有外露污染的骨折断端或腹内器官，不可轻易还纳，若为腹腔组织脱出，应先用干净器皿保护后再包扎，不要将敷料直接包扎在脱出的组织上面。

（二）常用包扎的方法

1. **头部帽式包扎法**　将三角巾的底边向内折叠约 2 横指宽，放在前额眉上，顶角向后拉盖过头顶，将两底边沿两耳上方往后拉至枕部下方，左右交叉压住顶角绕至前额打结固定。

2. **头、耳部风帽式包扎法**　将三角巾顶角打一个结，置于前额中央，头部套入风帽内，向下拉紧两底角，再将底边向外反扎 2 ~ 3 横指宽的边，左右交叉包绕兜住下颌，绕至枕后打结固定。

3. **三角巾眼部包扎法**　包扎单眼时，将三角巾折叠成 4 横指宽的带状，斜置于伤侧眼部，从伤侧耳下绕至枕后，经健侧耳上拉至前额与另一端交叉反折绕头一周，于健侧耳上端打结固定。包扎双眼时，将带状三角巾的中央置于枕部，两底角分别经耳下拉向眼部，在鼻梁处左右交叉各包一只眼，成 "8" 字形经两耳上方在枕部交叉后绕至下颌处打结固定。

4. **三角巾胸部包扎法**　将三角巾的顶角置于伤侧肩上，两底边在胸前横拉至背部打结固定，后再与顶角打结固定。

5. **三角巾下腹部包扎法**　将三角巾顶角朝下，底边横放腹部，两底角在腰后打结固定，顶角穿两腿间拉至腰后与底角打结固定。

6. **四肢肢体包扎法**　将三角巾折叠成适当宽度的带状，在伤口部环绕肢体包扎。

7. **手（足）部三角巾包扎法**　将手或足放在三角巾上，与底边垂直，反折三角巾顶角至手或足背，底边缠绕打结。

（三）临床案例

以手外伤包扎为例综合叙述包扎的操作。

止血局部加压包扎是手部创伤最简便而有效的止血方法，即使尺、桡动脉损伤，加压包扎一般也能达到止血目的。临床上手外伤时常采用腕部压迫或橡皮管捆扎止血，压力以阻断动脉血流为参考，假如压力不够，会出现阻断了手部静脉回流，不能完全阻断动脉血流，反而出血会更严重。大血管损伤所致大出血时常采用止血带止血。应用气囊止血带缚于上臂上 1/3 部位，记录时间，迅速转运。压力控制在 250~300 mmHg，如时间超过 1 h，应放松几分钟后再加压，以免引起肢体缺血性肌挛缩或坏死。放松止血带时，应在受伤部位加压，以减少出血。缚于上臂下 1/3 的橡皮管止血带易引起桡神经损伤，不宜采用。

创口包扎用无菌敷料或清洁布类包扎，防止创口进一步被污染，创口内不要涂用药水或撒敷抗炎药物。

局部固定转运过程中，无论受伤手是否有明显骨折，均应适当加以固定，以减轻患者疼痛和避免进一步加重组织损伤。固定器材可就地取材，因地制宜，采用木板、竹片、硬纸板等。固定范围应达腕关节以上。临床上使用毛巾、被单、衣服包扎操作方法同前。

（四）特殊损伤的包扎

1. 开放性颅脑损伤　用干净的碗扣在伤口上，或者用敷料或其他干净布类做成大于伤口的圆环，放在伤口周围，然后包扎，以免包扎时骨折片陷入颅内，同时保护膨出的脑组织。

2. 开放性气胸　如胸部外伤伴有气胸，对较小的伤口采用紧密包扎，阻断气体从伤口进出，可先用厚敷料或塑料布覆盖，再用纱布垫或毛巾垫加压包扎。对伤口较大或胸壁缺损较多，先用一块双侧凡士林纱布经伤口填塞胸腔内，再在其中心部位填塞干纱布，外加敷料，用胶布粘贴加压固定。

3. 肋骨骨折　胸部外伤伴有多发肋骨骨折，可用衣物、枕头等加压包扎伤侧，以遏制胸壁浮动，必要时可将伤员侧卧在伤侧。单根肋骨骨折可用宽胶布固定：用胶布 3~4 条，每条宽 7~8 cm，长度为胸廓周径的 2/3，在患者最大呼气末时固定，从健侧肩胛下向前至健侧锁骨中线，上下胶布重叠 2~3 cm。

4. 开放性骨折并骨端外露　包扎时外露的骨折端不要还纳，如自行还纳还需特别注明。

5. 腹部外伤并内脏脱出　脱出的内脏不能还纳，包扎时屈曲双腿，放松腹肌，将脱出的内脏用大块无菌纱布盖好，再用干净饭碗、木勺等凹形物扣上，或用纱布、布卷、毛巾等做成圆圈状，以保护内脏，再包扎固定。

二、止血

通过一定方式处理，快速让血液停止向血管外流动。

（一）出血的种类

出血可以分为外出血和内出血两种。

1. 外出血　体表可见到。血管破裂后，血液经皮肤破损处流出体外。

2. 内出血　体表见不到。血液由破裂的血管流入组织、器官或体腔内。如闭合性骨折，胸、腹腔内大血管破裂，或肺、肝、脾等器官破裂伤和颅内出血等内出血，出血量难以估计，且易被忽视，危险性极大。

（二）各种出血的特点

根据出血的血管种类，出血可分为动脉出血、静脉出血及毛细血管出血 3 种。

1. 动脉出血　血色鲜红，出血呈喷射状，与脉搏节律相同。危险性大。

2. 静脉出血　血色暗红，血流较缓慢，呈持续状，不断流出。危险性较动脉出血小。

3. 毛细血管出血　血色鲜红，血液从整个伤口创面渗出，一般不容易找到出血点，常可以自行凝固而止血。危险性小。

（三）失血的表现

一般情况下，一个成年人失血量在 500 ml 时，可以没有明显的症状。当失血量在 800 ml 以上时，由于皮肤血管收缩，以保证重要器官供血，伤者可出现面色、口唇苍白，皮肤出冷汗，手脚冰冷、无力，呼吸急促，脉搏快而微弱等。当出血量达 1 500 ml 以上时，会引起大脑供血不足，伤者出现视物模糊、口渴、头晕、神志不清或焦躁不安，甚至出现昏迷症状。

急性创伤出血，要特别警惕内出血。如果伤者受伤后无外出血，但出现上述的症状，就有内出血的可能，应立即将伤者送往就近的医院抢救。

（四）外出血的止血方法

1. 指压止血法　是一种简单有效的临时性止血方法。它根据动脉的走向，在出血伤口的近心端，通过用手指压迫血管，使血管闭合而达到临时止血的目的。指压止血法适用于头、颈部和四肢的动脉出血。不同的出血部位，采用不同的压迫点。

指压止血法根据出血部位的不同，可分为以下几种。

（1）颞动脉、耳后动脉压迫止血法：用于头顶、头皮前区、头皮后区及颞部动脉出血。方法：头顶部及头皮前区和颞部出血可在伤侧耳前，用拇指对准下颌关节上方的颞动脉用力压迫；头后区出血则压迫耳后突起下方稍外侧的耳后动脉。

（2）颌外动脉压迫止血法：用于腮部及颜面部的出血。方法：用拇指在下颌角前约半寸的凹陷处，将颌外动脉压迫于下颌骨上。

（3）颈总动脉压迫止血法：常用于头、颈部大出血采用其他方法无效时。方法：在气管外侧、胸锁乳突肌前缘，将伤侧颈总动脉压迫于第五颈椎上。注意：严禁同时压迫两侧的颈动脉，否则会造成脑缺血，出现患者死亡。

（4）锁骨下动脉压迫止血法：用于腋窝、肩部及上肢出血。方法：用拇指在锁骨上凹摸到跳动处，其余4指放在伤者颈后，以拇指向下内方压向第一肋骨。

（5）肱动脉压迫止血法：①上臂出血压迫止血法。一手将患肢抬高，另一手拇指将上臂内侧的肱动脉向肱骨方向压迫。②前臂出血压迫止血法。用拇指压迫伤侧肘窝肱二头肌腱内侧的肱动脉末端。

（6）尺动脉、桡动脉压迫止血法、手掌出血压迫止血法：用两手拇指分别压迫腕部的尺动脉、桡动脉。

（7）股动脉压迫止血法：大腿部出血，压迫大腿根部内侧的股动脉，用手掌压住搏动处。

（8）足背动脉及胫后动脉压迫止血法：用于足部出血。

方法：用两手拇指分别压迫足背伸拇长腱外侧的足背动脉和内踝与跟腱之间的胫后动脉。

2. 加压包扎止血法　是急救中最常用的止血方法之一。适用于小动脉、静脉及毛细血管出血。方法：用消毒纱布或干净的手帕、毛巾、衣物等敷于伤口上，然后用三角巾或绷带加压包扎。压力以能止住血而又不影响伤肢的血液循环为合适。若伤处有骨折时，须另加夹板固定。关节脱位及伤口内有碎骨存在时不用此法。

3. 加垫屈肢止血法　适用于上肢和小腿出血。

在没有骨折和关节伤时，可采用加垫屈肢止血法。

（1）上臂出血：可采用一厚棉垫或纱布卷置于腋窝处，上臂紧贴胸侧，再用三角巾、绷带或腰带固定在胸部。

（2）前臂或小腿出血：可在肘窝或腘窝加垫屈肢固定。

4. 止血带止血法　适用于四肢大血管破裂或经其他急救止血无效者；也可用于四肢手术前，减少术中出血。

（1）止血带止血法：常用气囊止血带或长 1 m 左右的橡皮管，先在止血带部位垫一层布或单衣，再以左手拇指、示指、中指持止血带头端，另一手拉紧止血带绕肢体缠 2～3 圈，并将橡皮管末端压在紧缠的橡皮管下固定。检查肢端血运情况。

（2）绞紧止血法：急救时可用布带、绳索、三角巾或者毛巾替代橡皮管，先垫衬垫。再将带子在垫上绕肢体一圈打结，在结下穿一短棒，旋转此短棒使带子绞紧，至不流血为止，最后将短棒固定在肢体上。

禁用细绳索或电线等充当止血带；局部必须先给予包布或单衣保护皮肤，接触面积应较大；止血带必须包在伤口的近心端；止血带松紧要适宜，以出血停止、远端摸不到脉搏搏动为好；压力应以"有效"为原则，以刚好能使创面出血停止为宜，《止血带的急诊应用专家共识》建议设置上肢压力高于收缩压 70 mmHg，下肢压力高于收缩压 100 mmHg，上臂绑在上 1/3，压力 300 mmHg；下肢绑在大腿上 1/3，压力 500 mmHg；必须注明每一次上止血带的时间，并每隔 45～60 min 放松止血带一次，每次放松止血带的时间为 3～5 min，松开止血带之前应用手压迫动脉干近端；松解止血带之前，应先输液或输血，补充血容量，打开伤口，准备好止血用器材，然后再松止血带；因止血带使用时间过长，远端肢体已发生坏死者，应在原止血带的近端加上新止血带，然后再行截肢术。

（何华宾）

🌐 **数字资源详见　新形态教材网**

　　📺 教学课件　　　👥 拓展阅读　　　💻 操作视频　　　📄 自测题及参考答案

第七章
骨折固定与搬运

一、骨折固定

对于急救骨折的患者来说，急救时应将骨折肢体固定，限制骨折断端活动，防止周围组织继发性损伤，减少疼痛作为主要目的。所有抢救原则是先救命再治伤，因此固定前一定要注意检查患者的生命体征，皮肤伤口情况。

（一）骨折急救固定的原则

（1）止血。

（2）加垫。

（3）不乱动骨折部位，以免刺伤血管和神经。

（4）固定骨折两端。

（5）固定的绷带松紧要适度。

（二）骨折固定注意事项

夹板长度应超过两端关节，夹板与肢体间应加软物衬垫，在健侧或夹板侧打平结，可用伤者健康肢体充当夹板固定患肢。

（三）骨折固定的材料

1. **夹板**　用于固定伤肢，其长度宽度要与伤肢相适应，长度一般要跨伤处上下两个关节。没有夹板时可用健侧肢体、树枝、竹片、厚纸板、报纸卷等代替。

2. **敷料**　用于垫衬的如棉花、布块、衣服等；用于包扎捆绑夹板的可用三角巾、绷带、腰带、头巾、绳子等，但不能用铁丝、电线。

（四）各部位骨折的固定方法

1. **上臂、前臂骨折**　肘关节屈曲成直角，腕关节稍向背屈，掌心朝向胸部。

夹板+悬吊：取两块长短适当的木板，由肘至手心垫以柔软衬物，将两块夹板分别放在前臂掌侧与背侧；若只有一块夹板时放在前臂背侧，并在手心放棉花等柔软物，让伤员握住，使腕关节稍向背屈，然后上下两端扎牢固定，再屈肘90°，用绷带悬吊于胸前。

2. **小腿骨折**　夹板：用两块由大腿中段到脚跟长的木板加垫后，放在小腿的内侧和外侧；若只有一块木板时，则放在外侧，关节处垫置软物后，用5条三角巾或布带分段扎牢固定。首先固定小腿骨折的上、下两端，然后，依次固定大腿中部、膝关节、踝关节并使小腿与脚掌呈垂直，用"8"字形固定。

3. 大腿骨折　夹板：伸直伤腿，用两块夹板放于大腿内、外侧。外侧由腋窝到足跟，内侧由腹股沟到足跟；若只有一块夹板则放到外侧，将健肢靠向伤肢，使两下肢并列，两脚对齐。关节及空隙部位加垫，用 5～7 条三角巾或布带将骨折上下两端先固定，然后分别在腋下、腰部及膝、踝关节等处扎牢固定。

此外固定时，必须使脚掌与小腿呈垂直，用"8"字形包扎固定。同时，应脱去伤肢的鞋袜，以便随时观察血液循环。

4. 肋骨骨折　采用宽绷带固定法或多头带固定法进行固定。先在胸部骨折垫些棉花，在受伤者呼气状态下用宽绷带围绕胸部紧紧地包扎起来，固定胸壁，同时可用宽绷带悬吊伤侧上肢至胸前。

5. 锁骨骨折　儿童的青枝骨折及成人的无移位骨折可不做特殊治疗。仅用三角巾悬吊患肢 3～6 周即可开始活动。

有移位的中段骨折，采用手法复位，患者挺胸双手叉腰坐位，操作者屈膝顶住患者肩胛间区，使患者双上臂尽量向上、外、后伸展，腋下垫棉垫，横形"8"字绷带固定。

术后严密观察双侧上肢血液循环及感觉运动功能，若出现肢体肿胀、麻木，表示固定过紧，应及时放松固定。术后 1 周左右，由于骨折区肿胀消失，或因绷带张力降低，常使固定的绷带松弛而导致再移位，因此复位后 2 周内应经常检查固定是否可靠，及时调整固定的松紧度。

在以下情况时，可考虑行切开复位内固定：①患者不能忍受"8"字绷带固定的痛苦；②复位后再移位，影响外观；③合并神经、血管损伤；④开放性骨折；⑤陈旧骨折不愈合；⑥锁骨外端骨折合并喙锁韧带断裂。

6. 脊椎骨折　脊椎骨折往往病情严重，严禁不经固定而乱搬动。应在保持脊柱稳定的情况下，将患者轻巧平稳地移至硬板担架，用三角巾固定。切忌扶持伤者走动或躺在软担架上。

颈椎损伤患者取平卧位，在肩背部放置少许垫物，使头略向后仰位，头和颈部不能放枕头，但头两侧需放置中等硬度的物品固定头部。胸腰椎损伤患者需固定在硬质的担架上，减少脊柱活动，在骨折部位可垫薄枕或棉织物。

7. 骨盆骨折　膝半屈，两膝间垫巾，绑紧两膝，膝下垫软垫，将一条带状三角巾的中段放于腰骶部，绕髋前至腹部打结固定，再用另一条带状三角巾中段放于小腹正中，绕髋后至腰骶部打结固定。

（五）注意事项

1. 再次强调抢救原则　为先救命后治伤，呼吸、心搏停止者立即进行心肺复苏。有大出血时，应先止血，再包扎，最后再固定骨折部位。

2. 骨折固定的目的　避免骨折断端刺伤皮肤、血管和神经。固定肢体使伤员安静以减轻疼痛，便于运送，避免在搬运与运送中增加受伤者的痛苦。较重的软组织损伤，也应局部固定制动。另外，急救时的固定多为临时固定，在到达救治机构经处理后，应及时进行治疗性固定。

3. 固定原则　对于大腿、小腿和脊柱骨折，应就地固定，不要随便移动伤员。肢体固定时，上肢屈肘，下肢伸直。固定前应尽可能牵引伤肢和矫正畸形，如患肢过度畸形不便固定时，可依伤肢长轴方向稍加牵引和矫正，然后将伤肢放在适当位置，固定于夹板或其他支持物上，可就地取材如用木板、竹竿、树枝等。

4. 固定范围　一般应包括骨折处远端和近端的两个关节，既要牢靠不移，又不可过紧。急救中如缺乏固定材料，可行自体固定法，如将上肢固定于胸廓上，受伤的下肢固定于健肢上。伤口出血者，应先止血并包扎，然后再固定。开放性骨折固定时，外露的骨折端不要还纳伤口内，以免造成污染扩散。固定的夹板不可与皮肤直接接触，须垫以衬物，尤其是夹板两端、骨凸出部和悬空部位，以防止组织受压损伤。

5. **肢体位置**　一般肢体应固定在关节功能位或所需要的特殊位置。功能位：腕关节背伸约30°，略向尺侧偏斜；肘关节屈曲90°；膝关节稍屈曲5°～10°；踝关节为足背屈90°。

6. **开放性骨折**　禁用水冲，不涂药物，保持伤口清洁。外露的断骨严禁送回伤口内，避免增加污染和刺伤血管、神经。若不慎回纳，需注明。

7. **疼痛严重者**　需慎重使用镇痛药和镇静药，防止掩盖病情。固定后迅速送往医院。夹板要固定整个伤肢，将骨干的上、下两个关节固定住。

8. **绷带和三角巾固定**　不要直接绑在骨折处。

9. **骨折常见外固定方法**　小夹板、石膏绷带、外展架、持续牵引、外固定器等。

二、搬运

伤员经包扎、止血、固定等初步急救处理后，需从现场送到医院进一步检查和治疗。搬运过程中要随时观察伤员的病情变化。临床上多采用担架或徒手搬运两种方法。错误的搬运方法可能会使伤员在搬运过程中病情加重，甚至失去生命。对骨折伤员，特别是脊柱损伤的伤员，搬运首先选择正确的担架，必须保持伤处稳定，切勿弯曲或扭动，以免加重损伤；对昏迷伤员，搬运时必须保持呼吸道通畅，可采用半卧位或侧卧位。

（一）搬运前的检查

（1）判断患者有无意识。

（2）迅速判断患者生命体征：①如果生命体征不平稳，需进入CPR流程至生命体征平稳；②如果生命体征平稳，则迅速进行创伤体检，排除明显出血和骨折，如有骨折则需固定。

（3）最后搬运。

（二）常用搬运方法

1. **徒手搬运法**　适用于病情较轻且搬运距离短。

（1）单人搬运法是用搀扶、背、抱等方法。

（2）双人搬运法是用双人椅式、平托式、拉车式等方法。

（3）多人搬运法是用平卧托运等方法。

2. **担架搬运法**　适用于病情较重，路途较远又不适合徒手搬运的伤员。

不同的病情选用不同的担架和搬运方式，如单纯上肢损伤，伤员情况良好，可自行行走，可采用搀扶伤员的方法；单纯下肢骨折可使用普通担架；脊柱骨折则必须使用硬担架或木板等，并需要使用一些中等硬物进行固定，甚至颈部损伤时必须专人进行颈部保护或颈托固定。在没有医用担架情况下，可就地取材，使用门板、大衣、椅子等代替担架。

常用搬运工具有帆布担架、门板、床板以及铲式、包裹式、充气式担架。

伤员上担架时，要由3～4人分别用手托伤员的头、胸、骨盆和腿，动作一致地将伤员平放到担架上，并加以固定。

（三）转运脊柱脊髓损伤注意事项

1. **搬运方法**　采用正确的搬运方法和工具。

2. **颈椎保护**　脊椎损伤患者的颈部要用颈托固定，并将患者全身固定在硬质担架上，必要时由1人在头侧，用双臂固定头颈肩部，直到到达医院。

3. **确保呼吸道通畅**　必要时头偏向一侧，吸痰，防止窒息。

4. **保持静脉通道通畅**　途中严密监控患者的神志、呼吸、心率、血压等变化。

5. **注意体温**　因脊髓损伤患者对温度的感知和调节能力差，所以冬季要注意保暖，用热水袋时应用厚布包好，防止烫伤皮肤；夏天要注意降温，以防止发生高热，冰袋也应用厚布包好。

6. 头部方向　患者头部应该和车辆行进方向相反，以免晕厥，加重病情。

（何华宾）

数字资源详见　新形态教材网

📽教学课件　　🏛拓展阅读　　🖥操作视频　　📄自测题及参考答案

1. 万学红，卢雪峰．诊断学．10 版．北京：人民卫生出版社，2024.

2. 陈灏珠，林果为．实用内科学．16 版．北京：人民卫生出版社，2022.

3. 迟宝荣，周胜华．北京：高等教育出版社，2017.

4. 胡品津，谢灿茂．内科疾病鉴别诊断学．7 版．北京：人民卫生出版社，2021.

5. 陈旻湖，杨云生，唐承薇．消化病学．北京：人民卫生出版社，2019.

6. 王吉耀，葛均波，邹和建．实用内科学．16 版．北京：人民卫生出版社，2022.

7. 于春水，郑传胜，王振常．医学影像诊断学．5 版．北京：人民卫生出版社，2022.

8. 徐克，龚启勇，韩萍．医学影像学．8 版．北京：人民卫生出版社，2018.

9. 葛均波，王辰，王建安．内科学．10 版．北京：人民卫生出版社，2024.

10. 陈孝平，张英泽，兰平．外科学．10 版．北京：人民卫生出版社，2024.

11. 王海燕．肾脏病学．4 版．北京：人民卫生出版社，2021.

12. 郝峻巍，罗本燕．神经病学．9 版．北京：人民卫生出版社，2024.

13. 孔北华，马丁，段涛．妇产科学．10 版．北京：人民卫生出版社，2024。

14. 黄国英，孙锟，罗小平．儿科学．10 版．北京：人民卫生出版社，2024.

15. 李兰娟．传染病学．10 版．北京：人民卫生出版社，2024.

16. 田永泉．耳鼻咽喉头颈外科学．9 版．北京：人民卫生出版社，2018.

17. 范先群，颜华．眼科学．10 版．北京：人民卫生出版社，2018.

18. 杨艳杰，朱熊兆．医学心理学．8 版．北京：人民卫生出版社，2024.

19. 陆林，李涛．精神病学．9 版．北京：人民卫生出版社，2024.

20. 叶军明，叶军．临床技能学．北京：人民卫生出版社，2023.

读者意见反馈

为收集对教材的意见建议，进一步完善教材编写并做好服务工作，读者可将对本教材的意见建议通过如下渠道反馈至我社。

咨询电话　400-810-0598
反馈邮箱　gjdzfwb@pub.hep.cn
通信地址　北京市朝阳区惠新东街4号富盛大厦1座　高等教育出版社总编辑办公室
邮政编码　100029

防伪查询说明

用户购书后刮开封底防伪涂层，使用手机微信等软件扫描二维码，会跳转至防伪查询网页，获得所购图书详细信息。

防伪客服电话　（010）58582300

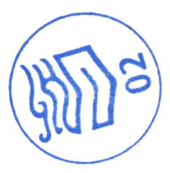